LA MÉCANIQUE DU CERVEAU

PROPRIÉTÉ LITTÉRAIRE

Professeur L. BIANCHI

LA MÉCANIQUE DU CERVEAU

ET

LA FONCTION DES LOBES FRONTAUX

TRADUIT PAR

MM. les Docteurs André COLLIN & SANGUINETI

PRÉFACE DE M. LE PROFESSEUR CHARLES RICHET

LIBRAIRIE LOUIS ARNETTE

PARIS

—

1921

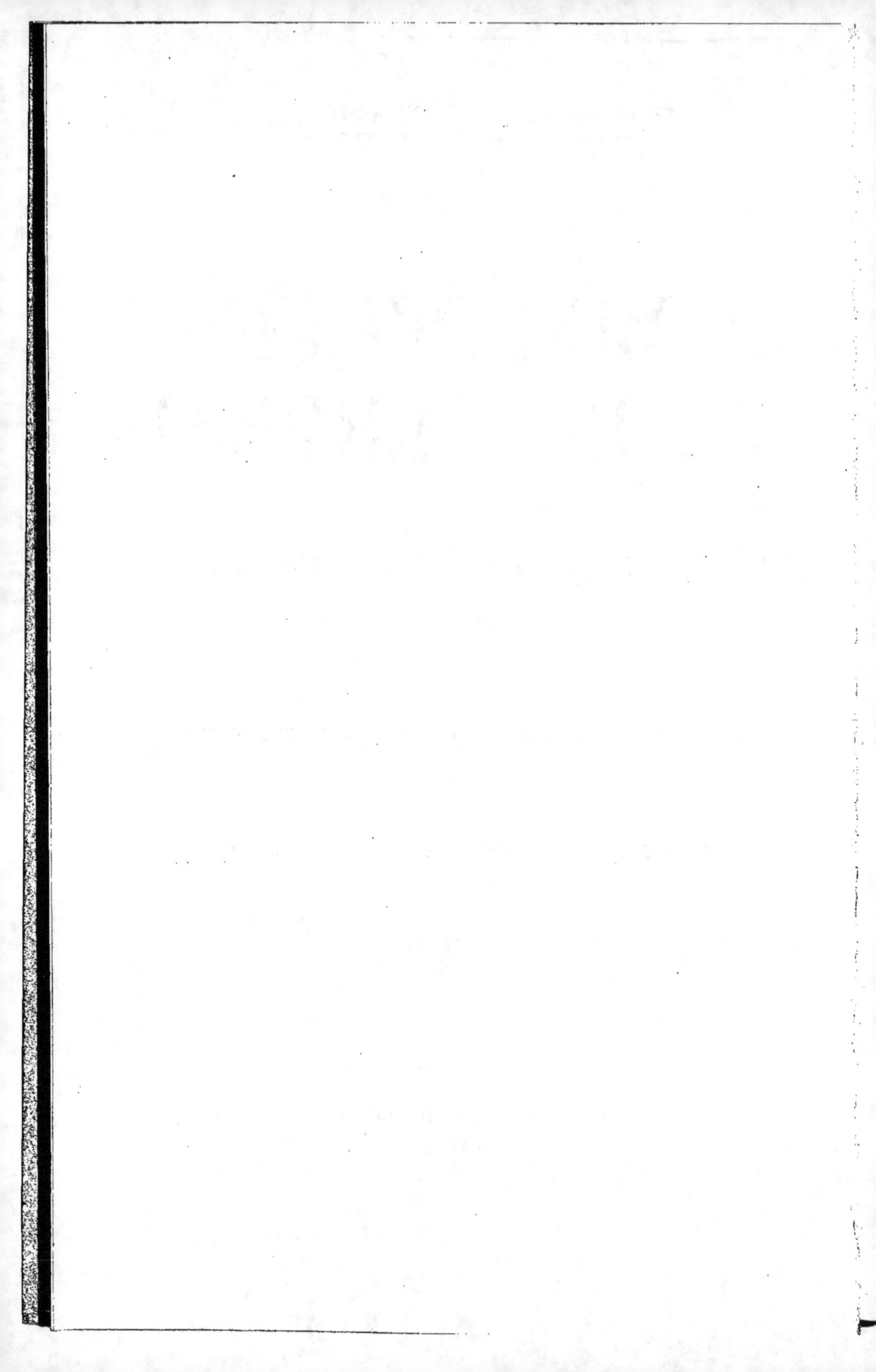

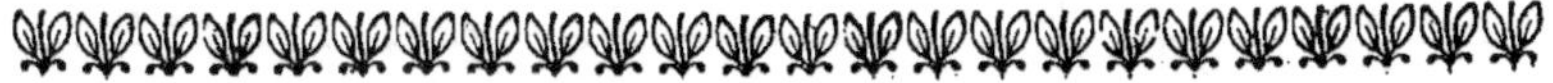

PRÉFACE

Que de vertus ne faut-il pas pour écrire une monographie sur la mécanique du cerveau?

Il faut être anatomiste ; et l'anatomie du cerveau n'est pas facile. Malgré d'innombrables et parfois admirables travaux, depuis Gall jusqu'à Flechsig, l'anatomie du cerveau est encore bien ténébreuse. Et nous pourrions presque dire comme le vieux Winslow, au XVIIIᵉ siècle : « quelle chose étrange que le cerveau ? Il connaît le soleil et les étoiles, les mers et les montagnes, les animaux et les plantes : mais, quand il veut entrer dedans sa propre maison, il ne se connaît plus lui-même. »

Il faut être zoologiste. Peut-on parler du cerveau de l'homme sans connaître celui du singe, celui du chien, voire celui des Sélaciens. Puisqu'il s'agit de l'organe de l'intelligence, comment comprendre l'intelligence humaine, si on ne la compare à celle des mammifères, des poissons et même des mollusques. Sans doute il faut aller plus loin encore, et étudier les premiers éléments de la conscience dans les obscurs tropismes (qui ne sont pas toujours aussi aveugles qu'on le croit), des êtres inférieurs.

Il faut être médecin : car l'analyse profonde, difficile, infiniment délicate, des troubles du langage, de la mémoire et de la sensibilité donne des renseignements, précieux et nécessaires, sur l'état normal de la vie cérébrale. L'aphasie, en toutes ses modalités compliquées, l'aphasie, dont l'anatomie et la physiologie pathologiques sont si hésitantes encore, l'aphasie, qui est du domaine presque exclusif de la clinique, est peut être le document fondamental de toute physiologie cérébrale

Il faut être physiologiste. Et certes l'expérimentation sur le cerveau n'est pas une tâche simple. Même quand, à grand peine, on a pu réaliser, dans des conditions de rigoureuse et extrêmement laborieuse asepsie, des ablations cérébrales, il faut encore pendant de longs mois suivre, presque jour par jour, les animaux opérés, étudier toutes leurs réactions, trophiques, motrices, intellectuelles et sensitives. C'est un long labeur, qui a exercé la patience et l'ingéniosité de Goltz, de Luciani, de Hitzig, de Munk, et de bien d'autres. De fait, les incertitudes et les hésitations sont toujours bien angoissantes ; et le professeur de physiologie qui expose devant les étudiants la mécanique du cerveau, est trop souvent forcé de conclure en disant : il est probable... il est possible... il est vraisemblable,.. mais bien rarement il ose dire : il est certain que...

Il faut être psychologue. Car, du moment qu'on parle de la mémoire, de l'association des idées, de la conscience surtout, on fait de la psychologie. Même il me paraît que, de toutes les qualités requises pour l'auteur qui a entrepris cette tâche presque surhumaine d'exposer la mécanique cérébrale, la qualité la plus nécessaire est celle du psychologue, qui compare les données expérimentales et anatomo-pathologiques, et cliniques, et zoologiques, à tous les enseignements que va lui fournir l'observation minutieuse et attentive de son moi.

Or M. L. Bianchi, dans ce beau livre, a réuni toutes les conditions nécessaires. Médecin, anatomiste, expérimentateur, ayant tracé son sillon dans chacune de ses voies, il est aussi un psychologue profond. Le chapitre qu'il consacre à la conscience sera lu avec grand profit, même par celui qui connaît bien les œuvres de William James et de Bergson.

Mais, quand je mentionne l'étude sur la conscience, faite par M. Bianchi, j'ai peur d'être injuste pour les autres parties de son livre. Il y a notamment un chapitre intitulé : Histoires cliniques expérimentales de chiens, de renards et de singes, qui mérite d'être étudié avec un soin extrême par tout physiologiste. Il se dégage de ces belles expériences, dont les résultats ont été contrôlés par de minutieuses autopsies, un fait fondamental qui avait été bien souvent énoncé, mais qui n'avait jamais encore été mis en lumière aussi nettement, c'est que l'ablation totale ou partielle des lobes frontaux entraîne fatalement une diminution de l'intelligence.

Il faut s'entendre sur la signification de ce mot, obscur malgré son apparente précision. L'intelligence est une fonction multiple composée d'éléments très divers que M. L. Bianchi, en délicat psychologue, a essayé de dissocier. Est-ce la mémoire ? Est-ce le défaut de perception adéquate ? Est-ce l'association dans les idées ? Est-ce l'initiative intellectuelle ? Hé bien ! c'est un peu tout cela, et un peu de tout cela a disparu quand le cerveau frontal a été diminué. Il est impossible de dire que l'une ou l'autre de ces fonctions a plus spécialement été abolie. Elles sont toutes en déficit. Il y a un amoindrissement intellec-

tuel général. Tout se passe comme si le cerveau (avec lobes frontaux mutilés) était devenu un organe automatique, incapable de corriger, d'inhiber (par les excitations antérieures associées) les incitations présentes.

Il m'est souvent arrivé en comparant le cerveau, organe psychique, à la moelle, organe automatique, de dire à mes élèves sous une forme peut-être un peu trop schématique : La moelle est l'organe du présent, le cerveau est l'organe du passé. *Cela signifie que les excitations présentes de la moelle ont un effet immédiat qui n'est ni rectifié, ni transformé, ni renforcé, ni atténué par les souvenirs du passé, tandis que les excitations qui frappent le cerveau sont constamment modifiées (transformées) par les souvenirs antérieurs accumulés. L'image présente entre en conflit ou en corrélation avec toutes les images passées.*

Or il semble bien d'après les expériences de M. L. Bianchi, et enfin d'après ses observations cliniques, que ces opérations de transformation, de correction, et d'inhibition, sont opérées par le cerveau frontal. Le cerveau frontal serait alors vraiment l'organe psychique, l'organe cérébral par excellence. C'est la réhabilitation du lobe frontal que jusque-là les physiologistes avaient presque considéré comme un appareil secondaire ; car les animaux privés de lobe frontal ont conservé en apparence toutes leurs fonctions normales. Pourtant, à une analyse attentive, on voit qu'ils sont devenus autres ; ils ont perdu leur spontanéité, leur individualité.

Et on pouvait le prévoir par les enseignements de l'anatomie comparée et de l'anthropologie. Dans les diverses races humaines la prédominance du lobe frontal coïncide avec une supériorité intellectuelle.

Mais je ne peux m'étendre davantage ; car je ne pourrais que répéter — et moins bien — tout ce que dit à cet égard M. Bianchi.

A la fin de son ouvrage il va (avec raison) un peu plus loin que ne paraîtrait le commander une étude anatomo-physiologique de la fonction cérébrale. Et c'est là son dernier chapitre, le plus intéressant peut-être de son livre.

Nous venons de dire que ce qui caractérise le cerveau, notamment le cerveau frontal, c'est l'inhibition, c'est-à-dire le pouvoir d'association et d'arrêt, non pas le pouvoir brut d'inhibition réciproque des aires sensorielles, étudié depuis longtemps avec prédilection par les physiologistes, mais une inhibition d'ordre supérieur, constituée par des représentations, des contrastes, des associations. Cette inhibition est l'élément intégrant essentiel de la conduite humaine.

Et je souligne ces paroles, car elles me semblent, mieux que toutes autres, bien résumer la conception dominatrice du livre de M. Bianchi.

Donner une grande puissance à cette forme supérieure de l'inhibition, c'est se montrer vraiment homme, c'est affirmer son individualité humaine, différente de l'individualité animale. L'animal (comme l'idiot, comme l'imbécile) ne corrige rien ; il obéit aux incitations sensorielles, docilement, sans réagir, sans comprendre ; il n'a pas un organe du passé capable de corriger et de rectifier les impulsions du présent. L'éduca-tion des enfants et des peuples doit donc consister à renforcer ce pouvoir d'inhibition. C'est le rôle de la conscience supérieure celle qu'on doit opposer à la conscience inférieure, siège des sensations simples, des émotions irrésistibles, des désirs, des instincts, des impulsions irraisonnées, des appétits animaux.

Et je ne crois pas pouvoir mieux faire que de citer, dans la belle langue italienne, la conclusion finale de M. L. Bianchi.

> È necessario mutar via, e innanzi tutto dobbiamo aver cura di eliminare, in qualunque grado i scuola, metodi, sistemi, e, forse anche nomini..., che inaridiscano l'animo dei nobili sentimenti, congegnando le allegre carrucole dell'arrivismo, che arrestino o deprimano l'affannoso, ma entusiastico lavoro d'integrazione e di sviluppo della coscienza superiore, e con essa i poteri attentivi, i quali, viceversa, devono essere sviluppati, integrati e portati ad un più alto potenziale, la cui sorgente è la stessa dalla quale derivano la fortuna di un uomo e le sorti di una razza.

Oui ! c'est là le but d'une vie vraiment noble. Puisque nous avons, nous, hommes de race blanche, cet appareil de perfec-tionnement supérieur, qui est le cerveau frontal, siège de la conscience supérieure ; il faut en intensifier l'action, c'est-à-dire faire croître nos pouvoirs d'attention, de volonté, de maîtrise. C'est pour arriver à ce résultat — l'intelligence de l'homme, une intelligence supérieure aux contingences qui l'émeuvent — qu'ont vécu, depuis des millions de siècles, des milliards et des milliards d'êtres vivants. Notre devoir est donc tout tracé : c'est de donner à ce cerveau supérieur, qui est l'homme même, toute sa sublime puissance.

CHARLES RICHET.

AVANT-PROPOS

Le volume que je présente aux hommes d'études, médecins et non médecins, est le résultat des expériences que j'ai commencées de propos délibéré en 1888. Je fus poussé à les entreprendre le jour où le problème des localisations fonctionnelles dans l'écorce cérébrale captiva mon esprit.

J'avais eu l'occasion, dès 1881, de remarquer une différence sensible entre l'attitude des chiens, auxquels je n'avais enlevé que le seul girus sigmoïde ou qu'une de ses parties, et ceux chez lesquels l'extirpation du girus sigmoïde avait été prolongée au devant de la scissure présylvienne, bilatéralement. Ces expériences entreprises en vue d'éclairer le plus possible le problème des compensations fonctionnelles du cerveau et les limites anatomiques dans lesquelles cette possibilité pourrait se réaliser dans le cortex durent nécessairement être nombreuses et m'obligèrent à soumettre les animaux à une longue durée d'observation, après les mutilations corticales. C'est de là que mon esprit, indépendamment de ce que la courte littérature offrait comme aiguillon pour de nouvelles recherches, fut porté à aborder le problème de la fonction de la zone placée au devant de la scissure présylvienne, fonction plongée dans une profonde obscurité. Lorsque parut la polémique entre Hitzig, Munk et Goltz, je me livrai sérieusement aux recherches particulières. Le jugement, favorable il est vrai, mais rendu sous toute réserve par le Jury élu au sein du Congrès International de Médecine à Rome, en 1894, et composé d'hommes éminents, parmi lesquels je désire mentionner deux de mes très chers amis, le regretté Professeur Hitzig et le Professeur Henschen de Stockholm, et plus tard les critiques pas toujours bienveillantes ni impartiales portées par quelques physiologistes italiens et étrangers sur les conclusions que j'avais ébauchées, n'eurent et ne pouvaient avoir la vertu de me désarmer. De nouvelles expériences et des méthodes différentes me convainquirent toujours davantage d'une réalité physiologique qui échappait à tous les meilleurs traits de la critique.

Mon rapport au Congrès de Madrid réussit à ouvrir des voies plus praticables à la doctrine des fonctions des lobes frontaux. Les recherches sévèrement poursuivies depuis par deux éminents physiologistes, Shepherd et Bechterew, les nouvelles séries d'expériences que j'entrepris moi-même à la même époque, en aboutissant à des résultats conformes à ceux qu'avaient obtenus les deux physiologistes précités, me convainquirent de l'opportunité de publier les résultats synthétiques de toutes ces expérimentations et les conclusions qui étaient allées se formant dans mon esprit.

Il était tout d'abord dans mes intentions de publier un ouvrage accessible seulement aux médecins et j'avais même réuni à ce sujet un certain nombre d'observations cliniques ; mais en continuant mes recherches, en soumettant à un examen rigoureux les observations cliniques qui avaient été publiées, il ne parut que trop évident que plusieurs n'étaient d'aucune utilité et qu'un grand nombre, tout en étant dépourvues d'une valeur réelle, avaient été citées pour et contre la doctrine sur les hautes fonctions psychiques des lobes frontaux. C'est pourquoi je renonçai à traiter aussi la partie clinique dans le même volume. La déclaration de la guerre me fit entrevoir qu'un riche matériel humain aurait été préparé pour le progrès de la physiologie et de la pathologie du cerveau, et je me décidai à livrer aux imprimeurs seulement le présent volume, dédié aux doctrines générales, à la partie expérimentale et à quelques notes de Psychologie anatomique, en remettant à un temps plus opportun l'analyse de la casuistique clinique.

Ce qui importait c'était surtout de bien fixer les points importants de la physiologie du manteau cérébral, d'examiner de nouveau la question des localisations qui parut ébranlée par les affirmations de Loeb (1) et de Monakow (2), et de mieux définir les relations fonctionnelles entre le manteau sensoriel proprement dit, la zone du langage et les lobes frontaux. J'ai pensé qu'il serait nécessaire de donner avec plus de clarté les indications nécessaires pour nous guider dans les recherches cliniques

---

(1) *Rapport au Congrès de Genève*, 1909.
(2) *Les localisations cérébrales.* Wiesbaden, 1914.

et de mettre des barrières à la tendance à augmenter la littérature clinique d'observations superficielles, et de conclusions unilatérales trop hâtives et pour cela même d'une valeur médiocre pour le progrès de la science et surtout de la Psychologie anatomique.

D'ailleurs s'il est bien que la Psychologie, si suggestive et si riche en promesses et en appas ne suive pas une direction unique, et puisse au gré des différents esprits qui s'en occupent être entraînée vers une nouvelle forme de transcendantalisme, c'est pourtant toujours un devoir du biologiste de lui assurer le seul point ferme auquel elle doit être attachée comme un navire à son amarre.

L'Anatomie et l'Histologie humaines et comparées, la Psychologie comparée, les expériences sur le cerveau des mammifères les plus évolués soutenues par les recherches psychologiques et anatomo-pathologiques, et la Pathologie du cerveau humain, y compris la Psychopathologie, sont, sinon les seuls, du moins les vrais champs de connaissances positives, offrant une large moisson de faits pouvant être utilisés par la Psychologie et dominant désormais l'esprit de recherche actuel.

C'est de ce principe que s'est inspiré le travail résumé dans le présent volume.

TABLE DES CHAPITRES

TROISIÈME CHAPITRE

Evolution, morphologie et structure du lobe frontal

QUATRIÈME CHAPITRE

Méthode de recherche

CINQUIÈME CHAPITRE

Histoires cliniques expérimentales de chiens, de renards et de singes

SIXIÈME CHAPITRE

L'aire corticale excitable du lobe frontal et sa signification

SEPTIÈME CHAPITRE

Voies associatives entre le lobe frontal et le champ sensoriel du manteau

HUITIÈME CHAPITRE

Intelligence et langage

NEUVIÈME CHAPITRE

Emotions et sentiments

DIXIÈME CHAPITRE

La conscience

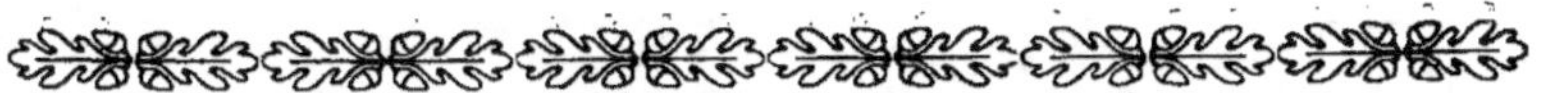

PREMIER CHAPITRE

Évolution du système nerveux et localisations cérébrales

Les faits psychiques présupposent des organes ayant une structure particulière d'où émanent des énergies intrinsèques à la substance et des lois qui les gouvernent. Le cerveau est la grande forge de la pensée où affluent toutes les forces de la nature lesquelles depuis plusieurs milliers d'années travaillent à son perfectionnement en lui imprimant un mouvement d'évolution lent et continu.

A son tour le cerveau transforme ces forces en une autre énergie possédant des propriétés analogues aux premières, il les rassemble, les accumule, les complète et les utilise toutes dans la pensée, et pour la vie.

Le grand problème s'offrant à notre esprit est de savoir comment et par quel processus se produit la transformation desdites énergies (des stimulus extérieurs), c'est-à-dire des vibrations de la matière éthérée en produits psychiques, ce qui nous amènerait à connaître le processus de spiritualisation de la matière auquel on peut réduire les phénomènes psychiques élémentaires. Mais on ne peut, même aujourd'hui, donner une réponse plausible à une pareille question, si ce n'est sous forme d'hypothèse, ou même de simple conjecture.

Les progrès merveilleux que la physique a réalisés présentent des données d'une valeur pleine de belles espérances pour la psychologie. La doctrine des électrons a répandu quelques lueurs sur ce problème pénible et harcelant, de sorte qu'il semblerait légitime de se demander si les processus nerveux voire les processus psychiques, les plus élémentaires au moins, ne sont pas le produit de la transformation de cette forme spéciale de l'éther universel en cette autre plus localisée et spécialisée que nous nommons *ondes nerveuses*. Ces ondes se résolvent en sensations et en images perçues (perceptifs), et l'on pourrait les considérer comme les équivalents d'atomes de matière lancés au loin. Nous sommes, comme on le voit, sur un terrain d'hypothèses que je juge très vraisemblables. Plusieurs physiciens après Helmholtz, et chez nous M. Righi (1) tendent à croire que les électrons « ces atomes d'électricité négative, pourvus d'une masse de nature électro-magnétique et variable avec la vélocité » (Cantoni), plutôt que de se confondre en un tout homogène, gardent leur individualité. S'il en était ainsi, il pourrait nous être permis de supposer que les groupes d'électrons, constituant une image ne se fondent pas en un tout uniforme ni les innombrables images en un autre produit uniforme, tel que devrait être l'âme ; mais qu'ils conservent leur individualité dans chaque cerveau et se correspondent entre divers cerveaux, selon des lois établies. Il est certain qu'en donnant un coup d'œil rapide au développement de l'esprit humain, nous croyons assister à une assimilation rapide de la nature, de la part de l'esprit, et à la pénétration progressive de l'intelligence collective dans le monde et dans ses forces, de sorte qu'elle s'intègre avec elles et s'élève essentiellement à la conscience de l'univers.

Nous devons aussi tenir compte d'une analogie. Lorsque nous analysons la vie mentale évoluée, nous assistons à un mouvement continuel de composition et de décomposition, d'intégration et de désintégration des images et des pensées (et par conséquent d'états de conscience), ainsi qu'on voit dans l'échange matériel des organismes et dans la matière brute, la transformation continue, sous l'action chimique mutuelle, des éléments qui la composent.

Toutes les impressions produisent un travail continuel de composition, extrêmement varié selon les individus. Ce sont des champs associatifs qui se conforment de mille façons chez les différents sujets bien que provenant de stimulus identiques et subissent bien des changements dans le même individu. La vue de la mer, par exemple, fait naître chez le poète le chant mélancolique du navigateur lointain disant *adieu* à ses amis ; au commerçant, elle inspire quantité d'idées sur les lignes de naviga-

---

(1) *La moderna teoria dei fenomeni fisici*. Bologna, 1904.

tion, sur les marchés, les échanges, avec des intuitions financières aspirant à la richesse. La vue d'une femme produite par les vibrations, qui d'un corps éclairé parviennent jusqu'à la rétine, fait naître chez un homme la simple image, qui demeure plus ou moins bien photographiée dans son cerveau ; chez un autre provoque une série d'émotions esthétiques naissant de l'harmonie des formes, avec une tendance au rapprochement, et chez un homme vulgaire produit l'ivresse de la femme ; à l'esprit d'un poète fait voir la plus heureuse peinture d'une nuit d'amour ayant pour spectateur tout l'univers. Or, quand on remarque que les formations mentales simples, les seules dont soient capables les hommes inférieurs, aussi bien que les formations plus complexes, telles que celles qui se dégagent des cerveaux supérieurs, d'une portée parfois imprévue, trouvent leur préparation dans les sombres forges cérébrales, sous l'action d'éléments le plus souvent préexistants et identiques dans les différents cerveaux, dans les combinaisons les plus diverses et les plus variées, et si l'on considère que le matériel fourni par le cortex tout entier ou par sa plus grande partie, dérive de la décomposition ou de la synthèse (association), dont les derniers produits s'élèvent à la lumière de la conscience et de l'intelligence universelle, il me semble que l'on peut, comme essai d'interprétation, songer à la déformation et aux vicissitudes élastiques spéciales de l'éther déjà invoquées théoriquement par les physiciens, ou à la dissociation électrique consistant dans la séparation des électrons négatifs des atomes neutres, séparation qui nous donne l'explication des changements chimiques de corps. Je ne sais si la pensée de M. Loeb, qui voudrait adopter la dénomination de *hystérèse* associative correspondant à la mémoire associative par analogie avec les effets posthumes définis par les physiciens comme *hystérèse*, coïncide avec ce concept que j'ai manifesté au Congrès des sciences en 1909 à Naples (1). De toute façon ce n'est pas sans raison que j'ai cité les exemples des impressions lumineuses, par lesquelles se forment les images visuelles, car Maxwell en son temps, jugea les ondes lumineuses comme des ondes électro-magnétiques, doctrine à laquelle donnèrent plus de valeur les expériences de Hertz, de Lorentz et de Righi. Et puisque on peut par une différente disposition des appareils reproduire les ondes lumineuses ordinaires, on

____

(1) *La meccanica del cervello e la doppia coscienza.* « Atti del Congresso delle scienze » 1910.

pourrait, pour le moment, caresser l'hypothèse que les ondes lumineuses, sitôt arrivées sur la rétine, se traduisent dans l'équivalent des ondes électro-magnétiques ; et on peut considérer comme telles les ondes nerveuses, ainsi que le supposa autrefois M. Dubois-Reymond.

De nos jours plus que jamais les physiciens tendent à ramener les phénomènes de la nature et les énergies dont ils dérivent, à des lois identiques et à reconnaître chez toutes une seule force. On sait en effet que les particules, qui par leur mouvement rapide constituent les rayons cathodiques ne sont que les électrons négatifs, et qu'un corps exposé à l'action des rayons ultra-violets émet des électrons. On sait de même que les valences chimiques répondent probablement au rôle de quelques électrons, les moins liés au noyau positif, contenus dans l'atome ; et que les électrons sont les intermédiaires entre la matière et l'éther cosmique (CANTONI). Si jamais il était vrai que les rayons Röntgen ne soient que des manifestations d'ondes éthérées produites par de brusques variations de vitesse des électrons, ainsi que l'a démontré une série de recherches dont les résultats semblent vraiment étonnants, on pourrait convenir avec les physiciens modernes, d'après les conclusions auxquelles en arriva chez nous M. Matteucci, il y a plusieurs lustres déjà, que la force, qui prend des apparences et des attitudes différentes suivant les circonstances spéciales des moyens et des corps d'où elle émane, n'est qu'une seule.

Les recherches de Loeb (1) sont précieuses sous ce rapport. Les phénomènes de tropisme si activement recherchés par ce physiologiste, qui tend à les mettre en connexion avec les substances colloïdes, que quelques-uns considèrent comme *la machine des phénomènes vitaux*, répandent un peu de clarté nouvelle sur la genèse et l'essence des phénomènes psychiques. Il est certain qu'à la transformation continuelle de la matière, au mouvement continu des énergies que les corps émettent et absorbent à toute température, au métabolisme ininterrompu des choses, ainsi qu'au mouvement des étoiles, correspond le mouvement continuel des idées, dans le cerveau.

Tout concept peut être décomposé dans ses éléments constitutifs par le procédé de l'analyse, ainsi que le fait le chimiste avec une substance organique ou inorganique quelconque, lorsqu'il la réduit à ses composants élémentaires, dont il traduit les

---

(1) *Fisiologia comparata del cervello e Fisiologia comparata*. Ed. ital., 1907.

synthèses en formules plus ou moins compliquées. Les images, même les plus simples en apparence, sont composées de plusieurs éléments, dont la base anatomique est différente et complexe, et auxquels nous pourrions appliquer les lois atomiques ou ioniques, en tant que l'on établit entre eux des affinités, dont résultent les mêmes composés psychiques chez tous les hommes (*uniformité perceptive*) : tandis qu'une infinité d'autres composants s'unissent entre eux en une variété incalculable de manières, en donnant lieu, dans chaque individu, à des produits qui varient en quelque modalité ou par une constitution différente. C'est *la loi des variations*, plus prononcée à mesure que l'on procède dans la structure des produits mentaux du simple au complexe.

Tous les composants mentaux, dans leurs gradations, depuis les plus simples jusqu'aux plus complexes, sont le produit du travail des éléments histologiques distribués dans le cerveau humain en une quantité extraordinairement grande. Ces éléments se sont, paraît-il, spécialisés peu à peu pour des formes particulières de travail, il sont capables de fournir des produits spécifiques avec des matériaux différents. Il est donc nécessaire d'admettre des rapports anatomiques entre ces divers groupes morphologiques, dont les productions se combinent pour la formation de synthèses mentales qui, à leur tour, sont transmises dans la sphère de la conscience qui lance parfois d'éclatants rayons de lumière au zénith de la conscience universelle.

Le nombre de ces voies de communication surpasse toute possibilité de calcul de cellule à cellule, de groupes cellulaires à d'autres groupes, de circonvolutions à circonvolutions, de zones corticales à zones corticales, voisines ou lointaines. Si nous pouvions dénombrer toutes les voies que l'on a construites d'une commune à l'autre, entre les provinces et entre les nations ; si nous pouvions avoir sous les yeux le réseau de tous les fils télégraphiques tendus sur la surface du monde ou dans les profondeurs des océans, de toutes les lignes de chemins de fer et des voies maritimes sillonnées par de grands et de petits bateaux, de tous les réseaux téléphoniques où circulent des pensées sans nombre, et à travers lesquels s'agitent et frémissent d'incalculables intérêts, dont la synthèse nous indique la valeur d'un groupe social, d'un pays, de l'humanité tout entière, nous n'arriverions peut-être à nous former qu'une pâle idée des communications que la morphologie et l'histologie ont mises en évidence, entre les groupes cellulaires du manteau cérébral. Par ces communications se forment les synthèses qui donnent la mesure de la valeur intellectuelle de chaque homme, et ce sont les forges animatrices de la vie de la collectivité, dans les champs différents et variés de l'activité humaine.

Je serais presque porté à reconnaître une analogie remarquable entre le monde et le cerveau, et je ne crois pas me compromettre en disant que si l'un en se civilisant se modèle sur l'évolution du cerveau, l'autre se développe avec le monde physique et social. Et je ne saurais non plus renoncer à l'hypothèse que l'activité des électrons dans le cerveau au milieu des groupes de cellules éloignés ou voisins pourra un jour se vérifier, indépendamment des voies nerveuses d'association.

*
* *

L'histoire de l'évolution du système nerveux qui est l'ultime et la plus complexe forme organique de la nature, reconstituée par le naturaliste, confirme, dans l'histoire de la vie, cette loi que la chimie, dans les affinités de la matière brute, a déjà reconnue depuis longtemps, à savoir que les corps résultant d'une constitution atomique plus complexe, présupposent l'existence de corps plus simples et de combinaisons atomiques moins complexes, et la possibilité du dédoublement des composés d'une formule atomique plus élevée en ceux d'une formule plus simple.

Cette loi, naturelle en chimie, peut être rigoureusement appliquée aux formes de la vie, et à l'appareil qui donne à la vie des caractères et des tendances plus variés et plus nouveaux en l'alimentant d'énergies toujours croissantes. Cet appareil c'est le système nerveux.

Que l'on considère le système nerveux dans sa constitution chimique, ou dans sa structure et dans ses fonctions, il atteint le summum de complexité dans la nature, dont il synthétise les énergies en une plus vaste combinaison qui permet de présumer une nouvelle expression de la force.

Les premiers représentants de la vie animale tels que la protamœba présentent une remarquable homogénéité de leur protoplasma. La même substance digère, assimile, excrète, respire, sent (?) et se meut. On surprend la différenciation du protoplasma chez les rhizopodes et chez les infusoires. La première fibre musculaire dérive, par une différenciation progressive d'éléments épithéliaux, qui donneraient lieu, dans l'hydre, à ce qu'on appelle

des cellules neuro-musculaires KLEINENBERG (1). Ces cellules seraient les précurseurs ou les éléments générateurs de la fibre musculaire et de la cellule nerveuse, que l'on trouve déjà distinctes chez
les métazoaires supérieurs. L'origine commune de la fibre musculaire et de la cellule nerveuse n'est pas admise par O. et K.
HERTWIG (2), qui attribuent une valeur exclusivement musculaire
à la cellule réputée neuro-musculaire, que l'on a nommée cellule
musculo-épithéliale. Le tissu nerveux se développe, selon ces
savants et d'autres encore, indépendamment du tissu musculaire. Le tissu nerveux, qui apparaît certainement chez les
cœlentérés, serait, suivant les deux auteurs susdits, constitué de
cellules sensorielles et de cellules ganglionnaires, celles-ci, suivant l'opinion de M. HAVET (3), seraient de vraies cellules motrices. Les cellules musculo-épithéliales, les cellules sensorielles et
les cellules ganglionnaires se différencieraient simultanément des
éléments de l'épithélium, chez les cœlentérés. M. PARKER (4) a
démontré dans les éponges, appartenant aux métazoaires inférieurs (Stylotella), la présence de vrais sphincters formés de
fibres musculaires, sans aucune trace d'éléments nerveux. Cela
prouve que ces fibres musculaires se contractent indépendamment de toute intervention d'éléments nerveux, et que
dans le processus évolutif du système neuro-musculaire, la
fibre musculaire apparaît avant la cellule nerveuse. Le développement progressif du système nerveux, en considérant même
celui de l'homme, justifie l'induction que par processus d'évolution, sous l'action des énergies de la nature, le tissu nerveux se
développe toujours davantage dans l'organe central, se différencie suivant les variations des forces de la nature, et qu'il s'élève,
en les résumant et en les transformant, au rang d'agent propre
à la spiritualisation de l'univers.

Depuis le moment où l'élément nerveux apparaît et jusqu'à
son dernier degré de développement ce n'est qu'une progression
discontinue, numérique et morphologique de cet élément (R. y
Cajal) et une progression proportionnelle des réactions de l'être
vivant, et, par conséquent de l'adaptation à son milieu.

Le plan de développement du système nerveux est le même

---

(1) *Eine anatomisch. Entwicklungsgeschichtliche Untersuchung.* Leipzig.
(2) *Das Nervensystem und die Sinnesorgane der Medusen.* Leipzig.
(3) *Contribution à l'étude du système nerveux des Actinies.* « La Cellula » t. 18.
(4) *The reaction of sponges, with a consideration of the nervous system.* Journal of experimental Zoology vol. VIII.

que celui sur lequel semble modelée l'évolution de la vie. D'abord ce n'est qu'un petit nombre de cellules nerveuses qui recueillent les énergies extérieures et les distribuent à d'autres parties de l'organisme ; puis ce sont de petits groupes de cellules, disposés plus ou moins régulièrement et presque indépendants les uns des autres, qui se distribuent des parties égales de l'organisme plus volumineux, lequel devient ensuite moins homogène, comme chez les méduses, déjà pourvues d'un ectoderme sensible, innervé par un réticulum nerveux spécialisé.

Depuis les méduses et les échinodermes le système nerveux suit une lente mais progressive évolution jusqu'aux insectes supérieurs, les fourmis et les abeilles, chez lesquelles nous trouvons, par rapport aux vers, aux crustacés, aux arachnoïdes et aux céphalopodes, un remarquable et relatif accroissement de la masse nerveuse, une plus grande concentration et une différenciation fonctionnelle plus distincte des groupes cellulaires (ganglions).

Le développement du tissu nerveux va de pair avec celui des organes du corps et tout particulièrement des organes des sens. L'organe de la vue, par exemple, apparaît chez quelques protozoaires (Pouchet, Engelmann) avec les taches que l'on nomme oculaires, formées par des cellules pigmentaires ayant la propriété de fixer la lumière.

Chez quelques planaires on voit un groupe de cellules nerveuses que l'on peut considérer comme un cerveau rudimentaire et en même temps l'œil, étant encore dans sa plus grande simplicité, est représenté par des cellules contenant un pigment granuleux, derrière lequel sont placées des cellules rétiniques d'où part un nerf optique allant au cerveau rudimentaire, dont nous venons de parler. Chez les vers le plus évolués, le groupe cellulaire antérieur (ganglion) est plus développé et de nouvelles parties s'ajoutent à l'œil des planaires inférieures ; c'est d'abord un organe de réfraction (chez les némertinées et chez quelques nématodes), rappelant de loin le corps lenticulaire et de plus deux ganglions nerveux antérieurs qui se trouvent déjà réunis par une commissure.

Ces yeux, encore simples, sont donc en rapport avec de petits groupes ganglionnaires, lesquels, par des développements successifs, paraissent plus gros et d'une structure plus complexe (ganglion périœsophagien) chez les insectes, et deviennent des lobes optiques chez les poissons, les batraciens et les oiseaux.

Nous savons la perfection que l'œil atteint chez les vertébrés, et surtout chez les mammifères et nous connaissons aussi le

développement correspondant du système nerveux, par la superposition de la couche optique et du manteau cérébral ; nous
savons bien aussi que les multiples yeux de quelques insectes ne
favorisent pas la vision qui chez eux est loin d'être aussi parfaite que chez les mammifères supérieurs. La vue des insectes
est très mauvaise, probablement parce qu'il leur manque le pouvoir d'accommodation (LUBBOCK) et la faculté de distinguer les
contours des objets (FOREL). On ne peut considérer comme très
probable l'affirmation de WASMANN, qui, chez les fourmis,
trouve une grande acuité visuelle et la faculté de percevoir la
forme des objets. Avec la perfection de l'œil, qui a permis la
formation d'une foule d'images, une vraie révolution psychique
s'est avérée, écrit G. BOHN (1).

*
* *

Les réactions chez les êtres vivants inférieurs semblent plutôt
de nature chimique, physique ou mécanique. Si l'on fait traverser l'eau, où nagent des infusoires ciliés par un courant électrique, on verra qu'ils tournent tous la tête vers le pôle positif
(2). La chaleur accélère ou arrête les mouvements ciliaires suivant son degré. Le tube capillaire contenant certains acides ou
des sels, oblige les petits organismes à exécuter un mouvement
de rotation autour de lui et puis à y pénétrer ; tandis que si dans
le tube il y a d'autres acides ou d'autres sels, ils s'en éloignent
(action chimique). Ces organismes peuvent être attirés par
des substances chimiques, même si elles sont vénéneuses,
et repoussés par des substances nutritives (PFEFFER) (3). Des phénomènes analogues ont été constatés par LŒB (4) sur les étoiles
de mer (il attribue leurs mouvements de redressement ou à la
force de gravité ou au stéréotropisme). On obtient la preuve que
même après l'apparition du système nerveux, plusieurs phénomènes attribués au psychisme sont essentiellement dus au tropisme. A la vérité si un crabe (expériences de Anna Drzewina)
change de direction devant un rocher,ce n'est pas qu'il agisse sous
l'action du raisonnement ou d'un jugement suivi de la volonté,

---

(1) *La naissance de l'intelligence*, 1909.
(2) THORNTON, *Paper read to British Association*, 1909.
(3) PFEFFER. *Untersuchungen aus dem Botanischen Institut zu Tubingen. Bd. 2.*
Max Verworn. Psychologische Studien der Protisten.
(4) *Loc. cit.*

ainsi que le voudrait M. Pieret, mais c'est une réaction mécanique, pour la très simple raison que cet animal se comporte tout à fait de même quand on supprime les yeux et le cerveau (ganglions).

Une grande partie de manifestations pareilles est due à des variations chimiques (physiogénétiques) et à des variations mécaniques (kinétogénétiques), et, par conséquence plusieurs savants excluent un processus vraiment psychique. On discute beaucoup aujourd'hui sur le vrai point de départ du psychisme. Tandis que plusieurs se groupent autour de la doctrine de Lamarck, lequel attribuait le psychisme aux seuls animaux présentant un système nerveux bien différencié, d'autres, parmi lesquels Bechterew, admettent des formes infimes de psychisme chez les êtres vivants n'ayant point de système nerveux. Si un animal à système nerveux différencié, une ascidie par exemple, continue à faire des mouvements pareils à ceux qu'elle a exécutés dans son état normal, après l'extirpation des ganglions nerveux (expériences de Lœb), il faut admettre que même chez ces êtres les phénomènes dits de psychisme sont l'effet de la réaction de la matière vivante sous l'influence directe des forces du milieu ambiant. M. Bohn (1) introduit entre le tropisme et le psychisme un autre facteur : *la sensibilité différentielle*. La variabilité des réactions est une condition caractéristique du psychisme, lequel se révèle par l'association de différentes sensations entre elles et des sensations actuelles avec celles passées. L'auteur susdit insiste sur ce nouveau facteur de la variabilité des réactions, facteur fondé sur la différence des sensibilités et sur les degrés d'intensité : lumière, contact, gravitation, action chimique, etc. A ce facteur s'ajoute cet autre : la *mémoire associative*, dont parle Lœb.

Avec le développement des organismes et surtout du système nerveux, un grand pouvoir déterminatif des réactions est exercé par les variations internes des organismes. Les réactions de tropisme et de sensibilité différentielle sont de nature mécanique, physique ou chimique, elles amènent des variations internes, et sont isolées ; mais lorsque l'association des sensations et la mémoire associative interviennent, les caractères de psychisme deviennent saillants. Ainsi, par exemple, les fourmis rentrent-elles dans leurs fourmilières par suite de stimulus visuels, tactiles, olfactifs et mécaniques, dont les mnémo-résidus associés

---

(1) *Loc. cit.*

constituent une expérience individuelle utilisée dans les différentes circonstances de leur vie. Nous pouvons aussi imaginer
qu'un nouveau facteur joue son rôle, en tant que les mnémo-
traces de sensations antécédentes ne représentent pas seulement
une expérience en rapport avec la sensation actuelle, mais un
dynamisme latent et une tendance à déterminer des réactions.

Il n'est vraiment pas nécessaire de discuter s'il s'agit d'action
mécanique, physique ou chimique, suivant la théorie des différents auteurs (LE DANTEC (1), RADL (2) et autres) ; ce qui importe
pour notre but c'est de rendre concret le concept que les premières manifestations de la vie psychique, c'est-à-dire les réactions, qui ont l'apparence d'attitudes volontaires ou de réflexes,
sont très probablement l'effet d'actions chimiques ou physiques ; ce qui valide l'hypothèse qu'avec l'apparition du système
nerveux les mêmes forces physiques et chimiques, intrinsèques
au protoplasma (équivalents biologiques), se transforment graduellement en équivalents nerveux, et par le développement
progressif du système nerveux, en équivalents psychiques.

Chez les vertébrés, la concentration des petites masses nerveuses (ganglions) est très remarquable ; les deux chaînes de ganglions détachés, chez les annélides, sont ici rapprochées et
reliées dans la moelle épinière ; les ganglions antennaires, les
ganglions optiques et les ganglions sus et sous-œsophagiens
sont groupés, toujours plus volumineux, en rapports plus étroits
et sur eux se superpose une autre masse nerveuse, qui est le cerveau antérieur.

Le cerveau des vertébrés, qui semble dès le début remplacer
le lobe antennaire des insectes, qui est leur lobe tactile-olfactif
bien distinct, et les autres ganglions que nous venons de citer,
présente une nouvelle formation qui est le cerveau antérieur,
dont la cavité communique avec la cavité du lobe olfactif chez
les poissons. Les premiers représentants de ces derniers sont
pourvus d'un manteau cérébral, qui n'est qu'une mince lamelle
formée de cellules épithéliales (EDINGER (3), JACOB (4).

Le manteau, dans les différentes classes des vertébrés, se développe et s'enrichit peu à peu d'éléments nerveux en atteignant
un développement surprenant chez les mammifères supérieurs

---

(1) LE DANTEC. *Traité de Biologie*, 1903.
(2) RADL. *Untersuchungen über dem Phototropismus des Thiere*, 1903.
(3) *Vorlesungen über den Bau der Nervösen Centralorgane, etc.*, 1905, (V Chapitre de ce volume).
(4) *Vom Thierhirn zum Menschenhirn*, 1911.

où nous le trouvons plus ou moins superposé aux représentants des anciens ganglions, qui étaient les seuls centres nerveux des invertébrés supérieurs.

Le développement et la différenciation des cellules avancent presque uniformément, et celles-ci affectent des rapports réciproques plus intimes et une plus grande dignité fonctionnelle, depuis les poissons jusqu'aux mammifères supérieurs touchant au plus haut degré chez l'homme.

A l'accroissement incessant des éléments nerveux correspond incessamment l'assimilation des énergies de la nature, que nous nommons d'habitude des stimulus, qui impriment cette différenciation fonctionnelle, grâce à quoi se multiplie toujours plus la quantité des notions et des adaptations, par lesquelles la nature, le système nerveux servant d'intermédiaire, se révèle à elle-même. La méthode expérimentale largement et rigoureusement appliquée, en saisissant le développement du système nerveux et de l'esprit à toutes les étapes parcourues dans les séries animales (philogénèse), et dans l'individu (ontogénèse), permet d'affirmer, d'une façon générale, que le développement de l'esprit est proportionnel au développement de la substance nerveuse, c'est-à-dire au nombre des éléments nerveux différenciés, ou ce qui revient au même à la différenciation successive des notions et des adaptations adéquates.

L'affirmation de LOEB (1) que ni le poids du cerveau ni le nombre des cellules nerveuses n'ont d'influence sur le degré de l'intelligence, tout en étant prouvée par quelques recherches d'anthropologie, en ce qui regarde le cerveau humain considéré parmi les races civilisées et les non civilisées, n'est pas assez fondée quand on considère l'histoire naturelle du cerveau et son anatomie comparée.

L'accroissement se vérifie en des proportions majeures dans ces parties du cerveau ayant paru les dernières, c'est-à-dire dans les hémisphères, ou pour mieux dire dans le *néopallium*, qui petit à petit acquiert un volume énorme en comparaison du volume du mésocéphale et du cerveau postérieur.

D'autre part le nombre des éléments nerveux augmente progressivement, car non seulement la substance grise de l'hémisphère humain est plus épaisse que dans les cerveaux de tous les autres êtres, mais elle est aussi incomparablement plus étendue

---

(1) *Loc. cit.*

pour former des replis et des sillons d'une profondeur remarquable. Elle est aussi plus riche en cellules (*).

*
* *

Ce n'est pas dans l'œuvre si ardue des métaphysiciens que l'on doit rechercher l'origine des processus mentaux les plus élevés coexistant avec cette manière d'être de l'esprit que nous appelons la conscience, ni même en évoquant les postulats nés des analyses logiques ou en poursuivant les abstractions dérivant de l'introspection, mais c'est dans l'histoire naturelle de la vie et dans les phases évolutives du système nerveux qu'il faut rechercher cette origine. Les êtres vivants, assurent quelques naturalistes, sont des machines chimiques ; et s'il en est ainsi, il est permis de penser que les activités psychiques ne se soustraient pas au vaste océan d'éther où se plonge l'univers et aux lois des énergies, qui pénètrent le monde et le mettent en mouvement. En résumant dans ce chapitre ce que j'exposerai au fur et à mesure dans un des chapitres suivants, on peut affirmer pour le moment, avec la plupart des physiologistes et des naturalistes de nos jours, que les manifestations de la pensée et des sentiments peuvent être rapportées aux premières lueurs de la vie, et, progressivement, aux réflexes et aux automatismes, à mesure que le système nerveux se développe.

L'intelligence dans son ascension progressive, en se démontrant toujours plus une force de la vie, est une production plus tardive, qui semble presque se superposer aux réflexes et aux automatismes, de même que ceux-ci succèdent aux phénomènes de tropisme et se confondent avec eux. Tropismes, réflexes, automatismes, réactions intelligentes représentent des phases d'évolution, se succédant sans interruption. On ne distingue pas le point de passage des uns aux autres ; il n'existe pas des différences fondamentales. Les automatismes, bien qu'absorbés et confondus dans le mécanisme des réactions intelligentes, peuvent cependant être distingués dans la forme complexe de ces produits mentaux, qui se résolvent dans les réactions les plus variées des êtres vivants, dans leur milieu physique et en dernier lieu dans le milieu social.

(*) Pour de plus menus détails, voir le chap. III.

Les premiers groupements cellulaires d'éléments nerveux représentent dans les êtres chez lesquels le tissu nerveux se montre déjà différencié par d'autres tissus, des organes de transformation des forces de la nature en ondes nerveuses, se résolvant en réflexes associés à des phénomènes de tropisme, et ensuite en automatismes progressivement plus complexes qui règlent les adaptations des êtres vivants au milieu ambiant.

Par le développement successif d'autres groupements de cellules et de nouvelles voies de communication entre elles, les premiers réflexes se compliquent avec des réflexes moins simples ; aux réactions des êtres à système nerveux plus évolué prennent part d'autres organes nerveux se conformant à leur tour en de nouvelles et plus complexes coordinations.

Chez les vertébrés inférieurs, par exemple pour le *Nocturus* et pour la grenouille, les lobes optiques ont une grande importance comme centre de réception et d'élaboration d'ondes nerveuses acoustiques, visuelles, tactiles, et des réflexes correspondants.

La couche optique, qui est en voie de formation, reçoit encore un petit nombre de fibres optiques directement, et pour cela elle ne préside pas à une fonction bien déterminée. Mais à mesure que se développent de nouvelles voies et apparaissent de nouveaux groupements cellulaires dans la couche optique chez les espèces plus évoluées, les réflexes, ou pour mieux dire, les réactions sont plus complexes que les réflexes du cerveau moyen et sont d'un ordre supérieur. En même temps le phénomène des associations plus vastes et plus variables devient graduellement plus évident de sorte que les réactions des êtres respectifs (surtout lorsque le manteau s'est développé) perdent le caractère de simplicité et d'immuabilité relative.

La couche optique élabore les ondes sensorielles destinées au travail du manteau sensoriel, qui en même temps se développe peu à peu, et se superpose aux lobes optiques et aux couches optiques. Le manteau chez les poissons supérieurs et chez les batraciens inférieurs aussi est surtout une formation olfactive. Sa simplicité chez les poissons et chez les amphibies inférieurs est caractéristique en comparaison de la complexité qu'il acquiert chez les oiseaux et qui va croissant dans l'échelle des mammifères jusqu'à l'homme (v. chap. III). A la formation hippocampique (*archipallium*) se joint, par une évolution progressive, le *néopallium* qui se développe aux dépens de ce que l'on désigne sous le nom d'*aire somatique* de JOHNSTON (partie interne de l'hémisphère). C'est de ce côté du *néopallium* que se développent et se différencient graduellement les aires non hippocampiques du manteau, lesquelles ne reçoivent pas de fibres directes des organes des sens, mais les reçoivent des centres qui les ont précédées dans l'évolution (les différents noyaux de la couche optique). Ceux-ci préparent, en les modifiant, les ondes nerveuses pour la formation des images, composants directs, nécessaires à la structure et à l'évolution de l'intelligence.

Avec le développement graduel du manteau cérébral, le système de connexions de la couche optique et de l'écorce augmente et se complique, et tandis que la couche optique garde ses réflexes à travers le pédoncule (de la substance grise médiane et de la région hypotalamique), se forme graduellement la néocouche (Edinger), embrassant les noyaux antérieur, latéral, ventral, le pulvinar et les ganglions géniculés (latéral et médian), qui, chez les primates et chez l'homme, acquièrent une grande importance à cause de leurs rapports et de leurs connexions avec des aires différenciées du manteau cérébral. Le néo-talamus joue le rôle de vestibule de l'écorce cérébrale (HENRICK) (1).

Les noyaux du talamus, avons-nous dit, sont des organes de préparation des ondes nerveuses, pour tous les sens, excepté pour l'odorat qui a son noyau analogue de préparation dans la substance perforée antérieure. C'est de ses noyaux que les ondes nerveuses provoquées par les stimulus du monde extérieur atteignent le manteau cérébral, où ils sont spiritualisés (images). Les images fournissent le matériel exogène de la conscience.

Si les noyaux de la couche optique sont liés entre eux par des voies associatives, on peut aisément comprendre que ces associations donnent lieu à une série de mouvements adaptés et adéquats (les faits psychiques (?) que M. LUCIANI attribue aux masses ganglionnaires subcorticales).

Ces réactions sont à peu près identiques pour chaque espèce d'animaux, selon la structure plus ou moins complexe de la couche optique, bien qu'il ne soit pas facile de distinguer, dans les réactions de ces êtres, le rôle joué par les lobes optiques, du rôle joué par la couche optique et l'office rempli par le manteau en voie de formation.

---

(1) *Some reflections on the origin and significance of the cerebral cortex.* « Journal of animal behavior » 1913.

Le manteau cérébral en se développant, montre que non seulement d'autres masses cellulaires se superposent aux masses préexistantes, mais qu'elles sont plus nombreuses, plus compliquées dans leur structure et plus intimement unies entre elles, de sorte qu'il en résulte non pas l'invariabilité (relative) caractérisant les réactions des êtres inférieurs, non pas les automatismes sortant en général des centres subcorticaux, mais une variabilité remarquable des attitudes chez les individus et en l'espèce une variabilité proportionnée à la possibilité de recevoir du monde extérieur une beaucoup plus grande quantité de stimulus, de les transformer, de les garder et de les associer. De là naît la notion actuelle, qui se complique sous l'influence de l'expérience passée (mémoire) des effets des réactions connexes aux précédentes notions (images-souvenirs). De cet ensemble de faits tirent leur origine les nouvelles adaptations et la *variabilité* des actions de chaque individu dans les circonstances changeantes du milieu.

Les réflexes et les automatismes dérivant des centres subcorticaux se confondent d'une façon différente avec les mouvements beaucoup plus compliqués, variables et coordonnés partant des champs sensoriels et moteurs du manteau cérébral.

Il est aisé de comprendre comment cette nouvelle formation cérébrale, en débutant dans sa fonction, sous la pression d'une somme de stimulus beaucoup plus nombreuse que ceux que pouvaient élaborer les centres subcorticaux, doit diminuer sinon supprimer l'autonomie de ces derniers, dont l'activité est consacrée au manteau auquel ils transmettent les produits élaborés pour les transformations ultérieures.

L'office d'élaborer et de transmettre, la substitution qu'opèrent les processus réceptifs et réactifs déterminés par cette somme de stimulus, en remplaçant les automatismes talamiques transférés dans le manteau, détrône le pouvoir des automatismes se produisant eux aussi dans des limites variables plus étroites, où s'enferme le cycle de la mentalité des vertébrés inférieurs.

Les automatismes dans les organes subcorticaux ne sont point supprimés mais réduits, et, en de certains cas spéciaux, avec une attitude de contraste avec les pouvoirs supérieurs.

Outre cela les centres subcorticaux, avec leurs propres arcs réflexes (sensitivo-moteurs), concourent à la sûreté, à la précision, à la coordination et à l'énergie (1) de tous les mouvements qui

---

(1) L. BIANCHI. *La Emicorea sintomatica.* « Annali di Nevrologia » ann. XXVII.

se combinent dans la zone motrice du cerveau, sous le flux continuel des sensations actuelles, des reliquats mnémoniques des sensations et des mouvements précédents, et des combinaisons les plus variées des premières et des seconds. Puisque la couche optique se développe en même temps que le manteau cérébral, il ne nous est pas donné de savoir dans quelle proportion et dans quel sens sont évolués, chez l'homme, les automatismes de la couche optique, car il est impossible de distinguer et de séparer, d'une manière convaincante, où finit la fonction de la couche optique et où commence la fonction du manteau, et dans quelle mesure le talamus contribue aux réponses automatiques, car il est notoire que les processus mentaux contiennent un riche coefficient d'automatismes (inconscient et subconscient), qui sont, dans tous les cas, d'une nature bien plus complexe que les simples automatismes de la couche optique.

La structure plus simple, et le champ plus circonscrit de la couche optique, relativement à l'étendue du champ cortical et à la variété et à la complication architecturale de ce dernier, fournissent la meilleure preuve anatomique qu'il y a une grande différence entre les diverses catégories de produits que nous nommons tous par analogie automatismes. Ces automatismes, dans la couche optique, s'accomplissent par des éléments nerveux et des voies d'association incomparablement moins nombreux et se succèdent hors du champ de la conscience, tandis que les automatismes corticaux demeurent la plupart du temps dans la conscience, ils y reviennent dans des occasions opportunes, et peuvent retomber de nouveau sous son empire Les premiers se répètent identiquement dans la simplicité structurale des mécanismes anatomiques d'où ils naissent, les seconds éprouvent des changements déterminés par la variété des stimulus capables d'être reçus dans un mécanisme anatomique d'une grande complexité, lui aussi variable ; ceux-là ont pour base la mémoire organique, ceux-ci tirent leurs éléments de l'expérience et sont, par conséquent, fondés sur la mémoire psycho-organique. L'*organic circuit concept* de DEWEY (1) ne peut être appliqué aux automatismes subcorticaux.

Nous reparlerons de ce sujet dans un autre chapitre ; il nous faut pourtant rappeler ici que les actes directs de l'intellect entraînent de nombreux complexes sensoriels et moteurs, ainsi

---

(1) DEWEY. *The reflex arc concept in Psychology.* « Psych. Rev. » 1893, et « Journal Philos. Psychol. » etc., 1912.

que d'autres complexes d'une nature inconsciente ou automatiques, pour lesquels il est plus que probable que les mécanismes subcorticaux interviennent aussi. Je crois qu'il faudrait transformer l'opinion de ceux qui sont enclins à penser que quelques-unes de ces manifestations, qui compliquent les phénomènes de l'*inconscient* ou du *subconscient*, naissent dans les organes subcorticaux (HERRICK) en cette autre opinion que dans le cycle des réactions conscientes et inconscientes du manteau correspondant à des circuits psycho-moteurs, concourent les automatismes dérivant des organes subcorticaux. Il s'agit ici de différents circuits superposés, intimement joints entre eux, de telle sorte qu'ils forment un mécanisme unique très compliqué.

Par la superposition de nouvelles formations de substance nerveuse, qui prennent en même temps de plus nombreuses relations avec les autres aires de l'écorce et avec le talamus, en d'autres termes, par l'intervention d'un nombre bien plus élevé d'éléments nerveux, la production est beaucoup plus riche et plus variée parce qu'elle est le résultat non seulement du travail de la partie le plus récemment développée, mais aussi de celui des organes nerveux préexistants.

Cette affirmation ne doit rien contenir qui ne soit clair, car le phénomène constant dans toutes les phases évolutives du système nerveux est que l'*intégrité anatomique des organes préexistants est une condition indispensable à l'évolution et au parfait fonctionnement des nouveaux organes nerveux ;* nous disons, pour mieux nous expliquer, que *les produits fonctionnels des organes nerveux préexistants sont indispensables pour l'élaboration des productions les plus complexes du travail des organes ayant un développement plus récent.* Et si les premiers semblent moins dignes d'être appréciés, c'est qu'ils sont absorbés comme matériel nécessaire à la production de l'organe évolué le dernier. Ce sont là les derniers produits concourant directement au développement de la conscience.

*
**

La différenciation fonctionnelle spécifique progressive du manteau se manifeste simultanément depuis son apparition jusqu'à l'homme, en général et en particulier et du simple au complexe. On n'a jamais pu saisir jusqu'à ce jour une véritable différenciation fonctionnelle dans le manteau des batraciens. Celui-ci n'a aucune action bien déterminée, sur les fonctions vitales des batraciens et on peut même en faire l'ablation sans qu'il en résulte de diminution remarquable dans l'activité. SCHRADER (1) a démontré que la grenouille, à laquelle on extirpe les hémisphères cérébraux, ne perd presque rien des manifestations habituelles de sa vie ; elle agit comme un animal sain ; elle attrape les mouches, change sa demeure en allant de la terre à l'eau et vice-versa.

Cela tient à ce que le cortex de la grenouille est trop simple et trop peu différencié pour enlever la prédominance aux lobes optiques, qui sont encore les vrais organes nerveux supérieurs. Peut-être commence-t-il à exercer une action inhibitrice sur certains réflexes (observations de GOLTZ (2).

Les lobes optiques chez les grenouilles (cerveau médian) assument encore presque tout le pouvoir directeur de la vie de ces amphibies. Ils jouissent encore d'une autonomie suffisante ; le manteau en voie de formation ne peut prendre ni un caractère de fonction spécifique, ni un pouvoir directeur sur les organes sous-corticaux. Une différenciation fonctionnelle sensible se montre déjà dans le cerveau des oiseaux ; la fonction de la partie postérieure de l'hémisphère cérébral diffère en quelque sorte de la fonction de la partie antérieure ; et cependant, les oiseaux auxquels SCHRADER avait enlevé le cerveau avaient de l'initiative, voyaient, vaquaient dans la chambre, en esquivant les obstacles.

La complexité de mouvements et d'attitudes est progressive.

Le saut et la natation de la grenouille sont beaucoup plus uniformes que les mouvements du pinson, et ceux-ci beaucoup moins compliqués que les mouvements du rat, du chien, de l'éléphant, du singe en série progressive. Et chez l'homme, que de variété dans les attitudes, suivant le degré de civilisation acquis par l'évolution des cerveaux de chacun et des collectivités humaines !

*
* *

Au développement anatomique du manteau cérébral correspond, comme nous l'avons déjà annoncé, la différenciation fonctionnelle révélée, chez les mammifères supérieurs, par l'excita-

---

(1) *Zur Physiologie der Froschhirn.* « *Pflüger's* Archiv. » Bd. XLI, 1887.
(2) *Beiträge zur Lehre von den Nervencentren des Frosches.* Berlin, 1868.

tion électrique de différentes parties de sa surface et par les effets de leur destruction expérimentale même. Mais ce qui a surtout contribué pour l'homme à fournir un très riche matériel de preuves, vérifiant les résultats de l'expérience sur les mammifères, c'est l'observation clinique.

Tous les sens, tous les groupes musculaires sont représentés en des parties ou des zones plus ou moins bien définies du manteau cérébral des primates et de l'homme.

La différenciation et la localisation fonctionnelle sur le manteau cérébral se conforment à la loi de l'évolution, celle-là même que nous retrouvons dans la vie sociale et dans la structure des êtres vivants. Sur le manteau nous remarquons une différenciation histo-fonctionnelle, qui, sur une plus grande échelle, et dans un champ beaucoup plus étendu, rappelle la différenciation des noyaux de la couche optique.

Tout le système nerveux des êtres les plus évolués est très différencié. Ainsi, par origine, par date de myélinisation et fonctionnellement les faisceaux constituant la moelle épinière diffèrent grandement l'un de l'autre. Les nombreuses parties dont sont formés la moelle allongée, le pont, le pédoncule cérébral, la couche optique sont différenciées. La couche optique présente de nombreux noyaux, comme je viens de le dire, se développant, à leur tour, à des dates différentes (1). Le manteau cérébral ne manque pas à cette règle. La loi de la différenciation et de l'association coopérante me paraît fondamentale. Elle correspond aux divers états des énergies de la nature que le cerveau résume ; chacune d'elles développe l'organe du manteau lui convenant le plus : le tact, l'odorat, la vue, l'ouïe, le goût.

Il ne manque point de neurologistes et de physiologistes mettant en doute la doctrine de localisation ; mais il se peut que nous nagions dans l'équivoque. Quelques-uns de ces auteurs parlent de localisation de l'intelligence et de la conscience. Ainsi, par exemple, M. Loeb (2) manque de précision quand il formule le concept de la localisation fonctionnelle dans le manteau cérébral, et qu'il nous parle de « conscience visuelle » ou de « conscience d'un membre ». Il se sert encore du langage de Hitzig. La conscience d'un membre n'est pas localisée, mais ce sont les

---

(1) V. Bianchi. *Anatomische Untersuchungen über die Entwichlungsgeschichte der Kerne des Talamus opticus des Kaninchens Monatschrift für Psychiatrie*, Bd. XXV.

(2) *Fisiologia comparata del cervello e Fisiologia comparata*. Ediz. Italiana.

composants psychiques qui ont une localisation, c'est-à-dire les mémoires, reliquats des mouvements du membre, qui concourent avec toutes les autres mémoires, à l'élaboration de la conscience. Nous ne pouvons pas parler de conscience visuelle, mais seulement du siège des formations visuelles actuelles (images) qui arrivent assimilées à la conscience, ou des mnémo-traces des perceptions visuelles précédentes, déjà comprises dans le patrimoine mental qui peut être utilisé par l'intelligence et par la conscience ; mais sont localisés les produits sensoriels spécifiques élémentaires fournis par le travail du manteau céré-bral, lequel est distinct en zones qui se sont différenciées sous l'action millénaire de diverses catégories de stimulus (les diffé-rentes manifestations des énergies de la nature). Il n'est pas be-soin de savoir si ces dites zones ont des limites définitives, ou pas ; elles fournissent toutes des composants au développement de la conscience. L'exemple de Laure Bridgmann ne dépose pas en faveur de l'affirmation de LOEB, car s'il manque un organe des sens et son centre cortical respectif, leur fonction peut avoir une compensation par le développement plus grand des autres sens, et par un grand pouvoir associatif du cerveau, plus déve-loppé dans ses autres parties.

C'est l'aire motrice d'où partent les décharges animatrices des mouvements musculaires qui est spécialisée, et non pas la vo-lonté. Les réactions motrices volontaires sont le résultat de pro-cessus mentaux embrassant souvent tout le cerveau. Qui a ja-mais songé à localiser ce que nous nommons, la volonté ? (1)

La pensée, même lorsqu'elle paraît simple, est toujours l'effet

---

(1) Dans une conférence à la Société des Médecins et des naturalistes, (Paolo Panceri) en 1883, en résumant mon ouvrage sur les *compensations fonctionnelles du cerveau*, je disais : Il n'est pas dans mes intentions de vous parler de la com-pensation des facultés les plus élevées de l'esprit. Je vous dirai en quelques mots que le concept des compensations se rattachant étroitement à celui des localisa-tions, je ne me sens pas autorisé à vous développer le sujet dans ce sens, car la science ne nous offre aucun fait positif si ce n'est quelque conjecture hasardée voulant que les facultés les plus hautes de l'esprit telles que la volonté, l'atten-tion, la mémoire, le sens moral, etc., soient localisées. L'état présent de la science non seulement ne nous autorise pas à traiter un sujet suivant ces hypothèses, mais ne justifie même pas la tendance de ceux qui croient que ces facultés sont localisées.

Nous avons, il est vrai, acquis des preuves d'une très grande valeur, soit ex-périmentales, soit cliniques, nous démontrant qu'en quelque sorte sur l'écorce du cerveau sont localisés les actes les plus élémentaires des activités mentales, le sens et le mouvement, et ce n'est que de cela seulement que je veux m'occuper tout de suite.

d'un travail cérébral très étendu. Elle n'est pas localisable ; les éléments seuls dont elle résulte sont localisables.

*
* *

Le patient et fervent travail d'environ cinquante ans a donné des preuves suffisantes de la solide base expérimentale et clinique des localisations fonctionnelles de l'écorce du cerveau. Il faut entendre,pour le moment, ces localisations comme des pro-·

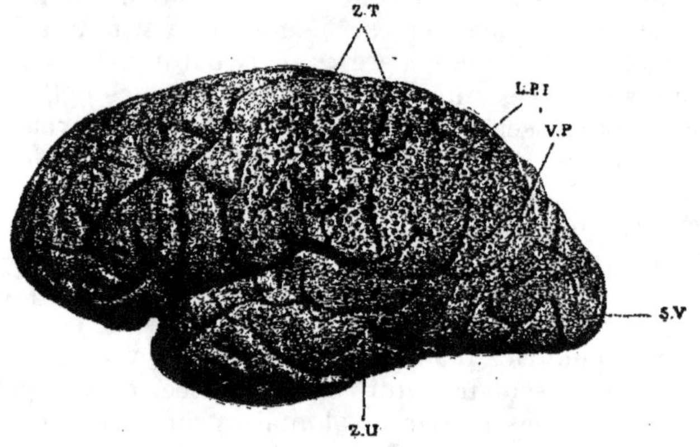

Fig. 1. — Face externe de l'hémisphère cérébral

ZT. Zone tactile. — LPI. Lobule pariétal inférieur. — VP. Zone visuo-psychique (présumable limite antérieure). — SV. Zone senso-visuelle. — ZU Zone auditive.

cessus sensoriels et moteurs isolés et différenciés, et non pas considérer leurs fonctions d'une façon absolue.

Non seulement il n'existe pas de limites précises de chaque zone, (si ce n'est peut-être pour l'aire motrice), sans parler du doute qui naît lorsqu'on veut leur assigner des limites qui varient chez les différents hommes, mais encore de ce fait que toute fonction se rattache aux autres et est corrélative. La clinique, la physiologie, et en partie l'histologie ont désormais démontré la complexité fonctionnelle qui existe dans les rapports de chaque aire sensorielle et motrice avec les autres.

Les ondes spécifiques transmises par les organes des sens sont, dirais-je presque, projetées sur le manteau cérébral, en des aires distinctes.

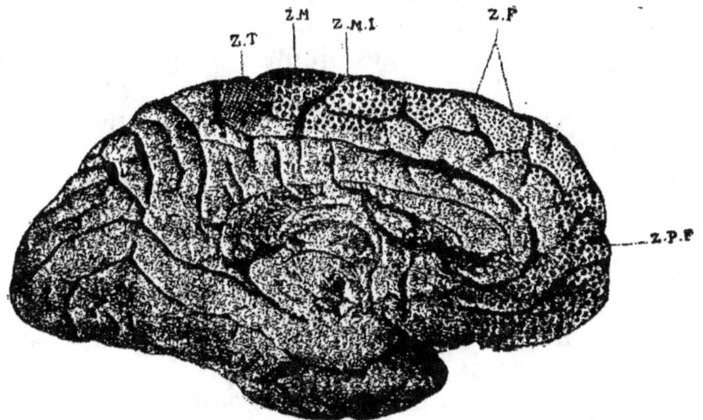

Fig. 2. — Face interhémisphérique de l'hémisphère cérébral

ZT. Zone tactile. — ZM. Zone motrice. — ZMI. Zone motrice intermédiaire. — ZF. Zone frontale. — ZPF. — Zone préfrontale.

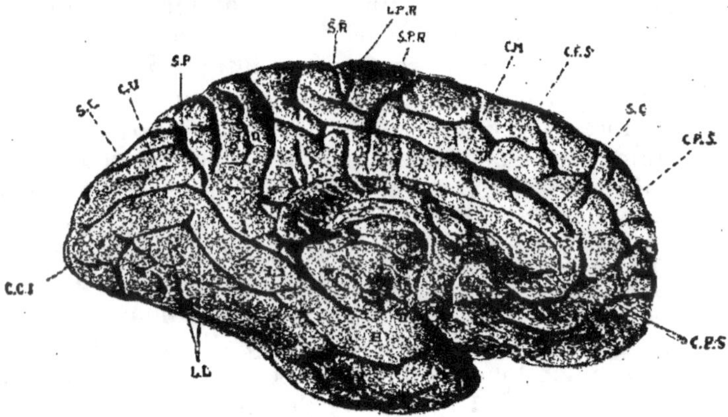

Fig. 3.

CFS. Circonvolution frontale supérieure. — SC. Sillon calleux. — CM. Sillon calleux marginal. — SPR. Sillon pararolandique — LPR. Lobule pararolandique. — SR. Scissure ou sillon de Rolando. — SP. Scissure pariéto occipitale. — CU. Coin. — SC. Scissure calcarine — CCJ. Circonvolution calcarine inférieure. — LL. Lobule lingual — Lɪ. Circonvolution limbique. — L2. Circonvolution limbique inférieure. — H. Hippocampe. — U. Uncus. — CC. Corps calleux. — LQ. — Lobule quadrilatère ou avant-coin.

Je résume en peu de mots les indications des zones sur lesquelles sont localisées les fonctions sensorielles chacune en particulier. La zone tactile est représentée par la circonvolution rolandique postérieure ou pariétale ascendante, bornée en avant par la scissure de Rolando, en arrière, présume-t-on, par le sillon interpariétal (*fig.* 1). Les limites, en haut et en arrière, sur le lobule pariétal supérieur, ne peuvent être définies sur la base des recherches expérimentales et des observations cliniques. Sur la face interhémisphérique l'aire tactile se prolonge sur l'écorce représentant la même circonvolution pariétale ascendante se repliant en dedans (*fig.* 2). Quelques recherches expérimentales et quelques observations cliniques (FERRIER, STARR) indiqueraient comme organe cortical pour la sensibilité tactile même la circonvolution du corps calleux (fig. 3 L. I.) et pour quelques-uns même l'hippocampe, c'est-à-dire une partie du lobe limbique.

La cytotectonique et quelques observations cliniques, parmi lesquelles celles que j'ai rapportées dans les pages précédentes de ce chapitre, démontreraient la nécessité de distinguer la circonvolution pariétale ascendante en une partie antérieure, qui serait senso-tactile, et en une partie postérieure, qui serait tournée vers le sillon interpariétal, qu'il faudrait distinguer comme psycho-tactile ou zone tactile intermédiaire. Vraiment les lésions bornées à cette partie sont celles qui ont donné le plus grand nombre d'astéréognosies et d'apraxies. La nature et le but de ce volume ne me permettent pas de me perdre en de plus amples détails concernant les différentes fonctions de la zone tactile non plus que sur la prolongation de cette zone en avant sur la circonvolution rolandique antérieure, opinion soutenue, comme nous le verrons, par M. HORSLEY, sans raisons fondées.

La zone visuelle comprend les circonvolutions entourant la scissure calcarine (fig. 3); le coin, une partie du lobule lingual, la face externe du lobe occipital, presque tout le lobule pariétal inférieur (fig. 1). Il est nécessaire de distinguer sur elle, guidé par les expériences de la clinique et par la cytotectonique, une zone senso-visuelle circonscrite aux circonvolutions de la scissure calcarine et au pôle occipital ; une zone plus étendue autour de la précédente, comprenant le reste du coin, une partie du lobule lingual, la face externe du lobe occipital et le lobule pariétal inférieur. Cette dernière partie serait la plus évoluée, en tant qu'elle est l'organe cortical pour la lecture, c'est-à-dire pour la perception visuelle des symboles graphiques des images du monde extérieur, formées et conservées dans les autres zones sensorielles respectivement.

La zone de l'ouïe peut être considérée comme prolongée aux

deux tiers central et postérieur du lobe temporal. On la distingue, ainsi que la zone visuelle, en trois zones : zone auditive fondamentale ou sensitivo-acoustique, circonscrite à peu près à la circonvolution temporale transverse ; une zone psycho-acoustique, beaucoup plus étendue, autour de la précédente, destinée à la formation et à la compréhension des images acoustiques des paroles, et qui est, sans limites reconnaissables, circonscrite à la partie postérieure de la première et de la seconde circonvolution temporale (X 16 fig. 1). Autour de celle-ci il faut en décrire une autre plus vaste, représentant une évolution supérieure du langage dans ses inflexions grammaticales et dans la syntaxe, par laquelle la pensée réussit à être formulée comme un réflexe acquis des expériences personnelles et humaines, voire de l'imagination, lorsque l'esprit s'élance dans l'avenir, selon des lois associatives et en vertu de l'expérience (fantaisie).

La zone olfactive et celle du goût sont bien moins importantes et beaucoup moins définies.

La première comprend le trigone olfactif à la face interne de l'hémisphère et le lobe limbique (*Li e* L2, fig. 3), soit dans sa partie antérieure soit dans l'hippocampe (4) ; la zone gustative comprend l'*uncus* et le pôle temporo-sphénoïdal. Le lobe limbique a été affecté à l'odorat et très probablement est-il l'organe du tact également. Cette promiscuité serait comme un souvenir de l'ancienne zone hippocampique du manteau dans sa première apparition, représentant tout à la fois l'odorat et le tact.

Chaque zone sensorielle est donc formée, suivant les recherches récentes, de deux ou trois parties, dont l'une apprête le matériel qui devra servir à l'autre. Nous appelons la première sensorielle, l'autre, nous la nommons psycho-sensorielle ou intermédiaire ; cette seconde zone fonctionne seulement quand l'autre est active, ou pour mieux dire, quand la zone qui l'a précédée dans le développement est entièrement développée. Cette zone, comme je le disais, prépare le matériel brut transmis ensuite à la forge d'ordre supérieur, confectionnant avec lui, que l'on me permette la métaphore, les images concrètes des choses (des stimulus) que l'intellect s'assimile. Le rapport existant entre le manteau et la couche optique se reproduit pour chaque zone cérébrale des sens. Quand les organes d'ordre inférieur suspendent leur labeur (prenons par exemple la zone calcarine par rapport au centre visuo-psychique), le travail perceptif de cette dernière s'arrête aussi, privée qu'elle est de ses matériaux de construction, quoique cette seconde section du chantier soit complète et parfaitement apte au travail. Cette loi me semble d'une parfaite clarté. Un exemple ne souffrant point d'objections nous est donné par la fonction du langage, examinée au point de vue des rapports entre l'image de la parole et l'image concrète des choses.

Les images acoustiques des paroles sont le symbole non seulement des choses, telles qu'elles se retrouvent dans le monde extérieur, mais des images visuelles, tactiles, etc., de ces choses mêmes. Le réveil de l'image acoustique du mot *plume*, par exemple, est subordonné à la présence des images visuelles et tactiles de la plume. Si celles-ci viennent à manquer, même quand nous avons l'objet devant nous, l'image verbale acoustique la symbolisant, n'est pas évoquée ou ne le sera qu'à grande peine.

L'on ne doit donc pas considérer la localisation dans le sens concret et banal, mais dans le sens d'une suite indissoluble de processus dont chacun a son organe ; et tous sont étroitement joints entre eux fonctionnellement et anatomiquement. On doit d'autant plus affirmer cela, quand on parle de l'intelligence. Celle-ci, ou, comme d'autres la nomment, la psychicité, est le produit fonctionnel de tout le cerveau. Sous cet aspect il est bien de donner raison à M. Munck, quand, dans le mémorable débat avec Hitzig, il affirma que l'intelligence n'a pas un siège circonscrit dans le manteau cérébral, mais siège dans tout le cerveau. Si l'intelligence est une émanation du jeu des imagess sensorielles du monde extérieur, élaborées par les zones sensorielles respectives,et résulte de leurs combinaisons sans nombre, avec d'autres images qui ne sont pas d'origine sensorielle, conservées dans les zones respectives, il est fort naturel que toutes lesdites zones concourent, en différente mesure à la physiologie de l'intellect. Il est également évident que la destruction d'une ou de quelques-unes d'entre elles doit faire sentir un contre-coup sur la fonction intellectuelle ; celle-ci manquera de la contribution de la ou des zones détruites, en tenant compte de l'évolution du cerveau de l'animal soumis à l'expérience. La fonction dans ce cas sera appauvrie, parce que l'intelligence résulte de l'association et de la synthèse d'images et de représentations simples ou complexes fournies par les zones respectives. Dans ce cas le déficit est en quelque sorte proportionné à l'étendue, au siège et à la profondeur de la lésion.

C'est là, avec les données que nous possédons jusqu'à ce jour, le concept duquel s'inspire la doctrine localisatrice, ce concept que depuis plusieurs années j'ai soutenu dans mes différentes publications.

Essentiellement la conception des localisations corticales se résume dans la différenciation fonctionnelle du manteau en autant de zones qu'il y a de sens spécifiques. A ces zones il faut ajouter l'aire motrice, qui représente sur le manteau, à un degré plus élevé, ce qui constitue la corne antérieure dans la moelle épinière, plus les zones qui ne sont essentiellement ni sensorielles, ni motrices. De ces dernières nous nous occuperons au fur et à mesure (1).

*
* *

Après avoir éclairci ce point, il est nécessaire d'ajouter sans retard que les phénomènes de ce que nous nommons l'intelligence ne sont pas coextensifs avec les seules aires sensorielles de l'écorce cérébrale (celles que je considère comme des usines de construction des images et comme les archives de leurs souvenirs) et avec l'aire motrice (excitable). La casuistique clinique, les recherches expérimentales, morphologiques et histologiques ont démontré l'existence de vastes zones du manteau cérébral, auxquelles manquent les marques de la sensorialité, dans le sens commun, et de la motilité. L'évolution du cerveau, des mammifères inférieurs à l'homme, a beaucoup étendu, chez les primates, et surtout chez l'homme, le champ cortical de la fonction intellectuelle avec l'apparition et le développement des parties du

---

(1) Les arguments qui de temps en temps s'élèvent contre la doctrine des localisations corticales nous offrent l'impression d'exercices mentaux, pas toujours contrôlés par les essais expérimentaux et par les observations cliniques. Pour quelques-uns la signification intime de la doctrine des localisations fonctionnelles du cerveau demeure encore cachée. Parmi les autres arguments on a cité le manque de correspondance des aires fonctionnelles avec les zones cytectoniques, la présence de cellules de mouvement et de voies motrices dans les aires sensorielles, les phénomènes moteurs provoqués par l'excitation des aires sensorielles. Quant à la non correspondance des champs cytectoniques avec ceux destinés par les recherches expérimentales et cliniques à une fonction déterminée, les anatomistes mêmes s'avisèrent qu'il est nécessaire de faire des réserves en appliquant les données de l'histologie à la physiologie et à la clinique : et la présence de cellules et de voies de mouvement dans les zones sensorielles est là pour rappeler l'ancien concept qui veut que ces zones soient senso-motrices, comme j'ai pu le faire remarquer moi-même depuis 1882. (« *Rivista Sperimentale di Freniatria* » 1882).

manteau, dont la fonction n'est ni sensorielle ni motrice, dans le sens ordinaire du mot.

C'est ainsi qu'est né et que s'est, peu à peu, développé le concept de l'existence d'organes corticaux, jouant le rôle de plus hautes fonctions mentales.

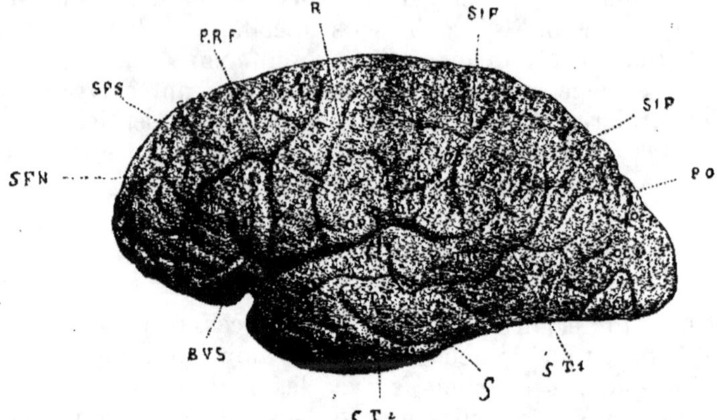

Fig. 4. — Face externe de l'hémisphère cérébral.

FR1, FR2, FR3. Circonvolutions frontales : supérieure, médiane, inférieure. — FRA. Circonvolution frontale ascendante. — PARA Circonv. pariétale ascendante. — OP. Opercule pariétal. — SIP. Sillon interpariétal — LPS. Lobe pariétal supérieur. — LOB. PAR. INF. Lobe pariétal inférieur. — GSM. Circuit susmarginal — CA. Circonv. angulaire, extrémité postérieure. — T1, T2, T3. Circonv. temporales : supérieure, médiane, inférieure.— OC1, OC2, OC3. Circonv occipitales : supérieure, médiane, inférieure. — SFS. Sillon frontal supérieur. — SFN. Sillon frontal inférieur. — BVS Branche montante de la scissure de Sylvius. — PRF. Sillon préfrontal. — R. Scissure de Rolando. — SIP. Sillon interpariétal. — PO Scissure pariéto-occipitale. — ST1 et ST2. Sillons temporaux : supérieur et inférieur.— S. Scissure de Sylvius.

L'hypothèse d'un centre de pareille nature fut avancée par Hitzig. Plus tard il m'a semblé pouvoir déduire de quelques expériences qu'il existe un organe, où conflueraient, évoquées de nouveau, les images et qu'un processus de coordination s'y effectuerait en conséquence ; un centre des centres, d'où dépendrait une plus vaste association des matériaux de la perception (images mnémoniques) et des matériaux psychiques plus complexes dérivant de cette association (synthèses mentales). La même thèse fut proposée par Flechsig.

Une si haute dignité fonctionnelle dérivant du pouvoir d'associer et de combiner les produits mentaux des aires perceptives, et d'en composer des complexes psychiques d'un ordre supérieur, a été acceptée successivement par beaucoup d'auteurs, bien qu'ils ne tombent pas tous d'accord pour attribuer à la région corticale le siège d'une si haute dignité fonctionnelle et sur le mécanisme intime de celle-ci. Tandis que certains estiment que le lobe frontal est le centre d'association et de coordination (HITZIG, BIANCHI), d'autres prétendent que le vrai centre associatif serait celui qu'on nomme centre associatif postérieur ou zone pariéto-temporo-occipitale de FLECHSIG (1).

La doctrine soutenant qu'il est nécessaire de reconnaître à la région pariéto-temporo-occipitale, le rôle d'associer et de coordonner le patrimoine mnémonique formé des aires sensorielles a pour partisans plusieurs physiologistes et psychiatres. Mais d'autre part la doctrine de FLECHSIG s'est heurtée à de fortes et fermes oppositions de la part de plusieurs neurologistes dans presque tous les congrès internationaux. Il est bon de déblayer le terrain, grâce à une rapide mais sereine revue critique de la forte doctrine de FLECHSIG et de sa base anatomique, après quoi il sera plus aisé de procéder au développement de la thèse, que je me suis proposé de soutenir plus particulièrement, sur la fonction des lobes frontaux.

Le concept concernant l'existence de zones associatives ou de coordination avait déjà été nettement formulé par moi, en 1883.

Dans mon travail expérimental « sur les compensations fonctionnelles de l'écorce du cerveau » à propos de la zone visuelle, j'écrivais (2) :

« La vue comme perception et connaissance des objets tombant dans le champ visuel, n'est pas à considérer comme le processus physiologique de nature simple, ou de succession de processus simplement dans le temps et dans l'espace ; elle est plutôt à considérer comme le résultat complexe et coordonné de plusieurs processus différents par leur nature, successifs et répandus sur la superficie cérébrale. La perception d'un objet, tel qu'il puisse fournir les données pour sa connaissance même, demande : 1° un stimulus lumineux ; 2° une série de mouvements oculaires dont la réalisation grave dans le centre perceptif correspondant les signes de la forme, de l'étendue et des rapports dans l'espace de l'objet ; 3° la coordination de ces deux facteurs, dont dérive l'unité objective, qui rend au centre perceptif l'image de l'objet. S'il n'est pas de différence morpho-

---

(1) *Die Localisation der Geistigen Vorgænge*, etc. Leipzig, 1896.
(2) *La Psichiatria, la Neuropatologia e le scienze affini*, 1883.

logique entre les éléments utilisés dans ces divers moments physiologiques de la vision, personne ne voudra nier que ces faits élémentaires soient d'une nature diverse entre eux, et qu'ils puissent par suite naître dans des points et des éléments nerveux différents. L'excitation électrique des différentes parties du vaste champ visuel, chez le chien, nous permet de différencier les différentes parties qui le constituent. En réalité la partie antérieure de la 2ᵉ circonvolution externe du chien, dont l'excitation produit la contraction de l'orbiculaire des paupières, est plus en rapport avec l'intensité de l'impression lumineuse et peut être considérée comme le champ pour les impressions lumineuses et par conséquent pour la perception des couleurs. (J'étais porté à considérer la partie antérieure de la zone visuelle comme étant le centre lumineux des mouvements spasmodiques de l'orbiculaire des paupières, que j'ai considérés comme des réflexes lumineux, ce que je ne saurais confirmer à présent). La partie centrale et culminante de ladite circonvolution, dont l'excitation électrique provoque des mouvements bilatéraux et coordonnés des globes oculaires, est celle où se forment et se déposent les détails de forme, de grandeur et de rapports de l'objet, car ces détails dépendent des mouvements des muscles de l'œil ; le lobe occipital, inexcitable, mais dont l'extirpation chez les mammifères (chiens) produit les mêmes faits que l'extirpation d'une des susdites sections, coordonne les deux facteurs les plus élémentaires de la perception visuelle, et complète l'image objective qu'il emmagasine.

J'étais donc depuis lors porté par les résultats de l'expérience à fixer une zone de coordination des éléments de la perception visuelle, et, à plus forte raison, de toutes les autres zones perceptives. La zone de coordination n'est qu'une zone d'association.

Et dès lors apparut clairement cet autre fait que les champs sensoriels n'ont pas de limites déterminées et qu'ils sont très étendus. Dans ces champs il faut comprendre toutes les fonctions se référant originairement au même sens, et qui représentent des degrés d'évolution ou des fonctions subsidiaires étroitement jointes à la formation primitive des images spécifiques pour chaque sens.

La loi générale que l'on peut formuler d'après l'expérience des observations cliniques et paraît-il aussi de l'histotectonique corticale, est que chaque aire corticale évolue en prenant des caractères histologiques différents, et en fournissant des produits d'une plus grande valeur par lesquels l'intellect évolue. Le vieux concept de zones d'évolution que j'ai formulé il y a plusieurs années, trouve sa sanction dans les recherches cliniques et histologiques ultérieures, soit pour les sphères sensorielles, qui ont été plus particulièrement examinées, soit pour la sphère motrice. Un exemple très persuasif nous est donné par l'évolution de la connaissance de la zone visuelle.

Les recherches cliniques d'une haute valeur pour la doctrine physiologique et clinique des localisations cérébrales et d'une façon toute particulière les recherches assidues, nombreuses et concluantes de HENSCHEN (1) et celles de VIALET ont permis de rendre concrète la doctrine, sanctionnée ensuite par beaucoup d'autres recherches cliniques, que dans le cerveau humain la zone corticale optique est représentée par les circonvolutions de la scissure calcarine et par le pôle occipital. Cette aire est le champ de perception corticale des impressions lumineuses rétiniennes. Les observations anatomiques donnent de la valeur à l'hypothèse. En effet, à cette zone aboutissent les fibres optiques de la bandelette, interrompues dans la couche optique (dans le corps géniculé externe et dans le pulvinar), et, réunies de nouveau sous le nom de faisceau de Gratiolet, qui est un faisceau talamo-cortical ; elles finissent précisément dans les circonvolutions formant les bords de la scissure calcarine et dans le pôle occipital. Cette zone représente, sur le manteau cérébral, la projection de la rétine, et on peut la diviser en secteurs correspondants aux secteurs des rétines, en tenant compte de la réfraction des rayons lumineux. Une pareille doctrine formulée par HENSCHEN a été confirmée par bien d'autres savants, et dans ces derniers temps par PIERRE MARIE (2) sur quantité de soldats blessés au lobe occipital, dont le champ visuel démontre des *secteurs aveugles* ayant un caractère hémianopsique, suivant la région de cerveau atteinte dans les limites de la zone de projection corticale de la rétine.

Les recherches cliniques successives, expérimentales et histologiques ont sanctionné fondamentalement mon concept primitif, en ce sens que tout le monde convient que l'aire visuelle n'est pas circonscrite au champ de la scissure calcarine et du pôle occipital. Autour de cette aire une autre aire s'est formée peu à peu, plus vaste que la première, aire prenant le nom qui

---

(1) *Die Pathologie des Gehirns*. Vol. II, 1892. Du même auteur. *Klinische und anatomische Beitrage zur Pathologie des Gehirns Upsala*, 1911.
(2) *Revue Neurologique*, 1916.

lui a été donné par Campbell, de zone visuo-psychique, pour la distinguer de la première à laquelle on a donné le nom de senso-visuelle. C'est dans la zone visuo-psychique que se forment les concrètes images visuelles, à la construction desquelles doit concourir le produit essentiel et nécessaire fourni par la zone calcarine qui est senso-visuelle. Si celle-ci est détruite, il s'ensuit la cécité du champ visuel de la rétine qu'elle représente dans ses divers secteurs ou quartiers. Il est donc naturel que cette aire joue dans la fonction visuelle un rôle essentiel, parce que l'élément lumière est composant indispensable de la fonction visuelle (perception), mais qu'il ne constitue pas à lui seul le champ anatomique de la perception. Les images se forment dans la zone péri-calcarine et sur la face externe du lobe occipital, et peut-être même sur le lobe pariétal, comme nous le verrons sous peu. A la formation des images visuelles (sur la face externe du lobe occipito-pariétal) concourent d'autres composants qui doivent se combiner avec l'élément *lumière*. J'entends parler des composants moteurs, de la fusion desquels avec les composants lumineux résulte l'image visuelle concrète. Les données de la clinique et de l'expérience sont soutenues par le fait anatomique, car les bords de la scissure calcarine sont associés à la face externe du lobe occipital et au lobule pariétal inférieur grâce à quelques faisceaux de fibres bien connus (*).

Quand on assure, comme le font quelques physiologistes que les images se forment dans un champ et se conservent dans un autre champ cortical d'où elles seraient évoquées, on autorise l'équivoque, parce que les zones sensorielles primitives, comme la calcarine et les autres analogues, ne sont pas le champ de formation des images concrètes du monde extérieur et des relations des choses dans l'espace, mais elles donnent quelques éléments nécessaires, qui combinés avec des composants moteurs donnent naissance aux images concrètes. La destruction de la première aire, par exemple de la zone calcarine, donne la cécité complète ; la destruction de la seconde épargne en quelque sorte la perception lumineuse, mais rend inapte à la perception et à la reconnaissance des objets (cécité psychique de Munk). Le problème étant posé sous cet aspect, il est évident qu'une zone perceptive est, et doit être, une zone associative. La combinaison

---

(*) Je veux parler spécialement du faisceau *occipital vertical* de Wernicke, du faisceau *transverse du lobule lingual* de Vialet, et du faisceau *transverse* du cône (Déjerine, *Anatomie des centres nerveux*, vol. I).

d'éléments divers, avec lesquels les images visuelles sont produites, paraît plus évidente encore quand on suit le développement de la vue de l'enfant.

Celui-ci les premiers jours après sa naissance, ne perçoit que la lumière, et non la forme des objets, ni les distances, ni leurs rapports dans l'espace. Ce n'est que plus tard seulement qu'il perçoit ces autres signes, et commence à mesurer les distances, et à se former les premières idées d'espace. Les recherches de BRODMANN, de CAMPBELL et de BOLTON ont démontré que la zone visuo-psychique se développe après la zone senso-visuelle et présente des différences remarquables dans sa structure relativement à l'autre.

Ce que je viens de résumer pour les images visuelles peut être répété et affirmé pour les autres sens.

M. FLECHSIG dans plusieurs publications a exprimé au fond sous une autre forme le même concept. En effet autour des zones de projection proprement dites se forment, selon le neurologiste de Leipzig, les zones intermédiaires, qui seraient non pas des zones associatives, à la rigueur du mot, mais des centres de *sensibilité secondaire* distincts des centres de *sensibilité primaire* (*). Elles contiendraient un nombre de fibres de projection moindre que celui des centres primaires, et plus grand que celui des *zones terminales*. Par là l'aire des centres d'association, tels que FLECHSIG les avait décrits dans sa première publication, est presque réduite à un tiers. Le champ des centres de la sensibilité a augmenté dans la même mesure.

Les premières zones, celles de la sensibilité primaire, sont les zones de projection qui sont réceptives ; les secondes, qu'il appela centres de sensibilité secondaire, peuvent être nommées, avec plus d'exactitude, perceptives. Celles-ci reçoivent des fibres qui se myélinisent quelque temps après les fibres du premier système, et progressivement de la périphérie des zones réceptives vers les zones terminales, comme FLECHSIG nomme les zones étant en dehors des centres de sensibilité secondaire. Les fibres nerveuses d'une myélinisation tardive proviennent généralement des zones réceptives, ce qui permet de penser, avec le plus de vraisemblance, que dans les aires dites associatives,

---

(*) Il convient d'éliminer toute raison de débats académiques, dérivant de changements de mots. Le centre de la sensibilité secondaire de Flechsig correspond à la zone perceptive, ou visuo-psychique, ou psycho acoustique, dont nous avons parlé, et au champ de coordination des composants des images concrètes, suivant le concept que j'ai exprimé en 1883 (*loc. cit.*).

s'élaborent les produits du travail des zones réceptives ou de projection.

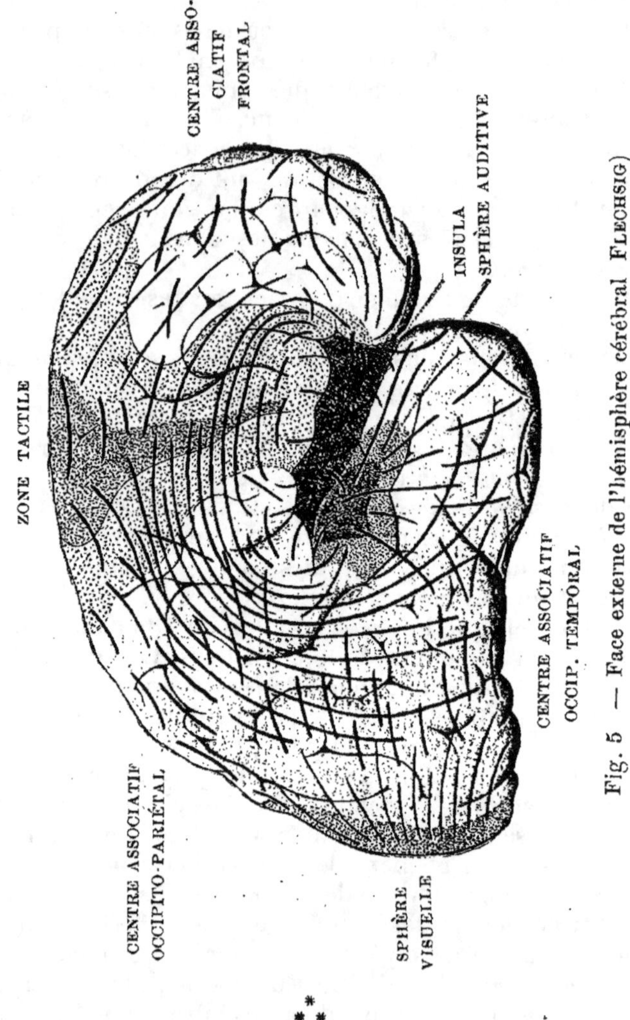

Fig. 5 — Face externe de l'hémisphère cérébral FLECHSIG)

*
* *

Les aires associatives, selon FLECHSIG (1), sur la face externe de l'hémisphère seraient au nombre de trois : l'antérieure ou

____

(1) *Die localisation der geistigen Vorgänge* Leipzig, 1896.

frontale, placée au devant de la zone motrice, ou, comme il
l'appelle, zone somasthétique ou tactile ; une médiane, beaucoup

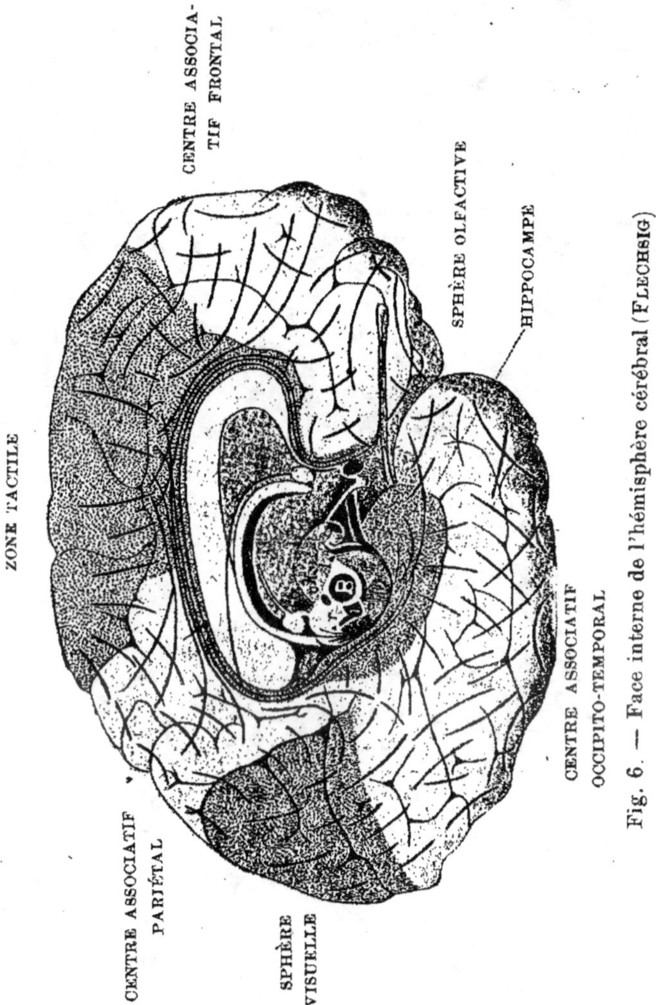

Fig. 6. — Face interne de l'hémisphère cérébral (Flechsig)

plus petite, formée de l'insula, placée entre le lobe frontal, la
zone olfactive, la somasthétique et l'auditive ; une troisième, bien
plus grande que les deux précédentes, la grande zone associative
postérieure ou pariéto-temporo-occipitale, qui comprend une

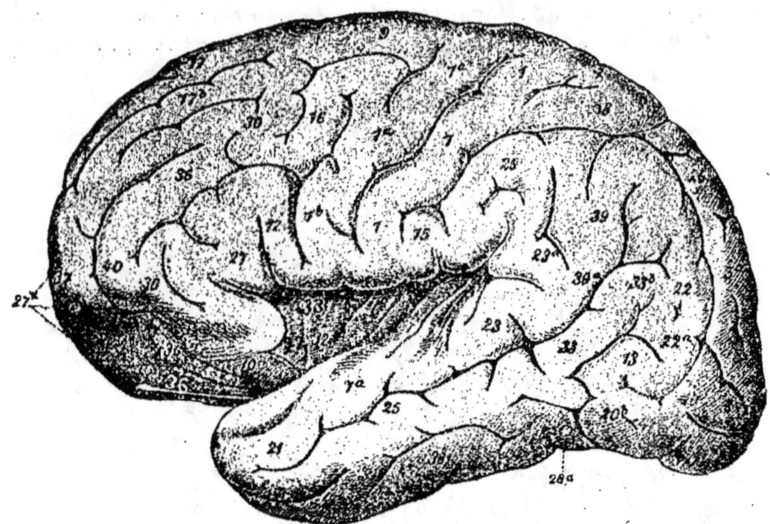

Fig. 7. — Face externe de l'hémisphère cérébral divisé en champs anatomiques de myélinisation ou de maturation cérébrale en succession numérique (FLECHSIG).

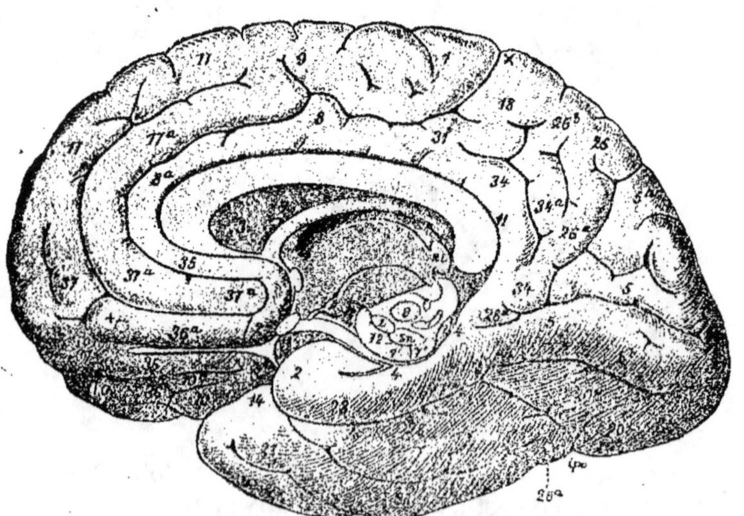

Fig. 8. — Face interne de l'hémisphère cérébral. Idem.

large superficie, limitée en avant par la circonvolution post-rolandique et par le sillon interpariétal, en avant et en bas par l'insula, par la zone olfactive (selon quelques-uns même gustative) et par l'auditive, en arrière par la zone optique ; elle se prolonge sur la face inférieure de l'hémisphère jusqu'à l'hippocampe (fig. 5 et 6).

Dans une publication postérieure FLECHSIG (1), sur la base des résultats obtenus par de nouvelles recherches, a dû reconnaître l'existence d'un beaucoup plus grand nombre de zones, qu'il a désignées sous le nom de « territoires corticaux embryologiques ». Il en distingue 40 (fig. 7 et 8), et un tel chiffre ne fut pas définitif. Un si grand nombre de territoires corticaux est distribué en trois groupes : a) territoires primordiaux, se formant normalement avant que le fœtus atteigne sa maturité (n. 1-8 de son système) et correspondant aux véritables zones de projection ; b) territoires intermédiaires, dont les fibres se myélinisent jusqu'à un mois après l'accouchement à terme (de 9 à 32) ; ces zones seraient réunies dans le voisinage immédiat des zones de projection ; c) territoires terminaux, dont les fibres mûrissent d'un mois à quatre après l'accouchement à terme (de 33 à 40). Dans une communication postérieure au Congrès International des Physiologistes à Turin, FLECHSIG réduisit le nombre de ces zones de 40 à 36 ; et il fut poussé à cela, comme il le déclare lui-même, par des recherches ultérieures.

Au congrès international de Psychologie à Rome en 1905 (2), il parle de 35 aires, et accède à mon concept exposé dans le Rapport que j'ai présenté au Congrès de Madrid (3) sur la valeur intellectuelle des zones du langage, en venant par là priver la zone associative postérieure de l'importance qu'on lui a originairement donnée, et attribuant au lieu de formation du langage et à l'aire corticale de la parole la valeur que je leur avais reconnue, dans le mécanisme intellectuel, dès 1887 (4).

Un problème si important d'anatomie et de psychologie, considéré sans idée préconçue, n'est pas résolu seulement par les recherches histologiques comme celles de FLECHSIG, parce qu'on a démontré que la myélinisation des fibres endo-hémisphériques

---

(1) *Neue Untersuchungen über die Markbildung in dem menschlichen Grosshirnlappen*, 1898.

(2) Hirnphysiologie und Willentheorien. « *Atti del Congresso internazionale di Psicologia* ». Roma, 1905.

(3) XIVe Congrès International de Médecine. Madrid, 1903.

(4) *Un caso di sordità verbale*, ecc « Rivista sperimentale di Freniatria » 1887.

ne suit pas une loi constante, et, encore même que la myélinisation suivît une loi constante, il n'en découlerait point comme
corollaire certain que cette géographie d'anatomie évolutive
soit à retenir comme le fondement solide d'une espèce de géographie psychologique. Si les choses en étaient ainsi, on devrait
convenir avec mon concept, que les territoires intermédiaires
et terminaux seraient des champs d'extension de la fonction
réceptive et perceptive représentée dans leur territoire primor-
dial respectif, et dont la signification correspondrait à une évolution de la même fonction originaire.

SIEMERLING, M. et Mme VOGT ont prouvé que les différents et
singuliers systèmes ne se développent pas en même temps et
dans leur totalité. Dans les territoires de projection autant que
dans ceux d'association il demeure des aires non développées
ayant entre elles des rapports anatomiques, dont la myélinisation ne suit pas une loi constante de développement. Selon O.
VOGT (1), les champs de myélinisation ne présentent pas des dé-
limitations identiques chez des sujets divers, et ne coïncident
pas avec les territoires cytoarchitectoniques. Il est à croire plutôt
qu'ils correspondent avec les différents noyaux sous-corticaux,
surtout de la couche optique. La myélinisation, c'est-à-dire le
développement des fibres de diverses sections du manteau cérébral qui se poursuit à partir du quatrième mois de la vie fœtale
jusqu'au développement complet, ne laisse pas apercevoir une
grande différence entre les segments frontal, pariétal (Balken-
segment) et pariéto-occipital.

Les rapports de la myélinisation de ces segments exprimés en
chiffres sont de 20 à 25 o/o pour le lobe frontal de 40 à 46 o/o
pour le segment pariétal (rolandique?), de 29 à 38 o/o pour le
segment pariéto-occipital.

Grâce à la méthode des dégénérations descendantes DÉJERINE
et MONAKOW sont parvenus à des résultats qui ne confirment
pas les affirmations de FLECHSIG (2).

En suivant la méthode inductive du raisonnement, il faudrait
conclure que la myélinisation des fibres qui se portent aux centres que l'on dit associatifs n'a rien de commun avec l'évolution de l'intelligence, pour la très simple raison que, tandis que

---

(1) In *Myélinisation des Hémisphères cérébraux*, Paris, 1900 — e O. u. C. VOGT,
Markreifung des Kindergehirn. « Neurolog. Arbeiten » Jena, 1904.

(2) In HITZIG, *Les centres de projection et les centres d'association*. « Le Névraxe » 1900.

les fibres des territoires terminaux commencent à se développer au quatrième mois et sont fort bien développées au deuxième mois après l'accouchement, l'intelligence ne se développe que beaucoup plus tard. Il n'y a pas de correspondance entre les phénomènes mentaux et les territoires anatomiques auxquels on veut les assigner. Le fait histologique, comme le fait observer M. Brodmann demeure quelque peu détaché du fait psychologique, qu'il n'explique pas à satisfaction.

Flechsig part d'un point d'anatomo-psychologie assez discutable, c'est-à-dire que les centres de la mémoire sont distincts de ceux de la perception. Voici précisément comment il s'exprime (1) : « Les sphères de la sensibilité, selon le degré de leurs connexions avec les organes des sens, sont des centres de perception, de sorte que c'est en eux qu'il convient de chercher les bases essentielles des conceptions de temps ou d'espace. Tout au contraire elles se montrent incapables de reproduire d'une manière indépendante une grande quantité d'images et de souvenirs ».

A propos de la sensibilité tactile il affirme que la sphère respective corticale est en grande partie la voie d'établissement de nos rapports avec le monde extérieur, mais la paralysie du tact, à cause d'une lésion de cette sphère, ne dépendrait pas de la perte des images-souvenirs, mais de l'impossibilité d'associer corticalement les impressions tactiles, ce qui se réalise dans la perte de la faculté de coordination. Bref le centre d'association pour Flechsig a l'office d'associer et de reproduire les états d'excitation des différentes sphères de la sensibilité, en joignant indirectement entre elles ces sphères par des systèmes de fibres d'association. Cependant il n'est ni démontré, ni vraisemblable qu'il existe des centres de la mémoire distincts auprès des centres de la perception. Si l'on admet l'identité du substratum anatomique des perceptions et des images commémoratives des sensations, représentant les stimulus qui ont excité nos sens, on doit reconnaître que la zone de perception est zone de mémoire. La manière de s'exprimer de Flechsig est très obscure. Je ne peux entendre autrement le mécanisme psychologique que dans le sens où je l'ai conçu dès 1883 ; c'est-à-dire que la perception est un processus associatif des divers composants dont elle résulte. Le produit de la perception (l'image

---

(1) *Gehirn und Seele*, 1896 e *Localisation*, etc. « Neurol. Centralblatt » 1898.

concrète des choses) naît de la fusion physiologique d'éléments sensoriels et moteurs fournis par des aires distinctes dans la même aire sensorielle considérée dans son ensemble. Il est évident que dans l'interprétation on a confondu l'aire réceptive avec l'aire perceptive. La destruction d'une aire cérébrale supprimant un des composants de l'image que devrait fournir la perception, ou en empêchant la fusion physiologique, supprime le processus perceptif ; mais c'est un fait incontestable que celui de la possibilité de reproduction des images déjà emmagasinées, dans chaque aire perceptive normale.

Si dans la zone occipito-pariétale, en avant de la zone des perceptions visuelles, se trouvait celle dite d'association, qui serait, au dire de FLECHSIG, intermédiaire entre les perceptions fournies par les zones sensorielles, d'où deviendrait possible le processus de reconnaissance et de localisation des perceptions mêmes, si dans une telle zone convergeaient non seulement les produits des perceptions visuelles, mais aussi les images commémoratives auditives, olfactives et tactiles, aux dépens desquelles se formeraient les séries de composés psychiques d'un ordre plus élevé, certes l'hypothèse de FLECHSIG à l'égard de cette zone serait plus compréhensible et plus vraisemblable. Mais cette vaste zone de cerveau remplit une fonction assurément et essentiellement visuelle dans sa partie occipito-pariétale, et une fonction auditive dans la partie temporale. L'excitation électrique sur plusieurs points de la région occipito-pariétale provoque des mouvements oculaires ; la destruction de ladite zone, totale ou partielle, produit, quand elle n'intéresse que l'écorce, des troubles fugaces de la vision et pas autre chose ; quand elle est profonde, l'hémianopsie permanente ; et, si elle est bilatérale, la cécité psychique, qui fait que l'on voit les objets sans pouvoir les reconnaître. Après la destruction de l'écorce du lobe occipital, selon mes recherches qui ont donné des résultats à peu près semblables à ceux de MUNK, FERRIER, LUCIANI et TAMBURINI, HITZIG, FERRIER et VEO, HORSLEY, etc, disparaissent aussi les conditions nécessaires à la formation et à la conservation des nouvelles images d'objets vus pour la première fois, *la perception et la mémoire auditive et tactile demeurant intactes.*

L'extrémité antérieure, terminale elle-même de la zone occipito pariétale est, chez l'homme, exclusivement visuelle. C'est en elle que s'accomplit une fonction essentiellement visuelle, disons même plus élevée, dans la hiérarchie physiologique, ainsi que l'est celle de la lecture, par laquelle on forme et on garde les images visuelles des signes graphiques de la parole. La zone des images visuelles graphiques, comparée à celle des images visuelles des objets mêmes, est, au point de vue psychologique, plus compliquée, et représente un bien plus haut degré d'évolution ; elle doit accueillir un plus grand nombre de fibres associatives, et elle a, sous le rapport physiologique, une valeur supérieure, parce que la fonction de lire, tout en ne cessant pas d'être d'une nature perceptive et visuelle, est beaucoup plus complexe.

De la simple perception lumineuse, ayant pour siège la scissure calcarine, une partie du cône et le pôle occipital (fig. 2 et 3), la fonction visuelle évoluerait donc d'abord, avec l'adjonction des éléments oculo-moteurs, où se forment les images visuelles concrètes des objets (la zone pointillée sur la face externe occipito-pariétale (fig. 1, P.), et avec ce produit, déjà si complexe, on passe, par voie d'évolution d'une partie de cette même zone visuelle, à la formation des signes graphiques visuels des objets mêmes et de leurs images sensorielles ; cette partie de l'aire visuelle se développe vers les limites antérieures de ladite zone (fig. 1, LP1 : l'aire couverte de petits cercles).

Les lésions bilatérales du champ cortical occipital, produisent outre la cécité psychique plus ou moins grave une variété de démence, que l'on peut légitimement juger comme l'effet de la perte d'une grande partie du patrimoine intellectuel humain, constitué justement par les archives des images visuelles du monde extérieur, lesquelles représentent une partie considérable des éléments sensoriels contribuant à la structure et au mouvement de l'intellect.

On a attribué plus de valeur à la doctrine de FLECHSIG qui veut que différentes formes de démence soient dues à des altérations anatomiques de la zone associative postérieure. De telles affirmations n'ont pas été corroborées par une analyse rigoureuse, sur la base d'observations neurologiques et neuro-pathologiques.

Les observations les plus propres à vider le différend sont celles que l'on a faites sur la zone du langage. On sait que la surdité verbale due la plupart du temps à la destruction, par foyer destructif, de la partie postérieure de la première et de la seconde circonvolution temporale du côté gauche, produit une variété particulière de démence. On sait aussi que cette partie de la zone du langage est comprise dans les limites de l'aire sensorielle auditive ou de perception de FLECHSIG (territoire intermédiaire n° 23) (fig. 7). Chacun observe et comprend quels éléments psychiques et sensoriels interviennent dans la formation des images verbales auditives et dans le mécanisme de leur compréhension Ces dernières synthétisent non seulement les éléments auditifs et cœnesthésiques de la parole, mais reçoivent les nombreuses et complexes séries d'images visuelles, tactiles, olfactives, musculaires, etc., formées par toutes les autres zones sensorielles, en tant que ces images, qui reproduisent le monde extérieur, sont exprimées par la parole, qui reconstitue sous forme de symboles phonétiques les objets reconnus et leurs relations, et les rend sensibles dans tous leurs détails et dans toutes leurs qualités fournies par plusieurs sens. A mon avis, peu de régions du manteau cérébral possèdent, comme la première circonvolution temporale gauche, des rapports aussi nombreux et aussi étendus avec tout le reste du cerveau, et sont aussi intimement liés au mouvement de la pensée et à toutes les manifestations psychiques. C'est dans cette région que les idées revêtent la forme plastique de la parole tendant à en exprimer toujours plus les caractères, et tous les changements que leur imprime la succession perpétuelle d'une quantité d'excitations externes et internes. Flechsig considérait la zone auditive de la parole comme une zone de perception « primordiale » et « intermédiaire » et par conséquent d'une importance beaucoup plus petite que celle attribuée à sa grande zone associative pariéto-occipitale. Toujours est-il qu'un petit foyer destructif de cette aire-là ruine le patrimoine mnémonique de paroles. Il est vrai que Flechsig a peu à peu changé d'avis, ainsi que le prouve le document de sa communication au Congrès international de Psychologie à Rome, en 1905.

Les recherches que je poursuis depuis plusieurs années pour définir le syndrome des diverses aires fonctionnelles du manteau cérébral humain pourront, je pense, apporter une plus grande lumière sur cette question si fondamentale.

*
* *

Arrêtons-nous pour le moment au lobe pariétal inférieur, qui ferait partie de la grande zone associative postérieure de Flechsig.

Nous avons cité çà et là les phénomènes produits par les lésions du lobe pariétal ; j'indique seulement la description certainement incomplète qu'en a faite Monakow (1) l'esquisse qui

---

(1) *Gehirnkrankheiten*, 1905.

a été tracée dans les descriptions de la variété optique de l'aphasie sensorielle (cécité verbale), d'une façon particulière des souvenirs épars dans la monographie de M. BEDUSCHI (1). Il manquait encore, à l'époque de ma publication (2), une synthèse comprenant toute la symptomatologie des lésions de ce lobe, et donnant un concept plus vraisemblable de la physiologie et de la pathologie de cette partie du cerveau.

La pathologie humaine est le seul et vrai contrôle des doctrines physiologiques du système nerveux, tirées de l'expérience et de l'Histologie. Elle est la seule qui tende à corriger et à niveler les inductions expérimentales. La différence des lésions du lobe pariétal, comparées aux lésions de la zone motrice et de celle de la sensibilité générale, consiste seulement en ceci : que les paralysies motrices et sensorielles d'un côté, ou d'un membre sont des faits, non seulement bien ressentis par les malades, mais tombent sous la facile et immédiate observation du neurologiste et ont attiré dès l'antiquité l'attention des cliniciens et même des profanes : et, à cause de leur grande fréquence, on a mieux pu les examiner, les distinguer et les grouper, et on a pu établir solidement les rapports entre les symptômes et les lésions.

Il n'y a relativement que peu de temps que les observateurs ont fixé leur attention sur le lobe pariétal, et on ne peut reconnaître ses lésions que si sur les complexes symptomatiques spéciaux, quelquefois très vagues, on arrête expressément la recherche clinique. La fonction de cette zone corticale et sa pathologie sont mal définies, de sorte que seule une analyse très minutieuse, subtile, fine, pourra réussir et être vraiment profitable au progrès de cette partie de la physio-pathologie du cerveau.

Les expériences sur les animaux, dans ce cas, ne donnent pas non plus la présomption de ce que l'on observe cliniquement, c'est chez l'homme qu'il faut surprendre une série de faits concernant l'homme seul, et il faut rechercher ces faits et les évaluer, sur le vivant et sur le cadavre.

Les recherches histologiques de CAMPBELL (3), de BRODMANN (4)

---

(1) *Afasie*, Milano 1909.

(2) *La sindrome parietale*. « Annali di Neurologia » 1910

(3) *Histological Studies on the localisation of cerebral function*, Cambridge, 1905.

(4) *Beiträge zur histologischen Lokalisation des Grosshirnrinde*, etc. » Journ. f. Psych. und Neurolog. » 1906.

et d'autres ne fournissent pas des données uniformes et concluantes sous l'aspect fonctionnel, si ce n'est le fait important que ce lobe se développe aux dépens de la zone senso-visuelle. On sait aussi que l'aire visuo-psychique se prolonge en avant, en envahissant le champ de cette partie du manteau que l'on considère comme une partie du lobe pariétal inférieur. L'aire de ce lobe est bornée en haut, en avant et un peu en arrière par le sillon interpariétal, et comprend la circonvolution susmarginale et la partie antérieure de la circonvolution angulaire (v. fig. 1 et 4). Ensuite elle pourrait être bornée par une ligne qui tomberait verticalement de la scissure occipito-pariétale ; mais pour le but que s'est assigné cet ouvrage, il n'est pas nécessaire d'insister sur la limite postérieure. Dans sa partie inférieure elle est bornée en avant et au centre par la scissure de Sylvius ; dans sa partie postérieure par le prolongement idéal de cette scissure sur un plan horizontal jusqu'au point de rencontre de la ligne verticale que nous venons de tracer. Cette délimitation clinico-morphologique, comme je viens de le rappeler, ne coïncide pas avec les résultats des recherches cytotectoniques. Les observations cliniques ont fourni des données beaucoup plus décisives.

Les lésions de la circonvolution susmarginale et de la partie antérieure de la circonvolution angulaire, de la zone L. P. I. indiquée avec les petits cercles (fig. 1 et fig. 4), produisent des troubles qu'il faut placer dans le domaine de la fonction visuelle ; jamais on n'a remarqué de désordres auditifs ou tactiles.

On ne remarque de troubles auditifs que *dans une première période, et ils sont fugaces, ou quand la lésion attaque aussi la première circonvolution temporale ; les troubles de la sensibilité tactile ne se montrent à l'observation que lorsque la lésion du champ pariétal atteint la circonvolution postcentrale.*

Bien que nous ne puissions parler d'une aire parfaitement définie et bien limitée, la continuation indistincte de cette aire en d'autres aires, ayant des fonctions suffisamment connues, explique la diversité des symptômes.

Les troubles de la sensibilité tactile et de l'ouïe compliquant le syndrome des lésions pariétales ne dépendent pas de ce que le lobe pariétal inférieur fait partie de la zone associative postérieure, mais *de l'extension de la lésion à des champs anatomiques concernant la fonction* de l'ouïe ou celle de la sensibilité tactile ou de toutes les deux.

Les deux circonvolutions, la marginale et la partie antérieure de l'angulaire, font partie de la zone de Wernicke ; mais en examinant le matériel dont j'ai pu disposer, il est nécessaire de distinguer, au point de vue pathologique la zone de Wernicke en deux aires : la temporale (fig. 1, ZU) et la pariétale (LPT). Si la lésion occupe toute la région temporo-pariétale du langage, on comprend que le syndrome, dans ces cas, doive être très complexe. C'est surtout là la raison principale pour laquelle cette région du *néopallium* serait considérée comme une seule région, depuis que Wernicke et Kussmaul (1) durent y établir le siège de l'aphasie sensorielle. Il faut tenir compte aussi que la lésion de la seule portion temporale de la zone de Wernicke produit un syndrome très complexe, comme si la lésion était étendue même à la partie pariétale ; de sorte qu'il n'est pas aisé de distinguer les symptômes dérivant de lésions localisées au seul lobe temporal ou étendues aussi au lobe pariétal inférieur. La complexité des symptômes produits par une lésion limitée au lobe temporal doit convaincre que la fonction de l'aire pariétale du langage est, dans ce cas, seulement interdite (inhibée) par la lésion limitée à la portion temporale de ladite zone.

Même les foyers limités à la portion pariétale de la zone de Wernicke dans *un premier temps produisent un syndrome complexe* embrassant même la perte de la fonction de la partie postérieure de la temporale supérieure, mais cette complication est fugace.

Ce n'est que par une longue observation des malades qu'on réussit à suivre l'effacement graduel de quelques phénomènes, tandis que d'autres demeurent sans variations, en sorte qu'ils constituent un syndrome qui, méthodiquement recherché, paraît suffisamment uniforme et dépendant de la lésion de l'aire pariétale dont nous nous occupons.

Toujours est-il que de petits foyers corticaux et subcorticaux de la première circonvolution temporale produisent des complexus symptomatiques comprenant la fonction de toute la zone du langage ou de sa plus grande partie, et se simplifient à la longue (ne tenant pas compte ici des lésions secondaires). Cela dépend de l'intimité des relations anatomiques et physiologiques des divers éléments dont est formé le langage (ce fait sur lequel j'insiste depuis longtemps fut baptisé par Monakow du nom de diaskisis).

---

(1) Kussmaul. *Disordini della favella*. Ziemssen. « Patol. e Terap. » Vol. XI, parte III.

Le syndrome produit par une lésion du lobe pariétal inférieur (il va sans dire que j'entends parler du lobe pariétal inférieur gauche) est formé par les symptômes de l'attaque, et par ceux que l'on peut trouver seulement quand les premiers ont disparu. L'attaque revêt la forme vertigineuse ou la forme apoplectique. Elle surprend en pleine santé. D'habitude les malades ne tombent pas, mais ils ressentent une sorte d'étourdissement violent.

Certaines fois la maladie s'annonce par l'apoplexie.

Sur la paralysie ou parésie du côté gauche je ne m'arrêterai pas longuement. Lorsqu'elle fait partie du tableau symptomamatique, elle disparaît vite ; dans quelques cas elle dure plus ou moins longtemps. Dans d'autres cas, je dirai même dans la plupart, ou trouve l'hémianesthésie, dont nous parlerons plus particulièrement par la suite.

Après l'attaque de vertige, la plupart des malades atteints demeurent comme interdits, désorientés, ne comprennent plus, ne se souvenant de rien ; s'ils étaient en train de causer, ils restent comme ébaubis, interrompent leur discours, ne comprennent pas le langage de leurs interlocuteurs.

Voulant parler, ils ne prononcent que des mots entrecoupés, étranges, estropiés, sans lien entre eux. Ils n'ont pas la vision claire de cet état ; quelquefois ils sourient, et continuent de parler avec des mots incompréhensibles, mais ils ne montrent aucune préoccupation ; parfois cependant, ils ont une notion confuse du changement qui s'est opéré. Interrogés par les personnes présentes, comme si cela ne les concernait pas, ils répondent en un langage sibyllin, incompréhensible.

Un avocat me fit connaître, plusieurs semaines après l'attaque, la grande surprise de ne pouvoir plus lire et de ne plus rien comprendre le jour qu'il fut atteint, pendant qu'il était à son bureau. Tous, dans un premier temps, présentent des phénomènes de surdité verbale complète ou incomplète et de paraphasie. Aucun n'a montré au début la grande préoccupation et la douleur que manifestent, après l'attaque apoplectique, les malades qui perdent un côté, sans perte de la conscience, ou quand celle-ci est seulement fugacement obscurcie.

Dans une première période le complexe symptomatique embrasse une quantité de symptômes, ne dépendant pas de la partie détruite, mais de la paralysie fonctionnelle de parties voisines, proches du lobule pariétal, ou même éloignées. Ces symptômes sont, dans le champ moteur, l'hémiparésie à droite, (pas dans tous les cas). Cette hémiparésie est fugace, et ne présente aucun caractère particulier, si ce n'est l'accentuation moins grande de la paralysie et des réflexes tendineux du côté parésié, en comparaison de l'exagération des réflexes dans hémiplégie par lésion directe de la zone rolandique ; il manque le phénomène de *Babinski*. (Je n'ai jamais observé de paralysies ou de parésies des muscles oculaires).

Dans le champ de la sensibilité, j'ai trouvé fréquemment l'hémianesthésie surtout tactile et musculaire, cette dernière plus intense que l'autre ; la sensibilité thermique relativement plus conservée ; l'absence de la sensibilité stéréognostique est très fréquente.

Dans la plupart des cas l'hémianesthésie a été persistante.

Chez aucun des malades je n'ai trouvé la suppression du goût et de l'odorat.

L'hémianopsie bilatérale homonyme se présente dans presque tous les cas, classiquement ; dans un seul cas la ligne de séparation du *champ aveugle* du *visus* fut trouvée assez en dehors du point de fixation ; dans un seul elle manqua.

Les phénomènes de désorientation ne manquent presque jamais, au commencement. Ils s'effacent graduellement. Un seul de mes malades avait perdu complètement la mémoire des lieux, et ne s'orientait pas du tout quand il se trouvait hors de chez lui, au point qu'il était obligé de se faire accompagner ou de demander aux passants la route à suivre pour regagner sa maison (1).

Au début il existe tous les phénomènes de l'aphasie sensorielle complète ; surdité verbale (incapacité de comprendre le langage des autres), incapacité de formuler une proposition grammaticalement et logiquement normale, confusion mentale, paraphrasie, amnésie des noms et des lieux, alexie, agraphie.

Peu à peu, en quelques semaines ou en quelques mois, le malade commence à reprendre des rapports normaux avec son milieu ; il présente, il est vrai, encore beaucoup de difficulté à comprendre la personne qui parle, mais, si celle-ci hausse la voix et répète la phrase, il finit par comprendre. Avec le temps la surdité verbale s'atténue toujours davantage, et, à mesure que le malade va mieux, il acquiert de nouveau la capacité de comprendre ; peu à peu il formule mieux sa pensée et compose des

---

(1) L. BIANCHI. *Contributo clinico ed anatomo-patologico alla dottrina della cecità verbale (afasia ottica)* « Annali di Nevrologia » 1891.

phrases régulières ; la paraphrasie disparaît, tout au plus le malade déforme-t-il quelques mots et est à même de se corriger. Le phénomène le plus important c'est l'alexie (cécité verbale) ; à celle-ci s'ajoute un certain degré d'amnésie verbale, la torpeur de l'intelligence, un certain degré d'incohérence, l'apraxie est fréquente (pour quelque temps).

Lorsque des hommes cultivés en sont atteints, la scène dès le commencement est bien plus grave que celle que l'on observe chez des hommes ignorants ou presque ; la perte paraît tout de suite énorme. Un homme à la parole facile, à la diction sûre et précise, demeure comme interdit, hébété et stupide ; il regarde en interrogeant de l'œil les personnes présentes, prononce des phrases étranges, composées de mots entrecoupés et déformés ; il ne comprend pas les paroles qu'on lui adresse, ou il y répond par des bribes de langage informe.

Il ne s'oriente pas dans un endroit, souvent il sourit, sottement ; il ne se décide pas ; il faut le conduire comme on ferait d'un enfant perdu, ou d'un homme ivre.

Les symptômes sont : surdité verbale incomplète, alexie verbale et syllabaire, impossibilité d'écrire quelque mot normal, tout au plus son propre nom et quelque autre mot souvent déformé ou à syllabes isolées ; impossibilité d'écrire sous la dictée ou de copier ; capacité amoindrie ou supprimée de répéter les mots prononcés par d'autres personnes, intellect pauvre, nulle apparence de pensée régulièrement formulée. L'hémiopie droite et l'hémianesthésie droite sont très fréquentes, dans ce groupe, autant que dans celui que nous venons de citer.

Souvent les malades atteints de la sorte montrent une forte confusion mentale.

D'ordinaire, dans le cours de quelques semaines ou de quelques mois, quand la lésion est circonscrite, l'esprit se réorganise, et la personnalité semble se recomposer partiellement. La paralysie motrice, dans les cas où elle existait au début du complexus symptomatique, disparaît ; l'hémianesthésie demeure en général ; si elle disparaît aussi c'est incomplètement, au contraire de l'hémiparésie.

La surdité verbale disparaît aussi, quelquefois incomplètement, mais les malades entendent la plupart des questions qu'on leur pose, si ces questions ne sont ni trop compliquées, ni trop précipitées.

Avec la surdité verbale disparaît la paraphasie ; quelquefois seulement les malades écorchent les mots, pas toujours les mêmes ; les mots suggérés peuvent être exactement répétés et compris ; l'écriture sous la dictée revient dans certaines limites à son état normal ; les autres phénomènes persistent et l'intellect demeure profondément appauvri.

Chez les illettrés le syndrome est insignifiant.

Je rapporte ici, en résumé, quelques observations qui m'ont paru très concluantes.

Observation 1re. — E. G., âgé de 28 ans, marié, boucher, illettré, fils d'une mère décédée par suite d'une apoplexie. Ce fut un grand buveur de vin. Reçu à la clinique le 29 décembre 1909.

Il y a environ un an et demi, pendant qu'il travaillait, il eut un vertige, suivi de la perte de connaissance. Revenu à lui, après quelques heures, il se trouva atteint de paralysie des membres du côté droit et incapable de parler.

Quelques jours après l'attaque, les mouvements volontaires se rétablirent dans le membre inférieur gauche, puis dans le membre supérieur ; le malade put reprendre son métier de boucher.

L'examen objectif fit remarquer : de la diminution de la sensibilité tactile sur toute la moitié droite du corps, les légers contacts n'étaient pas ressentis, les contacts plus forts ne l'étant que confusément et sans localisation déterminée, l'esthésiométrie confirma l'examen. Quasi-normales la sensibilité thermique et la notion de poids et de masse ; remarquablement altéré le sens musculaire et celui de position des membres du côté droit ; il n'y avait pas d'ataxie, mais le malade les yeux bandés ne retrouvait souvent pas sa propre main.

Le sens stéréognostique avait disparu, au point que le malade ne reconnaissait aucun des objets usuels qu'on mettait sous sa main.

Hémianopsie bilatérale homonyme à droite. Toutes les autres formes de sensibilité spécifique étaient normales.

Normales aussi la sensibilité viscérale, génitale, cœnesthétique et celle de l'espace normal, aussi le sens de l'orientation.

Les réflexes cutanés et muqueux faibles à droite ou abolis ; tous vifs à gauche.

Les réflexes rotulien et achilléen assez exagérés à droite. Le *Babinski* n'existait pas.

La paralysie du membre inférieur droit n'existait pas ; le malade marchait bien. Point de parésie de la figure, mais, lorsque le malade riait, les mouvements du visage à droite apparaissaient légèrement plus limités. Il existait de la paralysie du membre supérieur droit avec hypotrophie des muscles de ce membre, surtout du triceps, des muscles de l'avant-bras et de l'éminence thénar, sur lesquels l'épreuve électrique permit d'observer une diminution de l'excitabilité faradique et galvanique. (Après l'attaque cérébrale était survenue une polynévrite, n'ayant rien à faire avec la maladie cérébrale).

Aucun désordre dans la parole, aucune altération de l'intelligence de ce malade ; il conservait et employait pour toutes les actions journalières son patrimoine acquis de langage et de pensée.

Ni à la clinique, à l'époque où il y fut admis, ni dans sa famille, d'après ce que nous a rapporté sa femme, très intelligente, il n'a jamais manifesté de désordre de l'esprit ou de la parole, qu'il avait recouvrés après l'attaque cérébrale.

A part donc la paralysie du membre supérieur, survenue par suite de la maladie fébrile gastro-intestinale, qui évidemment s'était compliquée d'une polynévrite dans le membre supérieur, chez un individu alcoolique donc prédisposé aux névrites, la symptomatologie présentée par ce malade, très riche aussitôt après l'attaque, s'était réduite aux troubles de la sensibilité à droite et surtout du sens stéréognostique et à l'hémianopsie bilatérale homonyme droite. L'exagération des réflexes tendineux à droite rappelle l'hémiplégie qui a disparu, et est un reliquat très fréquent d'un foyer destructif qui se trouve à quelque distance de l'aire motrice et de la couronne rayonnante.

Ce foyer, étant donnée la présence de l'hémianesthésie et de l'hémianopsie, doit être localisé dans le lobe pariétal inférieur, étendu vers la c. pariétale ascendante et profond jusqu'aux radiations optiques de GRATIOLET (fibres talamo-calcarines.)

Ladite localisation trouve son appui et sa confirmation dans les autres cas que je relaterai ensuite, et dont quelques-uns furent suivis d'autopsie.

OBSERVATION 2e. — Le 6 novembre 1901 fut reçu dans ma clinique M. La Lu., âgé de 55 ans, professeur de littérature dans un Lycée. Les antécédents héréditaires ne nous révèlent rien. L'anamnèse individuelle n'excluait pas qu'il eût contracté, dans sa jeunesse, la syphilis.

Le 22 octobre, pendant qu'il donnait sa leçon, il fut pris de vertige et ne put continuer à parler. Dans un état presque inconscient, assurait la personne qui l'accompagnait, il fut ramené chez lui par un élève. Là on put constater, avec de graves troubles de la parole, de la parésie des membres du côté droit. Cette parésie disparut en quelques jours ; la confusion persista ainsi que le trouble de la parole, et à un tel point que, pendant tout le temps où il resta en observation, il ne fut pas possible de préciser s'il existait des altérations de la sensibilité au côté gauche.

Plus tard on put constater que la sensibilité tactile était intacte, mais même après quelques semaines nous ne réussîmes pas à nous assurer de l'état de la sensibilité stéréognostique, étant donnés les troubles du langage et de l'intelligence. L'ouïe était normale des deux côtés, mais non la vue, puisque l'examen campimétrique, sitôt qu'il fut possible, révéla l'hémianopsie bilatérale homonyme, avec un rétrécissement remarquable du champ visuel. La paralysie motrice avait disparu et il n'en demeurait plus rien qui rappelât l'attaque du 22 octobre.

Ce professeur était cultivé, et parlait plusieurs langues. Passionné de l'œuvre du Dante, il avait appris par cœur une grande partie de la *Divine Comédie*, dont il ne se rappelait plus rien à présent.

Il ne pouvait même pas répéter un seul vers de la *Divine Comédie*, pas une citation d'un seul auteur parmi tous ceux qu'il avait compulsés, pas un mot des langues qu'il connaissait. Quand je le conduisis dans la salle pour ma leçon, ce fut un murmure de surprise parmi les jeunes gens, quelques-uns d'entre eux ayant reconnu en lui leur ancien professeur de littérature. Et la surprise fut plus grande encore pour tout le monde, quand, lui ayant demandé de réciter quelque chose du Dante, il répondit *ne se souvenir de rien de ce qu'il avait appris un jour*. Et il regrettait de *ne plus pouvoir utiliser* son patrimoine mental, car il laissait comprendre la grande portée du malheur qui le frappait en le privant de toute sa culture intellectuelle. Toutefois l'amnésie allait plus loin que son seul patrimoine de culture ; le processus associatif n'était plus assez ordonné pour qu'il ne tombât pas dans des manquements, des disjonctions de phrases et dans des dislogies. Si, par exemple, on lui demandait : Quel âge avez-vous ? « ... il répondait : » Vingt-deux,... vingt-trois,... vingt-six,... je pourrais recommencer : deux-cents. Il s'apercevait qu'il avait dit une bêtise, et commençait alors à compter depuis un, et s'arrêtait à cinquante-cinq, qui était le chiffre approximatif de son âge. Il ne présentait pas le phénomène de la surdité verbale, puisqu'il comprenait toutes les questions qu'on lui posait et même dans un temps relativement bref. Si je parlais de lui et des phénomènes qu'il présentait, il saisissait bien des fois la signification de la phrase et approuvait, en souriant, si ce que je disais répondait réellement à ce qu'il ressentait et appréciait ; pourtant, s'il comprenait chaque demande ou chaque phrase, il ne pouvait cependant pas suivre un long discours. Pendant la leçon, bien qu'il fût un homme très cultivé, il demeura là comme rêveur, un léger sourire aux lèvres ; et quand, ensuite, je lui demandai s'il avait compris quelque chose de ce que j'avais dit, il me répondit, en haussant les épaules et avec un visage interrogatif qu'il n'avait rien compris. Il ne présentait pas de véritable surdité verbale, mais les voies de l'intelligence paraissaient interrompues, ou bien quelqu'un des organes essentiels de la compréhension ne fonctionnait pas.

La cécité verbale était complète ; il ne reconnaissait ni les mots ni les syllabes qui étaient devenues pour lui des hiéroglyphes indéchiffrables.

Pendant quelques années la cécité verbale subsista sans surdité verbale ;

puis il se fit une lente amélioration : l'alexie se changea en paralexie, et ce ne fut que longtemps après, car il est revenu de temps en temps à la clinique pour se faire observer, que la lecture, grâce à un exercice journalier de plusieurs heures, était devenue pour lui moins pénible. Cependant il oubliait, immédiatement après, ce qu'il avait lu autant que ce qu'il avait entendu.

Quant à l'écriture, elle était profondément altérée, et offrait la preuve tangible de la déchéance mentale de ce pauvre homme.

En 1905 son état était meilleur, au point qu'il pouvait lire et copier. L'observation méthodique de ce malade donna la preuve que le rétablissement du langage parlé le mit aussi à même d'écrire spontanément d'une manière compréhensible. On pourrait juger comme bien foudée l'hypothèse que le rétablissement partiel de la fonction de la lecture fût l'effet du développement vicariant de la région homonyme du côté droit, ou de la partie du lobe pariétal qui avait été épargnée par la lésion.

Pendant tout le temps qu'il fut tenu en observation, on put constater avec certitude que, excepté dans les premiers temps, avant qu'il ne se fût orienté de nouveau, il était toujours affectueux envers sa femme, soucieux de sa famille, et que jamais il ne se livra à un acte étrange, incohérent ou dangereux.

Dans ce cas, comme dans le précédent, deux faits, outre le syndrome pariétal que nous avons décrit, existaient très clairement : a) l'affectivité bien conservée ; b) la conscience de la perte du patrimoine intellectuel et de la différence entre l'état actuel et l'état antérieur à l'attaque. La conscience du passé de sa propre personnalité intellectuelle et la conservation de l'affectivité sont, on peut le dire, des caractéristiques de cette variété de démence aphasique.

OBSERVATION 3e. — Le quatre mai 1903 on envoya à la Clinique psychiatrique le prêtre Carb. Mich., frappé au mois de janvier de la même année d'une attaque d'apoplexie, suivie d'hémiplégie droite, laquelle disparut en deux mois.

Par suite de l'attaque cérébrale, semble-t-il, se détermine un délire de persécution (pas rare chez les aphasiques dans la première période),assez accusé pour qu'il se présentât à la préfecture de police pour réclamer contre le propriétaire de son habitation.

Les agents n'eurent pas beaucoup de peine à reconnaître le trouble profond de son esprit et on l'envoya à l'asile d'aliénés. Au moment de son entrée, il avait l'air d'un étourdi, il ne se rendait pas compte du nouveau milieu, il passait facilement de l'emportement à la joie et à la tranquillité, s'efforçait de faire comprendre que son propriétaire l'avait volé ; il l'accusait de s'être indûment approprié son bien. Son langage était confus, paraphasique et paraphrasique.

A l'examen on trouva : hémianesthésie tactile, thermique, musculaire et stéréognostique et hémianesthésie à la douleur à droite, hémianopsie bilatérale homonyme droite, *hypocophose* légère, plus accentuée à droite.

La motilité de la face était normale des deux côtés ; et, à [l'examen, on trouva également normale la motilité des yeux, de la langue et des membres La force musculaire avait diminué, mais était égale des deux côtés ; le dynamomètre marquait 15 kilogr., à droite autant qu'à gauche, et 22 avec les deux mains. Le réflexe plantaire était absent à droite, vif à gauche ; les réflexes *crémastérien* et abdominal abolis des deux côtés ; le signe de *Babinski* n'existait pas.

Pas de clonus. Allure et maintien général tout à fait normaux en tenant compte de l'âge avancé du malade.

On peut résumer l'appréciation de son intelligence dans les lignes suivantes : Le malade était ordinairement gai, il était bavard et aimait à causer avec les personnes qui l'abordaient. Il reconnaissait parfaitement tous les objets usuels, toutes les personnes qui le soignaient, se montrant plein d'égards envers les médecins, surtout avec le Directeur de la Clinique.

Il comprenait les demandes qu'on lui adressait, pourvu que l'on parlât par des phrases détachées et courtes, et à haute voix. Quelquefois, cependant, il ne comprenait pas la question, demeurait, après qu'on la lui avait posée, dans une attitude interrogative et il fallait la lui répéter.

Il faisait montre d'une certaine expérience de la vie, mais, en parlant, il ne réussissait pas à exprimer tout entière sa propre pensée ; son discours finissait par être assez dysphrasique. Par un examen plus attentif, nous réussîmes à nous former la conviction qu'il lui manquait les mots correspondant aux choses qu'il voulait nommer et dont les images étaient présentes à sa mémoire. Il prononçait bien des mots transformés et complètement modifiés, de sorte que souvent il cherchait à se faire comprendre en employant des circonlocutions et des gestes et devenait par cela même incohérent Son plus grand déficit portait surtout sur la mémoire des noms propres et des noms des objets même le plus communs Ce défaut devenait évident si on lui présentait l'un après l'autre divers objets et si on l'invitait à en prononcer le nom.

Quelquefois, du nom d'un objet présent, qu'on lui avait répété, il gardait pendant un temps très bref une certaine image phonétique de quelqu'une des syllabes les plus accentuées, et s'en servait pour composer un mot ayant quelque ressemblance avec le mot exact, mais qui dans son ensemble était tout à fait nouveau et déformé.

Ainsi, par exemple, il disait *laps* au lieu de *làpis* (crayon), ameau pour anneau, *calamita* (aimant) pour *calamàio* (encrier), *rita* pour *riga* (règle), *inghiorno* au lieu d'*inchiostro* (encre), *callina* au lieu de *cartolina* (carte) etc.

D'autres fois, ne pouvant prononcer le nom de l'objet, il tâchait de se faire comprendre en indiquant l'usage, où mettant en relief quelque marque essentielle de l'objet même ; c'est ainsi que, voyant un porte plume, il disait : c'est un objet où l'on met une plume... chez moi j'en ai plusieurs ; si on lui présentait un encrier il disait : où l'on met l'*inghiorno* (l'encre) ; devant une montre, il disait : moi aussi j'en ai une en or... quelle heure est il ? etc.

En disposant plusieurs objets pêle-mêle sur une table, et l'invitant par le mot seul à prendre l'un ou l'autre, il exécutait l'ordre avec une grande facilité et sans jamais se tromper, et il en connaissait parfaitement l'usage (perception visuelle intacte). Si cependant on l'invitait à en dire le nom, il n'y réussissait pas.

Souvent pour évoquer de nouveau l'image verbale de quelques-uns de ces objets, la vue ne suffisant pas à la réveiller, il imprimait à sa main ces mouvements que nous avons l'habitude de faire quand nous nous servons d'un objet déterminé ; ainsi, quelquefois, surtout après les longs exercices auxquels on l'avait soumis dans la Clinique, il réussissait à prononcer les mots : clef, anneau, plume.

Il est important de remarquer que le malade prononçait plus facilement le nom d'un objet quand il le prenait de la main gauche, les yeux fermés, c'est-à-dire lorsqu'il se servait seulement des images tactiles et musculaires, que lorsqu'il avait les yeux ouverts et qu'aux images tactiles s'associaient les images visuelles.

La lecture était presque tout à fait oubliée (cécité verbale) ; ce n'est que longtemps après son entrée à la Clinique qu'il réussit à reconnaître les lettres et les syllabes, et quelques mots aussi ; mais en lisant à haute voix il altérait profondément les mots (paralexie), et, en tout cas, il ne comprenait pas du tout la signification de l'écrit placé sous ses yeux.

Il ne pouvait écrire spontanément que son propre nom et les chiffres jusqu'à dix. Il fut impossible de lui faire écrire une seule phrase sous la dictée ou de lui faire copier, d'une manière intelligible, les deux mots : Asile départemental.

Dans ces conditions il resta jusqu'au 17 juin 1905, tranquille, correct, respectueux et sociable, surtout avec les médecins. Il mourut le 19 juin 1905, d'une attaque apoplectiforme.

A l'autopsie, on trouva un seul gros foyer de ramollissement, avec une dépression de la surface de l'hémisphère gauche dans la région du lobule pariétal inférieur (fig. 9).

Ledit foyer est limité en avant par la branche antérieure du sillon interpariétal, en ouvrant ce sillon on voit que la lésion, s'enfonçant obliquement en avant, rejoint la substance grise de la face postérieure (dans le sillon) de la circonvolution pariétale ascendante. La lésion pénètre dans la couronne rayonnante de la partie centrale et inférieure de ladite circonvolution. En haut elle atteint presque le sillon interpariétal, dont elle suit la courbe, en demeurant à quelques millimètres au-dessous de lui. En

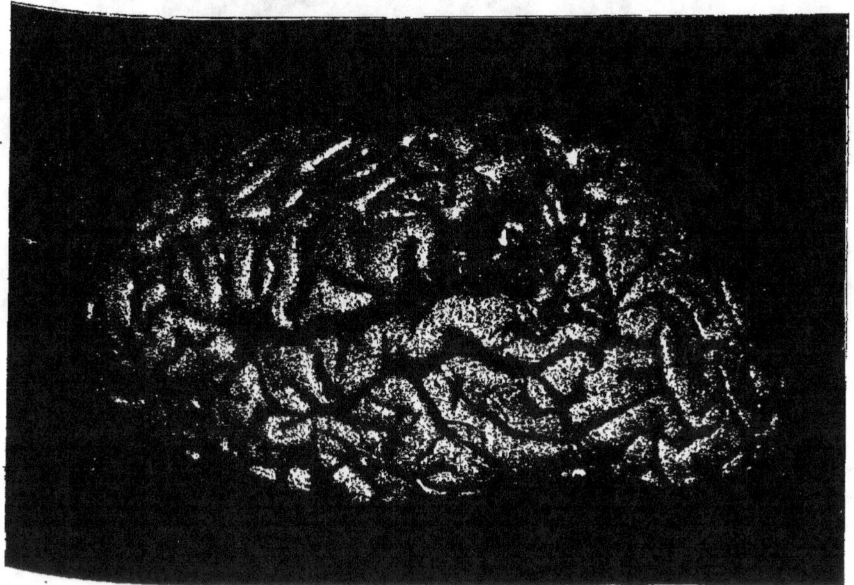

Fig. 9

arrière elle suit une ligne tirée verticalement dans le prolongement de la scissure occipito-pariétale. En bas elle envahit, très en arrière, le champ de la première circonvolution temporale et se prolonge postérieurement sur la circonvolution angulaire. Une entaille faite verticalement sur la partie postérieure de la circonvolution pariétale ascendante laisse voir nettement la lésion de la couronne rayonnante de cette circonvolution (fig. 10).

Une autre entaille parallèle à la première faite sur le centre du foyer, démontre avec la plus grande évidence que ce dernier pénètre jusqu'à l'épendyme ventriculaire, en interrompant les fibres optiques ou talamo-corticales, et même les fibres du *tapetum* (fig. 11).

Les sections en séries dans le champ de la lésion fournissent la preuve évidente que la pariétale ascendante est comprise par sa face postérieure dans le champ du ramollissement. Sur le même plan on peut aussi observer la lésion de la première circonvolution temporale. Cette lésion est limitée à

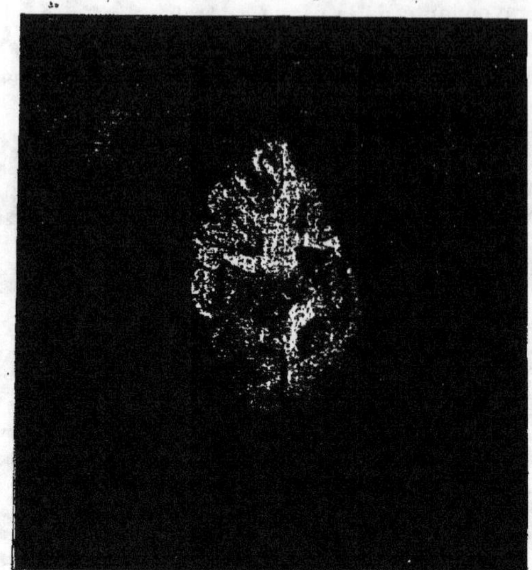

Fig. 10

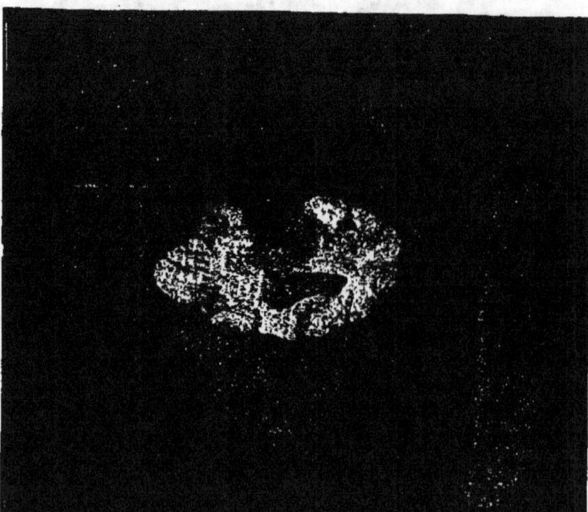

Fig. 11

la partie supérieure de ladite circonvolution, qui est indemne pour tout le reste (fig. 12).

Plus en arrière encore, la lésion se resserre peu à peu graduellement,

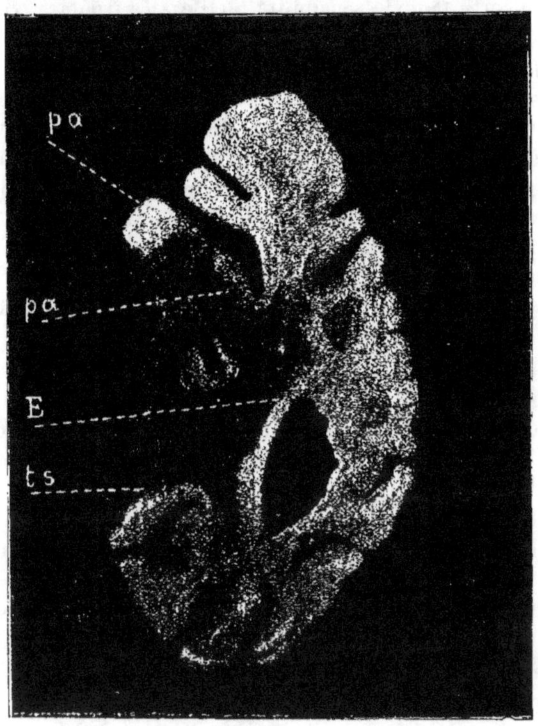

Fig. 12.

pa. Pariétale ascendante lésée. — E. Ependyme avec une partie des fibres du *tapetum* — *ts* Circonvolution temporale supérieure partiellement atteinte.

comme le démontrent les sections de plans arrivant aux proches limites antérieures de la zone visuo-psychique.

Tout le reste de l'hémisphère est normal.

En résumé : le foyer, dans ce cas, est très grand, puisqu'il comprend tout le lobe pariétal inférieur, dans les limites que nous venons d'indiquer, et se prolonge en outre vers les rayonnements de la zone tactile, sous une petite partie de la première temporale, en profondeur jusqu'au *tapetum*.

Cet examen explique complètement les symptômes observés pendant la vie. Les troubles de la sensibilité tactile, de l'audition de la parole et de la vue ne dépendaient pas de la lésion, puisque celle-ci occupait une zone associative, dans le sens de Flechsig (interruption des voies pour l'association intercorticale), mais les troubles tactiles dépendaient directement de la lésion de la pariétale ascendante et de sa couronne rayonnante (pa, fig. 12) (organe cortical de la sensibilité tactile), les troubles visuels de l'interruption des rayonnements optiques de Gratiolet détruits le long de la ligne marquée par E ; la surdité verbale dans un premier temps et l'amnésie verbale dépendaient évidemment de la lésion partielle de la première circonvolution temporale (fig. II et *ts* de la fig. 12) Si la surdité verbale disparut, et si la personnalité psychique put en principe se reconstituer on doit attribuer ce fait à ce que la première circonvolution temporale était en grande partie épargnée, et qu'elle put reprendre ses fonctions à la longue (après la disparition des phénomènes de diaskisis), l'amnésie verbale demeurant, comme d'habitude, témoin de la faiblesse fonctionnelle, de l'organe conservateur et reproducteur des images verbales, c'est-à-dire la première circonvolution temporale.

OBSERVATION 4°. — Z. P. fut interné dans la Clinique au mois de janvier 1906. Il avait 67 ans.

Culture suffisante. Au mois d'août de 1905 il avait été frappé d'une attaque d'apoplexie, dont, après quelques semaines, il ne resta qu'une trace légère : le membre inférieur droit traînant légèrement sur le sol, en marchant.

Le membre supérieur droit presque normal dans ses mouvements accusait une diminution de la force, car au dynamomètre le malade marquait 12 kg. avec la main droite et 17 1/2 avec la main gauche.

Les réflexes profonds à droite étaient exagérés, plutôt faibles à gauche. Il y avait de l'anesthésie à droite, non seulement de la sensibilité tactile, mais aussi de la sensibilité baryenne et de la sensibilité thermique, et l'on remarquait aussi une diminution du sens musculaire et l'abolition du sens stéréognostique. Le malade ne reconnaissait au toucher, les yeux étant fermés, aucun des objets les plus usuels mis dans sa main droite, bien que les mouvements des doigts fussent normaux. Tous les sens spécifiques étaient normaux, pas d'hémianopsie bilatérale homonyme. Le jour de son entrée à la Clinique, ce qui frappa au premier examen fut une faiblesse mentale remarquable chez l'infirme caractérisée par le fait qu'il ne savait pas s'orienter dans le lieu où il avait été interné ; il ne reconnut point que c'était là l'asile des aliénés ; il semblait hébété.

Il ne pouvait plus lire. Il voyait très bien les mots écrits, mais, tandis qu'il était à même de reconnaître la plupart des lettres constituant chaque mot, il ne réussissait pas à reconnaître le mot.

Il entendait et comprenait parfaitement les mots et les phrases qu'on lui adressait. Jamais il ne présenta de paraphasie. Il ne pouvait écrire que ses nom et prénom.

Il n'arrivait pas à écrire sous la dictée, il réussissait à peine à copier les mots brefs en reproduisant, le mieux possible les traits des caractères imprimés comme il eût copié un dessin. Il était absolument incapable de

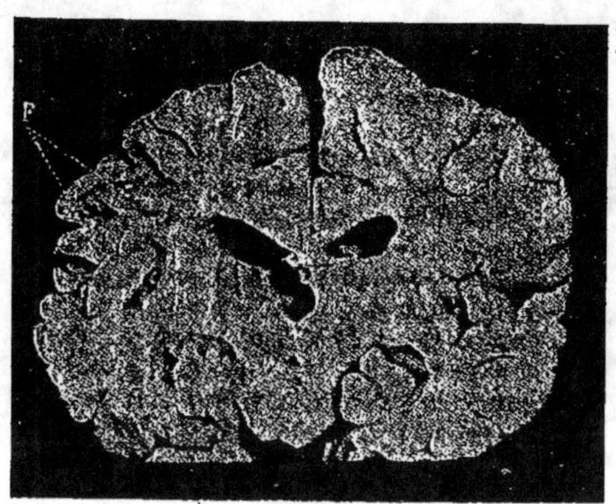

Fig. 13.

F. Foyer destructif.

reproduire à la main, dans l'écriture ordinaire, les lettres imprimées.

Il avait oublié un nombre remarquable de morts de sorte que la parole était lente, et quelquefois il ne pouvait exprimer sa pensée par déficience de vocabulaire.

Il était dysphrasique, niais ; nulle initiative de conversation avec les médecins ; il peinait pour exprimer une pensée ou un désir, et demeurait muet pendant des mois, assez conscient de son insuffisance ou de son incapacité à formuler une pensée, et à l'exprimer.

Ce malade, examiné plusieurs fois soit au cours de 1906 soit en 1907, présenta toujours identique le même syndrome. Vers la fin de 1907 l'état mental commença à devenir plus grave et des symptômes de surdité verbale ayant tous les caractères de la démence aphasique auditive se montrèrent.

Démence et surdité verbale arrivèrent progressivement au plus haut degré. Il mourut le 2 février 1909.

Voici le résultat de la nécroscopie :

A l'inspection les hémisphères apparaissent normaux ; aucun foyer visible sur l'écorce ; seulement une zone de dépression, du diamètre d'environ trois centimètres est visible dans la partie antéro-supérieure du lobule pariétal inférieur, près du sillon interpariétal, et tout l'hémisphère gauche postérieurement paraît plus petit, surtout le lobe temporal.

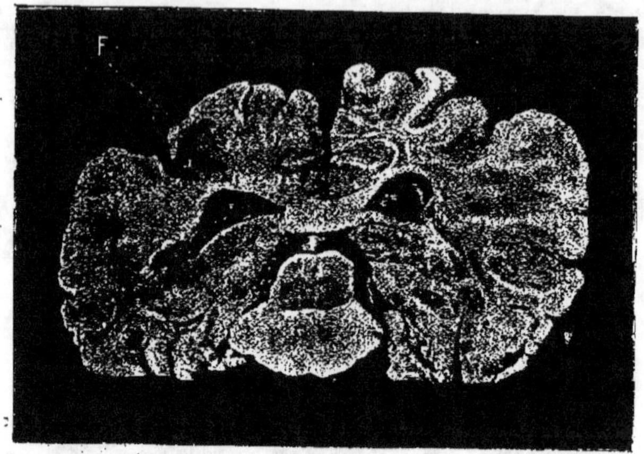

Fig. 14.

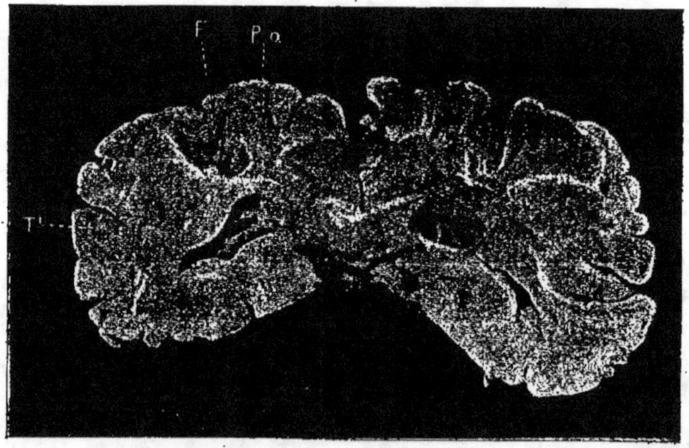

Fig. 15.

Je reproduis ici trois plans de section vertico-transversale de tout le cerveau. Le premier, tombe sur la pariétale ascendante, coupant aussi en haut la frontale ascendante et en bas la partie antérieure du lobule pariétal inférieur, correspondant aux numéros 86-89 des plans vertico-transversaux indiqués par DÉJERINE ; il laisse apercevoir tout l'hémisphère gauche plus petit dans lequel on remarque un foyer de ramollissement, limité en apparence en avant par le sillon interpariétal, tandis qu'en fait en avant et en bas il se prolonge sur les rayonnements de la pariétale ascendante ; en profondeur il s'arrête à trois ou quatre millimètres au-dessus de l'épendyme, du ventricule latéral. A ce point le foyer est étendu à une grande partie de la section supérieure de la marginale (lobule par. inf. de la fig. 4), avec lésion évidente des radiations tactiles de l'écorce pariétale ascendante. Nulle lésion directe du lobe temporal (fig. 13).

Sur le plan suivant, plus en arrière, le foyer paraît beaucoup plus circonscrit ; il comprend la substance grise et les radiations de la marginale dans la face supéro-antérieure donnant dans le sillon interpariétal, et présente comme un tunnel dans la substance blanche de l'écorce pariétale ascendante, en restant sur ce plan beaucoup plus éloigné du lobe temporal, qui se montre cependant très amoindri. Le foyer pénètre dans le centre oval, en s'approchant à quelques millimètres de l'épendyme, mais il demeure beaucoup au-dessus et en avant de la zone de passage des radiations optiques de Gratiolet (fig. 14).

La section correspondant à un plan postérieur de trois millimètres (fig. 15) permet d'observer clairement le foyer, toujours très limité, qui se prolonge par une petite extrémité aux radiations de la pariétale ascendante en haut et en avant, et à la partie supéro antérieure de la marginale en arrière et en bas. Profond dans le centre oval, ce foyer reste en avant et au-dessus de la voie de passage des radiations de Gratiolet.

Le grand intérêt de ce cas, en dehors de l'atrophie de l'hémisphère gauche et surtout du lobe temporal, qui est certainement consécutive et tardive, provoquant la surdité verbale tardive avec syndrome démentiel, consiste dans la forme véritable d'alexie avec démence particulière, et phénomènes plus saillants d'amnésie verbale, sans hémianopsie dès le début, après l'attaque.

La surdité verbale manqua, car le foyer était très éloigné de la première temporale, et ne détruisait pas même toute la marginale ; l'hémianopsie fut absente parce que le foyer n'atteignit pas en profondeur et postérieurement les voies de passage des radiations talamo-occipitales. Le syndrome ; alexie et amnésie, ne peut donc être qu'en rapport avec la destruction partielle, sous-corticale de la circonvolution marginale, tandis que l'hémianesthésie compliquée de la perte du sens stéréognostique, doit être mise sur le compte de la lésion des radiations de la pariétale ascendante.

Il est ainsi prouvé que l'alexie est un phénomène se rattachant à des lésions de la zone pariétale, indépendamment de la lésion des voies visuelles talamo-occipitales.

Si les lésions dans la partie postérieure de cette zone pariétale, produisent l'alexie et l'hémianopsie (lorsqu'elles sont profondes, comme dans les *Observations* 2ᵉ et 3ᵉ) c'est à cause de la lésion du faisceau de Gratiolet. Elles ne produisent pas l'hémianesthésie classique avec hémiagnosie, sauf quand elles se prolongent à la couronne rayonnante de la pariétale ascendante, ou du moins à la branche antérieure du sillon interpariétal, car le centre de l'hemianesthésie et de l'agnosie tactile se trouve dans l'écorce de la branche antéro-supérieure du sillon interpariétal, et surtout dans les dépendances de la pariétale ascendante et de sa couronne rayonnante. Les troubles intellectuels chez les hommes cultivés doivent être attribués directement à l'alexie, et par conséquent à la lésion du lobe pariétal inférieur puisque c'est un organe visuel du langage qui prend pour cela même une grande valeur chez les hommes instruits.

*
* *

Pour ce qui est de l'intelligence, les malades, dont j'ai refait l'histoire, doivent être partagés en deux groupes ; l'un, formé d'individus plus ou moins cultivés ; l'autre, composé d'individus illettrés, ou qui, ayant appris seulement à lire et à écrire, n'ont peu ou pas continué à s'exercer dans la lecture et l'écriture.

A cette distinction correspondent les histoires cliniques, que nous venons de mentionner, et dont quelques-unes longuement observées ont pu être poussées jusqu'au marbre anatomique.

Ces malades représentent des gradations de développement intellectuel selon le degré de culture, et le syndrome varie d'une part suivant la richesse du patrimoine acquis par la lecture, d'autre part suivant l'étendue et la profondeur du foyer.

A présent nous nous demandons : l'amnésie et le grand déficit intellectuel que l'on remarque à la suite de lésions plus ou moins étendues du lobe pariétal inférieur tiennent-elles à ce que cette zone fait partie de la zone du langage, ou à ce que, indépendamment de la fonction du langage, elle fait partie de la zone associative postérieure de FLECHSIG ?

Les observations que j'ai rapportées précédemment ne fournissent pas d'arguments à l'appui de la doctrine de FLECHSIG.

Si l'aire pariétale était un champ de réunion ou de passage de voies d'association corticale des images visuelles, auditives et tactiles, une sorte de laboratoire, où des images d'ordre différent se combinent (s'associent), pour fournir des produits intellectuels d'un ordre plus élevé, les phénomènes dérivant des lésions de cette zone devraient être plus uniformes, chez tous les hommes qui en sont atteints. Mais, si chez quelques hommes des lésions même très étendues, comme chez le prêtre de l'*Observation* 3ᵉ, produisent des phénomènes relativement insignifiants, en ce qui regarde l'intelligence, car le *déficit* fonctionnel (l'Alexie) est toujours d'un ordre visuel, chez d'autres hommes les pertes sont énormes avec des lésions même peu étendues. Il est évident que la lésion est la cause de la déficience intellectuelle, non parce qu'elle détruit une zone du cerveau anatomiquement et physiologiquement identique chez tous les hommes, mais parce que la fonction de cette zone essentiellement visuelle n'est pas également développée chez tous les hommes. Si l'ensemble de phénomènes présentés par le prêtre Carb. au commencement de l'attaque et longtemps après, fit redouter de la gravité des troubles intellectuels (grandes amnésies et confusion), c'est que la lésion du lobe pariétal se prolongeait à la première temporale ; ce malade-là était un sourd verbal, et on sait qu'avec la surdité verbale dérivant des lésions de la première temporale, les faits se référant à l'intelligence (confusion mentale, et parfois délires hallucinatoires) sont importants.

La surdité verbale n'était donc pas l'effet seulement de la solidarité des diverses aires du langage, mais elle était l'effet de la lésion directe de l'aire auditive de la parole.

Nous pouvons alors admettre que, la plus grande partie de la zone auditive du langage ayant été épargnée (voir fig. 9, 11 et 12), celle-ci put être paralysée et interdite dans un premier moment, mais qu'elle reprit graduellement son rôle, et en même temps la personnalité se reconstitua avec l'intellect, en tant que plusieurs images des choses et les souvenirs purent se présenter dans le champ de la conscience, associés respectivement aux images verbales ; et que la personnalité put se montrer de nouveau, quoique bornée en quelque sorte dans sa puissance et dans son extension, mais marquée cependant par les caractères primitifs et normaux, dans toutes les manifestations de la vie mentale.

Et l'on peut aussi supposer, sans dépasser les bornes de la stricte vraisemblance, que, bien que ce prêtre fût très ignorant et n'eût plus ouvert un livre depuis sa jeunesse, si ce n'est le bréviaire, qu'il répétait automatiquement, depuis des années et la *smorfia* (ou *livre du sot*, où il tâchait d'interpréter le rêve qui devrait le rendre riche), on peut supposer, disais-je, que la sphère visuelle verbale, fut en lui, dans sa jeunesse, assez exercée par les études nécessaires à la carrière ecclésiastique. S'il n'ouvrit pas d'autre livre, après avoir reçu la consécration et s'il n'exerça plus l'aire visuelle, et que le dynamisme du langage et par conséquent de la pensée se concentra ou presque dans l'aire auditive seulement, on ne peut ne pas reconnaître, chez lui, à l'aire visuelle une certaine activité à opposer à l'activité minime de l'illettré. Je crois que c'est là qu'il faut rechercher une autre raison de la grave démence de la première période, dont la disparition est due à ce que l'aire auditive reprit graduellement, étant presque intacte, sa fonction linguistique. Par là je n'entends pas exclure la compensation même de la part de l'hémisphère droit.

Chez l'homme de l'Observation 4ᵉ la syndrome fut presque identique ; pourtant jamais il n'exista de surdité verbale ou de paraphasie, pour la raison que la lésion se trouvait à une distance remarquable de la circonvolution temporale supérieure, qui exerce sans contredit (et cette Observation en est la preuve) un fort pouvoir régulateur sur le centre moteur de la parole (quel qu'il soit). L'alexie était absolue et l'amnésie verbale était considérable, bien que le foyer dans le champ pariétal inférieur fût beaucoup plus petit. Il faut trouver l'explication de ce fait en ce que cet homme tout en étant un artisan, lisait habituellement et se consacrait à l'instruction de quelques enfants, le soir.

Si la constatation anatomique d'un nombre prépondérant de fibres associatives mixtes et s'entrelaçant avec une petite quantité de fibres de projection, comme le démontra plus tard Déjerine, fournissait la preuve, en suivant la doctrine de Flechsig de la haute fonction intellectuelle de cette aire du manteau cérébral, on n'expliquerait pas la différence si considérable entre les hommes cultivés et les illettrés ; ce devrait être toujours la même symptomatologie des foyers destructifs de cette partie-là, comme il arrive pour les foyers de la zone motrice ou de la zone occipitale. Mais une différence aussi énorme entre les effets du gros foyer trouvé dans le cerveau de l'ignorant Carb. et ceux si graves supportés par le lettré de l'Observation 2ᵉ et ceux relativement bien inférieurs de l'Observation 4ᵉ doivent tenir à une différence fonctionnelle, qui paraît être le produit du long exercice et de la différenciation de cette zone dans une fonction spécifique, qui manque complètement chez l'illettré et est à peine ébauchée chez ceux qui n'apprennent qu'à écrire et à lire, et ne sont pas arrivés à se former un patrimoine linguistique et intellectuel par le moyen de la lecture.

La différence de la symptomatologie pathologique concernant la vue et le tact doit être attribuée à la place et à l'extension du foyer, comme on a pu rigoureusement le démontrer.

Ces observations, me semble-t-il, démontrent que les images des symboles graphiques se forment dans l'aire évolutive du champ cortical visuel, et sont reproduites *in situ*. Celui-ci une fois détruit n'a plus la possibilité de percevoir, de reconnaître (cécité verbale) et de reproduire ces symboles, de sorte que tout le vaste engin associatif de ceux-ci demeure interdit, soit avec les différentes et diverses images des objets extérieurs qui se sont peu à peu formés dans les diverses aires perceptives, soit avec les concepts. Il est évident aussi que cette aire devient, par l'évolution spécifique de la fonction visuelle, un champ associatif, sans perdre le caractère de zone perceptive ; que ce qui peut sembler un champ commun de réunion et un champ d'*engrenage* (LUCIANI) n'est qu'un champ d'aires et de fonctions différenciées proches l'une de l'autre, en sorte qu'une lésion (foyer destructif) produit un syndrome plus ou moins complexe, dépendant non seulement de la dignité que l'aire détruite a atteinte par évolution, mais de la lésion matérielle d'une ou de plusieurs aires environnantes ou des faisceaux respectifs de projection, selon la situation, l'extension et la profondeur du foyer.

Chez ceux qui ont beaucoup lu on peut à raison supposer que les images visuelles des choses qui restent et peuvent parfaitement être évoquées de nouveau par les aphasiques, réveillent plus facilement l'image graphique, que l'image phonétique de la chose même. Il est donc évident que la zone des images graphiques peut devenir, chez les hommes instruits, un rouage d'une grande importance pour la formation et le mouvement de la pensée, de sorte que, quand un tel rouage est détruit, le patrimoine intellectuel ne peut plus trouver sa reproduction dans le langage, qui est la forme sensorielle indispensable à son extériorisation, et avec lequel il est essentiellement joint, bien qu'il reste comme des matériaux à bâtir, dans un dépôt. Si on brise le pendule d'un engin d'horlogerie, tout le système de roues s'arrête ; cependant l'engin reste normal et prêt à fonctionner pour peu que se rétablisse le pendule. C'est ce qui se produit d'une façon analogue dans les lésions de la zone du langage.

De même que le champ cortical auditif s'est différencié peu à peu, au fur et à mesure qu'a duré la période de formation du langage, en une aire spécifique pour la formation et la conservation des images phonétiques des choses et de leurs rapports, ainsi, verrons-nous dans une époque plus proche, le champ cortical se différencier peu à peu sur l'aire visuelle, c'est-à-dire dans le champ destiné à la formation et à la conservation des images visuelles des choses, pour former, noter et conserver les images des symboles graphiques des choses et leurs relations. Une partie de la zone visuelle est transformée c'est-à-dire en un organe donnant des produits analogues, parce que essentiellement visuels, mais d'un ordre supérieur.

Si nous admettons que le champ de construction des symboles sensoriels de la pensée est un centre associatif de tout premier ordre, cela tient à ce que c'est dans l'organe sensoriel de la parole que doivent aboutir les produits du travail du manteau cérébral, en tant que tous tendent à trouver leur symbole verbal respectif, et à se confondre avec lui. C'est au moyen de ce centre que la conscience s'épanouit et se met, par les symboles verbaux graphiques, en relation avec l'humanité. La destruction de la zone du langage ne supprime pas seulement le registre des mots, mais encore elle désorganise tout le mécanisme fonctionnel du cerveau. C'est pour cette raison (et c'est d'une évidence incontestable) que nous apparaît si profondément désordonné et réduit l'esprit de ceux, chez lesquels, à l'autopsie, nous trouvons un foyer destructif de la temporale supérieure gauche, et qui de leur vivant furent sourds verbaux et paraphasiques. La première conception de FLECHSIG paraît, pour l'explication de ce fait d'une complication impossible non fondée sur des preuves cliniques et anatomiques, et inutile pour l'interprétation du mécanisme mental.

PIERRE MARIE est enclin à soutenir que l'incapacité des sourds verbaux à comprendre la parole est une conséquence de la démence. Je ne sais comment cela peut être démontré. On ne comprend pas la raison de l'inversion de la formule.

On peut au contraire facilement démontrer que le sourd verbal est dément, parce que la lésion que produit le syndrome aphasie sensorielle détruit un centre essentiel pour la formation et le cours de la pensée, analogue au pendule pour le système des roues dans un mécanisme d'horloge.

Or, ce que l'on peut affirmer légitimement pour l'aire auditive du langage, chez la totalité des hommes, peut l'être de même pour l'aire visuelle, mais pour quelques individus seulement. Dans de pareils cas cette dernière aire, qui n'est pas différenciée chez les illettrés, devient elle aussi un champ d'assemblage de plusieurs produits mentaux, et par conséquent une zone associative, non pas dans le sens de Flechsig ; mais d'une valeur intellectuelle inestimable.

*
* *

Voyons à présent ce que les observations les plus accréditées, et elles ne sont pas nombreuses, nous permettent de conclure aujourd'hui relativement à la fonction du lobe temporal, qui avec le lobe occipital et le lobe pariétal inférieur, constituerait la grande zone occipito-pariéto-temporale de Flechsig (zone associative postérieure).

Je ne reproduis pas ici les vieilles assertions fantastiques sur la fonction du lobe temporal, comme, du reste, celles qui ont trait aux fonctions des autres lobes du cerveau. Pour en offrir un spécimen, je cite seulement le concept de Burdach, suivant lequel le lobe temporal « appartient à l'activité motrice de l'âme ». Ses rapports avec le cingulus (organe de l'imagination), avec la couche optique (organe de la sensibilité générale et de la volonté, avec la commissure antérieure (organe de l'intuition sensible et de la volonté corporelle), avec le lobe occipital, avec le lobe antérieur, avec l'insula, firent penser que la fonction du lobe temporal était par excellence une fonction psychique (1). On arriva beaucoup plus tard, grâce aux recherches de Hitzig, de Ferrier (2), de Luciani et Tamburini (3), de Munk (4), à avoir une idée plus sûre de la fonction d'ensemble du lobe temporal. A l'excitation de la première circonvolution temporale par l'électricité le phénomène de réaction le plus constant est le mouvement de l'oreille ; un courant plus fort provoque aussi la dilatation de la fente palpébrale, la rotation de la tête et des yeux du côté opposé, et la dilatation de la pupille opposée (ainsi que chez le singe et le chien).

---

(1) Soury. *Système nerveux central.* (Paris 1899).
(2) *Loc. cit.*
(3) « Rivista sperimentale di Freniatria » 1889).
(4) *Ueber die Functionen des Grosshirnrinde.* 1890.

La destruction expérimentale de cette aire permit à FERRIER et à LUCIANI et TAMBURINI de conclure que c'était là le centre cortical de l'ouïe, parce que ce dernier était aboli par la destruction étendue et bilatérale de cette aire.

Cependant le syndrome de l'aphasie sensorielle (surdité verbale) s'enrichissait au fur et à mesure, et on mettait cette variété d'aphasie en relation avec la lésion de la partie postérieure de la première et de la seconde circonvolution temporale, chez l'homme, (Observations de WERNICKE, de KUSSMAUL, de CHARCOT et plus récemment une riche littérature est allée se formant). Le lobe temporal semble clairement, selon le matériel expérimental et clinique recueilli jusqu'à présent, être l'organe de l'ouïe, dans son aire fondamentale senso-acoustique (la circonvolution temporale transverse) (fig. 5, sphère auditive), et l'organe de l'audition de la parole, et par conséquent de la formation et de la conservation des images verbales acoutisques et des airs musicaux (Ingenieros) (1) dans la sphère secondaire (psycho-acoustique) à limites indéterminées.

Je rapporte ici quelques observations inédites qui peuvent être utilisées pour une tentative d'ébauche de physio-pathologie du lobe temporal. Naturellement le but que cet ouvrage se propose ne me permet pas de recueillir tout ce qui se trouve, à ce sujet dans la littérature.

Je n'ai pas l'intention de parler des foyers destructifs limités à l'aire du langage, (partie postérieure de la 1e et 2e circonvolution temporale, ZU de la fig. I et II de la fig. 4). La nosographie de cette dernière coïncide avec l'histoire de l'aphasie sensorielle (surdité verbale), dont la littérature est désormais très riche en tout pays. Les petits foyers, qui ne tombent pas sur la zone de WERNICKE (section temporale), mais occupent un point plus ou moins éloigné, dans le même lobe temporal, se traduisent par le complexus symptomatique de l'aphasie amnésique, car celle-ci dérive non pas d'une lésion destructive de l'aire de l'aphasie, mais d'une parésie fonctionnelle de cette aire, occasionnée par une lésion du voisinage (foyer ou tumeur initiale ou de petit volume (2).

Voici, en un résumé très bref, les observations :

OBSERVATION 5e. — Un homme frisant la quarantaine fut envoyé à

---

(1) *Le langage musical* ecc., Paris, 1907.
(2) L. BIANCHI. *L'afasia amnesica.* « Annali di Nevrologia » 1914.

l'Asile de Saint François-de-Sales, dans un état de démence avancée. A l'examen plusieurs fois répété on put constater la surdité verbale complète, la suppression de toute manifestation de la pensée, spontanée ou provoquée. Cet homme ne répondit jamais à aucune question. Arrêt psychique complet autant que ce qu'on pouvait en juger étant donnée l'abolition de toute forme de langage. Aucun indice de paralysie : cécité par stase papillaire et neuro-rétinite consécutive. Dans ces conditions il demeura quinze jours environ. Survinrent des complications pulmonaires et la mort. A l'autopsie j'ai trouvé tout le lobe temporal gauche, depuis l'extrémité sphénoïdale jusqu'au pôle occipital, transformé en une masse dure qui ne présentait plus aucune apparence de tissu cérébral. A la section apparut un néoplasma de nature sarcomateuse.

OBSERVATION 6ᵉ. — Une femme sur la soixantaine internée au « Sales » pour une démence grave. Il n'existait aucun phénomène somatique d'altération fonctionnelle de la sensibilité. ni du mouvement, ni des réflexes : Importante *cyphose* à droite. On ne put savoir si elle était sujette à des attaques cérébrales. L'examen psychique fit remarquer : surdité verbale au suprême degré, elle ne comprenait rien de ce qu'on lui demandait ; elle semblait prêter attention quand on l'appelait à haute voix, et en la secouant un peu de la main, mais elle retombait aussitôt dans la niaiserie d'un langage indéchiffrable.

Elle parlait sans cesse, mais peu de mots répondaient au vocabulaire de la langue italienne : ce n'étaient en général que des fragments de mots, ou des mots parfaitements modifiés dans leur structure (paraphasie). Pas une phrase, pas une proposition ne fut jamais formulée par elle, avec des règles grammaticales. Elle donnait aux choses des noms extravagants résultant d'une confusion de syllabes ; nulle inflexion grammaticale ; plusieurs verbes estropiés étaient tout au plus prononcés à l'infinitif.

Somme toute : surdité verbale, aphasie amnésique, paraphasie, *acataphasie*, dysphrasie et alogie. Indifférence envers tous et envers tout. Quelquefois gâtisme (démence aphasique).

J'avais en observation à la Clinique, en même temps, une autre femme du même âge, illettrée elle aussi comme sa compagne dont nous venons de parler, et qui présentait un syndrome analogue, mais moins sérieux. Celle ci mourut avant la malade dont l'observation précède, et on trouva, à l'autopsie, un gros foyer destructif qui comprenait la moitié postérieure des deux premières circonvolutions temporales et une grande partie du lobule pariétal inférieur.

Je rédigeai donc, même pour la seconde malade, un diagnostic de gros foyer destructif de la zone de Wernicke. Elle mourut à la suite d'accidents pulmonaires.

A l'autopsie on trouva au contraire une atrophie sclérosante primitive, d'un degré très avancé, de tout le lobe temporal de gauche, réduit à un peu plus de la moitié du lobe temporal de droite. Cette observation forma l'objet d'une étude histologique de la part du docteur Franceschi (1), assistant de ma clinique en ce temps-là. L'observation histologique mit essentiellement en évidence une magnifique efflorescence de névroglie avec des jets à faisceaux, et un réticulum dense avec atrophie et disparition des éléments nerveux.

OBSERVATION 7ᵉ. — Une femme de 48 ans. La maladie a débuté par

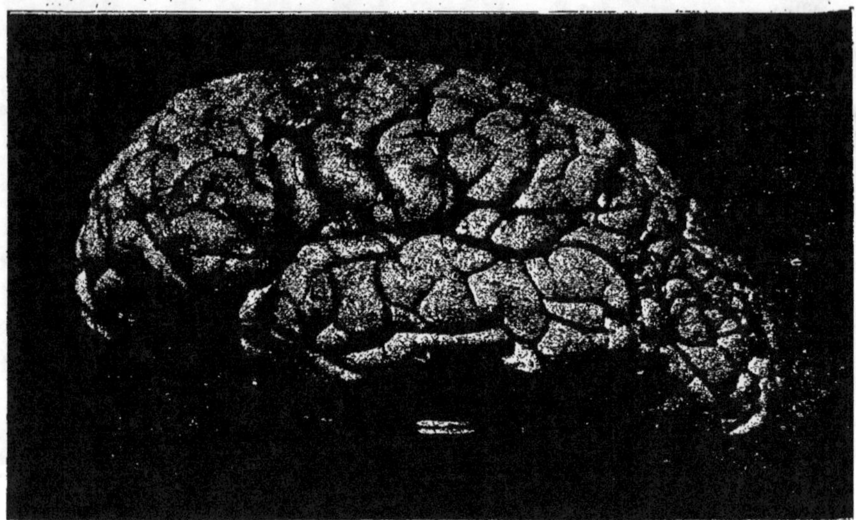

Fig. 16.

des vertiges et des attaques d'étourdissement, puis attaque d'épilepsie classique commençant à gauche. A la distance de deux mois une nouvelle attaque d'épilepsie que suivirent une céphalée localisée à gauche et quelques troubles fugaces de la parole. Plus tard parésie à droite qui se changea en hémiplégie et en même temps la démence s'accentua de jour en jour, jusqu'au point de devenir alarmante en quelques semaines. Grande difficulté de comprendre les paroles et les phrases prononcées par d'autres personnes, et amnésie non seulement de paroles, mais de choses, de personnes,

---

(1) FRANCESCHI. *Gliosi perivascolare in un caso di demenza afasica.* « Annali di Nevrologia », 1908.

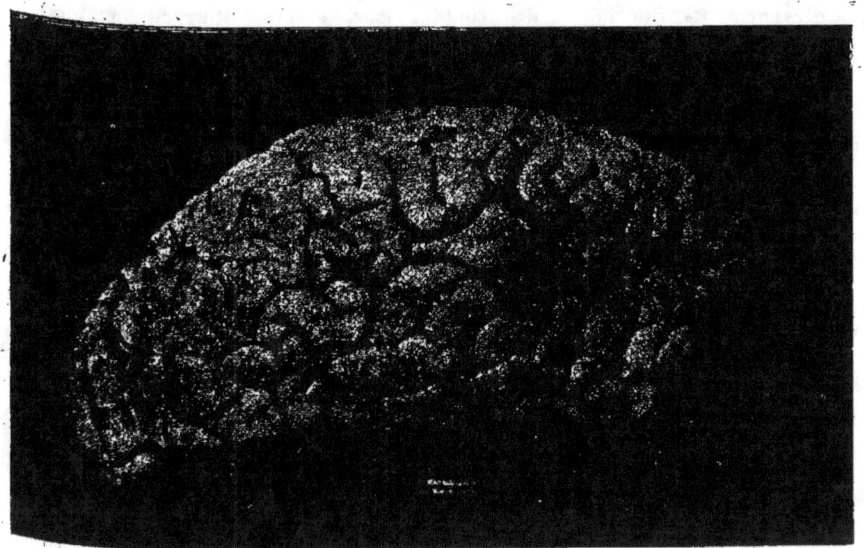

Fig. 17.

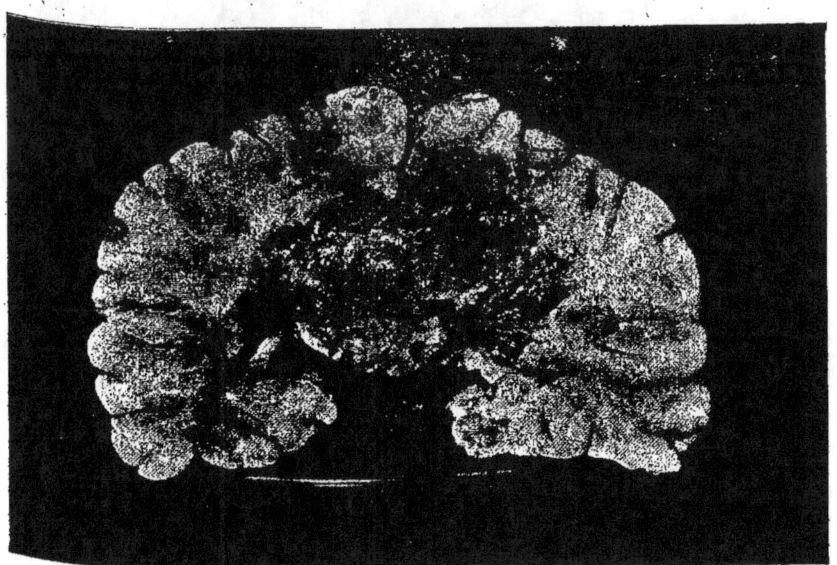

Fig. 18.

d'événements. Survinrent des troubles visuels et plus tard cécité complète par stase papillaire. La démence fit de si rapides progrès qu'étant données la cécité physique et la surdité verbale, tout rapport entre la malade et l'ambiance fut rompu. Surgirent des difficultés à la déglutition, puis déviation

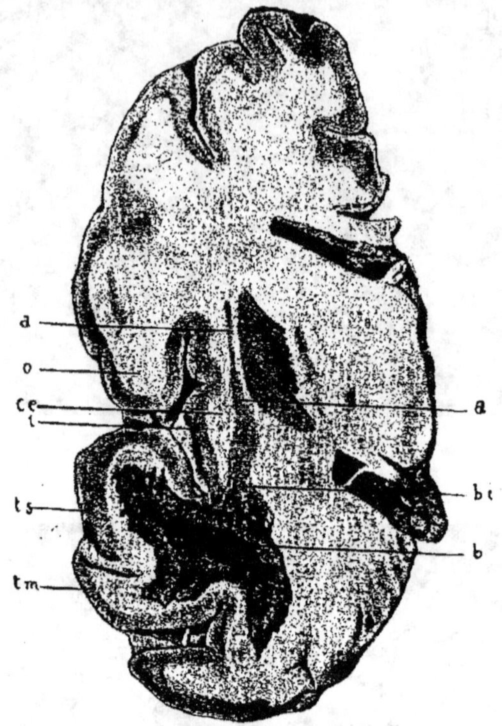

Fig. 19

a. Antimure. — *o*. Opercule. — *ce*. Capsule extrême. — *i*. Insula — *bi*. Limites du foyer aux confins de l'insula. — *b*. Foyer. — *ts*. Circonvolution temporale supérieure. — *tm*. Circonvolution temporale médiane.

conjuguée de la tête et des yeux ; la parole était complètement absente , cette femme ne comprenait aucune demande ; quelquefois elle tournait légèrement la tête du côté d'où lui arrivait la voix, si on répétait à haute voix, ou elle ouvrait les yeux, ou poussait quelques lamentations ou des cris.

Mort.

A l'autopsie, la première circonvolution temporale de gauche est plus mince d'environ moitié que son homonyme droite La hauteur des deux lobes temporaux, mesurée sur le même plan vertical, était de 45 millimètres à gauche, 50 à droite (fig. 16 et 17).

Après quelques jours d'immersion du cerveau dans un liquide fixateur, je procédai à des coupes parallèles antéro-postérieures du cerveau, sur les plans duquel parut une grosse masse cancéreuse du corps calleux. De ce dernier plus de trace. Ladite masse était développée principalement à gauche, en procédant au dehors et postérieurement, en détruisant, d'abord les voies des sens et du mouvement, tous les ganglions de la base (corps strié et couche optique), et s'infiltrant à l'arrière dans la couronne rayonnante des deux premières circonvolutions temporales (fig. 18). C'est cette dernière observation qui explique l'atrophie de la première circonvolution temporale, la surdité verbale et la gravité de la démence en comparaison des autres cas de tumeur du corps calleux (1).

OBSERVATION 8ᵉ (2). — Cig. Dom. fut interné à l'asile des aliénés (Sales » le 1ᵉʳ mars 1894, et y mourut le 14 du même mois. Pendant tout le temps de son internement à l'hôpital il ne put exprimer une seule pensée avec des mots justes.

Son langage était réduit à un vrai « Jumb of words » diraient les Anglais. Les mots étaient tous transformés dans leur structure, modifiés, estropiés. La disposition des syllabes était différente, des syllabes nouvelles introduites, des lettres superflues et mal à propos, des sons vocaux inadaptés, etc. Il disait, par exemple, « *onno managgio* » pour « *voglio mangiare* » (je veux manger) ; *porsi di porre sono tosto finocchio non pot... ah ! non pos.. .lat... top... ah !... ».* Comme il se désespérait de ne pas pouvoir exprimer ses propres pensées et qu'il avait complète connaissance des fautes qu'il commettait, qu'il tâchait de corriger, en commettant d'autres fautes même plus étranges, qu'il possédait la mimique expressive répondant à la pensée et aux émotions, qu'on pouvait déchiffrer son jargon, en recevant de lui-même la sanction. « *Monsieur le Directeur, je suis très malheureux de ne pouvoir pas parler* » les « ah ! » intercalés étaient des exclamations de désespoir pour la conscience qu'il avait de son état.

Il comprenait très bien les questions brèves qu'on lui posait, il obéissait quand on lui commandait une ou plusieurs fois de faire un certain mouvement. Quelquefois il employait un petit vocabulaire de mots normalement construits, mais hors de propos et associés de façon à faire paraître le langage incohérent. Une fois à la question : « De quoi souffrez-vous ? » il ré-

(1) L. BIANCHI « Atti dell' Accademia medico-chirurgica di Napoli » 1915.
(2) BIANCHI. *Trattato delle malattie del cervello*, Volume II, Parte II della « Patologia Cantani-Maragliano »

pondit « avant d'avant j'ai fini... » D. « Quel âge avez vous ? » Réponse :
« Ce que tu veux, oui Monsieur, quatre jours ». Un autre malade qui était
vis-à vis intervint d'un air méprisant ; il l'écoute, et d'un ton farouche
il laisse aller à son adresse un juron très commun chez les napolitains,

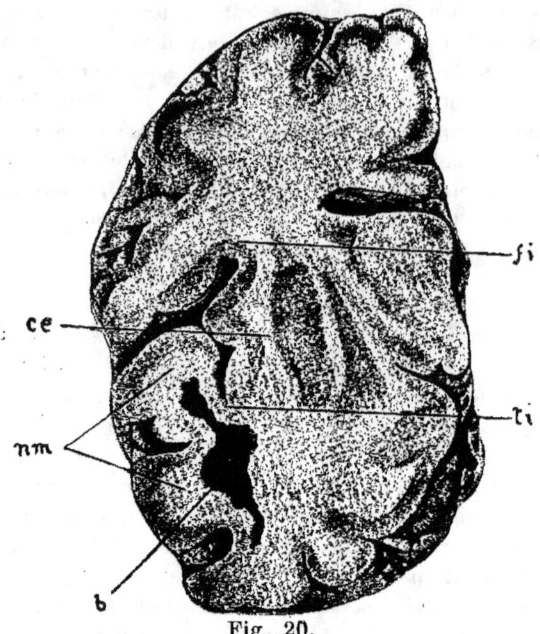

Fig. 20.

fi. Angle fronto-insulaire. — ce. Capsule externe. —
nm. Couronne rayonnante des deux premières circonvolutions temporales dont les fibres doivent
passer par *ti* et *fi* à travers la capsule extrême et la
capsule externe *ee*.

d'une voix ferme et avec une prononciation précise (comme cela se vérifie
souvent chez les aphasiques).

Il reconnaissait lettres, syllabes et mots, mais il embrouillait les paroles
en lisant, tout comme dans son langage.

Il écrivait spontanément, mais très lentement, enfantinement et en es-
tropiant les mots, qu'il pouvait pourtant bien copier.

L'autopsie montra dans l'hémisphère gauche l'existence d'un ancien
foyer de ramollissement blanc, par lequel toute la partie antérieure du
lobe temporo sphénoïdal était réduite à une poche remplie d'une bouillie
blanchâtre laiteuse, qui sortit à la coupe pédiculo-frontale, faite sur
l'extrémité antérieure du lobe temporo-sphénoïdal.

Les coupes successives venant à passer au point de jonction des circonvolutions frontales avec la frontale ascendante, représentées par la fig. 20, on observe que le vide (*b*), laissé par le liquide écoulé, occupe toute la substance blanche de la première, de la seconde et d'une partie de la troisième circonvolution temporale à l'avant, pénètre à l'intérieur et semble

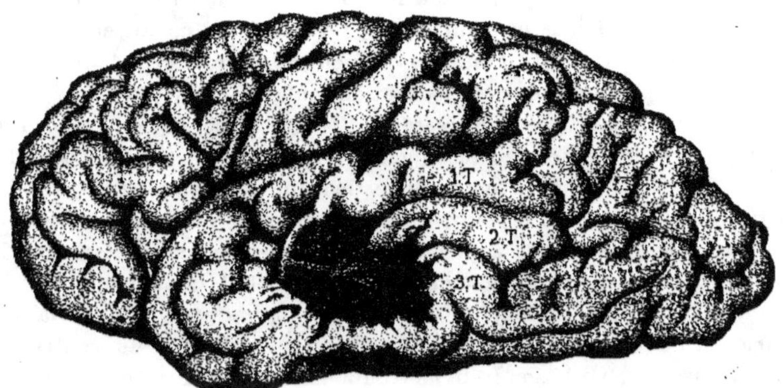

Fig. 21. — Hémisphère gauche

1. T. Circonvolution temporale supérieure. — 2. T. Circonvolution temporale médiane. — 3. T. Circonvolution temporale inférieure. — Y. Foyer destructif.

remonter au haut vers la substance grise de l'insula *bi*, dont les fibres provenant du lobe temporal sont détruites sur un long trajet.

Sur une coupe verticale, un centimètre plus en arrière, mais encore en avant de la limite présumée de l'aire auditive pour la parole, sur la première circonvolution temporale (fig. 20), le vide du foyer de ramollissement, représenté par *b*, est dans une position propre à interrompre les voies nerveuses qui de la partie postérieure de la première et seconde circonvolution temporale vont à l'opercule frontal. Le foyer, en effet, situé dans le sens longitudinal ou antéro postérieur dans la première et la seconde circonvolution temporale, pour la moitié de toute leur longueur, et pénétrant à l'intérieur de la substance blanche dudit lobe, a dû toujours interrompre toute communication avec l'opercule de la frontale ascendante et de la frontale inférieure.

Les fibres *nm* ne peuvent s'étendre que jusqu'à un certain point dans les deux circonvolutions temporales, les quittent au fur et à mesure, se courbent en suivant le sillon temporo-insulaire *ti*, passent dans la substance grise de l'insula ou dans la capsule extrême (*ce* de la fig. 19), quelques-unes peut-être aussi dans la capsule externe (*ce* de la fig. 20), et se réfléchissent de nouveau en suivant le sillon fronto-insulaire *fi*, pour atteindre le pied do la frontale inférieure, qui dans la figure est représenté par la partie antérieure de l'opercule de Rolando, le pied de la frontale étant resté en avant de la coupe.

La limite postérieure du foyer de ramollissement se trouve au-devant du plan correspondant au tiers postérieur des circonvolutions temporales. Cette situation nous explique tout le tableau symptomatique que l'on a remarqué chez le malade pendant sa vie. Le malade entendait et comprenait, parce que le centre auditif était assez bien conservé et en relation avec les organes périphériques et avec les stations subcorticales de l'ouïe, de même qu'avec une grande partie du reste de l'écorce cérébrale, d'où la conservation, en grande partie, de l'intelligence ; il pouvait articuler des syllabes et des mots, parce que le centre cœnesthésique de la parole parlée était intégralement conservé ; il pouvait copier parce que les voies viso chéirocœnesthésiques (Bastian) et auditives-chéirocœnesthésiques, autant que leurs centres respectifs étaient indemnes, mais il éxistait de la paraphasie classique et de la paragraphie, car les centres moteurs respectifs de la parole parlée et de la parole écrite étaient soustraits au contrôle du centre sensoriel acoustique. La lésion trouvée troublait tout le mécanisme du langage, soit par l'interruption des voies d'association entre le centre sensoriel et le centre moteur de la parole parlée (en *bi* fig. 20 et en *ti'* fig. 21), soit en supprimant les inflexions grammaticales. En réalité les faits les plus importants étaient la dysphrasie et l'alogie strictement liée à l'inaptitude absolue à la congugaison des verbes, et à l'expression des temps.

OBSERVATION 9e (1). — Pas. G. né en 1863. Sujet à des convulsions dès son enfance, il montra un tempérament nerveux et un caractère épileptique: Il n'apprit aucun métier ; obligé de se procurer de quoi vivre, il entra comme domestique dans une maison. Il eut la chance de rencontrer des maîtres patients et il put se maintenir dans cette place avec de rares convulsions. En apparence tranquille et respectueux, il était en réalité susceptible et turbulent. Les convulsions à la longue devinrent plus fréquentes, suivies de troubles psychiques plus prolongés et plus sérieux ; la vie psychique, déjà anormale à son origine, s'affaiblit et se modifia de plus en plus ; il devint plus susceptible, plus violent, plus dangereusement irascible ; et on dut le confier aux soins et à la garde de l'asile des aliénés.

Dans les derniers temps les convulsions avaien⁺ pris une gravité exceptionnelle, suivies d'agitation et de délire qui duraient quelques jours Il parlait toujours après l'étourdissement post-convulsif, parfois même il était loquace immédiatement après la convulsion. A remarquer dans ces derniers

---

(1) L. BIANCHI *Su di un caso di lesione distrultiva del lobo temporo-·fenoi·dale sinistro.* « La Psichiatria » ecc. 1888.

temps la diminution rapide de son intelligence déjà affaiblie, le calme indifférent qui avait remplacé son vilain caractère impulsif. L'allure clinique était celle très commune du caractère épileptique, avec de fréquents accès de psychose épileptique, et enfin une démence post épileptique. Il mourut à la suite d'une convulsion, déjà en état de déchéance organique.

Autopsie : outre les lésions pulmonaires, cardiaques et séniles, on trouva

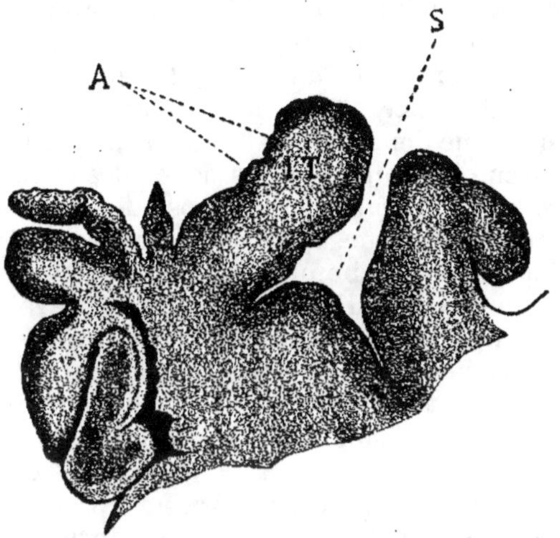

Fig. 22. — Coupe verticale au niveau du centre du foyer destructif

S. Scissure de Sylvius. — 1. T. Circonvolution temporale supérieure — 2. Circ. temporale médiane (détruite). — 3 Circ. temporale inférieure (presque toute détruite). — A. Lésion de la substance grise de la temporale supérieure.

sur l'hémisphère gauche un ancien kyste apoplectique, tout à fait sur la partie centrale du lobe temporo-sphénoïdal, long d'un peu plus de quatre centimètres, large de trois (fig. 21). La seconde circonvolution temporale complètement anéantie, ainsi qu'une partie de la substance grise de la première, proche du premier sillon temporal ; détruite aussi dans sa plus grande partie la troisième circonvolution temporale, dont il ne restait qu'un lambeau de substance grise à la partie inférieure.

La fig. 22, qui représente la surface d'une coupe verticale sur le lobe temporal en correspondance avec le kyste, montre clairement l'étendue et la profondeur de la lésion.

Sans doute une telle lésion aurait dû produire durant la vie des phénomènes de démence spéciale, car cette lésion atteignait en superficie et en profondeur une partie importante de la zone associative postérieure de FLECHSIG. Au contraire ce n'était pas la classique démence aphasique qu'on observait, très probablement parce que le siège du foyer était devant et sous la zone de WERNICKE, et en plein dans la zone associative postérieure de FLECHSIG. Il n'existait pas non plus d'amnésie verbale. A la lumière de la doctrine de FLECHSIG nous aurions dû trouver des troubles de l'intelligence dans ce cas comme dans le précédent. Au contraire la démence que présentait ce malade fut tardive, pas en rapport avec l'ancien kyste, et avait tous les caractères de cette démence classique que tous les psychiatres ont décrite comme une démence post-épileptique, dont on trouve de nombreux exemples dans tous les asiles des aliénés ; un affaiblissement mental *in toto*, se superposant lentement au caractère purement épileptique, que cet homme avait présenté dès sa première jeunesse. Cet homme-là était gaucher de sorte que l'absence de tout trouble du langage semblait devoir être attribué aussi à ce qu'il parlait avec l'hémisphère droit. Mais c'est justement cela qui démontre que les troubles intellectuels particuliers qui coïncident avec des lésions du lobe temporal sont en relation avec le mécanisme physio-pathologique du langage, lequel chez cet homme s'opérait par l'hémisphère droit ; ces troubles dépendent de la destruction des archives des images verbales (et par conséquent du vocabulaire), formées et conservées *in loco*, et sont en relation anatomo-physiologique avec tout le manteau sensoriel. Ils entraînent la perturbation du mécanisme grammatical que plusieurs faits d'observation incitent à situer dans cette région.

Dans quelques cas de tumeurs du lobe temporal cités par KENNEDY (1) les phénomènes les plus importants que l'on ait remarqués, furent quelques altérations du langage, l'incapacité fréquente de se rappeler le nom des objets. Dans d'autres cas se vérifia le syndrome aphasique plus ou moins important.

La paraphrasie observée chez quelques-uns de ces malades, dérive souvent du manque de représentation des substantifs, qui sont nécessaires à la formation des phrases et des propositions.

La paralogie dépend ainsi que la dysphrasie en partie de l'amnésie des noms et des verbes, c'est la raison pour laquelle ces malades perdent parfois le fil du discours et créent des phra-

---

(1) *The syntomatology of Temporosphenoidal Tumors*. Archives of Internal Médicine, 1911.

ses, n'ayant point de rapport avec les précédentes, et en partie de l'incapacité d'asservir ces mots à la pensée. Comme chez les sourds verbaux l'agrammatisme est fréquent, lui aussi à cause de l'insuffisante conjugaison des verbes. Cette incapacité d'observer les règles grammaticales influe, à mon avis, beaucoup sur l'orientation de la conscience à travers les âges, en tant que les temps des verbes correspondent à une disposition mentale qui transporte le moment actuel du processus psychique dans le passé et dans le futur.

La notion du temps, et de la valeur des temps de verbe, la connaissance du rythme sont intimement unies au sens de l'ouïe et aux perceptions auditives ; de sorte que cette fonction, constitue non seulement une partie du patrimoine mental, mais fournit les données expérimentales ontogénétiques, dans l'évolution de la personnalité, pour les intuitions abstraites du temps, pour l'orientation de la personne dans le temps, et pour les déclinaisons grammaticales, dans les symboles desquelles se traduisent les situations psychiques correspondantes.

Comme on le voit, le lobe temporal apporte une large contribution à la formation et au développement de la pensée, contribution très différente de celle que fournissent respectivement le lobe occipital et le lobe pariétal inférieur, et qui sont exclusivement d'un caractère percepteur-acoustique.

La variété des symptômes et la différence dans l'ensemble des syndromes dérivant des lésions destructives du lobe pariétal inférieur et du lobe temporal ne permettent en aucune façon de supposer à ces deux lobes une fonction quelque peu uniforme, ainsi que le serait celle de la grande zone associative postérieure. On est beaucoup plus dans le vrai quand on avoue que plusieurs régions du cerveau, et surtout celles qui limitent le fond de la scissure de Sylvius, sont des terrains nouveaux, pleins d'avenir, sur lesquels se fondera un jour une merveilleuse civilisation (Bohn). Fleschsig lui attribue, dans son ensemble, une fonction unique, ainsi qu'il résulte de la Relation de Hitzig au Congrès de Paris (1).

Hitzig écrivait, en concluant, au sujet du grand centre d'*association postérieure* : Flechsig le considère comme l'organe qui forme et réunit les représentations d'objets extérieurs et les images phonétiques des paroles et leurs combinaisons, il serait pour

---

(1) *Les centres de projection, et les centres d'association*, etc (« Névraxe » Vol. I*).

cela l'organe de la connaissance positive proprement dite, ainsi que de l'activité imaginative de représentation, de la préparation du discours suivant le contenu de la pensée et de la forme verbale, bref des éléments les plus essentiels de ce que dans le langage commun on désigne surtout comme pensée (1).

Cette opinion, renouvelée de la pensée de FLECHSIG, correspond en partie au concept que j'ai exprimé très clairement dans mon Rapport au Congrès de Madrid (2), en montrant que les troubles de l'intelligence qui dépendent des lésions de cette région sont précisément ceux de l'aphasie. Mais FLECHSIG ajoute que c'est là l'organe de la connaissance positive (qui, au contraire a son siège dans les zones sensorielles) et de l'activité imaginative, en affirmant de nouveau le concept primitif dont nous nous occuperons dans les chapitres suivants.

Les lésions du lobe temporal ne gênent pas le mouvement ; elles ne produisent pas de troubles de la sensibilité tactile et musculaire, puisque dans tous les cas où les lésions furent très étendues, mais toujours limitées au lobe temporal, on trouva la sensibilité normale, ces lésions ne produisent pas de troubles visuels, excepté quand elles empiètent sur les voies optiques de Gratiolet. Dans tous les cas l'aire visuelle et l'aire tactile fournissent leurs données normales (la connaissance positive) avec la différence que ces données ne peuvent pas se combiner avec les paroles respectives, dont le registre est détruit, d'où l'aspect spécial de l'intelligence des aphasiques.

Le lobe temporal concourt à la formation et au développement de l'intellect non seulement avec les images auditives, par lesquelles le monde se révèle à nous par d'autres moyens, mais surtout avec le langage à l'aide duquel se constituent dans notre esprit le monde des connaissances et la chaîne toujours plus longue des relations sociales, toujours plus nombreuses où l'intellect s'exerce et se développe toujours davantage.

Il faut entendre le langage avec toutes ses inflexions, qui émanent de l'intelligence. L'influence qu'il exerce sur la structure et sur la puissance de l'intellect est énorme.

*
* *

Ce n'est pas là une digression sans valeur pour le problème fondamental que je me suis proposé de traiter. La fonction du lobe

---

(1) HITZIG. *Loc. cit.*
(2) *Loc. cit.*

frontal ne peut être comprise que lorsqu'on connaît la contribution des autres zones définies du manteau cérébral et toute la fonction complexe et compliquée du manteau, autant que ce qui est accessible à notre connaissance jusqu'à ce jour. Et je tiens pour très utile cette tentative, qui assure une orientation plus séduisante à l'anatomo-psychologie, que des conceptions trop unilatérales écartèrent, si je ne me trompe, du bon chemin.

*
* *

Venons à présent à la zone motrice. Sous quelques rapports qu'on veuille la considérer comme zone de projection, il est aisé de comprendre que c'est en elle que doivent avoir leur issue toutes les ondes nerveuses dérivant des différentes zones sensorielles et même de la zone tactile, c'est pourquoi les relations avec le monde extérieur deviennent possibles. Elle représente pour l'écorce du cerveau ce que sont les cornes antérieures de la moelle épinière à l'égard des voies sensorielles et des cornes postérieures. Les ondes centripètes, dans l'un et l'autre cas, se résolvent à travers les centres moteurs, sur les appareils musculaires. L'échange de fibres entre la zone tactile (pariétale ascendante) et la zone motrice (frontale ascendante) est considérable. Le degré, la dignité et le nombre des composants diffèrent seuls dans le rapport des centres moteurs subcorticaux et médullaires. La zone motrice réfléchit sur le monde extérieur le nombre et le caractère des produits psycho-sensoriels, isolés ou associés, qui l'excitent.

Cependant elle est la première à se myéliniser et elle est marquée par le n° 1 dans le schéma de FLECHSIG. Evidemment les fibres qui se myélinisent avant ne sont pas les seules à parvenir à la zone motrice, qui devient par là une zone associative de haute valeur.

En avant de la zone motrice, et comme en faisant partie, est une zone qui se prolonge vers le pied des circonvolutions frontales. De l'avis de quelques auteurs, elle ferait partie intégrante de la zone motrice. DE BOYER et PITRES (1) et en général l'école de Charcot prolonge la zone motrice un peu en avant de la circonvolution frontale ascendante. Le petit champ d'extension et

____

(1) *Etudes topographiques sur les lésions corticales des Hémisphères cérébraux* 1879.

d'évolution de la zone motrice, et en particulier la partie médiane de cette petite bande frontale, deviendrait, si l'on accepte
plusieurs observations faites jusqu'ici et paraissant convaincantes,
le champ d'extension de la zone motrice du membre supérieur
pour les mouvements complexes destinés à des opératious spé-

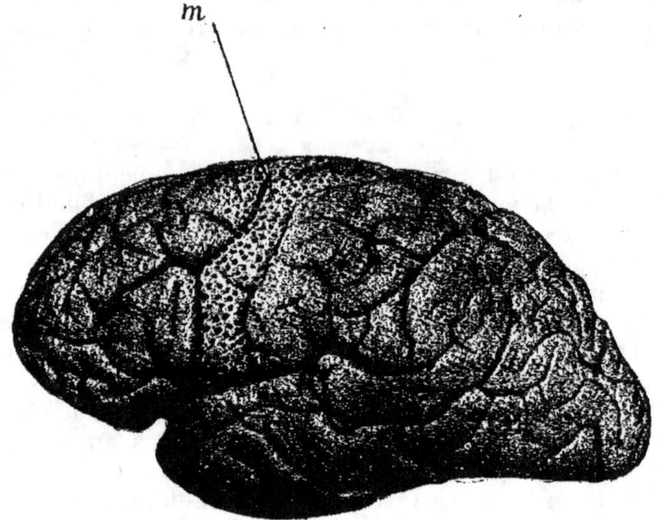

Fig 23

m. L'aire motrice

ciales, telles que l'écriture. Les recherches de CAMPBELL, de BOL-
TON, de BRODMANN et de FLESCHIG en fourniraient une confirmation histologique, d'accord avec les recherches physiologiques
et pathologiques (Chapitre III, zone médiane intermédiaire).
Vraiment un travail nouveau, intense et prolongé devrait amener
non seulement un perfectionnement dans la fonction primitive,
mais une plus grande extension de la surface fonctionnelle de
l'écorce. On souleva des doutes sur l'existence d'un centre pour
l'écriture, (surtout DÉJERINE et MIRALLIÉ (1), mais il paraît vrai
que la grande habitude de l'écriture, je dirais même l'automatisme de l'écriture de la main droite, ainsi que l'automatisme
de la main du violoniste et du pianiste, doivent posséder un
centre, ou une aire corticale capable d'une coordination spéciale

---

(1) *De l'aphasie sensorielle.* (1896).

de mouvements, distincte du centre des mouvements plus communs du membre supérieur, qui sont la préhension, les actes de défense, pour la conservation de l'individu et les mouvements exigés par les métiers manuels.

Je sais bien que l'on peut écrire de la main gauche, et même avec une plume dont le manche serait placé entre les lèvres, et que l'on peut écrire aussi avec le pied, avec le tronc, ainsi que l'ont démontré les résultats de la rééducation des mutilés de guerre ; mais ces faits démontrent tout au plus que de nouvelles coordinations motrices sont possibles, grâce à l'exercice, pour tous les champs musculaires, mais il n'excluent pas que le nouveau travail et les nouvelles aptitudes n'élargissent le champ moteur, et que les nouvelles coordinations fonctionnelles, sitôt constituées fortement par l'exercice, représentent une différenciation de travail qui émane d'un champ anatomique particulier.

Les recherches physiologiques de Sherrington et Grünbaum[1] celles de Sherrington, Mott, et E. Schuster [2], s'accordant avec les recherches cytotectoniques des histologistes que nous avons précédemment cités, ont circonscrit l'aire de la motilité générale à la circonvolution frontale ascendante assez bien délimitée en arrière par le sillon de Rolando, mais mal limitée en avant. Chez le gibbon qui fait un grand emploi des bras et des mains et marche de préférence sur ses membres postérieurs, les expériences par les excitations électriques de l'aire motrice démontrent un déplacement en bas et en avant du centre des mouvements du corps, et des yeux surtout. L'aire motrice pour les mouvements de flexion et de rotation du poignet s'étend, au contraire sur le pied de la seconde circonvolution frontale. L'histologie confirme l'expérimentation pour ce qui est de l'aire intermédiaire précentrale de Campbell, et des aires définies par Brodmann. Mais les expérimentateurs susdits prolongent bien en avant une pareille zone intermédiaire chez le gibbon sur la face externe autant que sur la surface interhémisphérique. L'aire préfrontale proprement dite, selon Brodmann et Campbell, est, elle aussi très réduite au bénéfice de la précentrale intermédiaire. Ces expériences de Sherrington, Mott et Schuster laissent de grands doutes, car si l'emploi initial des mains chez le gib-

---

[1] *Loc. cit.*
[2] *Motor localisations in the Brain of the Gibbon, correlated with histological examination.* « Proceedings of the Royal Society » 1911.

bon amène une si grande extension de l'aire motrice intermédiaire, celle-ci devrait être beaucoup plus vaste chez l'homme. Pour cette considération il faut attribuer plus de valeur aux conclusions déduites des observations cliniques telles que celles de PITRES et de DE BOYER qui prolongent la zone motrice humaine sur le pied des circonvolutions frontales. Mes conclusions qui opinent pour l'existence d'une zone motrice d'évolution (1), et celles des chirurgiens comme KOCHER (2), qui se basant sur des observations faites sur l'homme, admettent que les centres moteurs, exception faite de ceux du pouce, de l'orteil et de l'épaule, se trouvant tous sur la circonvolution antérieure de Rolando, le point de repère principal de la région motrice devrait être le sillon précentral, permettent de croire à l'extension en avant de la zone motrice.

On peut en dire autant du pied de la troisième circonvolution frontale (il n'est pas besoin de distinguer à présent la fonction des deux hémisphères à ce sujet), qui est la zone motrice du langage parlé (cette opinion classique n'a pu être anéantie par la doctrine révolutionnaire de PIERRE MARIE). Cette zone est placée immédiatement en avant du centre moteur des lèvres, de la face, de la langue, du larynx, etc., c'est à-dire des groupes musculaires, qui sont affectés à la mastication, à la déglutition, au sifflement, au cri, etc. J'énonce l'hypothèse que le centre de l'écriture, qui a donné lieu à tant de débats, est à celui des mouvements du bras (pour les mouvements de préhension et de défense) comme le centre de la parole articulée est aux centres de la mastication, de la phonation, de la face, de la langue, etc. De même que la partie antérieure de la zone visuelle représente une zone d'évolution beaucoup plus élevée, en gradation que les autres parties de cette zone, de même l'aire intermédiaire prérolandique, considérée comme une partie de la zone motrice peut être admise (fût-ce provisoirement comme une zone motrice évoluée, représentant le champ d'activités motrices et mentales plus élevées chez les hommes les plus cultivés. Aujourd'hui encore, même après la brillante critique portée par P. MARIE sur la vieille doctrine, il est permis de tenir pour certain que le centre moteur de la parole articulée se trouve sur le pied de la

---

(1) L. BIANCHI. *Lieçoes sobre as Localisaçôes cerebraes e a Physiopathologia de Linguagem*. Traduction du Dr de Souza. Rio de Janeiro. 1899.

(2) *Hirnerschutterung, Hirndruck und chirurgischen Eingriffe bei Hirnkrankheiten*. 1901 e « L'écorce cérébrale » Bonne, 1910.

troisième circonvolution frontale et à son voisinage, comme a partie antérieure de l'insula. Ces aires, à mon avis, sont en train d'évoluer, et n'existent pas différenciées chez tous les hommes et ne donnent pas de fibres directes au faisceau pyramidal.

Pour l'écriture nous employons les mêmes membres et les mêmes muscles que pour les mouvements les plus élémentaires et les plus grossiers nécessaires aux nombreux besoins de la vie. Les mouvements les plus élémentaires des arts supérieurs sont les mêmes que ceux par lesquels nous prenons les choses indispensables à nos besoins corporels et à nos instincts individuels. Dans l'évolution humaine, la différenciation fonctionnelle spécifique progressive du manteau pour l'écriture ne se produit que tardivement et c'est pourquoi son champ cortical est moins ferme et moins généralisé par rapport au centre moteur du langage articulé.

J'ai recours à deux exemples pour mieux exprimer mon idée. Le sauvage, qui face à l'ennemi emploie pour sa propre défense un bâton et un escrimeur civilisé de nos jours, qui se trouvant dans des conditions identiques, se sert de l'épée, mettent tous deux en action les mêmes muscles du membre supérieur droit et dans le même but. Le sauvage fait des mouvements grossiers, en gaspillant inutilement son énergie ; le tireur d'épée, avec plus de dignité, accomplit une série de mouvements fort délicats ayant chacun sa propre raison d'être, et tous coordonnés, en une mesure juste et admirable harmonie, aux deux objectifs de l'offensive et de la défensive.

Tandis que le sauvage ne peut, et ne sait accomplir pour l'objectif auquel il vise, d'autres mouvements plus proportionnés, l'escrimeur peut singer aussi ceux du sauvage, dont il reconnaît cependant l'incohérence et la grande infériorité.

Dans la structure du centre cortical du membre supérieur droit du tireur s'est produite une différenciation, grâce à laquelle on obtient un résultat plus complexe et mieux coordonné.

Supposons maintenant que le tireur d'épée abandonne son arme et prenne la plume pour décrire ses assauts, ou, dans un ordre d'idées plus élevé, pour accuser son ennemi ou se défendre de ses embûches : on comprend quel merveilleux progrès a été réalisé par tout son cerveau, et quelle coordination, infiniment plus délicate, a été obtenue par les mêmes muscles qu'employaient le sauvage ou le tireur.

Dans ce cas intervient nécessairement un plus grand nombre

de coefficients, parmi lesquels les néoformations de concepts
assument une importance nouvelle, ainsi que les images auditives et visuelles des mots, au moyen desquels on entend exprimer ses pensées. Ces images sont fournies par d'autres champs
cérébraux ; elles n'interviennent point dans les mouvements
d'assaut et de parade du tireur, et moins encore dans ceux de
l'homme primitif. Cela démontre clairement que pour obtenir
une plus vaste coordination de mouvements, et pour atteindre
un degré plus élevé de l'activité des fonctions, il faut non seulement la différenciation des centres moteurs de l'écorce du cerveau, mais peut-être encore l'extension de ladite zone dans un
champ plus apte à se différencier, et l'aide indispensable d'autres
facteurs, ainsi qu'à certains travaux il faut des ouvriers spécialisés, *division du travail et coordination de la main d'œuvre.*

* *
*

C'est dans la sphère tactile que FLECHSIG voit le centre organique de notre existence intellectuelle, en tant que cette sphère
affecte des relations (anatomiques) directes et indirectes avec
toutes les autres régions de l'écorce, outre les fibres très nombreuses, et pour la plupart corticipètes qui lui arrivent de la
couche optique. Cette sphère, non seulement sert de voie aux
relations avec le monde extérieur, qui sont établies grâce au
tact, mais encore — si l'on comprend bien la pensée compliquée
de FLECHSIG — toutes les autres perceptions sont assimilées par
la conscience au moyen de la seule sphère tactile, laquelle étant
la zone sensitive du corps contient aussi les champs d'innervation, de la respiration et des autres sensations organiques.

On peut donc être d'accord avec FLECHSIG en considérant la
sphère tactile (qui ne serait pas étendue à la circonvolution précentrale, selon les plus récentes recherches, mais bien à la circonvolution post-centrale (fig. 1 et 4) comme le champ de toutes
les impressions sensitives provenant des organes qui constituent notre corps, et par conséquent comme le facteur principal
de la formation de l'idée du *moi*, ou, si l'on veut l'organe du
noyau central du sentiment de l'existence individuelle (cœnesthésie). J'admets de même, dans la mesure où j'ai pu le déduire
de la pathologie, que le *moi* organique est toujours, ou presque
toujours, averti et modifié par des stimulus extérieurs, quelle
que soit l'aire qui en forme l'image ; en d'autres termes, toute

perception est accompagnée d'une résonnance dans la conscience cœnesthésique, avec un réflexe émotif, de degré différent, ce qui implique l'existence de voies anatomiques directes et indirectes entre la circonvolution rolandique postérieure et toutes les autres sphères de la sensibilité.

On sait que la sphère tactile, qui, contrairement à l'affirmation de FLECHSIG, serait limitée à la circonvolution postrolandique jusqu'au sillon interpariétal, en haut et en arrière, et sur la face interhémisphérique à la partie correspondante du lobule pararolandique, contient des points dont l'excitation cause des modifications dans les fonctions de l'intestin, de la circulation, de la respiration, de la digestion, des sécrétions et des excrétions. Il a de même été confirmé que des modifications analogues de toutes ces fonctions se produisent sous l'influence d'impressions plus ou moins fortes, et accompagnent les émotions par le fait que toutes les impressions fournissent d'une part la connaissance, d'autre part la conscience du *moi* du stimulus qui a agi sur les sens et dont les vibrations ont rejoint les champs sensoriels du manteau. Quelques physiologistes estiment que l'émotion consiste essentiellement dans les manifestations organiques de la respiration, de la circulation, ces mêmes manifestations sous l'influence de stimulus plus forts se traduisant par de la pâleur ou de la rougeur de la face, modifiant le rythme de la respiration, causant la sécheresse de la bouche, le besoin d'uriner, le tremblement, etc.

Nous reviendrons, rapidement aussi, sur cet argument dans un des chapitres suivants.

C'est donc vers cet organe ou zone corticale que sont dirigées les ondes nerveuses de toutes les parties de l'organisme ; c'est là qu'elles se fondent *dans le sentiment de l'existence individuelle* avec les attributs de bien-être et de force, de vague malaise ou de mollesse ; c'est de cet organe que dépendent les variations de l'humeur de l'âme, gaie et active, ou encore triste, irritable et négative.

Quand toutes les parties de l'organisme fonctionnent harmoniquement le *moi* opère sur le monde extérieur (activité, courage), lorsque, au contraire une partie du corps est malade, rebelle, ou que tous les organes fonctionnent faiblement par défaut ou altération du matériel destiné à alimenter leur travail et nécessaire à l'entretien de la flamme de la vie, le sentiment indéfini de malaise, le pessimisme, le négativisme, le découragement, la prédominance inhibitrice de la difficulté indiquent un changement de la condition intérieure du règne de la vie. Dans quelques maladies on constate une espèce de dissociation entre la chose perçue et le *moi* qui perçoit. Je l'ai notée dans quelques cas de mélancolie et de neurasthénie grave, cas où se tait la conscience cœnesthésique, laquelle est la base des sentiments d'affection. C'est ainsi que le sujet perçoit le monde extérieur, mais ne sent pas le *moi* qui perçoit. Une mère, par exemple, me disait : « Je vois mes enfants, mais je ne sens plus rien pour eux ; il me semble être une autre personne. Cela est pour moi la cause d'un profond découragement ». D'autres sujets, qui peuvent bien, à la vérité, identifier chronologiquement leur *moi*, affirment qu'ils ne sentent pas qu'ils perçoivent, tout en reconnaissant les objets et les personnes, et ils en sont découragés. Cette condition amène quelques-uns d'entre eux à subir une véritable métamorphose de leur personnalité. Une dame, dont j'ai rapporté l'histoire dans mon *Traité de psychiatrie* (1) disait : « Il me semble que je vous reconnais pour le professeur B, mais je ne suis pas Madame A, comme vous l'affirmez, cette dame n'existe pas, et moi qui parle, je n'existe pas » etc., etc. Il faut reconnaître dans cet état le sommeil profond du *moi* organique, c'est-à-dire du noyau de la personnalité qui est informé de tous les processus sensoriels déterminés dans les autres zones du manteau, ces processus sensoriels ne se relient plus avec le *moi*.

Dans cet état de paralysie du champ cortical de la cœnesthésie, le *moi* ne se retrouve pas chronologiquement à cause de la solution de sa continuité, puisqu'il a été si profondément modifié pendant que continuaient à fonctionner les champs corticaux des autres sens, dont les élaborations manquent d'un point de repère, point de repère normalement donné par le *moi* somatique qui les identifie.

Si j'ai réussi à démontrer que le grand centre intellectuel occipito-pariéto-temporal ne peut être conçu dans le sens indiqué par FLECHSIG, mais bien comme une large zone d'évolution des zones sensorielles primitives, visuelle, auditive et tactile, qui conservent leur individualité fonctionnelle par leurs caractères fondamentaux respectifs nous pouvons affronter l'étude de la fonction du lobe frontal.

Que représente cette partie si importante du néo-pallium dans l'évolution et dans l'harmonie de l'activité du cerveau ?

---

(1) *Traité de Psychiatrie*, 1re et 2e édit. Naples, 1915.

CHAPITRE II

Histoire et évolution de la doctrine concernant les fonctions des lobes frontaux

La question que nous allons affronter est une des plus compliquées et des plus controversées de la physiologie cérébrale ou mieux de l'anatomo-psychologie. La fonction du vaste champ du manteau cérébral situé en avant de la zone motrice a suscité une discussion des plus vives. Le problème doit être posé en termes précis : les processus psychiques ont-ils pour substratum anatomique exclusivement les zones sensorielles et motrices et du langage, ou bien d'autres zones corticales qui, n'étant ni sensorielles ni motrices ni productrices du langage coopèrent-elles d'une façon particulière à la formation et à l'évolution de la pensée et de la personnalité psychique ? C'est en ces termes que je posais le problème dans ma première communication au Congrès National de Médecine de Rome en 1892, où j'étais rapporteur sur le sujet des localisations fonctionnelles du manteau cérébral, et au Congrès International de Rome en 1894, et il n'était pas possible de se méprendre sur ma pensée sans une volonté bien déterminée de le faire.

Nous avons rappelé dans les pages précédentes la tentative de Flechsig,— laquelle réussit presque à être une démonstration — pour assigner à la grande zone temporo-occipito-pariétale les fonctions les plus élevées d'association et de synthèse mentale ; nous avons fourni la preuve que la doctrine de Flechsig ne résiste pas à l'examen des faits. Ces zones sont le substratum anatomique qui se développe graduellement par des perceptions qui se différencient toujours davantage et représentent des organes de perfectionnement des produits de processus plus simples.

Depuis les temps les plus reculés, anatomistes, physiologistes et poètes avaient indiqué les lobes frontaux comme organes de l'intelligence.

La doctrine de GALL et de SPURZHEIN que HUFELAND, son irréductible adversaire, déclarait « l'événement le plus important du XVIIIe siècle » (Soury) et « un des progrès les plus hardis et les plus considérables dans le domaine des sciences naturelles » peut être condensée dans les propositions suivantes : Les circonvolutions cérébrales et particulièrement la substance grise sont les organes de la faculté de l'intelligence et doivent être reconues « comme les parties où s'exercent les instincts, les sentiments, les tendances, le talent, les qualités affectives, en général, les forces morales et intellectuelles ». Il existe des formes particulières d'intelligence, de mémoire, d'imagination, de tendances, et chaque organe cérébral a sa propre intelligence, sa mémoire son imagination, etc., etc. ; « les qualités communes à l'homme et aux animaux ont leur siège dans les parties latérales et postérieures de la tête (cerveau) ; à mesure que les animaux ont reçu en partage quelques parties encéphaliques antérieures et supérieures elles jouissent de quelques facultés intellectuelles. Chez l'homme, lorsque les organes de la partie postéro-inférieure du cerveau sont excessivement développés et que ceux des parties antéro-supérieures le sont moins, les inclinations animales doivent avoir le dessus. L'homme est d'autant plus intelligent que le cerveau antérieur et supérieur est plus développé (1) ».

C'est une manière intuitive, subjective d'entendre la part que prend le cerveau antérieur dans les manifestations extrinsèques de la vie ; mais on ne peut disconvenir que l'affirmation ne contienne une certaine part de vérité, laquelle, dans une certaine mesure, a été confirmée par les recherches cliniques et expérimentales à des époques successives.

L'œuvre de GALL et de SPURZHEIN a été grandement exaltée par FLECHSIG ; mais une autre partie de cette œuvre contient également une part de vérité et survit : c'est la localisation de la faculté du langage dans la partie orbitaire du grand lobe antérieur, ainsi que l'écrivit un grand spécialiste de neurologie, IRELAND (2).

---

(1) JULES SOURY : *Le système nerveux central*, Paris 1899.
(2) « Journ. of. mental Science », 1898.

Pour Burdach (1) les lobes frontaux seraient en rapport surtout avec l'activité psychique et la connaissance objective. Il avait remarqué le sentiment de tension de la région frontale quand la pensée est intense, déjà observé par Lancisi qui avait désigné les lobes frontaux comme la fabrique de la pensée. Lui aussi attribuait une grande importance à la forme spéciale du front en relation avec la force de l'intelligence et retenait que les deux pôles du cerveau, l'antérieur et le postérieur, n'agissaient pas isolément, mais déployaient une activité commune, parce que « dans la connaissance domine tantôt l'objectivité, tantôt la subjectivité. »

Flourens (2) combattit ces affirmations qui lui paraissaient fantaisistes et soutint « qu'il n'y a pas de siège spécial ni pour les diverses facultés, ni pour les diverses perceptions ». La faculté de percevoir, de juger, de vouloir une chose réside dans le même territoire, qui en perçoit, en juge et en veut une autre.

Donc aucune différenciation dans le manteau cérébral pour les différentes sensations, si bien que, en détruisant séparément une partie du manteau, elles sont toutes affaiblies ; et, par conséquent, toutes les facultés intellectuelles, toutes les perceptions, tous les instincts constituent une faculté essentiellement *une*, résident dans le même organe et y occupent le même siège. Il distingue, à la vérité, « organe qui perçoit et veut de celui qui coordonne et de celui qui excite ; mais ces organes sont respectivement les hémisphères cérébraux, le cervelet et la moelle épinière avec les nerfs ». Cette doctrine est désormais dépassée.

Gratiolet (3) était décidément contraire à la doctrine des localisations, mais durant le débat sur la thèse soutenue par Broca à propos de la localisation du langage, il apparaît aujourd'hui, dans la synthèse des résultats obtenus au moyen de recherches cliniques et expérimentales, comme un des fondateurs de la doctrine des localisations.

Il admettait la possibilité de « supposer dans les hémisphères cérébraux autant de régions distinctes, qu'il y a, à la périphérie

---

(1) J. Soury, l. c. c. *Baue u. Leben des Gehirns* Leipzig. 1819 1876.
(2) *Recherches expérimentales sur les propriétés et les fonctions du système nerveux chez les animaux vertébrés.* Paris, 1842, 2e édit,
(3) Gratiolet : *Observations sur la forme et le poids du cerveau.* Paris, 1861.

d'organes de sensations diverses » et dans chacun de ces cerveaux « la possibilité de loger une mémoire et une imagination ». Et bien qu'il admît le problème d'un siège pour la « raison qui commande » et reconnût au lobe frontal « la majesté du cerveau humain » il prit parti pour la doctrine de FLOURENS, surtout parce que « s'il y avait tant d'organes cérébraux, de quel secours l'un d'eux serait-il à l'autre... Comment le cerveau de l'oreille pourrait-il venir en aide au cerveau de l'œil ? « Il donnait, et avec raison, une grande importance au centre ovale parce que « la synergie fonctionnelle du cerveau pouvant trouver sa condition anatomique dans les commissures multiples, lesquelles unissant, et de la façon la plus complexe, toutes les circonvolutions d'un même hémisphère, font toucher du doigt l'unité fonctionnelle du cerveau ». C'est là l'intuition d'un talent supérieur auquel manquèrent les moyens pour se libérer de l'ancien préjugé de l'unité de la pensée, mais qui entrevoit cette possibilité à laquelle, plus tard, l'expérience et la clinique ont fourni les preuves d'une réalité objective.

Les recherches expérimentales et cliniques ont franchi désormais la barrière opposée jadis, comme une question préjudicielle, à *toutes les tentatives d'une psychologie connexe à l'anatomie* du cerveau. Au nombre de ces questions préjudicielles on peut rappeler celle qu'a formulée LELUT (1), qui écrivait : « La question des rapports à établir entre le cerveau et les actes supérieurs de la pensée est une de ces questions que leur nature condamne, suivant toute apparence, à une indétermination perpétuelle ».

Il faut reconnaître à HITZIG le mérite d'avoir placé la question sur le terrain expérimental. Partant des données de l'anatomie comparée sur le parallélisme évolutif des lobes frontaux et de l'intelligence, il entreprit des expériences sur les mammifères supérieurs. Ces expériences confirmèrent la présupposition déduite de la littérature et de l'anatomie comparée, qui veut que les lobes frontaux soient réellement le siège des facultés mentales les plus élevées (2).

C'est à HITZIG que revient le mérite, dans une controverse soutenue avec des physiologistes allemands tels que Munk et Goltz, d'avoir avancé des preuves expérimentales pour démontrer que

<hr>

(1) *Formule des rapports du cerveau à la pensée* « Annales médico-psychologiques », 1843.
(2) *Untersuchungen über das Gehirn*, 1874.

l'ablation des lobes frontaux chez le chien n'était jamais suivie d'aucun trouble moteur (1), et provoquait chez les singes la perte des acquisitions récentes et de l'éducabilité.

Hitzig (2), dans la discussion avec Munk et Goltz écrivait en 1884 : « J'admets encore aujourd'hui ce que j'admettais en 1870, lorsque je m'exprimais sous une forme hypothétique, à savoir que les centres corticaux ne sont que des centres collecteurs. Je confirme l'opinion souvent manifestée, que les lésions profondes et très étendues qui intéressent le mécanisme central, rompent nécessairement une multitude de faisceaux qui unissent entre elles les différentes régions corticales du cerveau, et doivent, par conséquent, produire des symptômes susceptibles d'une amélioration relativement rapide ; c'est à cette catégorie qu'appartiennent les troubles transitoires de la vue qui se manifestent à la suite de lésions profondes, et intéressant différentes régions des hémisphères. Mais je conteste l'opinion de Munk au sujet de la nature des fonctions intellectuelles supérieures et de leurs rapports avec le substratum anatomique. Selon Munk il n'existe pas d'organes spéciaux pour ces fonctions, et ils ne sont pas nécessaires.

Je crois avec lui que « l'intelligence, disons mieux, le trésor des idées, doit être recherché dans toutes les parties de l'écorce cérébrale, ou plutôt dans toutes les parties du cerveau ; mais je soutiens que la pensée abstraite exige nécessairement des organes particuliers, et ces organes je les trouve dans le cerveau frontal ».

Ferrier (3), qui, en même temps qu'Hitzig, ou même avant lui, avait affronté la question des localisations fonctionnelles grâce à des expériences sur les mammifères supérieurs, avait, dans la première édition de son livre, placé dans les lobes frontaux le centre pour les mouvements de la tête et des yeux, et donné la raison de la grande valeur qu'ont les mouvements de la tête et des yeux dans les attitudes qui expriment l'attention, et dans l'essence même de l'attention ; c'est pourquoi il fait des lobes frontaux l'organe de l'attention. Il réussit ainsi, par une

---

(1) *Achte Wanderversammlung der W D. Neurologen-Neurologisches Central*, 1883.

(2) Tous les travaux de Hitzig et les discussions qu'il a soutenues ont été recueillies en un volume. *Untersuchungen über das Gehirn*, 1904.

(3) *The function of the Brain*, 1877.

autre voie, à prendre place parmi ceux qui attribuent aux lobes frontaux une fonction psychique supérieure.

Le neurologiste anglais exprime de nouveau, dans la seconde édition de son livre, l'idée que dans les perceptions est compris un élément musculaire qui joue un rôle dans le réveil de l'idée corrélative.

Lorsque nous nous remémorons une idée, en réalité nous exécutons, d'une manière plus ou moins rudimentaire, les mouvements au moyen desquels les idées se sont respectivement associées en une cohésion harmonieuse. Lorsque nous nous représentons une pensée, nous reproduisons, d'une manière rudimentaire, les mouvements d'articulation de la parole qui en est le symbole (1). De même lorsque notre attention, attirée par un objet, détermine une position concordante des yeux accompagnée de mouvements propres à retenir l'objet dans le point focal de la rétine, ainsi, au cours de l'idéation attentive, nous exécutons, d'une façon rudimentaire, les mêmes mouvements de la tête et des yeux que dans la vision actuelle. « La destruction des lobes frontaux, trouble ou paralyse les mouvements latéraux de la tête et des yeux, et cela proportionnellement à l'étendue de la mutilation. Bien que les mouvements oculaires puissent être excités en voie réflexe par les impressions de la rétine, il semble qu'il y ait diminution du pouvoir de regarder ou de diriger le regard vers l'objet qui ne tombe pas spontanément dans le champ de la vision. La conséquence d'une telle immobilité de la tête et des yeux est l'apparence (*the aspect*) de l'indifférence et de la stupidité ! » (2).

Donc FERRIER fait des lobes frontaux un centre des mouvements de la tête et des yeux, qui sont les équivalents moteurs de l'attention. Ces résultats furent partiellement confirmés par GRÜNBAUM et par SHERRINGTON (3) qui trouvèrent sur le cerveau du chimpanzé une zone frontale, et plus spécialement sur le pied de la 2e frontale, dont l'excitation provoquait des mouvements des yeux.

En règle générale l'observation des animaux mutilés des lobes frontaux démontre que les mouvements de la tête et des yeux

---

(1) Cette thèse a été soutenue d'une façon toute spéciale par Stricker (*du langage et de la musique*), 1885.

(2) FERRIER. *The functions of the Brain.* 2e édit. 1887.

(3) *Observations on the physiology of the cerebral cortex of some of the higher apes.* « Proc Roy Soc. » 1901.

persistent dans tous les sens, ni plus ni moins que ce que l'on observe chez les êtres humains atteints d'imbécillité. Dans les premiers jours seulement, et quand la lésion tombe trop près de la zone motrice, ou même sur la zone motrice des muscles de la tête et du tronc, on observe des troubles moteurs et une certaine fixité du regard chez les singes. Après quelques jours ou quelques semaines ces symptômes disparaissent, si bien que l'absence de la curiosité active, chez les singes opérés, ne peut être l'effet de la paralysie de ces mouvements, qui seraient l'élément somatique nécessaire au processus attentif, mais bien d'une situation mentale que j'expliquerai, selon ma façon de voir, dans un des prochains chapitres.

Les premières expériences que j'ai entreprises sur des chiens m'autorisèrent à m'exprimer lors d'une première communication (1), dans le sens que l'on pouvait, pour le moment, conclure que les mutilations unilatérales du lobe préfrontal, ne sont pas suivies, chez les animaux soumis à l'expérience, d'aucun symptôme digne de considération ; et qu'au contraire les mutilations bilatérales, chez les chiens, avaient fait remarquer un sensible changement de caractère, et spécialement un affaiblissement de toutes les manifestations psychiques : défaut de jugement perceptif, peur exagérée par défaut de critique ou par incapacité de se servir de leurs forces physiques entièrement conservées, amnésie et façon d'agir psychiquement aveugle, défaut d'initiative et de ressources, absence de finalité dans les mouvements complexes, laquelle se traduit par une conduite incohérente et une diminution de la vivacité (abaissement du tonus psychique), de telle sorte que l'un de ces chiens fut désigné, même par des profanes, comme atteint d'imbécillité.

Quelle interprétation donner à ces phénomènes observés jusqu'ici ? Les zones sensorielles étaient toutes restées intactes ; les fibres associatives, qui sont unies entre elles et qui unissent les deux hémisphères n'avaient été en aucune manière interrompues ; les fonctions sensorielles, y compris la fonction tactile, s'étaient conservées intactes, de même que les mouvements et cependant le chien dont j'ai parlé plus haut, avait subi un dommage relativement considérable dans sa vie psychique. Je recourus au raisonnement suivant :

---

(1) *Ist die Vernunft eine ausschliesslich den Empfundungsbereichen der Hirn rinde zukommende Thätigkeit ? Untersuchungen zur Naturlehre des Menschen und der Tiere*, herausgegeben, von Moleschott., XIX, Band, 4 Heft.

Nous avons dû admettre que le processus de la perception est le produit de la coordination de facteurs élémentaires indispensables, lesquels, isolément, ne fournissent pas l'image concrète des choses, quel que soit l'appareil sensoriel où elle se développe. La coordination de perceptions simples actuelles ou représentatives, selon les lois d'association, fournit des produits plus complexes. La production intellectuelle augmente ainsi d'une façon extraordinaire (chez l'homme) jusqu'aux conceptions abstraites les plus élevées, qui sont elles-mêmes la base de plus vastes coordinations. Or, je crois qu'il est permis de supposer que cette plus vaste coordination — d'où résultent la finalité de la conduite, l'homogénéité, pour me servir d'une phrase de Spencer, — a pour siège un organe distinct des organes de la perception ».

En faveur de cette thèse j'avançais l'exemple de la complication progressive des réflexes. Le stimulus qui arrive jusqu'aux cellules postérieures de la moelle épinière et se résoud en un mouvement réflexe simple, sans aller plus loin, fournit l'exemple d'une coordination. Le passage du stimulus des stations inférieures à celles d'une hiérarchie plus élevée, comme le cerveau moyen, et, plus en avant, la couche optique, ainsi que les mouvements beaucoup plus compliqués et coordonnés qui en résultent, fournissent l'exemple d'autres coordinations qui s'accomplissent dans des organes absolument distincts des précédents et qui sont, à leur tour, beaucoup plus complexes.

S'il en est ainsi, il est permis d'affirmer que les plus vastes associations, les plus délicates coordinations des produits sensoriels, d'où résultent les conceptions complexes, qui se résolvent dans la conduite, au sens le plus large, possèdent un organe particulier, d'évolution récente, en relations immédiates et étroites avec tous les autres qui doivent lui fournir le matériel sensoriel qu'il est destiné à élaborer. « Cet organe serait aux zones sensorielles motrices ce que ces dernières sont à la couche optique et aux noyaux placés sous le manteau, et ce que ceux-ci sont à la moelle épinière. L'histoire naturelle évolutive du système nerveux, dans les diverses séries animales est là pour fournir une preuve de la vraisemblance de ce que j'ai avancé. »

D'une première série d'expériences pratiquées sur des chiens et sur des singes [lesquels furent objets de démonstrations et d'examens de la part d'une Commission au Congrès International de Médecine de Rome (1894 (1)] et que je condensai en un travail d'ensemble publié dans le Brain (2), je déduisis des *critériums* que je formulai dans les conclusions suivantes :

1) Turbulence, inquiétude des animaux mutilés des deux lobes frontaux ; tendance continuelle à se mouvoir de ci de là sans raison.

2) Suppression de la curiosité et de ces attitudes d'observation si communes aux singes, et par conséquent, indifférence pour ce qui existe ou se passe autour d'eux.

3) Défaut d'affectivité envers les autres singes ou envers des animaux ou des personnes auxquelles avant l'opération, ils portaient un vif intérêt.

4) Emotivité plus grande, et spécialement peur étrange, causée par les bruits ou par la vue d'autres animaux, comme par exemple, d'un chien dont la présence, avant l'opération, ne les troublait pas, et difficulté de les calmer à nouveau (effet de la décadence des pouvoirs critiques et de la perceptivité).

5) Défaut de réflexion, de jugement, de mémoire, et incapacité de s'adapter à de nouvelles circonstances de vie.

6) Affaiblissement de quelques instincts.

7) Stéréotypies et automatismes.

Ces conclusions furent l'objet de critiques sévères ou d'approbations que je résumerai brièvement.

Quand on dit que l'intelligence, ou mieux, l'âme, comme l'écrivait Hitzig, n'est pas, dans le sens où l'entendait Flourens une fonction d'ensemble de tout le cerveau, et que quelques fonctions psychiques dépendent de régions déterminées et plus ou moins bien définies de l'écorce cérébrale, on prête le flanc à la critique. Je pense comme Munk, et je l'avais dit clairement dans ma première communication, que tout le cerveau concourt à l'élaboration de l'intelligence, non pas dans le sens indiqué par Flourens, mais bien dans le sens de la division du travail entre les diverses parties du manteau, et de la coordination et de l'association des produits respectifs de la part d'un organe cérébral particulier. Une affirmation de ce genre répond à toutes les données fournies par les recherches expérimentales et les observations cliniques.

Je n'ai point affirmé que le lobe frontal était l'organe de

---

(1) Atti del congresso internazionale di Medicina e Chirurgia, Roma 1894.
(2) *The functions of the frontal lobe.* Brain Journ. of. Neurology, 1895.

Bianchi. *La Mécanique du Cerveau.*   7.

l'intelligence mais bien *un organe de l'intelligence* parce que l'intelligence est la manifestation suprême à laquelle concourt le travail de tout le cerveau. Je posai et je repose le problème en des termes bien différents et je m'explique.

Existe-t-il un organe cérébral qui ait la faculté d'utiliser les produits mentaux des zones sensorielles du manteau en vue de la construction de synthèses mentales plus propres à la spiritualisation de la nature, et par conséquent à la connaissance de cette dernière, et produise sur le monde des réactions qui réussissent à procurer à l'homme une adaptation plus sûre dans son milieu physique et social et lui permette de développer un long processus de pensée avec une connexion logique ?

Il ne pouvait y avoir aucune raison de se méprendre sur ma pensée. A la page 519 du « Brain » (1) à propos de la formation de la personnalité psychique, j'écrivais : « the whole of the nervous system takes part in it. » A la page 521, j'expliquais « Mon hypothèse est que les lobes frontaux sont le siège de la coordination et de la fusion des produits des perceptions, c'est-à-dire du travail des différentes zones sensorielles et motrices de l'écorce ». Ceux qui répètent que les lobes frontaux sont l'organe de l'intelligence formulent une erreur grossière et déforment une pensée exprimée avec précision et clarté. Ayant donc mis en pleine lumière ce point de départ, il ne sera pas inutile de faire un peu d'histoire, non point pour suivre, pas à pas, par goût de facile érudition, les hypothèses et les débats sur les fonctions des lobes frontaux, mais bien pour fixer les points de repère de l'histoire de la physiologie de cette région du cerveau.

Munk (2) et Goltz ont pris une place prépondérante dans le débat concernant cette question.

Tous deux se déclarèrent les adversaires des doctrines formulées par Hitzig. Munk s'opposa nettement aux hypothèses de Hitzig et de Ferrier, en affirmant qu'il n'existe pas plus de relations entre l'intelligence et les lobes frontaux qu'entre l'intelligence et quelque autre partie que ce soit du cerveau ; il conclut que pour lui les troubles de l'intelligence sont incomparablement plus graves à la suite de lésions étendues aux deux

---

(1) *Ueber die Functionen der Grosshirnrinde*, ecc. 1890 (dans ce volume sont recueillies beaucoup de communications de l'auteur sur la localisation fonctionnelle du cerveau, publiées jusqu'à cette date).

(2) *Loc. cit.*, V n.', pag. 72.

lobes occipitaux qu'à la suite de l'ablation des lobes frontaux.

Il écrit ailleurs : « L'intelligence a son siège partout dans l'écorce du cerveau et en aucune partie en particulier. Elle est la somme, en effet, et la résultante de toutes les images ou représentations qui dérivent des perceptions sensorielles. Toute lésion de l'écorce du cerveau altère d'autant plus profondément l'intelligence que la lésion est plus étendue et cela toujours par la perte de ces groupes d'images ou de représentations simples ou complexes qui avaient pour fondement les perceptions du territoire cortical lésé. Le trouble intellectuel sera définitif : 1° Si les éléments perceptifs sont détruits ; 2° S'il ne reste plus de substance qui puisse redevenir le siège des notions perdues. La cécité, la surdité, la paralysie motrice complète ou incomplète, produisent, chacune pour son propre compte, un rétrécissement du champ de l'intelligence. Si plusieurs zones sont lésées en même temps, l'étendue et l'activité de l'intelligence diminuent d'autant plus qu'avec le rétrécissement du champ des notions persistantes, grandit l'obstacle qui s'oppose à la formation de nouvelles idées, si bien que, tôt ou tard, l'animal nous apparaît frappé d'imbécillité. « Et l'on ne peut lui donner tort en ce qui concerne les chiens. Mais on ne peut être d'accord avec lui lorsqu'il affirme que chez les singes et chez l'homme la région (corticale) de la nuque est comparable en grande partie au lobe frontal. »

HITZIG avait trouvé le lobe frontal inexcitable ; MUNK au contraire le trouva excitable au moyen du courant de Faraday, d'où il lui attribua la fonction sensitivo-motrice pour la nuque et le tronc. Mais HITZIG lui adressa le reproche bien fondé d'avoir employé des courants trop forts. HITZIG avait noté des troubles visuels après la mutilation des lobes frontaux, ce que concédait aussi GOLTZ ; MUNK les excluait, ne les ayant jamais notés. La vérité est que le lobe frontal du cerveau des chiens est relativement encore petit et que les courants électriques même modérés, excitent, si l'on n'y prend garde le girus sigmoïde tout proche, ainsi que la zone dont dépend l'excitation de la musculature de la nuque et du tronc.

MUNK (1) étend ce qu'il appela Tühlsphare au lobe frontal, y place les centres pour les muscles de la nuque et du tronc et insiste sur la paralysie motrice des muscles du tronc chez les chiens mutilés des lobes frontaux, lesquels étaient à son avis,

---

(1) « Sitzungsber. Berlin Akademie d. Wissensch. », 1889-1896

inhabiles à se tourner du côté de la lésion, ainsi que l'avait noté FERRIER. Cette constatation est absolument contredite par mes expériences sur les singes. Ce phénomène chez les chiens ne se présente qu'au début, et quand on sectionne une partie du girus sigmoïde ; lorsque la lésion est bilatérale, la déviation du tronc et le mouvement de torsion de brève durée, se produisent vers le côté le plus lésé. Mais dans ces cas, outre les phénomènes de déviation qui tendent à disparaître, coexistent aussi des troubles psychiques, ou changements dans le caractère et la conduite des animaux opérés. C'est ce que GOLTZ eut aussi l'occasion de remarquer. Les affirmations insistantes de MUNK furent aussi sévèrement critiquées par FERRIER, GOLTZ, BECHTEREW et SHEPHERD lequel déclare « chez les singes et les chats sur lesquels j'ai fait des expériences je n'ai noté aucun trouble des muscles du tronc. Les chats peuvent sauter et se tourner, et les singes marchent et grimpent exactement comme ils le faisaient avant de subir la mutilation des lobes frontaux. »

Et ensuite, à quel point sont contredites par l'objectivité sereine et sincère les affirmations des observateurs qui soutiennent que les lobes frontaux sont les centres de la musculature de la nuque et du dos (GROSSGLIK, MUNK, LUCIANI) c'est ce qui est démontré par le fait que l'excitation, même forte, de la zone préfrontale, est rarement suivie, chez les singes de mouvements de la nuque, même lorsque la narcose de l'animal opéré est très légère. On peut ajouter que la destruction de cette zone ne produisit jamais de troubles permanents de la sensibilité des membres, de la nuque, du tronc et de la tête et moins encore n'en limita les mouvements d'une façon permanente. WERNER (2) voudrait presque reprocher à quelques chercheurs d'avoir employé des courants très faibles, d'où la conclusion erronée, selon lui, de l'inexcitabilité du lobe frontal, tandis que pour exciter cet organe il faut des courants forts et de longue durée. WERNER tombe dans une incontestable erreur technique qui le mène à une conclusion décidément absurde, justement parce que les courants forts et prolongés appliqués sur n'importe quelle partie du cerveau produisent, et cela pour des raisons banales, des phénomènes à distance. Il devrait se mettre d'accord avec UNVERRICHT (2). Celui-ci, grâce à l'excitation électrique

---

(1) WERNER. *Ueber elektrische Reizversuche in der Rumpf und Nackenregion d. Grosshirns beim Hunde.* « Allgemeine Zeitschrift, f. Psych , 1895, vol. 52.

(2) *Experimentelle und klinische untersuchungen ueber die Epilepsie.* « Archiv. für Psychiatria und Nerventer ». Bd XIV.

prolongée et plutôt intense sur le lobe occipital, provoqua l'accès épileptique, de la même façon que lorsqu'on excite la zone motrice : L'accès épileptique était causé par l'excitation de la zone motrice, à distance, produite par le courant intense appliqué au lobe occipital. Cette interprétation trouva une preuve dans les expériences d'UNVERRICHT lui-même que PENTA et moi pûmes confirmer à nouveau, il y a déjà bien des années. Cette preuve consistait à pratiquer une incision profonde sur l'hémisphère cérébral entre le point excité et le girus sigmoïde (centre épileptogène des chiens, selon ALBERTONI) dès qu'apparaissaient les premières contractions caractéristiques de l'accès épileptique. Par cette incision l'accès était arrêté, parce que les voies, par lesquelles la forte excitation du lobe occipital stimulait, au moyen de courants de propagation ou autrement, le girus sigmoïde, étaient interrompues.

Si un courant de Faraday, modéré, appliqué sur la circonvolution précentrale d'un singe préparé et narcotisé, provoque de nettes contractions de groupes musculaires déterminés des membres, si en déplaçant, ensuite, l'excitateur devant la zone motrice des membres, on provoque, par l'excitation des zones respectives des mouvements de la tête, des yeux, de la pupille et de l'oreille ; si en le déplaçant plus en avant encore sur la zone frontale et préfrontale on n'obtient aucune réponse musculaire, même si l'on augmente quelque peu l'intensité du courant, on n'a pas le droit d'affirmer que cette dernière zone soit un centre de mouvements. Si l'on provoque ces mouvements en augmentant considérablement l'intensité du courant, ou en prolongeant la durée de l'application, il en découle des conclusions dénuées de toute autorité expérimentale légitime, parce que les fortes excitations électriques provoquent sur n'importe quelle partie du manteau, des accès convulsifs, c'est-à-dire rejoignent, par contiguïté ou au moyen des voies nerveuses directes ou indirectes de communication, la zone motrice, d'où partent tout d'abord les contractions simples et ensuite la décharge épileptique.

Bien des années plus tard MUNCK (1) soutient encore avec chaleur et à l'aide de nouveaux arguments son ancienne doctrine et combat les hypothèses de FERRIER, de BIANCHI et de GOLTZ lui-même. Il attribue les troubles intellectuels observés sur les

_____

(1) *Ueber die Ausdehnung der Sinnesphäre in der Grosshirnrinde.* « Sitz. Berl., d. Preuss. Akad. » 1901.

chiens mutilés de la zone musculo-sensitive de MUNK en partie
au choc, en partie enfin aux processus inflammatoires successifs.

Il critique la doctrine de FLECHSIG et nie avec décision l'existence d'un champ cortical pour les plus hautes fonctions psychiques. Le manteau cérébral est la sphère des sens, et donc un
agrégat de champs, chacun destiné à un sens déterminé. Chaque
sphère sensorielle est un organe de fonction spécifiquement
perceptive, de représentations et de sentiments (*Empfindungen*).

GOLTZ (1) refuse d'accepter l'idée implicitement exprimée de
FERRIER et de HITZIG à propos de la fonction intellectuelle des
lobes frontaux (c'est-à-dire d'admettre que ceux-ci soient le
siège de l'intelligence) et il s'exprime dans le même sens que
MUNCK, à savoir que tout le cerveau est l'organe des fonctions
psychiques supérieures. Il déclare qu'il n'est pas possible de
localiser en des parties déterminées du cerveau n'importe quelle
manifestation élevée de la vie psychique que nous comprenons
sous le nom d'intelligence, de pensée, de sentiment, de passion,
de volonté. Il soutient, en outre, que chacune des parties du
manteau cérébral est le point de départ de ces manifestations
psychiques élevées. Toutefois, chez les chiens mutilés des deux
lobes frontaux, il observa quelques phénomènes qui coïncident
avec ceux que j'ai décrits dans ma première communication
(mouvements plus grossiers, perceptions sensitives ralenties,
changements dans le caractère — un chien de GOLTZ, lorsqu'on
l'excitait, mordait sa propre patte —. Il soutint de même
qu'après des lésions étendues et profondes des deux lobes occipitaux, on constate aussi une perte de l'énergie de la volonté,
ce qu'il déduisit du défaut de résistance aux mouvements passifs
imprimés aux animaux opérés (2). Il ajouta qu'il n'existe pas
entre les lobes antérieurs du cerveau et l'intelligence des rapports
différents de ceux que l'intelligence affecte avec n'importe quelle
autre partie du cerveau ; que les troubles de l'intelligence sont
incomparablement plus graves à la suite des ablations des lobes
occipitaux, et que HITZIG et FERRIER étaient prisonniers du vieux
préjugé que dans les lobes antérieurs du cerveau réside l'organe
de l'intelligence. Il écrivait (l. c.). « Je considère comme le ré-

----

(1) *Ueber die Verrichtungen des Grosshirns*, 1881.
(2) *Zur Physiologie des Grosshirns*. Arch. f. Psychiatrie XV, 1884.
    Pflügers archiv., 1884. Baud 34.
         id.,   Bd. 42.

sultat le plus important de mes recherches la démonstration que l'écorce du cerveau est, dans toutes ses parties, l'organe des fonctions psychiques supérieures, c'est-à-dire de l'intelligence. Par intelligence j'entends la faculté d'élaborer avec réflexion les perceptions des sens en vue d'actions appropriées à un but. Je ne sais si les philosophes seront satisfaits de cette définition. Elle suffit au physiologiste. »

MOOLMANN (1) et GOLTZ (2) avaient observé deux faits, confirmés ensuite par moi-même : les lésions limitées aux lobes frontaux ont des conséquences moins significatives que celles qui dérivent de lésions d'autres parties du cerveau, et les lésions circonscrites à un lobe frontal ne produisent pas d'effets notables. La grande divergence réside dans l'affirmation de GOLTZ selon laquelle l'extirpation des deux lobes frontaux produit des troubles analogues à ceux qui sont consécutifs à l'extirpation des lobes pariétaux.

Il est certain que GOLTZ lui-même avait observé l'ensemble des phénomènes, les plus apparents, tels que ceux qu'on observe après l'ablation des lobes frontaux, comme l'excitabilité exagérée, l'absence de contrôle de soi-même, l'incoercibilité de certains réflexes des chiens. Mais ces phénomènes étaient toujours compliqués de troubles de la sensibilité générale et des mouvements, parce que, d'ordinaire, la limite postérieure de la lésion tombait sur le girus sigmoïde, ou derrière lui. Et d'autre part ces phénomènes étaient jugés à travers le prisme d'une doctrine qui, pendant longtemps, s'était emparée comme une obsession, de l'esprit de beaucoup de physiologistes : la doctrine de l'arrêt, ou de l'inhibition. Si un chien, auquel on a enlevé les lobes frontaux exécute de larges mouvements de manège courant comme un fou dans un cercle très étendu, phénomène observé non seulement par GOLTZ, mais aussi par moi et par POLIMANTI, on en conclut qu'il lui manque le pouvoir d'arrêt ou d'inhibition, par lequel l'animal obéit à une impulsion intérieure, pour ainsi dire mécanique, et qui agit pour son compte, irrésistiblement. GOLTZ allait encore au delà. Pour lui les paralysies de la faculté de sentir et de se mouvoir qui succédaient à l'ablation des lobes frontaux n'étaient pas l'effet direct de la lésion des centres cérébraux de mouvements ou de sensations, mais bien l'effet indirect, en ce sens que la lésion produisait un

(1) Recherches accomplies dans le laboratoire de Goltz.
(2) Loc. cit.

arrêt transitoire sur les centres moteurs échelonnés dans les organes placés sous le manteau.

Loeb (1) dénie aux lobes frontaux les fonctions psychiques que d'autres leur attribuent. Il est sûrement dans le vrai lorsqu'il affirme que les lésions cérébrales peu étendues ne produisent pas de troubles psychiques parce qu'elles ne troublent pas la mémoire associative (autre définition peut-être point nécessaire, mais utile) et que seules les lésions bilatérales étendues causent des troubles plus ou moins considérables de la mémoire associative (2). Mais l'insigne physiologiste ne fut vraiment pas heureux dans ses observations et ses conclusions, si de nombreuses expériences de mutilation des deux lobes frontaux des chiens ne lui ont jamais montré quelque différence entre l'attitude psychique de chiens opérés et celle de chiens encore sains.

Un des physiologistes qui ont le plus âprement combattu mes conclusions sur la fonction des lobes frontaux fut Luciani (3) qui dans la dernière édition de son œuvre classique (4) se déclare résolument en faveur de la doctrine de Flechsig. Il admet que les centres d'association accomplissent des fonctions psychiques plus hautes, mais il n'attribue pas de telles fonctions psychiques plus élevées aux lobes frontaux, eu égard à la brièveté et à la momentanéité des phénomènes observés chez les animaux privés des lobes frontaux. « Il ne résulte ni de mes expériences, ni de celles de Munk, de Horsley, et de Schafer, qu'après l'ablation des lobes préfrontaux l'intelligence des chiens et des singes diffère d'une manière *sensible* de celle des chiens intacts ». Les changements de caractères observés par Goltz chez les chiens mutilés du cerveau antérieur sont, en grande partie, attribués par lui à l'élimination de la zone sensitivo-motrice, et en petite partie seulement à la destruction de la zone préfrontale. « Quiconque s'est, pendant longtemps occupé des effets objectivement constatables des mutilations partielles du cerveau, soit sur des chiens, soit sur des singes, ne peut pas ne pas attester la rareté et le caractère transitoire des phéno-

---

(1) *Beiträge zur Physiologie des Grosshirns*. « Pflügers Arch. » Bd. XXXIX, 1886.
(2) L. c.
(3) *Trattato di fisiologia*, 1913, vol. 3.
(4) Je ne rappelle point le jugement exprimé fort peu courtoisement dans la première édition de son œuvre, parce que je tiens à conserver au Prof Luciani, dans notre amitié renouvelée, mon estime sincère pour son œuvre de physiologiste eminent.

mènes anormaux que l'on peut observer chez les animaux privés des lobes préfrontaux ». C'est ainsi qu'il s'exprime. Il est à noter que tandis que le prof. Luciani n'attribue pas une grande valeur au singe présenté par moi au Congrès international de Rome en 1894, il en assigne une beaucoup plus grande au singe présenté par Sciamanna, dont les conclusions s'effondrent devant les résultats de la nécropsie laquelle révéla une perte de substance insignifiante du cerveau, comme du reste Sciamanna lui-même l'avait déclaré en décrivant le processus suivi dans ses expériences. L'ablation du seul pôle frontal est le résultat d'une technique insuffisante ; le pôle frontal est à peine une petite partie du lobe préfrontal, c'est une plus petite partie encore du lobe frontal, tel qu'il est jusqu'à ses limites, devant la circonvolution prérolandique.

Luciani attribue, en ce qui regarde les pouvoirs psychiques, une importance beaucoup plus grande à la zone pariétale et se trouve d'accord par une autre voie, et avec une manière de raisonner différente, avec la théorie de Flechsig. Il affirme que l'ablation de la zone pariétale (pariéto-occipitale ou pariéto-temporale) cause un dommage beaucoup plus grand à l'intelligence des chiens. Chaque sphère sensorielle non seulement possède un territoire qui lui est propre, mais encore un territoire commun, ce qui constitue, selon lui, l'engrenage des diverses zones sensorielles. La conséquence de cet engrenage est la conglomération et la confusion propres au lobe pariétal où toutes les zones sensorielles s'intriquent par leurs bords, et il en résulte, selon l'expérience de Flechsig, « le centre des centres » dont dépend l'association normale des perceptions et leurs images mnémoniques. Ce raisonnement a un fondement dans le fait que les zones sensorielles ne sont pas nettement confinées ou limitées, au point de vue expérimental et clinique. Elles ne le sont pas chez l'homme, où la différenciation est très avancée par rapport à celle du chien, et encore moins dans le manteau de ce carnivore préféré pour les expériences. Il faut tenir compte que les lobes frontaux du chien sont peu évolués, tandis que les lésions temporo-pariétales offensent le champ perceptif-mnémonique de la vue et de l'ouïe, peut-être aussi du tact, dans sa pleine efficience fonctionnelle. L'appui que Luciani demande pour sa thèse aux résultats des recherches de Kalischer (1), de Horsley et de Schafer est raisonnable.

______

(1) Kalischer. *Berichte Kgl. Preuss. Akad. d. Wissenschaft.* Berlin, 1907. Arch. Anat. u. Physiol. 1909.

Mais il reste à démontrer que les ablations expérimentales de la zone pariétale de Luciani ne causent pas de troubles du processus perceptif dans aucun champ sensoriel. Le dangereux malentendu qui se perpétue consiste à croire et à faire croire que ceux qui assignent de hautes fonctions intellectuelles aux lobes frontaux, considèrent les champs corticaux des différentes sensibilités comme dépourvus de hautes fonctions psychiques. Si nous estimons, d'une manière fondamentale, que les sphères sensorielles sont les organes qui composent et conservent les images, lesquelles sont le matériel nécessaire des plus hautes constructions mentales on comprend que lorsqu'on enlève bilatéralement les lobes temporaux, pariétaux, ou occipitaux, la puissance de l'esprit doive être d'autant plus diminuée que ces zones, avec leur contenu sensoriel, contribuent au développement des processus psychiques. Cela est connu et la raison de l'abaissement plus ou moins grave de toute la mentalité de l'animal en expérience, qui dérive de cette ablation, est évidente. Cette idée est d'autant plus fondée que le lobe frontal des chiens n'a pas assumé la direction de la vie mentale, laquelle se développe, en principe, dans le menteau sensoriel. Il se produit dans les rapports entre le lobe frontal et le manteau cérébral, quand ce dernier est comme chez les chiens, en voie de développement, ce que nous avons remarqué au sujet des rapports entre manteau cérébral et lobes optiques chez les poissons, et jusque chez les batraciens quand le manteau est au commencement de son évolution. Il n'en va pas autrement chez l'homme, comme le démontre la casuistique clinique.

Nous soutenons, au contraire, que le déficit mental consécutif aux ablations des lobes frontaux se retrouve dans toutes les manifestations psychiques du chien ou du singe, tandis que tous les sens et les zones sensorielles respectives sont normales, et fonctionnent régulièrement, chez l'homme, même les zones du langage parlé et écrit.

Les termes du problème ne peuvent pas être changés ; et nous attendons encore une réponse à la question : Quelle est la fonction de cette grande masse inexcitable du cerveau située devant la zone motrice?

Pour Wundt (1) les lobes frontaux seraient le centre de l'aperception.Il distingue, comme du reste presque tous les physiolo-

---

1) *Grundzüge der physiolog. Psychologie.* Bd. 1.

gistes modernes une perception pour ainsi dire sensorielle : la connaissance ou la perception simple de quelque chose qui excite nos sens et une perception attentive.

Les excitants extérieurs, pour fournir des éléments mentaux de jugement, doivent être perçus avec l'intervention du pouvoir attentif : ces choses perçues doivent donc être arrêtées dans le champ de la conscience et reconnues. C'est à cette connaissance attentive que WUNDT donne le nom d'aperception. Il est aisé de comprendre que cette connaissance ne peut se produire sans le réveil d'images semblables, dissemblables, analogues, en les rappelant dans les champs d'association, comme dit JAMES, et selon moi de leurs champs perceptifs respectifs.

Il s'entend qu'attribuer aux lobes frontaux la faculté de l'aperception signifie qu'on leur attribue la capacité de réévocation des centres sensoriels de ces images qui y ont été conservées, et dont la présence est indispensable à la connaissance, d'où il découle — et cela, WUNDT ne le dit pas — que le lobe frontal est évocateur, c'est-à-dire un centre qui règle la fonction mnémonique de tous les centres sensoriels. Cette hypothèse a été immédiatement admise par FLECHSIG, ainsi que nous le verrons tout à l'heure.

Selon MEYNERT (1), « l'hypothèse de HITZIG s'éloigne trop des limites d'une induction physiologique et ne servirait qu'à combler provisoirement une lacune de nos connaissances ». En d'autres termes il lui manquerait une base scientifique. Pour MEYNERT, l'idée exprimée par MUNK, au contraire serait juste, parce que la station verticale du corps, la marche de l'homme, le fait de rester le tronc droit, le travail manuel humain puisque les membres supérieurs ne sont pas employés pour la marche — expliqueraient l'existence d'un grand territoire cortical moteur, comme le lobe frontal, pourvu d'une grande masse de faisceaux de substance blanche lesquels constitueraient le substratum anatomique des processus mentaux des associations respectives. Cette hypothèse est contredite par ce fait que la large zone préfrontale n'est pas excitable, et que tous les muscles du corps sont représentés sur la zone motrice, bien en arrière du champ des mutilations expérimentales, lesquelles d'autre part ne causent aucune paralysie.

---

(1) *Wanders. d   Sudwest d. Neurol, m. Innerärzte in Baden,* 1883.

Les idées de Flechsig sur la fonction du lobe frontal ne sont ni claires ni précises. Il part de cette donnée, pour lui fondamentale, qu'une zone d'association est d'une façon toute spéciale une zone de transmission corticale et d'association des produits des zones sensitives qui l'entourent. Du moment que la zone d'association antérieure (les lobes frontaux) se trouve entre la zone tactile (centre de la sensibilité du moi organique) et la zone olfactive, il en conclut que sa fonction consiste, tout au moins en partie, à transmettre les traces de la mémoire des phénomènes corporels (somatiques), de manière que ce centre participerait d'une façon prédominante à la formation du moi, dans la mesure où il est constitué de sentiments d'actes volontaires ou de traces mnémoniques de ces derniers. Toutefois il suppose que le cycle de l'activité des lobes frontaux ne se borne pas à cette seule fonction, et il ne résoud pas la question de savoir si ces fonctions sont essentiellement différentes de celles du grand centre d'association postérieur. Donc, la fonction que ce centre aurait en commun avec les autres centres d'association serait celle de combiner diverses perceptions intérieures et extérieures, et aussi d'évoquer et de combiner les traces de leurs souvenirs. De telle façon, les centres d'association dominent la vie intellectuelle et sont les vrais organes de la pensée.

La valeur intellectuelle de ces centres, dans la pensée de Flechsig, peut être facilement déduite de ce qu'il affirme (et d'ailleurs dans un grand apport de preuves cliniques ou expérimentales), que les images-souvenirs sensibles ne peuvent être reproduites que grâce à la mise en action des centres d'association et sans qu'interviennent les centres de la sensibilité.

Toutes les données cliniques que nous possédons, et nous l'avons déjà montré dans le premier chapitre, protestent contre cette manière de concevoir les centres de la sensibilité et les centres d'associations. L'aphasique sensoriel n'a pas la mémoire des mots, mais conserve celle des choses. Il perçoit, imagine, désire, reconnaît les objets au moyen de la vue, du tact, etc., mais ne les nomme pas parce que le centre où se forment et se conservent les images phonétiques des mots qui expriment les différents objets, est détruit. Il en conserve les images tactiles, visuelles, auditives, il s'en sert comme avant de devenir aphasique, et il reconnaît et se rappelle les lieux vers lesquels il se dirige. Si sa pensée est interdite, c'est que les noms et les verbes ainsi que les expressions grammaticales relatives, lui manquent. Les images des choses peuvent donc être régulièrement évoquées. Vice-versa, lorsque les lobes occipitaux sont lésés, le malade parle, forme des phrases et des périodes, bien qu'il ne puisse reproduire les images visuelles d'objets et de lieux qu'il a vus. Dans ces cas aussi, il y a un désordre mental du fait que les conceptions sont plus difficiles et plus imparfaites puisque il y manque les images visuelles qui constituent une si grande partie de la mentalité, et qui sont nécessaires pour évoquer les mots qui s'y rapportent.

L'observation clinique, libérée de préjugés subjectifs, montre donc que des fonctions spécifiques de la sensibilité et de la motricité émanent des différentes zones corticales, lesquelles sont coordonnées fonctionnellement et anatomiquement entre elles.

Flechsig assigne la tâche la plus importante, dans le développement des processus mentaux les plus élevés, à la zone d'association postérieure et cela aussi parce que la hauteur du front dépendrait, selon lui, du volume de la sphère de la sensibilité et celle-là, à son tour, du volume du corps. La hauteur du front ne pourrait être, selon Flechsig, un indice direct de la puissance mentale (1). Il reprend une partie de la pensée de Munk, et formule l'hypothèse que le lobe frontal est le plus grand centre cœnesthésique, considérant la Körperfühlsphäre comme l'organe où convergent les fibres nerveuses provenant des centres inférieurs de la circulation, de la respiration, de la faim, de la soif, du bien-être, etc. Cette affirmation paraît, à l'examen critique, un peu arbitraire et invraisemblable. Les singes mutilés des lobes frontaux se comportent comme les singes intacts. Non seulement ils se meuvent, et exécutent des mouvements adéquats au but, et mesurent les distances et prennent les objets, mais ils se précipitent sur les substances alimentaires et satisfont leur appétit.

Les principaux instincts sont conservés (faim, soif, instinct sexuel). On n'a fourni aucune preuve expérimentale d'où l'on puisse argumenter que les lobes frontaux soient un centre cœnesthésique, et par conséquent un centre de la conscience somatique (du *moi* organique, qui est d'ailleurs le noyau de la personnalité).

Le lobe frontal concourt bien, à la vérité, à la formation du

---

(1) *Gehirn und Seele*. Leipzig, 1896. *Die Localisation der geistigen Vorgänge insbesondere der Sinnesempfindungen des Menschen*, Leipzig, 1896.

moi et dans la mesure où il contribue, comme nous le verrons dans un chapitre suivant, au développement de la conscience.

Ce n'est pas que le moi organique se forme dans le lobe frontal, puisque toutes les expériences démontrent que la zone corticale, dont l'excitation modifie les fonctions organiques est celle des circonvolutions rolandiques. Les rares expériences qui auraient fourni des preuves contraires obtenues par l'excitation électrique des lobes frontaux prêtent le flanc à beaucoup de critiques, et à des doutes fondés, ainsi que nous le verrons en discutant l'hypothèse formulée par Sciamanna. L'idée de Flechsig s'est peu à peu modifiée. La voici en quelques mots :

Ayant admis que dans les lésions de la zone de Broca on a à faire à des troubles particuliers de la mémoire, cette forme particulière d'amnésie concerne particulièrement le lobe frontal. Ces phénomènes sont en relation avec ces phénomènes intérieurs que Wundt a réunis sous le nom d'aperception. C'est pourquoi j'indique le lobe frontal simplement comme centre d'aperception. « Puisque le processus aperceptif est essentiellement un processus d'évocation et qu'il admet aussi une liaison des lobes frontaux avec les sphères visuelle, auditive, etc., le lobe frontal devient aussi un centre de l'attention et de l'évocation. D'autre part, l'union du noyau de la conscience somatique avec les champs des impressions extérieures, serait en somme, une fonction exclusive du lobe préfrontal, et en cela, je me trouve, dit-il encore, en plein accord avec d'estimables savants italiens, comme Bianchi, Sergi, Tamburini ».

Par un processus d'interprétation sur lequel je ne juge pas opportun de m'arrêter, il trouve le terrain d'entente dans la démonstration de Bianchi « sur les rapports du frontal avec les sentiments sociaux et la sociabilité ». Il est poussé à admettre « que les plus importants facteurs de la volonté sont reliés aux centres associatifs frontaux, bien que ce soit, ajoute-t-il, aller au delà des faits expérimentaux que de vouloir rechercher le siège de l'activité volontaire et de l'attention exclusivement dans le frontal. »

J'expliquerai mieux cette idée dans un des chapitres suivants ; pour le moment il est réconfortant de constater dans quelle mesure un savant pénétrant et persévérant comme Flechsig se rapproche des conclusions que j'ai déduites de mes premières expériences (1).

---

(1) Paul Flechsig. *Hirnphysiologie und Willenstheorie.* « *Atti del Congresso. Intern. di Psicologia*, 1905.

Sciamanna se demandait (1) si dans le cerveau il y a une région déterminée dont l'intégrité soit nécessaire et suffisante à l'accomplissement des fonctions les plus étroitement intellectuelles. La question est mal posée en ces termes, et le malentendu continue. Elle se complique en outre, avec l'hypothèse formulée par cet écrivain, que dans le lobe frontal « résident des centres de projection qui, par des voies ascendantes ou descendantes, sont réunis aux centres bulbaires d'innervation organique ». L'hypothèse répète, sous une autre forme, la première affirmation de Flechsig, d'autant plus que, selon Sciamanna, les états émotifs exerceraient une grande influence sur la dynamique associative, et par conséquent on comprendrait, à travers la base organique des émotions, l'importance du lobe préfrontal dans l'attention consciente et volontaire (2).

Mais les données expérimentales les plus sûres ne confèrent aucune vraisemblance à l'hypothèse formulée par Sciamanna, comme nous l'avons dit à propos de l'hypothèse de Flechsig.

Sciamanna dans sa tentative d'attribuer au lobe frontal une importance assez grande dans le mécanisme des émotions, s'éloigne de la base des faits expérimentalement confirmés.

Luciani, (3) en effet, affirme que l'excitation de n'importe quel point de la zone motrice suscite les phénomènes organiques de l'émotion, (avec un courant faible ou modéré). Mislawski et Munk ont obtenu l'arrêt en phase inspiratoire en excitant un point du lobe frontal *au devant* de la zone motrice ; W. G. Spencer, Langelaan et Beyermann ont obtenu des résultats analogues. Ces derniers ont défini, chez le chien, une zone située à l'extrémité du girus sigmoïde où la fissure coronaire se rencontre avec la présilvienne, et dont la faible excitation produit l'accélération respiratoire suivie d'un arrêt inspiratoire (4). Les observations de Bochefontaine, de François Frank, de Pitres, de Bechterew, de Mislawski, de Sherrington, de Mosso et de Pellacane, lesquels ont mis en lumière les réactions vésicales à la suite de l'excitation de la zone motrice, et celles de von Pfungeu, par lesquelles on put provoquer des mouvements intestinaux, ne confèrent aucune vraisemblance aux conclusions

---

(1) *Le funzioni della corteccia cerebrale*, ecc. Clinica Moderna, Anno 3° 1897.
(2) Atti del Congresso internazionale di Psicologia di Roma 1905.
(3) Loc. cit.
(4) W. Langelaan and H. Beyermann. *On the localisation of a respiratory and a cardio-motor center in the cortex of the frontal lobe*. Brain. 1903.

de Sciamanna. Tous ces chercheurs ont provoqué les phénomènes organiques des émotions en excitant la circonvolution sigmoïde, ou les pieds des deux circonvolutions frontales (supérieure et médiane) chez l'homme (selon Langelmann et Beyermann). On ne peut provoquer de ces phénomènes en excitant le lobe préfrontal, si ce n'est au moyen de forts courants.

Il est vrai que quelques émotions renforcent les pouvoirs d'association, mais ce sont les plus élevées, les sentiments, et non les émotions primaires et inférieures.

Si par la locution employée par Sciamanna on veut entendre l'intérêt, auquel Smith et d'autres assignent une grande portée dans le déterminisme de la conduite humaine, je ne me refuserais pas à admettre une pareille hypothèse.

Ainsi que nous le verrons par la suite, l'intérêt jaillit de la manière de sentir de chaque homme et de la somme et du coloris des idées qui représentent une finalité à atteindre ou un péril à éviter. On sait que les idées contiennent un mnémo-résidu des émotions qui accompagnent les sensations, lesquelles, à l'origine, formèrent peu à peu le contenu et l'essence de l'esprit ; mais il est nécessaire de distinguer d'une part les intérêts d'ordre inférieur qui naissent des désirs organiques, des appétits de l'instinct qui harcèlent et qui sont les plus étroitement associés aux phénomènes organiques des émotions primitives, et d'autre part les intérêts sociaux, moraux, politiques, religieux, économiques, scientifiques avec lesquels sont associées des séries infinies de synthèses intellectuelles et les échos qu'elles éveillent dans la conscience. Ces intérêts sont désormais libérés, en principe, du cortège des phénomènes somatiques caractéristiques des émotions : Ce sont les émotions les plus élevées, si l'on peut ainsi dire ; c'est l'intérêt qui émane de celles-ci et des grandes synthèses mentales que j'assigne au lobe frontal.

Sciamanna, à la vérité, reproduit bien ma pensée ; seulement il lui semble que la clinique n'a pas confirmé ma doctrine. Il dit : « En 1900 M. Bianchi précisait sa façon de voir de la manière suivante : les lobes frontaux servent à la fusion consciente des deux grandes activités de l'esprit : somato-émotive et intellectuelle, et sont ainsi l'organe de connexion physiologique de tous les produits sensoriels et moteurs des autres provinces de l'écorce cérébrale. Lorsqu'ils sont malades la capacité des opérations de l'intelligence d'un ordre plus élevé se perd, sans que les fonctions sensorielles elles-mêmes soient lésées ». En dernière analyse, puisque la clinique n'a pas démontré mes affirmations d'une manière catégorique, et comme d'ailleurs il manque « une démonstration catégorique expérimentale », il est bon d'en rester aux critères inductifs déjà exposés dans l'affirmation que, même si le lobe frontal, en influençant le sentiment, peut avoir, chez l'homme plus que chez les animaux, une action indirecte sur les manifestations mentales, l'intelligence doit être le résultat du travail de tout le cerveau ».

Pratiquement les expériences de SCIAMANNA présentent une valeur médiocre, quand on considère que les portions enlevées au manteau frontal des singes étaient insignifiantes : o gr. 99 à un lobe, 1 gr. 29 d'un autre et un maximum de 2 gr. 73 qui représentent une petite partie du poids de l'arcade du lobe frontal de chacun des côtés d'un petit singe.

L'autopsie, en effet, démontra que le lobe frontal avait été en grande partie conservé. C'est ce principe même que l'on doit appliquer à la clinique ! seules les vastes destructions bilatérales et surtout du lobe de gauche produisent des modifications considérables et appréciables de l'intelligence et du caractère.

Puis il est dangereux de déduire d'observations peu précises, comme celles de LANGELAAN, des conclusions anatomo-physiologiques dans l'intention de préciser le siège et la fonction d'une partie du manteau cérébral. Affirmer que le lobe frontal participe à l'essence et au mécanisme des émotions, comme un organe réceptif d'images cœnesthésiques qui influeraient sur l'attention consciente et par conséquent sur la dynamique associative, c'est une hardiesse où entre pour beaucoup l'imagination d'un esprit vigoureux et cultivé. La preuve n'en est pas encore faite, et n'est pas près de l'être.

La thèse que les lobes frontaux sont un organe essentiellement inhibiteur a été développée et soutenue en Italie par des physiologistes de grande valeur. On peut affirmer que les résultats de mes recherches et les conclusions que j'en crus devoir tirer, rencontrèrent, en Italie, la plus vive opposition. J'en rappellerai seulement un exemple.

Dans son ouvrage LIBERTINI (1) a bien posé les termes du problème qui a été affronté avec une méthode rigoureuse et de manière à en tirer une conclusion. Il observa une diminution du temps des réflexes tendineux après la mutilation du lobe fron-

---

(1) *Sulla localizzazione dei poteri inibitori nella corteccia cerebrale. Ricerche sperimentali.* Arch. per le scienze mediche, Vol. 19 e « Archives ital. de Biologie ».

tal, plus sensible dans le membre postérieur du côté opposé que dans l'antérieur et plus sensible encore lorsqu'on enlève le lobe frontal gauche que lorsqu'on enlève le lobe frontal droit, (il est inutile de rapporter les chiffres).

Cette idée de la fonction inhibitrice des lobes frontaux sur les réflexes reçut une sorte de preuve dans les recherches de FANO (1) qui trouva qu'au moyen de l'excitation électrique des lobes frontaux prolongée pendant cinq secondes, et en provoquant l'excitation de la peau au moyen du courant de Faraday, le temps de réaction était notablement plus long dans le membre antérieur opposé au lobe frontal excité, qu'il l'était moins dans le membre homonyme du même côté, et que la courbe myographique était plus basse.

Le fait était prouvé aussi par ODDI (2) par d'autres moyens. Celui-ci, excitant la cinquième racine motrice lombaire au moyen d'un courant de Faraday dont l'appareil producteur était muni d'un métronome, produisait des secousses rythmiques du gastrocnémien lesquelles s'enregistraient sur un cylindre tournant.

Si ODDI excitait au moyen d'un autre courant le lobe préfrontal préalablement découvert, du côté opposé à la racine à expérimenter, la courbe myographique subissait un abaissement significatif. Sur la base de tels résultats ODDI refusait aux lobes frontaux une activité de haute valeur psychique et affirmait, avec un esprit ferme qu'ils constituaient les centres de l'inhibition, indiquant aussi par quelles voies cette activité s'exerce sur la moelle épinière.

POLIMANTI (3) arriva presque aux mêmes conclusions. Ce dernier conclut, à la suite d'une série d'expériences sur les chiens, que le phénomène le plus évident qui suit l'ablation d'un lobe frontal est la giration vers le côté de l'hémisphère mutilé ; les mouvements de circumduction sont à cercle restreint pendant les premiers jours qui suivent l'opération, et à cercle étendu après une semaine. Les uns et les autres durent seulement un certain temps, puis disparaissent. La durée plus ou moins longue dépend de l'étendue de la lésion, plus celle-ci est grande plus la durée du phénomène est longue, et surtout, lorsque la

(1) FANO. « Archives ital. de Biologie. 1895.
(2) Atti della R. Accademia dei Lincei. Roma 1895.
(3) *Contributo alla fisiologa ed all' anatomia dei lobi frontali* Roma. 1906.

lésion s'étend jusqu'à la zone limitrophe du lobe frontal (c. à. d. du girus sigmoïde).

Etant donné le caractère d'irrésistibilité de ces mouvements giratoires l'auteur qui, *a priori*, est enclin à admettre la doctrine de la fonction inhibitrice du lobe frontal, les ferait dépendre aussi de *l'absence de frein* plus ou moins grande de la part des zones limitrophes.

Le distingué physiologiste attribue au lobe frontal essentiellement la fonction de l'innervation motrice des muscles de la nuque, de la tête et du tronc, du côté opposé (appuyant ainsi la doctrine de Munk) et conclut de ses expériences que la carence fonctionnelle du lobe frontal détruit est compensée par les parties environnantes lorsque, (et c'est le cas ordinaire) les mouvements giratoires disparaissent quelques jours après l'opération. La suppléance fonctionnelle au moyen de laquelle disparaissent ces mouvements serait fournie par la substance limitrophe à la première zone (lobe frontal) de l'hémisphère correspondant et par la substance analogue de l'hémisphère opposé (il aurait en cela adopté l'idée formulée par moi sur les compensations fonctionnelles du cerveau) (1).

Maintenant, laissant de côté la question de la compensation, arrêtons-nous sur l'idée de l'auteur. Ce dernier préfère employer le mot *frein*. Après l'ablation des lobes frontaux « manque, au moins dans les premiers jours, ce *frein* que nous devons attribuer à la première zone (lobe frontal) et aux régions limitrophes ».

 Or, le fait est que l'on observe des mouvements giratoires plus intenses et plus durables après la destruction, chez les chiens, d'une partie du girus sigmoïde qui confine à la première zone, qui est la partie la plus importante de la *Fühlsphäre* (de Munk) et qui est chez le chien une région mixte de mouvements de sensations.

Donc, si les lésions très limitées de la première zone, chez le chien, produisent des mouvements giratoires de brève durée ; si ces mouvements persistent davantage lorsque la lésion s'étend en arrière sur le girus sigmoïde, si les mêmes phénomènes s'obtiennent en limitant la lésion expérimentale au seul girus sigmoïde, en épargnant le lobe frontal (sans parler des autres régions du cerveau dont l'atteinte produit le même phénomène) on ne peut avoir raison d'en déduire, en toute rigueur, que la

---

(1) *Le compensazioni funzionali, ecc.* « La Psichiatria» anno 1883.

première zone est le centre d'inhibition du mouvement de la tête et du tronc. Il est bon de rappeler qu'il ne convient pas de juger la fonction d'un territoire cérébral par les symptômes qui se présentent immédiatement après une lésion expérimentale, et que ces symptômes sont l'effet de troubles circulatoires et fonctionnels des parties voisines et quelquefois aussi des parties éloignées lesquelles sont en relations fonctionnelles, et peut-être anatomiques, avec la partie détruite expérimentalement.

On ne doit pas, il est vrai, exagérer la portée des phénomènes de *diaskisis* dont MONAKOW se préoccupe tant ; il est désormais considéré comme une loi par tous ceux qui se vouent à des études expérimentales destinées à connaître à fond les fonctions des diverses parties du cerveau, qu'il ne faut point juger la fonction de la partie détruite selon les premiers symptômes ; il faut attendre des jours et des semaines pour une juste appréciation du *déficit* fonctionnel permanent, même en tenant compte des compensations ou des suppléances fonctionnelles.

Le prof. POLIMANTI attire l'attention, dans son ouvrage, d'ailleurs intéressant, sur deux autres phénomènes : a) l'ataxie du côté opposé à celui qui a été opéré ; b) l'exagération des réflexes profonds.

1° L'ataxie du côté opposé est plus évidente au membre antérieur qu'au membre postérieur, et disparaît bientôt dans les cas où la lésion a été incomplète ou limitée.

Nous nous occuperons dans un ouvrage spécial de l'ataxie frontale de l'homme dans les cas de tumeurs du lobe frontal ; chez le chien, la forme d'ataxie, dont parle POLIMANTI est précisément celle que l'on observe après les lésions destructrices du girus sigmoïde — si souvent observée par moi — et sur laquelle SCHIFF (1) insista tout particulièrement lorsqu'il soutint que les phénomènes ataxiques que présentent les chiens après l'ablation de la circonvolution sigmoïde étaient dus à des troubles des sens, et qu'ils ressemblent à l'ataxie produite par la section des cordons postérieurs de la moelle épinière du chien.

2° L'exagération du réflexe rotulien est un phénomène constant de n'importe quelle lésion de la zone motrice, des voies pyramidales ou des parties qui environnent la zone motrice. C'est aussi une loi sémiotique de la pathologie cérébrale que

---

(1) *Dei pretesi centri motori negli emisferi cerebrale :* Rivista sperimentale di Freniatria. 1895. V. pure : BIANCHI : *Sui centri motori corticali.* Communicazione all'Associazione die Naturalisti e medici di Napoli. 1878.

l'exaspération des réflexes profonds à la suite de lésions placées dans le voisinage de la zone motrice ou des voies pyramidales.

L'on sait de même que hormis les lésions destructrices n'importe quel processus d'irritation de l'écorce motrice est la cause d'une augmentation des réflexes profonds (*). A quoi bon se donner de la peine pour découvrir « un frein proprement dit... ou un effet inhibitoire fortement marqué » dans le lobe frontal du chien ?

Toujours est-il, et POLIMANTI s'y arrête peu — que les chiens auxquels on a enlevé les deux lobes frontaux exécutent des mouvements qui ont un caractère d'irrésistibilité étant donné qu'ils sont toujours en activité, sauf de brefs arrêts. Nous verrons par la suite quelle est la signification psychologique de ce phénomène, déjà remarqué par GOLTZ et que j'ai décrit et interprété (Brain, 1895). Si le lobe frontal exerce, ainsi que le pense l'auteur, une action régulatrice et renforçatrice sur les mouvements des membres du côté opposé, comme celle que l'on attribue — sauf la différence de degré — au cervelet, c'est ce que je ne saurais affirmer, et moins encore si cette action s'exerce par les voies supposées qui existent entre le lobe frontal et le cervelet, le soi-disant faisceau fronto-ponto-cérébelleux (qu'en attendant POLIMANTI n'a pas réussi à trouver chez le chien). Il tire des expériences exécutées sur les singes la conclusion que chez ces mammifères les lobes frontaux n'ont pas d'influence marquée sur la mentalité au point que l'on puisse être autorisé à les considérer comme le siège des manifestations psychiques supérieures.

« Parler aujourd'hui de centres et d'organes particuliers qui président à l'intelligence — conclut-il — comme par exemple nous parlons de centres moteurs, visuels, etc., est une chose trop hasardée ; ce serait comme si l'on retournait de plusieurs années en arrière. »

Ce n'est pas ainsi que pense SHEPHERD IVORY (1) qui est un des rares chercheurs qui se soient placés dans des conditions propres à pouvoir réussir, et à pouvoir surprendre les changements qui se produisent dans les manifestations mentales des chats et des singes à la suite de la mutilation des lobes fron-

---

(*) Puisque les fibres pyramidales ont leur origine dans des couches cellulaires plus profondes.

(1) *On the functions of the cerebrun. The Frontal Lobes. 1907.*

taux. Il a bénéficié des méthodes et des recherches de Thorndike (1) (*Animal and food Boxes*). Il s'agit d'éduquer l'animal
d'expérience à de nouvelles associations, d'en examiner les facultés mentales après la mutilation des lobes frontaux. L'idée
avait déjà été réalisée par Hitzig et par moi, mais la méthode
de Shepherd est très ingénieuse. Après l'extirpation des lobes
frontaux, les chats montraient qu'ils avaient perdu le souvenir
de ce qu'ils avaient appris au *food-box* tandis qu'à un oberva-
teur, qui ignorait cela, le chat faisait l'impression d'être absolument normal. En vérité, quelques chats avaient perdu leur
récentes acquisitions (expérimentales) tandis que les mouvements impulsifs, les habitudes et les tendances héréditaires,
ainsi que les réactions émotives étaient conservées.

La question des émotions fut l'objet des études particulières
de Shepherd sur les singes et sur les chats mutilés. Il la réso-
lut négativement, c'est-à-dire que les émotions ne subissent pas,
selon le physiologiste américain, de changements notables ;
tout au plus nota-t-il chez un des animaux opérés une tendresse
(*friendliness*) et une familiarité plus grandes. — Le fait de savoir si la sentimentalité et l'émotivité sont modifiées ou non par
l'ablation des lobes frontaux est une question qui reste à résoudre. Shepherd déclare sur la base d'expériences faites dans ce
but : « J'ai noté que les réactions émotives étaient les mêmes
avant et après la mutilation *(removal)* des lobes frontaux. »

Après l'opération, beaucoup de chats « manifestaient du dé-
plaisir si on les traitait avec rudesse, et se montraient aussi familiers qu'auparavant. Chez les singes on n'observa aucune
différence dans les réponses émotives ». Mais le jugement libéré
de tout préjugé de cet observateur rigoureux soulève quelques
doutes qu'il n'hésite pas à manifester en disant : « Ici nous ne
pouvons distinguer entre émotion proprement dite et réaction
émotive ; il est par conséquent difficile et, en fait impossible,
d'affirmer que les émotions n'avaient pas subi de changements.
Nous sommes simplement en droit de conclure que la réaction
reste la même ; l'émotion peut être et peut ne pas être différente. »

Je rappelle en attendant que le lobe frontal était, en partie
seulement, séparé ; le plus souvent il restait en relations avec le
cerveau placé derrière lui, et il est naturel que l'on pût consi-

---

(1) *animal intelligence and food boxes*, e un primo articolo di questo autore
nell, « American Journ. of Physiology ». Agosto 1902.

dérer des changements peu considérables dans les réactions affectives des animaux opérés.

Malgrè cela, de l'ensemble des nombreuses expériences dont nous devrons encore nous occuper dans un autre chapitre, il tire des conclusions analogues, et confirme en tous points les résultats de mes précédentes expériences ; entre autres conclusions, notons celles-ci : »

« Quand on détruit les lobes frontaux les acquisitions récentes sont perdues »

« La perte des associations n'est pas la suite de lésions d'autres parties du cerveau.. »

« La perte des associations n'est pas due à un choc. »

Chez les chats il paraît que la mutilation peut avoir quelque influence sur le métabolisme organique.

On n'en a pas observé chez les singes. Par contre, FERRIER a remarqué chez les singes un changement plus notable dans la nutrition de l'organisme après les lésions des lobes occipitaux, et l'on ne remarquait rien — ou les phénomènes n'étaient pas appréciables — après l'ablation des lobes frontaux.

RONCORONI (1) a tenté d'arriver à un jugement sur la fonction des lobes frontaux par l'examen de la structure intime de l'enveloppe frontale. Mais je pense que toute conclusion sur les fonctions du lobe frontal d'après des recherches histologiques, est prématurée. Quand on pense que la géographie myélogénétique de FLECHSIG ne coïncide pas avec celle d'autres chercheurs, ainsi que nous l'avons noté plus haut, et qu'il existe des différences considérables entre les résultats obtenus par BRODMANN, VOGT, CAMPBELL et BOLTON, et qu'il faut attacher beaucoup d'importance aux méthodes employées, à la rigueur de la technique et à l'état chimique du cerveau, on ne peut fonder une doctrine sur la cytotectonique ; on ne peut avoir confiance dans cette source d'éléments pour répandre la lumière sur la fonction du lobe frontal.

RONCORONI combat la pensée de ceux qui font résider les activités mentales supérieures dans les lobes frontaux. « Nous ne pouvons admettre, écrit-il, que les facultés les plus évoluées aient un siège limité ; et nous ne pouvons considérer comme

____

(1) *Le fanzioni dei lobi prefrontali, ecc.* « Rivista di Patologia nervosa e mentale » 1911.

admissibles les théories qui localisent l'intelligence, la mémoire, la volonté, la conscience dans les lobes frontaux. »

L'éminent neurologiste de l'Université de Parme utilise la vieille idée, renouvelée de Monakow sous la dénomination de *diaskisis*, que, le lobe frontal entrant dans l'engrenage d'association avec toutes les autres parties du cerveau, ou du moins avec beaucoup d'entre elles, une lésion de ces lobes trouble la fonction de tout le cerveau. S'il est vrai « que l'intelligence et l'émotivité la plus évoluée ont besoin, pour leur plein développement, de la parfaite intégrité de tous les organes psychiques, il est clair qu'elles sont génériquement altérées par des lésions des lobes frontaux, comme de n'importe quelle autre partie de l'écorce. « Les lobes frontaux seraient constitués de champs cytotectoniques variés et différents, où s'accomplissent des fonctions élémentaires qui seraient des phases de l'arc réflexe psychique dont la structure ne répond ni à celle des champs moteurs ni à celle des zones sensorielles. C'est pourquoi « ils sont destinés aux fonctions élémentaires de cette partie de l'arc réflexe psychique qui correspond aux associations qui se trouvent sur le seuil de l'acte conscient dans la période prééjective de l'arc réflexe psychique. »

L'auteur n'est pas très clair, parce que, en somme, quelles seraient les fonctions élémentaires de cette partie de l'arc réflexe psychique ? Les associations peut-être, et les associations de quoi ? d'images, de souvenirs, d'expériences, d'émotions, d'actions, semble-t-il ? Les lobes frontaux doivent, ou les fabriquer, ou les évoquer, c'est-à-dire les rappeler des différentes zones respectives. S'il en était ainsi, nous pourrions être, en partie, d'accord. Mais l'accord est impossible avec le préjugé de la *diaskisis* ; cette dernière est inconciliable avec l'idée des fonctions élémentaires auxquelles seraient destinés les lobes frontaux.

Si les lésions du lobe frontal troublent la vie psychique, cela dépend, selon Roncoroni, du fait que l'intelligence et l'émotivité les plus évoluées (ces hautes fonctions) ont besoin pour leur plein développement de la parfaite intégrité de tous les organes psychiques » ainsi elles seront génériquement altérées par des lésions des lobes frontaux comme d'ailleurs de n'importe quelle autre partie de l'écorce, « pour la raison bien simple que le lobe préfrontal, comme n'importe quelle partie de l'écorce, est une réunion de champs et de zones. Les lobes frontaux, ainsi détrônés ne possèdent pas une fonction spéciale, mais ajoutent un nombre de champs psychiques et de fonctions élémentaires, comme n'importe quelle autre partie de l'écorce cérébrale. L'idée originale a une base physique. Supposons pour un instant que l'intelligence émane des champs corticaux (arcs) comme l'électricité des piles électriques ; elle s'intensifie et atteint un potentiel plus élevé avec l'augmentation du nombre des zones, comme l'intensité du courant *cœteris paribus*, augmente avec le nombre des piles. Cependant il serait dificile de pénétrer jusqu'au fond de la pensée de l'auteur, quand il dit que les arcs psychiques frontaux sont *justement ceux qui se trouvent sur le seuil de l'acte conscient, dans la période préejective*. Il est déplorable que les Italiens adoptent la forme peu claire qui est l'apanage de quelques auteurs Allemands ; mais, si je ne me trompe, ce seuil de l'acte conscient dans la période prééjective pourrait être le moment de la délibération de l'acte volitif, qui est à base d'évocation et d'association des souvenirs de l'expérience de la vie, et qui est le patrimoine de la personnalité, y compris la connaissance des obligations sociales, et le sentiment social dans lequel peut se résumer le *fiat* de la délibération. Et si la destruction des autres parties du cerveau cause, comme on sait, bien d'autres *déficit*, il ne semble pas que le fonctionnement du cerveau soit comme celui d'un groupe de piles électriques, ou d'un orchestre, auquel l'arrivée de nouveaux instruments donne la puissance de soulever l'art dans les sphères des harmonies les plus hautes et les plus merveilleuses.

Je puis être d'accord avec LUGARO (1) qui, en adoptant en partie l'idée de FLECHSIG, formule d'une autre manière la thèse que nous soutenons depuis des années, c'est-à-dire que les lobes frontaux sont l'organe qui « enregistre l'histoire des actes de toute la vie (l'expérience), qui sent les impulsions les plus intimes de l'organisme, et qui élabore la façon personnelle de réagir aux stimulus extérieurs ». Les lésions du lobe frontal offensent la personnalité et altèrent le caractère. Voilà ce qui est constant. Tous les animaux opérés, et beaucoup d'hommes atteints de lésions étendues des lobes frontaux présentent une profonde altération du caractère. La différence est que les actions de ceux qui sont atteints de mutilations frontales sont à caractère impulsif, tandis que les actions des personnes saines

____

(1) Atti del Congresso della Societa di Neurologia in Napoli. Aprile 1908.

et bien développées sont délibérées sur la base d'expériences qui se rattachent à des représentations et à l'imagination. L'expérience historique du *moi* résulte de représentations de la modification qu'il subit sous l'influence des stimulus d'abord, des actions accomplies et de leurs conséquences ensuite.

Si je ne me trompe, ce pouvoir de représentation est à base d'évocatio , et les actions résultent, dans ce cas, toujours de l'impulsion du *moi*, selon sa constitution, et de l'inhibition aux impulsions qui est engendrée par des représentations. La vie mentale dans ses manifestations est donnée par la collaboration, en synthèse, du contenu représentatif et émotif de la personnalité, ce que j'espère expliquer dans le chapitre suivant.

MONAKOW (1) s'élève contre la doctrine qui veut que les lobes frontaux soient des organes destinés aux processus mentaux les plus élevés. Il base sa conviction sur la constatation que le développement des lobes frontaux n'est pas une caractéristique des mammifères supérieurs. Chez les onglés (cheval, bœuf, chèvre), le lobe frontal n'occupe pas moins de 30 o/o de tout le volume du cerveau antérieur, et la masse blanche du groupe des circonvolutions frontales est fort bien développée. Nous verrons dans le chapitre suivant ce qu'il y a de vrai dans cette affirmation. Les observations cliniques, selon MONAKOW, ne fournissent pas un matériel suffisant de preuves pour la tâche fonctionnelle dès lobes frontaux.

Le neurologiste zurichois trouve concordants quelques résultats des anciennes recherches de GOLTZ, FERRIER, HITZIG et BIANCHI, mais il insinue que la technique opératoire ne répondait pas aux exigences de l'asepsie et qu'il fallait, par conséquent, tenir compte des processus inflammatoires consécutifs, lesquels n'auraient pas été sans importance en ce qui concerne la mentalité des singes opérés. Il invoque pour soutenir sa thèse, les plus récents résultats des nouvelles recherches de Munk (2), de GROSSGLICK (3) et de HORSLEY et SCHAFER (4), qu'il juge positifs : l'ablation des lobes frontaux des deux hémisphères

---

(1) *Gehirnpathologie* 1905, et *Ueber der gegenwärtigen Stand der frage nach der Localisation in Grossgehirn* 1902.

(2) MUNK. *Ausdehn. d. Sinness. in der Grosshirnrinde*, « Sitzberichten d. Akad. d. Wissenschaft ». 1899,1900,1901 ; Id. *Folgen des Sensibilitätsverlustes der Extremitälen für deren Motilität*. « Sitzungsberichte d. König. Preus Aka 1. », 1903.

(3) GROSSGLICK. *Physiologie der Stirnlappen*. « Archiv. für Anat. u. Physiol ». 1895.

(4) HORSLEY and SCHAFER. *Functions of the cerebral cortex*. Philosoph. Transactions, 1888.

chez le singe ne produisant pas de changements psychiques essentiels ou de dommages dans l'attitude générale des animaux opérés. Selon MONAKOW les recherches anatomo-expérimentales sur les chiens et les macaques, dans les cerveaux desquels, après mutilation des lobes frontaux, on a constaté de façon authentique une dégénération secondaire des noyaux antérieur et médian de la couche optique, contredisent l'idée que les lobes frontaux sont exclusivement un centre d'association dans le sens indiqué par FLECHSIG. Ces observations de MONAKOW et RUTISHAUSER démontrent que le lobe frontal possède, au moins chez ces animaux, des faisceaux de projection qui le mettent en relation directe avec les ganglions subcorticaux.

ROSSOLIMO (rapporté par BECHTEREW) (1) observa chez les chiens mutilés des deux lobes frontaux des troubles sensitifs et moteurs et l'altération des fonctions psychiques. Les premiers consistaient en un affaiblissement de la musculature et en une forme d'ataxie des mouvements ; les seconds en une variété d'excitabilité psychique, de désorientation, d'abaissement du pouvoir de réflexion, d'affaiblissement de l'intelligence, et en une forte dépression du pouvoir de jugement.

BECHTEREW (2) affirme que toutes les questions qui concernent la localisation des manifestations des hautes fonctions psychiques peuvent être résolues seulement sur la base de l'expérience et des observations cliniques.

Après un examen critique de la doctrine de FLECHSIG et une claire exposition de mes recherches et de mes déductions sur les fonctions des lobes frontaux, il tire des conclusions qui confirment parfaitement les résultats de mes recherches anciennes et récentes.

La modification du caractère observée chez les chiens opérés par BECHTEREW et par D. ZUKOWSKI, dans son institut, fut vraiment considérable. Tout d'abord on observa, chez les animaux une sorte d'arrêt psychique de degré élevé, paresse, somnolence, indifférence à réagir ; ils devinrent tout le contraire de ce qu'ils se montraient avant la mutilation frontale. Mais une fois ces premiers phénomènes disparus, on remarqua des phénomènes importants dans le domaine psychique, avec un caractère de

---

(1) *L. c.*
(2) *Die Functionen der Nervencentra*, 3. Heft. Jena. 1911.

persistance, puisque les animaux opérés vécurent un ou plusieurs mois ; deux d'entre eux se montrèrent beaucoup plus irrascibles ; tous présentèrent des marques de stupidité, d'incohérence, de peur, d'amnésie, d'incapacité d'utiliser les expériences antérieures. Leur façon de prendre leurs aliments et de manger était aussi profondément changée. Il ne répondaient plus au gardien chargé de leur donner à manger, ils ne réagissaient presque pas aux caresses et aux menaces. Si on les caressait, ils ne montraient aucune amitié, mais au contraire, tremblaient et baissaient la queue ; ils étaient ordinairement apathiques, sauf quelques-uns qui devinrent turbulents, irritables, agressifs.

Les animaux en expérience conservaient la vue, l'ouïe, et même quelques-uns le tact, dans un état normal, pendant la semaine qui suit l'opération ; ils reconnaissaient les objets, mais perdaient la possibilité d'une plus haute faculté de reconnaître, celle d'associer l'impression actuelle avec celle de l'expérience passée et d'en tirer parti.

Cette plus haute faculté de reconnaissance dépend en grande partie du processus qu'en psychologie subjective on connaît sous le nom de jugement et de *conclusion conséquente,* et qui est rigoureusement connexe à l'attention et aux choix de l'action, et que l'on indique, tout ensemble, comme activité psychique régularisatrice.

La sérénité de l'étude et l'autorité d'un chercheur et d'un psychologue comme Bechterew confèrent une grande valeur au résultat d'expériences rigoureusement conduites, et éclairent d'une lumière nouvelle les résultats des précédentes recherches sur ce sujet.

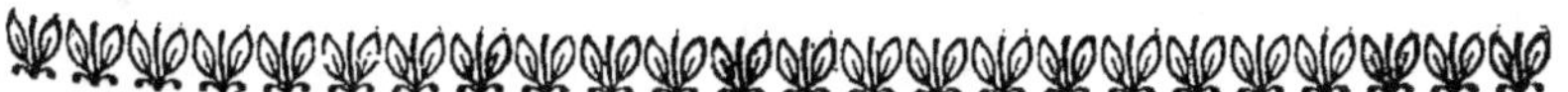

CHAPITRE III

Evolution, morphologie et structure du lobe frontal

La loi de développement progressif du cerveau et surtout du manteau est confirmée par l'histoire évolutive du lobe frontal.

Il est bien connu que le lobe frontal apparaît très tardivement dans l'évolution du système nerveux central ; il n'en existe pas une trace chez les vertébrés inférieurs (poissons, batraciens, reptiles). L'extrémité antérieure du cerveau de ces vertébrés est représentée par une extension de la formation hippocampique. En outre, la structure du manteau, à sa naissance, est très simple ; l'épaisseur de la substance qui constitue l'hémisphère cérébral des poissons inférieurs, comme nous l'avons rappelé dans le chapitre premier, est celle d'une membrane, et n'a point encore de structure nerveuse (*pallium membranosum*). Même lorsque commence la structure nerveuse la partie principale de l'hémisphère est constituée par le corps strié et plus spécialement par le noyau caudé, que l'on peut phylogénétiquement considérer comme un organe moteur important, parce qu'il reçoit des faisceaux de fibres de l'appareil olfactif. Le corps strié, qui est très développé avant que le néopallium assume ses fonctions reçoit non seulement des fibres olfactives, mais probablement aussi celles qui proviennent des organes intestinaux, et transmettent des ondes qui se résolvent en des mouvements de locomotion nécessaires à la recherche de la nourriture, aux actes de la respiration et aux fonctions sexuelles. Chez les poissons inférieurs le pallium membranosum ferme un espace qui est le ventricule latéral. Dans cette cavité, remplie de lymphe (liquide cérébro-spinal) fait saillie librement à la surface le corps strié.

On peut considérer cette membrane comme un organe de protection (fig. 24). Au pallium membranosum se substitue graduellement, même chez les poissons supérieurs, et plus encore chez les vertébrés supérieurs, le manteau cortical. Tant que ce dernier n'a pas atteint la structure nerveuse, le seul organe qui fonctionne chez les poissons n'ayant qu'un pallium membranosum, c'est le corps strié. Chez les myxines le pallium est constitué par deux plans cellulaires dont la structure est, en principe, hippocampique.

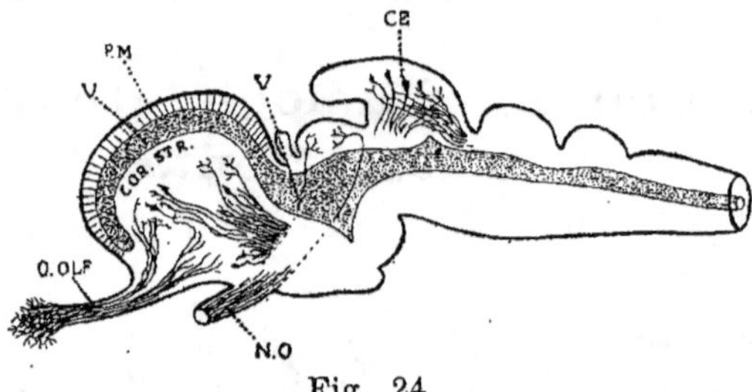

Fig. 24.

O. OLF. Lobe olfactif — N.O Nerf optique. — V Ventricule latéral — P. M. Pallium membranos m. — C E Cervelet. — COR STR, Corps strié (d'après Jakob).

Chez les amphibies se développe un *épisphérium* dont la partie dorsale appartient à l'appareil olfactif lequel se circonscrit graduellement à l'*hyposphérium*. Toutefois, il existe dans le

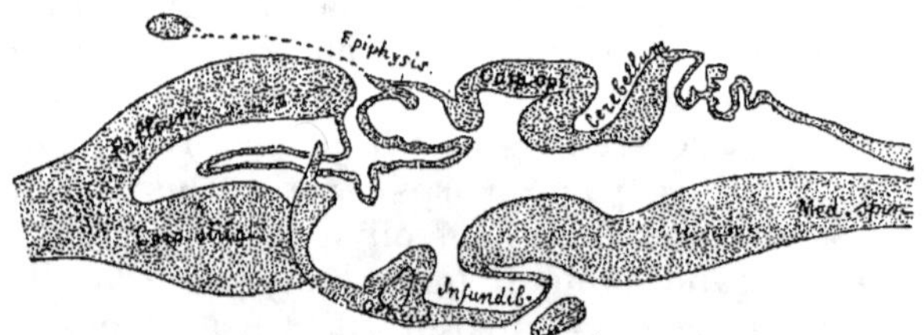

Fig. 25. — Cerveau d'amphibie
Coupe sagittale

pallium du cerveau des amphibies, des points — comme il en existe du reste aussi dans le pallium des myxines et du petromyzon, mais en quantité moindre — dont les éléments cellulaires n'ont pas de relations avec l'appareil olfactif. Chez les amphibies, et plus encore chez les reptiles, le manteau cérébral assume des caractères spécifiques qui lui sont imprimés par la

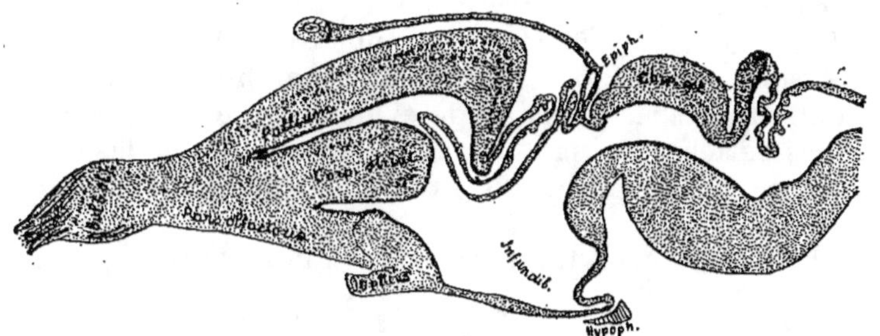

Fig. 26. — Cerveau de reptile (coupe sagittale)

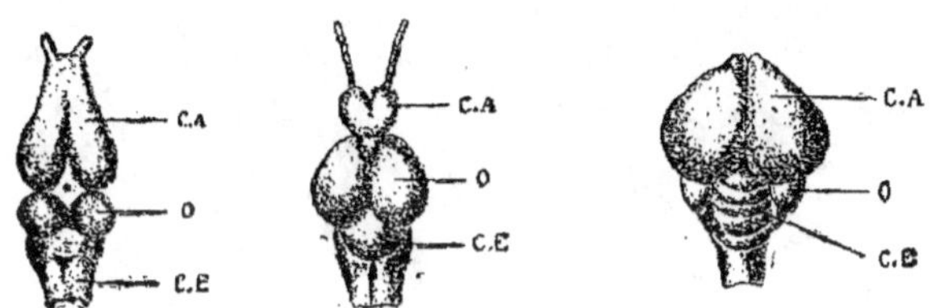

Fig. 28 — Cerveau
de grenouille

Fig 27 — Cerveau
de poisson

Fig. 29. — Cerveau
d'oiseau

C.A. Cerveau antérieur. — O. lobes optiques. — C.E. Cervelet

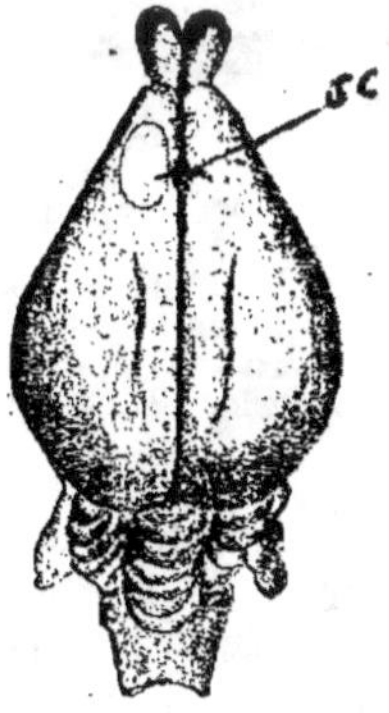

Fig. 30. — Cerveau de lapin
S.C. Sillon crucial
Le cercle représente à peu près la zone motrice.

structure cellulaire. Les cellules nerveuses aussi sont plus évoluées..

Les figures 24, 25, 26 représentent des coupes sagittales des cerveaux de poissons inférieurs, d'amphibie et de reptile, et montrent, avec la plus grande évidence, que le cerveau antérieur de ces vertébrés s'épaissit graduellement, et que dès le commencement il est comme un prolongement de l'appareil central olfactif.

Chez les oiseaux toute la masse du manteau apparaît beau-

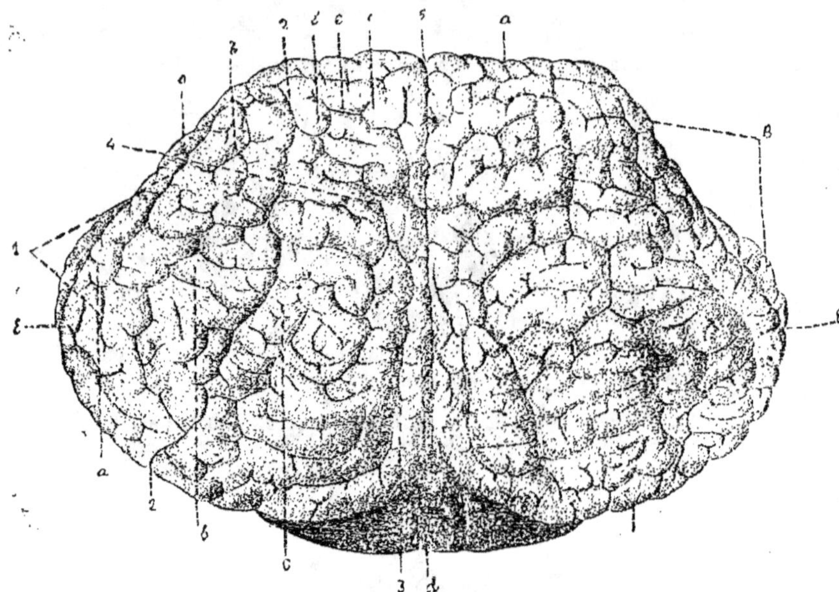

Fig. 31. — Cerveau de dauphin

1. Scissure ectosylvienne. — 2. Scissure supersylvienne. — 3. Scissure latérale. — 4. Sulcus ectolateralis. — 5 Scissure interhémisphérique. — 6 Sillon crucial. — *e*) Branche antérieure du girus sigmoïde. — *e'*) Branche postérieure du girus sigmoïde.

coup plus développée. Ce développement coïncide avec une différenciation initiale des fonctions du manteau, étant donné que les expériences pratiquées sur le cerveau des colombes ont démontré l'excitabilité électrique d'une zone placée au devant et en haut de l'hémisphère.

Dans les figures 27, 28, 29 on peut, au premier coup d'œil, se rendre compte du développement progressif du cerveau anté-

rieur, des poissons jusqu'aux batraciens et de ces derniers jusqu'aux oiseaux, comme d'ailleurs des rapports volumétriques
inverses entre le cerveau antérieur et les lobes optiques.

Chez les mammifères inférieurs on trouve une zone excitable
déjà sensiblement différenciée et définie, et c'est la zone motrice.
Cette dernière occupe la partie antéro-externe de l'hémisphère,
sur lequel apparaît l'extrémité du sillon crucial. Ce dernier est
placé, chez les rongeurs, très en avant vers l'extrémité antérieure de l'hémisphère ; il est peu étendu et profond, et sur-
monté en avant d'une petite masse rudimentaire.

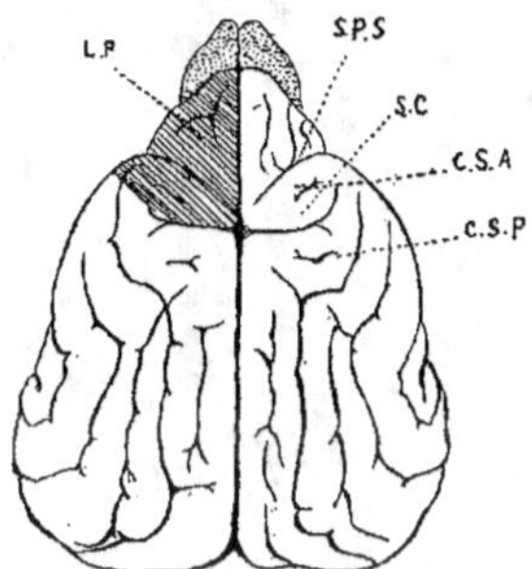

Fig. 32. — Cerveau de chien

(D'après Ellenberger et Baum. « Anat. descr. du chien »)

L.F. Lobe frontal. — S C. Sillon crucial. — S.P.S. Scissure présylvienne.
— C.S A. Circonvolution sigmoïde antérieure ou précruciale. — C S.P.
Circonvolution sigmoïde postérieure ou post-cruciale.

La figure 3o représente, sous une forme schématique, le cerveau du lapin ; le cercle est, à peu près la zone motrice selon
les expériences de FERRIER ; l'extrémité antérieure représente
une espèce d'impulsion évolutive du pôle frontal du pallium.
Chez les mammifères supérieurs cette partie antérieure ou frontale
est plus ou moins développée, bien qu'elle ne (1) soit pas en relation évidente avec le développement de l'intelligence d'après
ce que l'on peut en juger par les rares observations. C'est ainsi
qu'elle apparaît relativement petite dans le cerveau du rat, qui
est intelligent, mais aussi relativement beaucoup plus petite
dans celui du dauphin qui est stupide et chez lequel, par contre, le lobe pariétal est extrêmement développé (2). (fig. 31).

---

(1) FERRIER. *the functions of the brain.* 1876.
(2) V. BIANCHI. *Il mantello cerebrale del delfino.* « Atti della R Accademia delle
scienze fisiche e chimiche di Napoli » 1905.

BIANCHI. *Le Mécanisme du Cerveau.*   9

Seulement chez les mammifères les plus évolués apparaît un lobe frontal plus appréciable. C'est ainsi que chez les chiens, par exemple, nous trouvons l'extrémité frontale de l'hémisphère non

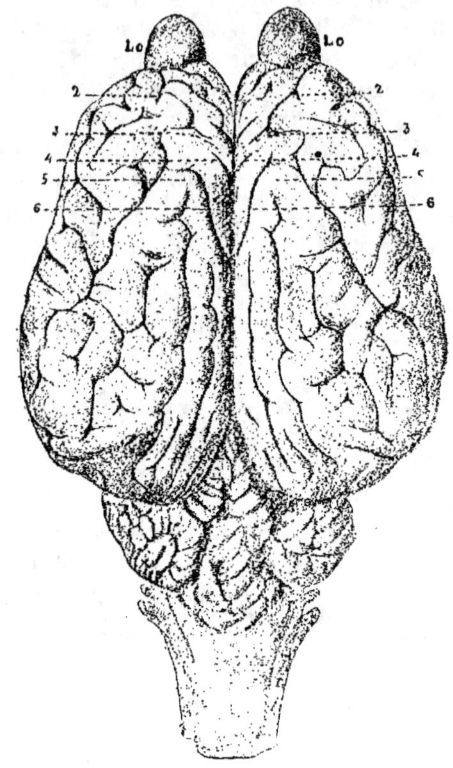

Fig. 33. — Cerveau de cheval

LO. Lobe olfactif. — 1. Lobule orbitaire. — 2. Scissure présylvienne. — 3. Girus sigmoïde, rameau antérieur. — 4. Sillon crucial. — 5. Pôle sagittal. — 6. Sillon crucial accessoire.

seulement plus développée, mais plus distincte du girus sigmoïde grâce au sillon présylvien. Dans le cerveau du chien la masse hémisphérique est déjà très grosse, les circonvolutions sont très distinctes, les sillons plus profonds et le lobe frontal est bien déterminé (fig. 32).

Dans le genre *felis* le lobe frontal présente de grandes différences de volume selon les espèces. Chez le chat, il est beaucoup moins développé que chez le chien (1).

Quelques savants considèrent le sillon crucial comme l'analogue de la scissure de ROLANDO, et les deux branches de la circonvolution sigmoïde représentent, pour ces auteurs, les deux circonvolutions centrales des primates et de l'homme. (MUNK, LEURET); d'autres, parmi lesquels BROCA, MEYNERT, EBERSTALLER, font correspondre à la scissure rolandienne de l'homme et des primates la scissure présylvienne, le *vordere Hauptfurchen* de PANSCH. Dans le premier cas, le lobe frontal, bien qu'il apparaisse encore petit, est très évident, et se continue, en arrière et en haut, avec le girus sigmoïde, dans le second cas, il faudrait considérer comme prérolandienne la partie du manteau qui se trouve devant la scissure présylvienne, et le lobe frontal ne serait que très faiblement représenté. EBERSTALLER (2) lui-même affirme que le lobe frontal, chez les carnivores, est encore très petit, sinon rudimentaire. Puisque la scissure présylvienne est placée en avant et non au-dessus de la scissure sylvienne, on comprend que le lobe frontal de ce groupe de mammifères soit encore petit, en comparaison du lobe pariétal, qui est beaucoup plus développé.

On a beaucoup discuté à propos du développement du lobe frontal du bœuf, du mouton, et du cheval, par rapport à l'intelligence de ces mammifères.

Le lobe frontal des ruminants serait relativement plus développé que celui du chien, bien que, à ce que nous savons, l'intelligence du mouton et du bœuf (mettons à part celle du cheval, encore *sub judice* selon quelques savants) soit très inférieure à celle du chien.

TENCHINI et NEGRINI (3) trouvèrent beaucoup d'analogie entre l'écorce cérébrale de l'homme et celle du cheval et du bœuf. Pour ces deux savants les circonvolutions des lobes frontaux sont des organes de perfectionnement, mais au contraire de ce qu'affirme MONAKOW ces deux anatomistes ont trouvé très peu développés les lobes frontaux chez le bœuf, le mouton et la chèvre, qui offrent avec leur mentalité, une confirmation du critérium

---

(1) Voir la magnifique étude de C. Winkler et Ada Potter. *An anatomical guide to experimental Researches on the cat's brain.* Amsterdam 1914.

(2) *Das Stirnhirn. Ein Beitrag zur. Anatomie der Oberflache des Grosshirns.* Leipzig. 1890. On peut consulter à ce sujet le riche atlas de Jakob.

(3) TENCHINI et NEGRINI. *Sulla corteccia cerebrale degli equini e dei bovini, studiata nelle sue omologie con quella dell'Uomo.* Parma. 1899.

déduit de l'observation anatomique. Pourquoi ces organes de perfectionnement donneraient-ils d'aussi médiocres résultats chez les ruminants, dont les lobes frontaux seraient, selon MONAKOW, aussi développés. Cette conclusion n'est pas fondée, parce que les prémisses sont erronées. La vérité est que les lobes frontaux comme l'ont démontré TENCHINI et NEGRINI, ne sont pas aussi développés que MONAKOW l'a affirmé.

Il est du plus haut intérêt d'éclaircir cette donnée, d'autant plus que MONAKOW considère le notable développement des lobes frontaux chez les ruminants domestiques, dont la stupidité est notoire, comme un argument pour refuser aux lobes frontaux la dignité physio-psychologique que j'attribue à ces organes. C'est pourquoi j'ai examiné les cerveaux de bœuf et de mouton, dont les photographies sont reproduites aux figures 34, 35, 36 et 37. Je les ai examinés à la lumière de l'ouvrage de ZIMMERL (1). Je ne puis que confirmer les données de cet auteur, et j'espère qu'ainsi l'affirmation erronée du grand développement des lobes frontaux de ces mammifères sera complètement infirmée.

Je reproduis, selon ZIMMERL, la figure du cerveau du cheval (fig. 33) prise sur un cheval que je me suis procuré pour cette étude. Si le sillon crucial correspondait à la scissure présylvienne, il ne resterait presque rien du lobe frontal, parce que ce que l'on appelle le lobule orbitaire indiqué sur la figure par 1° devrait être considéré comme une partie de la zone motrice.

Si le sillon *crucial* est celui indiqué par 4°, quand on considère que chez le chien la circonvolution sigmoïde s'étend jusqu'à la scissure présylvienne, et qu'il est plus que probable que cela se produit aussi dans le cerveau du cheval, dont la musculature est beaucoup plus développée, le lobe frontal reste cependant toujours très petit par rapport à l'énorme développement de la masse occipito-pariétale du cerveau du cheval.

Les choses ne vont pas d'une manière différente pour le cerveau du bœuf. Dans la fig. n° 34 du cerveau de bœuf, photographié en raccourci par devant, le sillon crucial est en x, placé devant le pôle sagittal. Maintenant, que l'on considère l'étendue de la zone motrice qui entoure le sillon crucial, et l'on se convaincra que ce qui reste au devant et représenterait le lobe frontal, ou selon ZIMMERL, le lobule orbitaire, est une

---

(1) *Trattato di anatomia veterinaria.* Vol. III : *Sistema nervoso.*

bien petite partie du manteau cérébral, c'est-à-dire une petite

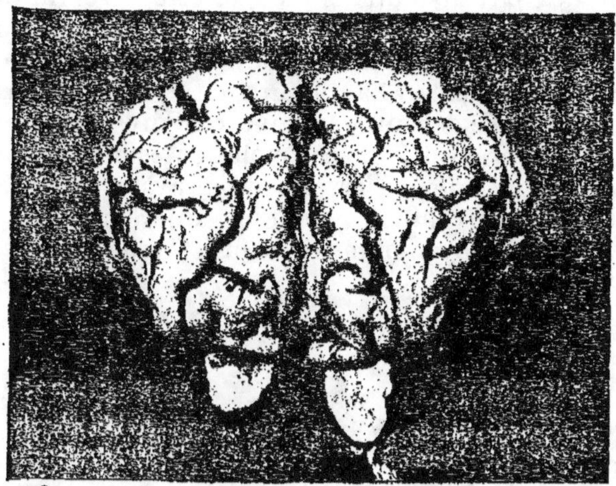

Fig. 34. — Face supérieure de cerveau de bœuf photographiée
par devant et par dessus.

E^s. Circonvolution ectosylvienne. — *sc.* Sillon crucial. — *sp* Scissure
présylvienne. — *sf.* Sillon silvico-frontal.

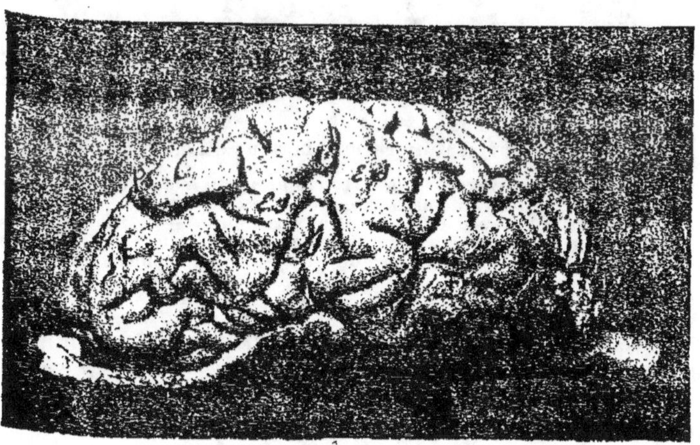

Fig 35. — Cerveau de bœuf. Face externe

S. Scissure de Sylvius et circonvolution de Sylvius. — E*s.* Circonvolution
ectosylvienne. — *ps.* Pôle sagittal. — *sp.* Scissure présylvienne.

partie des circonvolutions désignées par les numéros 1 et 9 de
la figure rapportée par Zimmerl (lobule orbitaire et circonvo-

lution antérieure commune). Il faut ensuite observer que la disposition des circonvolutions du manteau cérébral du bœuf et de la brebis, qui ressemble presque en tout à celui du cheval, est tout à fait différente du plan architectonique du cerveau du chien et des primates. La scissure de Sylvius est presque verticale, et se trouve devant une ligne qui divise en deux moitiés l'hémisphère cérébral ; la circonvolution ectosylvienne, E. s. est grosse et se prolonge en arrière et en avant, là où elle est séparée de la circonvolution commune antérieure (9. de la figure de ZIMMERL) au moyen d'un sillon que j'appellerai Sylvico-fron-

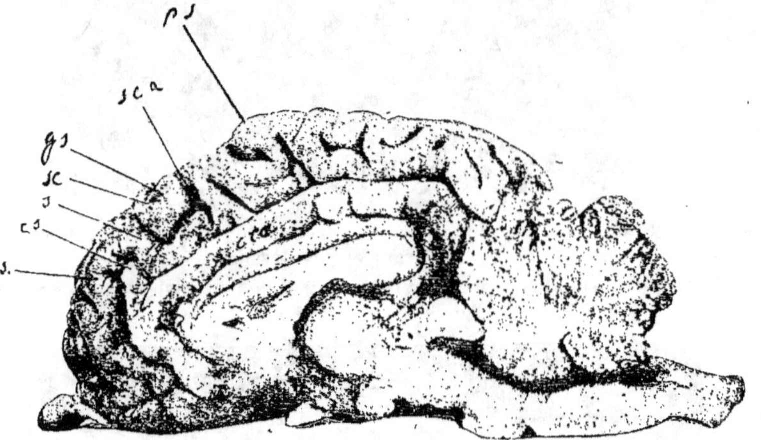

Fig. 36. — Surface interhémisphérique du cerveau de bœuf

Il faut noter l'anastomose de la circonvolution du corps calleux avec la face interhémisphérique de la circonvolution sagittale cs.
p.s. Pôle sagittal. — *sca.* Sillon crucial accessoire. — *gs.* Rameau postérieur du girus sigmoïde. — *sc.* Sillon crucial. — *s* et *s.* Superficie interhémisphérique du lobule orbitaire. — *cs.* Anastomose calloso-orbitaire.

tal (S.f.) Le lobe frontal serait donc constitué par la partie de l'hémisphère placée devant le sillon présylvien (une partie du lobe orbitaire (1) et une partie de la circonvolution commune antérieure (9).

Sur la face externe le sillon crucial n'est pas visible (fig. 35) mais se trouve devant le pôle sagittal p. s. — Après avoir considéré l'étendue de la zone motrice au devant de p. s. le développement rudimentaire du lobe frontal apparaît au 1er coup d'œil. Il est bon de se souvenir que la circonvolution sagittale est séparée de la circonvolution ectosylvienne par la scissure pariétale, qui est très profonde ; qu'elle se prolonge presque jusqu'au pôle frontal, et qu'elle sépare nettement cette circonvolution de la zone motrice et du lobule orbitaire, ce qui engendre bien des doutes sur l'étendue respectivement de la zone motrice et du lobe frontal.

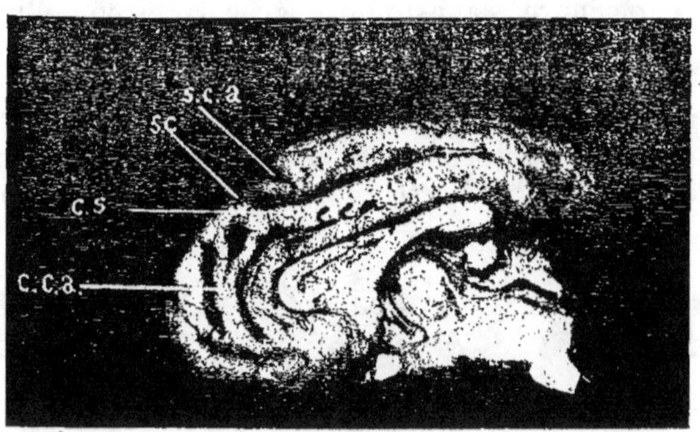

Fig. 37. — Cerveau de mouton. Face interhémisphérique

sca Sillon crucial accessoire. — *sc*. Sillon crucial. — *cca*. Circonvolution calleuse. — *cs*. Anostomose calloso-sagittale.

Sur la face antéro-interhémisphérique (fig. 36) le sillon crucial est indiqué par *sc*. Derrière lui se trouve le sillon accessoire *sca* placé au devant du pôle sagittal Ps. Le rameau postérieur du girus sigmoïde sur la face interhémisphérique est représenté par *gs*. Ce qui reste devant le girus sigmoïde serait la suite de la région interhémisphérique qui se continue, sur la face externe, avec la région I (lobule orbitaire). La circonvolution du corps calleux Cfd. a, chez les ruminants, un très grand développement et s'anastomose (en *cs*) de diverses façons avec la circonvolution orbitaire *s*, que j'estime être seulement en partie une région du lobe frontal. Dans l'un et l'autre cas le lobe frontal serait représenté par la circonvolution qui est le prolongement du pôle de la circonvolution sagittale, laquelle est, à l'extérieur, profondément séparée de la circonvolution ectosylvienne au moyen de la scissure pariétale.

Cette circonvolution, en se repliant en bas devient *girus rectus* et forme une fourche qui reçoit le gros bulbe olfactif. Tout porte à croire que cette partie du lobe antérieur est l'organe olfactif, d'autant plus que cette circonvolution est la seule qui,

avec le gros bulbe olfactif, constitue la base ou face orbitaire du
pôle frontal.

Sur la face médiane du cerveau de la chèvre (fig. 37) le sillon
crucial *cs* est situé très en avant ; *sca* est le sillon crucial accessoire. La circonvolution du corps calleux est très développée ;
elle présente un sillon superficiel qui la divise en deux branches,
dont la supérieure s'anastomose avec la circonvolution sagittale, de façon qu'il est malaisé d'établir ce qu'il peut y avoir de
lobe frontal chez cet animal.

L'absence du personnel de ma clinique, mobilisé dès 1915,
m'a empêché de déterminer, par une série d'expériences au
moyen de l'excitation électrique, les limites de la zone motrice,

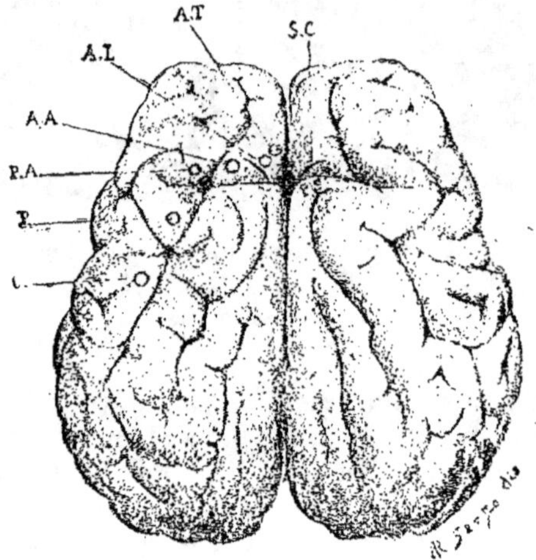

Fig. 38.

PS. Pôle sagittal. — SC. Sillon crucial. — AT. Zone d'excitation de la
musculature de la nuque et du tronc. — AI. de même pour le membre
postérieur. — AA. Membre antérieur avec mouvements moins évidents du
membre postérieur. — PA. Ouverture des paupières. — P. Fermeture des
paupières. — O. Mouvements de l'oreille.

du moins chez la chèvre. Mais si l'on considère que le volume
relativement très grand de la circonvolution calleuse *cca* et le fait
que la circonvolution sagittale — laquelle après le sillon *sc*
devient lobule orbitaire, en se repliant sur la face orbitaire
affecte de nombreuses relations avec le lobe olfactif, on est
porté à croire que dans cette partie, il y a prévalence de l'organe
cortical hippocampique. Il semble bien clair alors qu'il ne reste
qu'une petite partie de ce que l'on peut estimer être vraiment

le lobe frontal. Malgré cela je suis arrivé à faire une expérience, que je crois concluante, sur un agneau de trois mois ; c'est la seule expérience que j'aie pu faire, à cause de la difficulté de se procurer un certain nombre d'agneaux pendant la guerre. J'ai largement découvert le cerveau, et mesurant, comme d'habitude avec un glissoir le minimum nécessaire de courant de Faraday propre à exciter des mouvements des membres et de la tête, et au moyen de pincettes munies d'un interrupteur à main et de pointes de platine en forme de massue, j'ai pu certifier au moyen d'essais répétés, les points suivants d'excitation motrice.

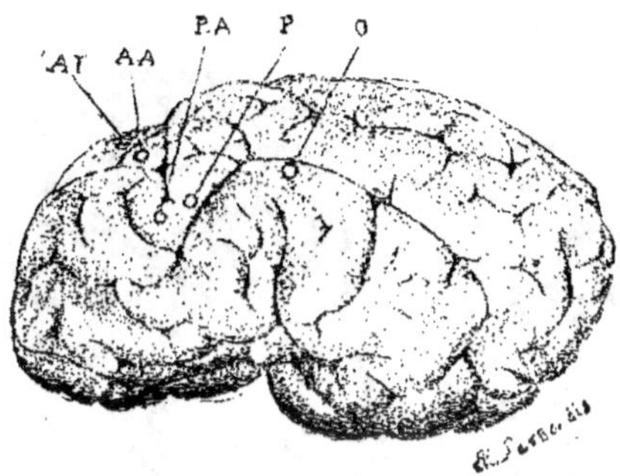

Fig. 39

O. Zone pour les mouvements de l'oreille — P. Fermeture des paupières.— PA. Ouverture des paupières. — AA. Mouvements du membre antérieur et — un peu moins évidents — du membre postérieur. — AI. Mouvements du membre postérieur et aussi un peu du membre antérieur.

Si les choses sont ainsi, et en admettant aussi que la circonvolution ectosylvienne n'ait rien de commun dans son extrémité antérieure avec le lobe frontal, on note une telle disproportion entre le développement de la partie occipito-pariétale, et la partie que l'on peut assigner au lobe frontal, que nous sommes surpris en voyant des auteurs de valeur insister encore sur ce très faible argument : que le développement des lobes frontaux est notable chez le bœuf et chez le mouton qui sont stupides, et que les lobes qui se développent le plus parallèlement à l'intelligence sont les lobes pariétaux.

Chez le singe et spécialement chez les primates, le développement du lobe frontal atteint un degré élevé. Le cerveau présente le même plan architectonique que le cerveau humain ; et en même temps son poids a grandement augmenté relativement au corps. Les fonctions cérébrales élémentaires sont mieux localisées, la différenciation fonctionnelle plus fortement marquée, comme aussi les zones fonctionnelles sont mieux déterminées, que celles du chien et du chat, et correspondent aussi davantage au plan de différenciation fonctionnelle du manteau cérébral humain.

C'est précisément sur le lobe frontal du singe qu'une plus précise distinction des zones qui se comportent différemment soit au stimulus électrique soit à l'examen histologique, a été possible. Ces zones sont : la circonvolution prérolandienne, la zone précentrale intermédiaire, la zone frontale proprement dite, et la zone préfrontale, comme nous le verrons sous peu.

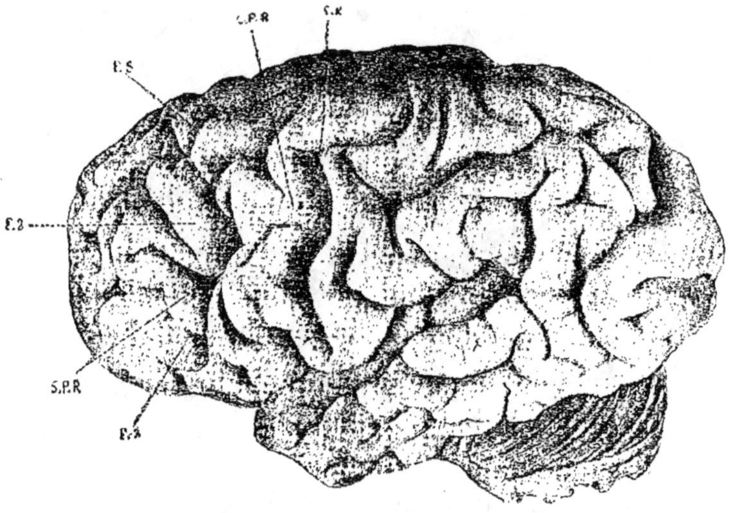

Fig. 40

SR. Scissure rolandienne. — CPR. Circonvolution prérolandienne. — FS. Circonvolution frontale supérieure. — F 2. Circonvolution frontale médiane. F.3. 3a. Circonvolution frontale. — S.P.R. Sillon préfrontal.

Il est bon de toucher ici une question délicate au sujet de la morphologie du lobe frontal chez les singes. Y a-t-il une troisième circonvolution frontale chez les primates ? Parce que, en effet, il serait faux de juger *a priori* de l'absence d'un organe, auquel beaucoup attribuent, chez l'homme, une fonction spécifique, pour cette raison que cette fonction n'existe pas chez les singes ou qu'on la suppose tout à fait absente. MARCHAND l'a fait remarquer (1).

____

(1) *Die Morphologie des Stirnlappens*, etc. Jend, 1893.

Quelle que soit la fonction qu'accomplisse la troisième circonvolution frontale de l'homme, que ce soit ou non la zone motrice pour le langage articulé, elle représente, chez le singe, une évolution analogue à celle que l'on rencontre chez l'homme. Le fait est que dans le lobe frontal des singes supérieurs la troisième circonvolution frontale existe. MARCHAND (L. c.) l'individualisa chez l'orang-outang. BEEVOR et HORSLEY la retrouvèrent aussi chez le gorille et le chimpanzé. Chez ces derniers la troisième frontale présente les mêmes particularités que dans le cer-

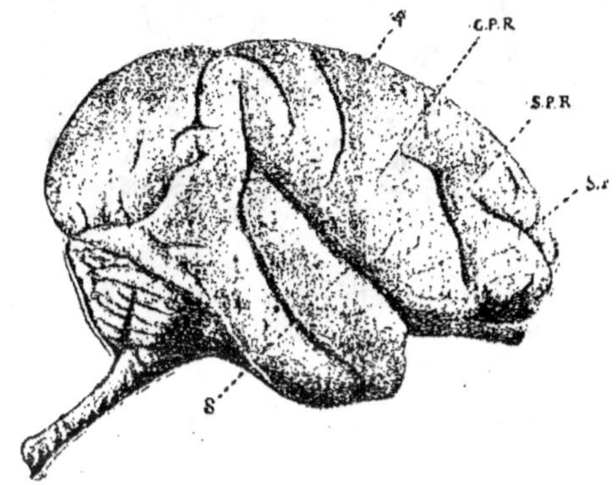

Fig. 41. — Cerveau de macaque (d'après Jakob)

S. Scissure de Sylvius : R. Scissure de Rolando — CPR Circonvolution prérolandienne. — SPR. Sillon prérolandien. — SF. Sillon frontal qui sépare la circonvolution frontale supérieure de l'inférieure).

veau humain ; elle s'anastomose avec la partie inférieure de la frontale ascendante et la 2ᵐᵉ frontale. Précisément, chez ces anthropoïdes, le sillon frontal inférieur existe, et il est beaucoup plus superficiel dans le cerveau de l'orang-outang (fig. 40).

Le fait que dans le pied de la troisième frontale la couche des grandes cellules pyramidales est plus distincte et plus épaisse que dans la première et la deuxième frontale, et la présence d'un plus grand nombre de cellules de BETZ (bien que contestée par BRODMANN) pourraient soutenir la doctrine de la fonction motrice du pied de la troisième frontale ; elle présente la structure presque rolandienne de la zone frontale intermédiaire, vérifiée par CAMPBELL et par TURNER.

Donc en suivant la phylogénèse du développement du cerveau on remarque l'accroissement progressif du lobe frontal et presque toujours l'accroissement parallèle de l'intelligence, de même nous trouvons, entre les diverses espèces de singes, un développement graduel du lobe frontal, du macaque au cébus, de ce dernier aux singes anthropoïdes, et de ceux-ci à l'homme.

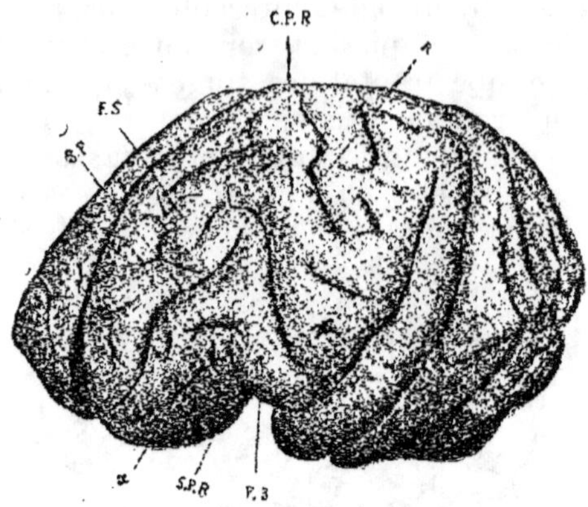

Fig. 42. — Cerveau d'un des cynocéphales sur lesquels j'ai fait mes expériences

R. Scissure de Rolando. — CPR. Circonvolution prérolandienne. — TS. Circonvolution frontale supérieure. — SF. Sillon frontal (supérieur ?), x. Sillon frontal inférieur (?) plus accentué que chez le cébus [rapporté d'après Jakob]. — SPR. Sillon préfrontal. Fs. Embryon de la troisième circonvolution frontale, ou operculus orbitaire du lobe frontal.

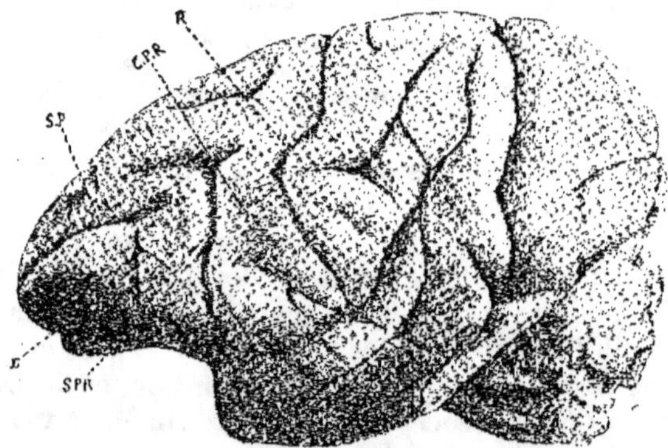

Fig 43. — Cerveau de cynocéphale (d'après l'atlas de Jakob)

R. Scissure de Rolando. — CPR. Circonvolution prérolandienne. — SF. Sillon frontal. — x. Commencement du sillon frontal inférieur (selon moi). — SPR. Sillon préfrontal.

Le cerveau du cébus inférieur (fig. 41) est beaucoup plus simple ; le sillon préfrontal est placé très en avant, la circonvolution prérolandienne est très grosse ; il n'y a pas de trace d'un second sillon frontal. Dans le cerveau du cébus supérieur on remarque un nombre considérable de petits sillons sur toutes les circonvolutions, y compris celles du lobe frontal, (fig. 42 et 43). Ce dernier a atteint, dans son ensemble, un développement relativement considérable; sur la frontale inférieure apparaît un sillon, que j'ai indiqué par x, lequel prend des formes différentes chez divers individus de la même famille. Tout porte à croire qu'il est l'embryon du sillon frontal inférieur, ce qui implique le commencement de la distinction d'une troisième circonvolution frontale, qui se trouve ensuite bien développée chez l'orang-outang, le gorille et le chimpanzé.

Si l'on tient compte du sillon arqué dont nous venons de parler et du plan architectonique de ce sillon, et des circonvolutions respectives, il se présente l'hypothèse suggestive que le développement de la région frontale du cerveau humain est précédée des lignes qui se sont déjà prononcées chez les singes moyens (1).

L'étendue des surfaces de l'écorce chez le singe moyen (cébus), l'orang-outang et l'homme européen est respectivement dans les proportions de 1 : 5 : 17. Le volume total de l'écorce est de 1 : 5 : 24; la richesse des cellules est de 1 : 8 (cébus, orang-outang) et de 10 : 100 (orang-outang, homme) (2).

Le nombre des cellules nerveuses du manteau de l'orang-outang, est dans leur totalité, par rapport à celui de l'homme, dans la proportion de mille millions à dix mille millions. Tout le cerveau participe à cet énorme développement, mais, plus que n'importe quelle autre partie, la grande masse du lobe frontal.

En effet, si l'on considère la longueur de tout l'hémisphère entre les deux pôles du cerveau humain, le lobe frontal occupe, du pôle au centre de la scissure de Rolando le 41eme ou 40eme, et même, dans quelques cerveaux, une longueur supérieure à celle que nous avons indiquée plus haut.

Bien des preuves s'opposent aux affirmations de FLECHSIG et de LUCIANI. En suivant le développement cérébral des mammifères, c'est précisément la partie antérieure qui se développe, je dirai *ex novo*.

D'autre part le lobe frontal des mammifères inférieurs, comme par exemple, du dauphin, contient un nombre moins grand de

---

(1) SYDNEY COLE : *The comparative anatomy of the frontal lobe.* « The journal of the mental science » 1911.
(2) JAKOB, loc. cit.

cellules, et ces dernières sont moins différenciées par rapport aux autres régions (1).

Tout au plus peut-on affirmer que le développement du lobe temporal est, lui aussi, considérable chez les primates et chez l'homme, si bien que la scissure de Sylvius qui est verticale dans le cerveau du cheval, et du bœuf, devient très inclinée dans le cerveau des singes anthropoïdes et beaucoup plus encore, presque horizontale, dans celui de l'homme. Le développement extraordinaire du lobe temporal, qui reste séparé du pariétal au moyen de la scissure de Sylvius, donne l'illusion d'une grandeur plus considérable du lobe pariétal, lequel s'est, sans aucun doute, développé lui aussi.

Mes conclusions sont tirées de l'anatomie comparée. Du chat au chien, de ce dernier au macaque, au cébus, au gorille, à l'homme nous trouvons un accroissement toujours plus grand du lobe frontal, qui s'affirme comme une région nouvelle par rapport aux autres parties du manteau cérébral, lesquelles, elles aussi, se développent et s'agrandissent ; particulièrement, je le répète, le lobe temporal. BROCA (2) avait déjà noté que le lobe pariétal n'avait pas atteint un développement proportionné à celui du lobe frontal. BROCA mit en évidence le développement inverse des lobes frontaux en antagonisme avec celui des lobes pariétaux et limbiques, attribuant aux lobes frontaux les facultés supérieures qui prédominent chez les animaux intelligents.

MEYNERT soutient que les grandes proportions atteintes par le lobe frontal sont apparentes, et dues en grande partie au développement en hauteur du corps strié, de l'*insula* et du lobe temporal.

Ceci est vraisemblable en ce qui concerne l'influence que peut exercer le lobe temporal ; quant aux rapports avec le corps strié, il faut faire observer que le lobe préfrontal, ainsi qu'une bonne partie de sa masse, se trouve devant le pôle antérieur du corps strié, comme le démontrent les figures qui reproduisent le plan vertical des mutilations expérimentales (v. Chap. IV).

Ce n'est point ici le lieu de donner des détails plus précis, et moins encore d'exposer la littérature qui concerne les limites et la conformation du lobe frontal chez l'homme. Je me résume : Sur la face externe, il est très facile d'en définir les limites ;

---

(1) V. BIANCHI, l. c.

(2) BROCA. Localisations cérébrales. Recherches sur les centres olfactifs, et mémoires sur le cerveau de l'homme et des primates, 1888.

ce sont la scissure de Rolando en arrière, la scissure de Sylvius en bas, la scissure interhémisphérique en dedans et en haut, et e pôle libre en avant. Les difficultés surgissent quand il s'agit de déterminer les limites de la face inférieure ou orbitaire, et celles que l'on doit assigner au lobe frontal sur la surface interhémisphérique.

En ce qui concerne la face externe, il est bon de débarrasser le terrain de toutes les discussions concernant la circonvolution frontale ascendante. Appartient-elle ou non au lobe frontal ? La disposition des circonvolutions frontales est telle qu'elle persuade du premier coup que la seule limite morphologique du lobe frontal, en arrière, est la scissure de Rolando et non pas le sillon préfrontal, et que la circonvolution frontale ascendante est une partie du lobe frontal.

Les données morphologiques de la surface du cerveau ne coïncident pas avec les faits fonctionnels. En d'autres termes les circonvolutions et les sillons ne constituent ni ne limitent régulièrement des organes à fonctions spéciales et déterminées. L'étude minutieuse que l'on a faite des circonvolutions et des sillons, et qui constitue un riche et brillant chapitre de morphologie et de phylo-ontogénésie du manteau, et dont on est tenté de tirer parti pour l'anthropologie criminelle, l'anthropologie générale et la pathologie mentale, n'a guère profité à la physiologie et à la pathologie du cerveau. Toutes les tentatives faites sur ce terrain ont failli et ont dévié d'une conception vraiment réaliste des fonctions du manteau cérébral. Non seulement chaque lobe peut être constitué de parties à fonctions diverses, mais chaque circonvolution peut, dans ses diverses parties, comprendre des champs cytotectoniques et des arcs fonctionnels et psychiques différents l'un de l'autre. De telle façon que l'on peut formuler catégoriquement les propositions suivantes :

1° Aucune fonction du manteau cérébral ne coïncide avec des régions à limites déterminées par la morphologie ; 2° Les zones fonctionnelles sont indiquées par l'expérience et par la pathologie humaine ; peut-être, à l'avenir, le seront-elles aussi par la cytotectonie. Ainsi, quand nous disons que le lobe frontal est limité, en arrière, par la scissure de Rolando, nous entendons parler d'un organe dont les diverses parties ont des fonctions différentes l'une de l'autre. La frontale ascendante, ainsi que nous l'avons déjà rappelé, est la zone motrice, laquelle s'étend derrière la scissure rolandienne, et se prolonge en avant vers l'origine des trois circonvolutions frontales, jusque dans celle qu'au point de vue histologique, on a appelée, ainsi que nous l'avons vu, zone précentrale intermédiaire.

La zone précentrale intermédiaire occupe, selon les histologistes, une bande de la circonvolution prérolandienne, dans sa partie inféro-antérieure, et se prolongeant en avant de la zone motrice, monte sur la première circonvolution frontale sur un espace de quinze millimètres environ au delà du sillon prérolandien, elle décrit une courbe à convexité postérieure jusqu'auprès de la circonvolution rolandienne antérieure en correspondance avec le centre ; elle se recourbe de nouveau en avant sur la troisième circonvolution frontale, et en forme non seulement la partie triangulaire, mais presque tout le pied. (fig. 44 et 45, zone b, et 46 et 47, zone M. I.) ; elle s'étend sous la face orbitaire du lobe frontal sur une partie de la portion transversale de la troisième frontale. Elle embrasse par conséquent la base des circonvolutions frontales supérieure et médiane, une partie de la frontale ascendante et une partie assez étendue de la frontale inférieure en comprenant ainsi la zone de Broca et la partie orbitaire de l'operculus frontal. Ces limites ne sont pas absolument fixes et déterminées, mais selon CAMPBELL, elles sont, en moyenne, suffisamment reconnaissables.

CAMPBELL affirmait que cette zone coïncide avec celle que l'on avait trouvée excitable chez les singes grâce aux expériences, et que les limites correspondent, en partie, aux limites antérieures de la prétendue zone somesthétique ou tactile de FLESCHSIG (fig. 5 et 6). Quant à moi, j'ai trouvé, sur le cerveau des cébus, *que la partie antérieure de cette zone était inexcitable au moyen d'un courant à peine propre à provoquer des mouvements des membres sur la circonvolution frontale ascendante (prérolandienne) sauf sur la première circonvolution frontale, où l'excitation électrique provoque sur une étendue notable, des mouvements du tronc et de la tête. (fig. 51).* CAMPBELL suppose que cette zone, qui ressemble tellement par sa structure, à la zone motrice, sert aux mouvements les plus spécialisés et les plus délicats et où la conscience et la volonté ont une importance qui n'est point négligeable. Il expliquerait ainsi comment le pied de la troisième frontale est l'organe de la parole articulée chez l'homme, et que celui de la seconde circonvolution frontale est l'organe d'autres mouvements plus délicats et plus compliqués des doigts et parmi lesquels, les mouvements de l'écriture.

Le concept que je viens de résumer, et qui correspond aux idées

de Mott (1) et à l'hypothèse que je formulai en 1883 (2), en considérant cette zone comme une zone d'évolution, n'est pas confir-

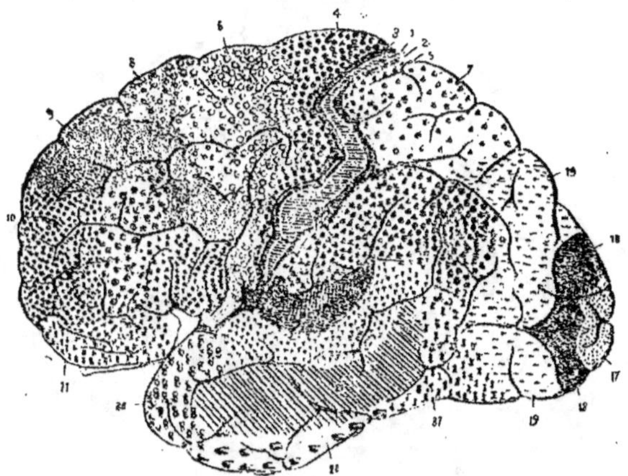

Fig. 44. — Géographie histotectonique du manteau cérébral
(face externe selon Brodmann)

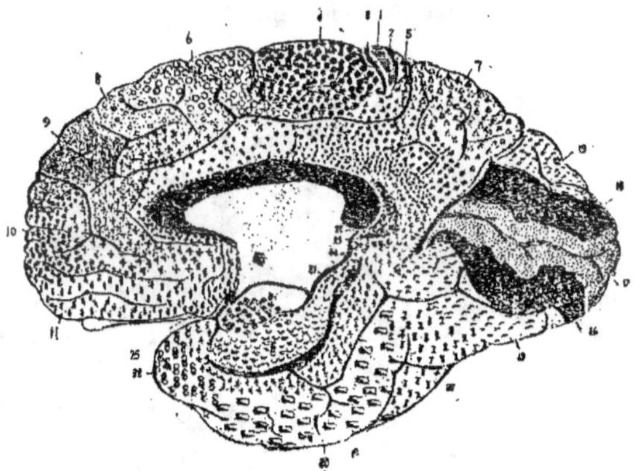

Fig. 45. — Géographie histotectonique du manteau cérébral
(face interhémisphérique)

mée par les expériences faites sur le gibbon, par le fait que cette
zone est plus étendue dans le cerveau du gibbon que dans celui
de l'homme, spécialement sur le pied de la troisième frontale

_____

(1) *On the Physiological Significance of the convolutional Pattern in the Primates*. British. Med. Journal 1906.
(2) *Le localizzazioni cerebrali*. Ed. Pasquale. Napoli 1883.

BIANCHI. *La Mécanique du Cerveau.*　　　　　　　　　　10.

(expériences de SHERRINGTON, de SCHUSTER et de MOTT), (1)ce qui
enlève beaucoup de valeur à l'interprétation physiologique qu'en

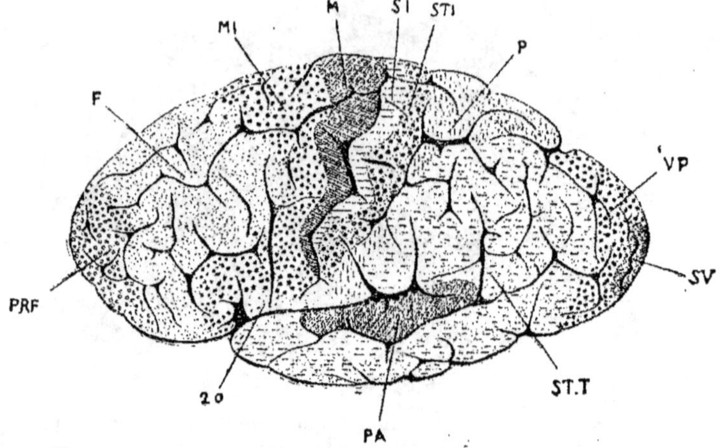

Fig. 46. — Géographie histotectonique du manteau cérébral
(face externe selon Campbell)

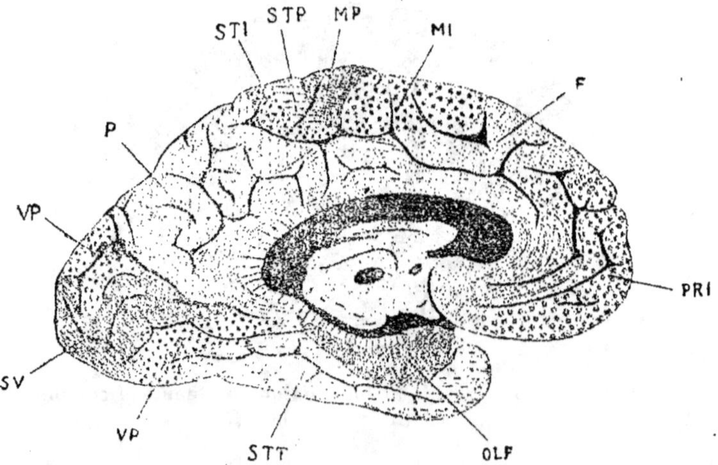

Fig. 47. — Géographie histotectonique du manteau cérébral
(face interhémisphérique)

a donnée CAMPBELL, parce que, en tous cas, la plus grande éten-

____

(1) Loc. cit.

due de la zone excitable, devrait, pour des raisons faciles à saisir, se trouver chez l'homme.

Il suffit de comparer la grande étendue en avant de la zone motrice sur le cerveau du gibbon laquelle a été interprétée de l'usage que le gibbon fait de ses mains (fig. 48), avec la zone correspondante chez l'homme, lequel se sert aussi de ses mains, mais d'une façon beaucoup plus parfaite. Chez l'homme, la zone motrice s'étend assez peu en avant des limites de la frontale ascendante. La contradiction est évidente.

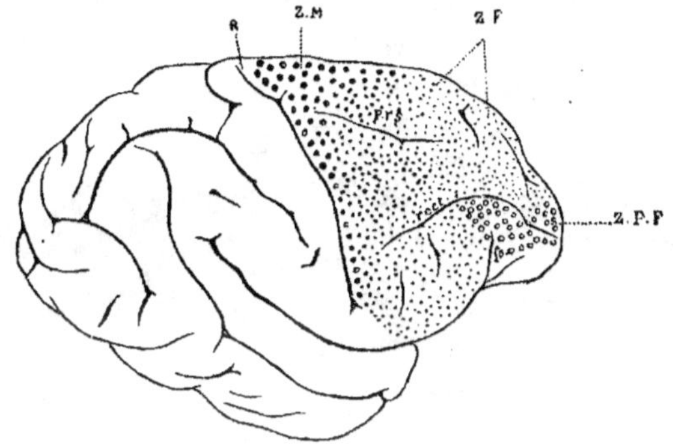

Fig. 48. — Cerveau de gibbon

R. Scissure rolandienne. — ZM. Zone motrice — ZF. Zone frontale en prolongement de la zone intermédiaire.— ZPF. Zone préfrontale.

En vérité, sur la figure 44, les points les plus gros, à partir de la scissure de Rolando, indiquent la zone motrice, qui contient des cellules pyramidales géantes, et qui devrait correspondre à la vraie zone motrice ou au type histotectonique n° 4 de BRODMANN (fig. 44) (1). Les points les moins gros indiquent la zone motrice intermédiaire, laquelle correspondrait au type indiqué par le n° 6 de la figure 44.

Je n'ai pas même pu tenir compte de ces distinctions dans mes expériences les plus récentes.

Toute la partie du lobe frontal qui reste au devant de la circonvolution prérolandienne, y compris une partie de la zone m. intermédiaire, a été le champ de recherches au cours de toutes les expériences que j'ai faites. Ce champ comprend le territoire divisé par les histologistes en deux zones, la frontale et la

______

(1) *Beiträge zur histologischen Lokalisation der Grosshirnrinde.* « Journal für Psychologie und Neurologie » 1905.

préfrontale, plus une partie de la zone m. intermédiaire. La première aurait une structure assez différente de la préfrontale proprement dite. Sur la face externe de l'hémisphère, à partir des limites de la zone intermédiaire, la zone frontale s'étend sur la moitié antérieure de la circonvolution frontale supérieure, sur une bonne partie de la frontale médiane, comprend l'extrémité antérieure de la circonvolution frontale inférieure, et s'étend sur une petite zone de la surface orbitaire. Elle occupe, sur la surface interhémisphérique, une partie de la circonvolution frontale supérieure ou marginale directement au-dessus du

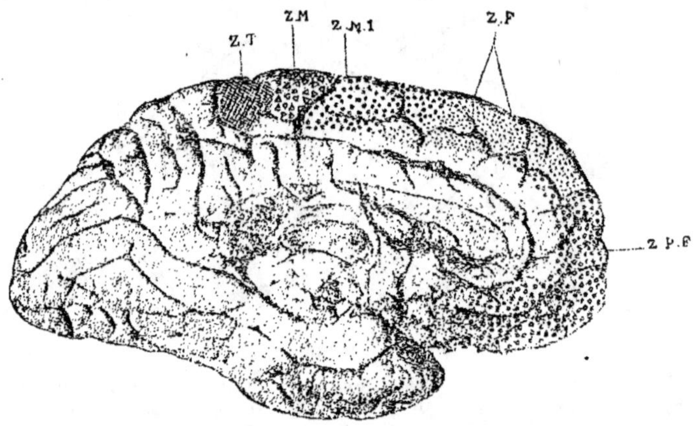

Fig. 2. — Face interhémisphérique de l'hémisphère cérébral

ZT. Zone tactile. — TM. Zone motrice. — ZMI. Zone motrice intermédiaire.
ZF. Zone frontale. — ZPF. Zone préfrontale.

genou du corps calleux (fig. 2), sa structure diffère de celle de la zone intermédiaire par l'absence presque complète de fibres de gros calibre; elle en contient, par contre, de volume moyen. La différence la plus notable a été observée par CAMPBELL dans la couche des cellules pyramidales petites et grandes, et consiste en un nombre moindre de ces cellules, lesquelles semblent aussi d'un volume moins considérable.

La zone préfrontale s'étend jusqu'à la partie, pour ainsi dire, polaire de la circonvolution frontale supérieure, sur la surface interhémisphérique, à l'extrémité polaire de la seconde frontale et à toute la superficie orbitaire située au devant du sillon orbitaire transversal (fig. 47). Cette zone serait aussi moins évoluée que la zone frontale et présenterait, selon CAMPBELL, une extrême pauvreté de fibres. Ces fibres seraient, en outre, d'un calibre très délicat ; d'ailleurs, les fibres d'association seraient tout particulièrement délicates. On pourrait supposer que la zone préfrontale fût en voie d'évolution, car cette dernière est très en retard par rapport aux autres zones du lobe frontal. Il y a des différences de structure très considérables, entre cette partie du cerveau des primates et celui de l'homme, et l'on pourrait justement admettre une notable différence de développement entre les différents hommes. BOLTON (1) au contraire, affirme que la structure du lobe frontal ressemble beaucoup à celle de la zone visopsychique. On y trouve le même nombre de plans ou de couches cellulaires.

La couche superficielle montre une remarquable complexité de fibrilles. La seconde couche, celle des cellules pyramidales, les petites à l'extérieur et les grandes à l'intérieur, présente une grande richesse de cellules et de fibres ; on trouve une même richesse de fibres et de cellules dans les couches inférieures ; les colonnes de Meynert, lesquelles contiennent beaucoup de grosses fibres, sont tout particulièrement évidentes. BOLTON arrive à la conclusion que, pour ce qui concerne la richesse en neuro-fibrilles, la région préfrontale dépasse probablement toutes les autres régions de l'écorce. Le fait que le lobe frontal serait la dernière région du cerveau à se développer, fournit un argument à ceux qui le considèrent comme un organe de grande importance pour les fonctions intellectuelles.

Les résultats des recherches de BOLTON, si différents de ceux de CAMPBELL, auquel il reproche un défaut de méthode, correspondent à ceux de TURNER, lequel aurait trouvé, lui aussi, une grande richesse de fibres et de cellules.

Ces résultats paraissent d'autant plus admissibles que la couche des cellules pyramidales, dans le lobe frontal, est la dernière à se développer, ce qui coïncide avec le résultat des recherches de WATSON (2) et de BRODMANN (3).

Il faut aussi noter le fait que la couche de cellules pyramidales se trouve plus ou moins sous-évoluée dans les phrénasthénies, proportionnellement au degré d'imbécillité ou d'idiotie,

---

(1) *A contribution to the localisation of cerebral function*, ecc. « The Goulstonian Lectures » 1910.

(2) *The mammalian cerebral cortex with special reference to its comparative histology*. Arch. of Neurology 1907.

(3) *Ueber den allgemeinen Bauplan des Cortex Pallii bei den Mammaliern und zwei homologe Rindenfelder in Besonderen...* etc. Mitteilungen, 1906.

et c'est le premier organe cérébral à subir le processus de dégénérescence, dans les différentes formes de démence, ce qui coïncide avec cette loi générale que la dégénération procède en ordre inverse de l'évolution ; les premiers à dégénérer sont les organes qui furent les derniers dans l'échelle de l'évolution. Les recherches de FLECHSIG, qui ont montré la maturité tardive des fibres du lobe frontal, sont d'accord avec celles de CAMPBELL, de BOLTON et de BRODMANN.

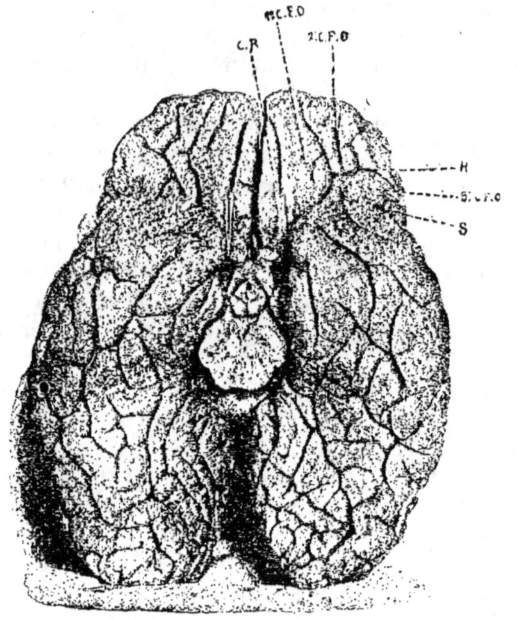

Fig. 49. — Surface inférieure orbitaire du lobe frontal

La face orbitaire du lobe frontal est en partie en rapports anatomiques avec la bandelette et avec le bulbe olfactif. La première circonvolution frontale ou interne sur la face orbitaire, ou mieux cette partie de la première circonvolution frontale qui porte le nom de girus rectus (C. R. fig. 49) a une structure limbique. Quant à la partie orbitaire des deux autres circonvolutions frontales (la frontale médiane 2 C. F. O. et la troisième frontale 3 C. F. O.) qui sont considérées par les anatomistes comme le prolongement, à la base orbitaire, des circonvolutions frontales 2 et 3 (DÉJERINE) (1), on ne sait rien de précis au sujet de leur fonction, ni par l'expérimentation, ni par la voie de la pathologie, mais elles présentent une structure analogue à celle de la face externe des zones frontale et préfrontale.

Morphologiquement, la seconde circonvolution fronto-orbitaire est limitée, en arrière, par l'incision H (fig. 49); la troisième circonvolution se plie horizontalement, et sert de limite à la deuxième, elle forme le rameau transversal de la troisième circonvolution fronto-orbitaire (3 C. F. O.). La circonvolution frontale supérieure ainsi qu'une partie de sa surface orbitaire est séparée de la deuxième circonvolution frontale ou médiane, au moyen du sillon frontal supérieur, elle est coupée en avant, au point où elle se courbe sur la surface orbitaire, par le sillon fronto-marginal de VERNICKE (*sulcus anterior transversus*), se replie sur la face orbitaire en formant la circonvolution fronto-orbitaire, I. C. F. O., dont la partie placée à l'intérieur du sillon olfactif porte le nom de circonvolution droite, (girus rectus), rejoint en arrière et en haut le lobule pararolandique, sur la face interhémisphérique (fig. 2), mais s'en distingue par le sillon paracentral, qui s'anastomose avec le sillon calloso-marginal. Tandis que ce dernier dans nombre de cerveaux, ne se prolonge pas en haut, la marge interhémisphérique, de la première circonvolution frontale se continue, sans distinction morphologique, dans le lobule pararolandique (fig. 2 et 3). Dans le cerveau photographié, ainsi que dans maints autres, le sillon pararolandique se prolonge en haut jusqu'à la marge interhémisphérique, de telle manière que la circonvolution frontale supérieure apparaît nettement séparée du lobule pararolandique.

La seconde circonvolution frontale est séparée de la première par le sillon frontal supérieur en haut, de la troisième frontale ou inférieure au moyen du sillon frontal inférieur en bas; elle s'établit en arrière sur la frontale ascendante, dont elle est souvent en partie séparée par le rameau inférieur du sillon préfrontal; elle se replie en avant sur la face orbitaire, jusqu'au rameau transversal de la troisième frontale, mais elle est aussi transversalement coupée par le sillon fronto-marginal, au pôle frontal. Elle est souvent divisée en deux par un sillon parallèle aux deux sillons frontaux.

La troisième circonvolution frontale ou inférieure forme de

---

(1) *Anatomie des centres nerveux*. Vol. I.

nombreux replis autour de la branche horizontale et de la branche verticale de la scissure de Sylvius. Sur la face orbitaire, on la trouve placée transversalement derrière le sillon de la scissure en H (fig. 49); elle prend origine à l'extrémité postérieure du sillon olfactif; elle se recourbe en dehors, se replie autour des rameaux de la scissure de Sylvius, et s'implante sur la frontale ascendante. Souvent elle recueille en haut dans un de ses replis en M. le sillon préfrontal inférieur. On distingue trois parties : une inférieure, qui comprend la partie orbitaire horizontale (du sillon olfactif au rameau horizontal antérieur de la scissure de Sylvius) une triangulaire, sur la face externe de l'hémisphère, comprise entre le rameau horizontal antérieur et le rameau vertical ou ascendant de la scissure de Sylvius, et une troisième partie située derrière le rameau vertical de la scissure de Sylvius, forme ce que l'on appelle le pied ou la partie operculaire de la troisième frontale.

Il faut noter que, bien qu'adoptée par presque tous les traités d'anatomie des centres nerveux les plus récents, la distinction de deux sillons qui divisent les trois circonvolutions sur la face externe du lobe frontal, n'est que schématique. Souvent il n'existe qu'un seul sillon bien distinct; le supérieur ou l'inférieur, et des groupes de sillons et des segments de sillons, avec une orientation différente. Cette dernière disposition des sillons et des circonvolutions du lobe frontal a été remarquée dans le cerveau des Herero et des Indiens, et je ne crois pas qu'il soit juste de considérer leur présence comme la règle. Dans quelques centaines de cerveaux d'habitants de la Campanie examinés par moi au *Sales*, où tous les cadavres étaient disséqués, je suis presque toujours arrivé à distinguer les deux sillons frontaux principaux ; j'ai trouvé fréquemment le troisième sillon qui divise la deuxième circonvolution frontale en deux, en outre, bien entendu, des groupes de sillons secondaires et tertiaires orientés de façons diverses.

L'objet de cette étude a été tout ce qui reste du lobe frontal au devant de la zone motrice proprement dite, y compris la face orbitaire de la deuxième frontale, la portion orbitaire externe de la première circonvolution frontale, peut-être la portion transversale de la troisième frontale ; mais pour éviter toute équivoque et toute complication, je dois avertir que je n'ai presque jamais inclus le plan orbital du lobe frontal dans les destructions expérimentales, et que je n'ai même pas tenu compte des différents champs histologiques.

Toute la région frontale qui est placée devant la circonvolution frontale ascendante peut prendre le nom de prérolandique, et, selon les indications expérimentales on y distingue trois zones.

On pourrait prendre le sillon préfrontal comme ligne de séparation de la région rolandique, y compris une partie de la zone intermédiaire chez le singe. Mais cette ligne qui passe par les points d'insertion des circonvolutions frontales à la rolandique est idéale. Le sillon préfrontal n'a pas toujours la même place ni la même longueur, ni une inclinaison identique : il se trouve plus en avant ou plus en arrière chez différents individus de la même espèce. (Voir les fig. 41, 42, 43.)

Chez les singes de l'Erythrée le sillon préfrontal se trouve beaucoup plus en avant que chez les primates et chez l'homme. Dans la plupart des cas, il existe, entre la zone motrice et la zone frontale proprement dite, sur laquelle se rencontrent des points d'excitabilité électrique pour les yeux, les pupilles, les oreilles, une bande ou zone inexcitable qui chez ces singes, est placée généralement derrière le sillon préfrontal. Cette zone est, selon les expériences, celle à laquelle appartient la dénomination de zone motrice intermédiaire.

Si l'on procède d'arrière en avant on rencontre la zone pour les membres (rolandique antérieure) ; une zone motrice intermédiaire qui est inexcitable par des courants faibles ; devant la zone intermédiaire une zone dite proprement frontale, qui, en quelques points, est excitable par l'électricité ; il semble qu'elle présente, elle aussi, des particularités cytotectoniques. Tout ce qui reste du devant de ladite zone est décidément inexcitable, et constitue la zone préfrontale proprement dite.

Le développement de l'écorce — vu en gros — tel qu'on le suppose, selon la méthode adoptée par Bolton, présente certaines particularités dans le lobe frontal. Le développement a lieu de dedans en dehors (des couches profondes à la superficie). En vérité, la couche superficielle et celle des cellules pyramidales sont encore, chez un fœtus de six mois, de l'épaisseur d'un quart en comparaison du cerveau d'un adulte. L'accroissement est dû au processus de scission des neuroblastes en deux parties : une inférieure et une supérieure ce qui doit avoir une grande signification. Le développement des diverses couches de l'écorce est différent dans les diverses zones fonctionnelles, et Bolton croit avoir démontré avec une évidence suffisante que ce développement a lieu dans la zone senso-visuelle avant qu'il n'ait lieu dans la zone visuo-psychique, et dans cette dernière que dans la région préfrontale.

Cet auteur insiste sur l'importance de la couche granulaire dont les différences individuelles sont, dans la zone senso-visuelle, en relation avec le pouvoir de réceptivité : tandis que la couche des cellules pyramidales serait, à son avis, la base physique des processus associatifs et volontaires. Lorsque cette couche du lobe préfrontal est plus mince que la moyenne normale, la différence en moins signifie *sous évolution* de ce lobe ; on la trouve très marquée dans la phrénasthénie.

L'épaisseur de cette couche du lobe frontal varie directement selon le degré d'imbécillité ou d'idiotie. Dans l'évolution normale cette couche est de toutes la dernière à évoluer. En outre, elle est pauvrement développée chez les mammifères inférieurs, et se développe progressivement selon le degré d'évolution des mammifères (1). Contrairement à ce que l'on observe dans l'évolution de l'écorce, de l'intérieur à l'extérieur, le processus de destruction commence d'abord dans les cellules pyramidales, ce qui confirme cette loi générale, que la désagrégation commence dans les organes qui, dans la série évolutive, furent les derniers à se développer.

A part les quelques éléments que j'ai rapportés dans les pages précédentes, la cytotectonique n'a pas fourni de données positives qui puissent être invoquées à l'appui d'une hypothèse quelconque, c'est pour ces raisons que je ne juge pas opportun de m'y arrêter.

Dans le but d'en donner un exemple j'indiquerai seulement quelques faits qui semblent éveiller plus d'intérêt.

Schaffer (2) divise, sous le rapport histologique, le lobe frontal en trois régions : la première est la région voisine de la frontale ascendante, et comprend la zone intermédiaire de Campbell, et une partie de la zone frontale proprement dite ; la seconde est celle du pôle et s'étend en arrière sur la zone dite préfrontale (inexcitable) (cette région serait aussi, selon Schaffer, pauvre en fibres) ; la troisième est la région de base orbitaire, elle est plus riche en fibres.

Hammerberg (3) a trouvé que la structure intime des circon-

---

(1) Watson : *The mammalian cerebral cortex with special reference to its comparative histology.* « Archives of Neurology » 1907.

(2) Rapporté par Bonne : *L'Écorce cérébrale,* 1910.

(3) *Studien ueber Klinik u. Pathologie der Idiotie,* ecc. Upsala, 1895.

volutions frontales varie des pieds des circonvolutions au pôle frontal. En procédant de la base de la première circonvolution frontale vers le pôle frontal, les couches cellulaires deviennent plus minces, et les cellules pyramidales deviennent plus petites et plus rares.

Selon Betz la structure de la partie orbitaire de la deuxième frontale ne diffère pas notablement de celle de la face extérieure. Seul le *gyrus rectus* a une structure qui ressemble à celle de la circonvolution limbique.

Brodmann (1) distingue, chez l'homme, huit zones dans cette région. Chacune de ces zones se subdivise en diverses zones myélogénétiques. Les résultats des recherches de Vogt coïncident avec quelques résultats fondamentaux affirmés par Brodmann, mais en diffèrent aussi sur bien des points.

Jakob (2) distingue 3 ou 4 secteurs dans le lobe frontal (à l'exclusion de la circonvolution rolandique) : le secteur frontopolaire, le frontal antérieur, le moyen et le postérieur. Il formule le jugement que le processus de différenciation, dans un nombre plus élevé de secteurs du néopallium, s'accomplit simultanément avec le progrès de l'intelligence.

Roncoroni (3) n'est d'accord ni avec Vogt ni avec Brodmann. La conclusion que l'on peut tirer de ce bref exposé de l'état actuel de la cytotectonique et de la myélotectonique, c'est que l'on est encore loin d'une connaissance précise de la structure intime du lobe frontal. La forme, le nombre et la disposition des cellules des diverses zones, ne coïncident ni ne se correspondent. La myélogénèse et la cytoarchitectonique ne peuvent donc, tout au moins pour le moment, indiquer les champs histologiques de fonction différenciée ; elles ne constituent, pour le moment, qu'une promesse flatteuse ; elles indiquent le principe directeur des recherches qui concernent l'étude des maladies mentales, étude qui tend à l'édification d'une psychologie, normale et pathologique, à base anatomique.

Chez l'homme aussi, le lobe frontal est en voie d'évolution. Quelques recherches semblent avoir fourni de bons éléments de preuve.

Dans une étude comparative des sillons sagittaux du lobe

---

(1) Brodmann : *Ueber den allgemeinen Bauplan des Cortex Pallii bei den Mammaliern*, etc « Journ. für Psych. und Neurolog. » 1906.
(2) *Vom Tierhiern zum Menschenhirn*, 1911.
(3) Loc. cit.

frontal sur des cerveaux d'Indiens, de Japonais et de Herero, on a constaté : le maximum d'anastomoses des sillons principaux avec les sillons accessoires ou secondaires, à la périphérie supérieure et inférieure du lobe frontal, chez les Japonais, tandis que, chez les Indiens, ces anastomoses se rencontrent seulement en haut, et que, chez les Herero elles sont tout à fait absentes. S. Sergi(1) a conclu de ces observations que le lobe frontal des Japonais est plus évolué que celui des Indiens et des Herero.

La mesure des distances, considérée dans les valeurs moyennes, à partir de l'extrémité supérieure et de l'extrémité inférieure du sillon de Rolando jusqu'aux pôles frontal et occipital, a mis en évidence un développement absolu plus considérable du lobe frontal en haut et toujours à gauche, ainsi qu'en bas à droite; cette mesure a en outre montré que le développement absolu *in toto* du lobe frontal est plus considérable chez les mâles que chez les femelles. Il existe donc une notable variabilité dans la morphologie de la zone supérieure et de la zone inférieure du lobe frontal selon les races, les deux côtés et les sexes. De plus on a pu certifier que le lobe frontal est toujours plus développé en haut à gauche et en bas à droite chez les deux sexes (italiens, allemands, etc.). Je n'ai pas fait d'études personnelles sur ce point, mais les mesures prises par S. Sergi, à partir des extrémités supérieures et inférieures de la scissure de Rolando, jusqu'au pôle frontal et au pôle occipital de cerveaux d'Indiens, de Javanais et de Japonais, montrent — tout en tenant compte des variations individuelles et de celles que l'on observe selon les races, et qui sont notables — le développement considérable de la masse fronto-rolandique chez l'homme.

On confirme en outre, non seulement la variabilité du développement du lobe frontal gauche par rapport au droit, mais on prouve encore que les différences à droite et à gauche sont plus amples chez les femelles que chez les mâles, et que le développement du lobe frontal à gauche prévaut chez les mâles indiens, japonais et javanais.

Il n'est pas improbable que l'index de variabilité du lobe frontal diffère non seulement, selon le sexe, mais encore selon les groupes ethniques. Selon Sergi le développement du lobe frontal s'avère par son accroissement devant la scissure de Sylvius plutôt à gauche qu'à droite. Cette conclusion vient donc confirmer la thèse que le lobe frontal est en voie d'évolution.

---

(1) S. Sergi. Note morfologiche sulla superficie metopica del lobo frontale in cervelli di indiani e di giapponesi, 1913.

Les observations cliniques ont contribué à la conclusion que le lobe frontal gauche a une valeur beaucoup plus grande que le droit pour les processus mentaux. PHELPS soutient que le lobe frontal droit est presque entièrement privé de toute fonction intellectuelle ou autre. Déjà HUGLINGLS JACKSON, qui avait eu l'intuition de l'existence d'un pouvoir de contrôle de la part du cerveau antérieur sur les fonctions mentales les plus élevées, affirmait que le substratum anatomique de ces opérations mentales était le lobe préfrontal gauche. On trouve une des premières indications cliniqués dans cet ordre d'idées parmi les observations de STARR, lequel, en vérité, n'avait pas voué une attention particulière aux phénomènes mentaux présentés par des individus affectés de tumeur ou d'abcès des lobes frontaux.

Nous nous trouvons sur un terrain très difficile, parce qu'il n'est pas aisé de délimiter, dans tous les cas, l'étendue précise de la lésion primaire, l'existence ou la non existence de lésions secondaires, la présence d'altérations vasculaires, surtout dans les cas de tumeurs syphilitiques des lobes frontaux, le degré de compression, etc. (cas rapportés par MILLS). PHELPS soutient la thèse que le lobe frontal gauche exerce une haute fonction mentale, et cela à cause des rapports essentiels entre la fonction intellectuelle supérieure et le langage, qui est une fonction de l'hémisphère gauche. Le raisonnement est le suivant : « Si la parole articulée est localisée dans le lobe frontal gauche, et seulement par exception dans le droit, le langage articulé représente un des mécanismes de l'expression de la pensée ; on ne devrait donc concevoir aucune difficulté pour attribuer au lobe frontal gauche une des fonctions cérébrales les plus élevées, comme l'est celle du contrôle de la pensée. »

Ce raisonnement est contredit par le fait que le fonctionnement de l'intelligence ne dépend pas des conditions normales de l'organe cortical moteur du langage — en supposant naturellement son existence incontestable —, mais bien de ses organes corticaux sensoriels, auditif et visuel, ainsi que je l'ai rappelé plus haut. Cela est si vrai que les quelques cas de vraie aphasie motrice pure rapportés dans la littérature laissent constater l'intégrité mentale, dans la mesure où la diction interne, le mouvement de la pensée sont possibles dans ces cas.

Je n'ai jamais eu l'occasion, au cours de mes expériences, de confirmer des hypothèses de ce genre. La différence que l'on constate dans les destructions expérimentales du lobe frontal gauche ou au contraire du lobe frontal droit pratiquées sur des singes de la même famille n'autorise pas, d'une manière précise, à souscrire sans condition à une affirmation de cette sorte. Shepherd a été plus heureux que moi en constatant une différence marquée entre les résultats de la démolition de l'hémisphère gauche et celle de l'hémisphère droit; cette différence l'a autorisé à déclarer d'une façon très explicite que les troubles mentaux sont beaucoup plus souvent la conséquence de la démolition du lobe préfrontal gauche que du droit. J'ai observé, moi aussi, une légère différence, mais la nécroscopie des animaux opérés ne m'a pas toujours convaincu que l'étendue de la mutilation, qui n'a pas été toujours la même, avait permis la comparaison. Si le fait existait chez l'homme, la chose s'expliquerait par la différenciation fonctionnelle de l'hémisphère gauche par rapport au droit, et non point parce que le lobe frontal est l'organe du langage et par là, indirectement, un organe régulateur de l'intelligence, puisque la zone motrice du langage n'exerce un vrai pouvoir régulateur, ni sur la formation, ni sur le mouvement de la pensée. Cette hypothèse provient du fait que les troubles mentaux dérivent probablement, au moins en partie, de la présence d'une tumeur dont tout l'hémisphère gauche se ressent (par compression et troubles vasculaires); et dans ce cas les troubles et les désordres de la sphère auditive du langage, qui est une des zones centrales du mouvement logique de la pensée, sont plus faciles.

CHAPITRE IV

Méthodes d'Investigation

Les recherches qui impliquent des problèmes aussi ardus que celui de la fonction du lobe frontal, aussi délicats, d'un aussi grand intérêt pour la physiologie, la psychologie et leurs applications à la clinique et à la pédagogie, exigent que l'on applique le contrôle serein des faits aux conceptions *a priori*.

Je suis persuadé que les opinions préconçues jouent un grand rôle dans l'organisation mentale des hommes de science et dans le développement des thèmes qu'ils choisissent comme objet de leurs études et qui les passionnent, et qu'elles donnent souvent l'apparence de preuves à des visions illusoires qui sont ensuite avancées pour justifier ces présuppositions : c'est pourquoi j'ai voulu traiter mon sujet à diverses reprises. J'ai interrompu les expériences pendant un an, deux ans, plusieurs années ; je les ai reprises en série, en tenant compte de toutes les critiques, en modifiant les méthodes, en m'assurant à moi-même le plus large contrôle du langage des faits, en mettant les objections dans toute leur valeur — objections parfois formidables — de la part de physiologistes qui, grâce à leur autorité, réussissaient dans leur œuvre de démolition.

Le nombre considérable d'expériences et l'uniformité générale des résultats confèrent au chercheur cette sûreté et cette tranquillité d'âme que l'on voudrait sans succès obtenir d'un petit nombre d'expériences et de conclusions hâtives — et la littérature en donne des exemples assez fréquents. On opposa beaucoup d'objections, l'on fit beaucoup de critiques aux méthodes expérimentales ; grâce à ces objections et à ces critiques les conclusions que l'on avait déduites au moyen de ces méthodes étaient dépréciées. Il importe que je m'occupe brièvement de cela.

Schäfer (1), Monakow (2), et d'autres encore ont objecté que lorsque se produisent les lésions expérimentales sur le cerveau, les effets ne se limitent pas seulement à la région offensée. Outre les effets locaux reliés à la région où se produit la lésion, cette dernière fait son action même à distance, et produit, en d'autres parties du cerveau, des troubles de circulation et des arrêts fonctionnels. La critique, certainement, contient une part de vérité. Mais lorsque Schäfer affirme que les troubles intellectuels, que l'on observe secondairement chez les animaux mutilés des lobes frontaux sont dépendants de l'acte opératoire, on peut répondre, avec la certitude de ne pas se tromper, que son affirmation ne contient pas une réalité démontrable. Je reconnais que la destruction de la substance cérébrale, quelles que soient l'extension de la mutilation et la région mutilée, produit, dans quelques cas, des troubles circulatoires et des troubles nutritifs secondaires et fonctionnels à distance ; mais ces faits sont ordinairement passagers ; on peut souvent les diagnostiquer grâce à l'examen méthodique et minutieux des animaux en expérience, lesquels doivent être réexaminés pendant des semaines et des mois après l'opération expérimentale. J'ai tenu compte d'une façon toute spéciale, et dès les premières expériences, des seuls faits observés bien longtemps après la mutilation cérébrale.

Schäfer me fait remarquer que je déplace les lobes frontaux de la cavité cranienne, ce qui, selon lui, compromettait l'intégrité fonctionnelle de tout le cerveau, par des troubles mécaniques et physiques sans parler des troubles vasculaires et de rapports *which may lead to erroneous conclusions.* C'est une manière un peu subjective de juger, dirais-je, avec la permission du célèbre physiologiste anglais.

La vérité est que dans beaucoup de cas les lobes frontaux ne sont pas déplacés dans leur totalité ; ils ont d'ordinaire été décortiqués, quelquefois le pôle a été enlevé, presque toujours la face orbitaire a été respectée ; une excision étendue du lobe frontal, y compris la face interhémisphérique et une partie du

---

(1) *Text book of Physiology* vol. II.
(2) *Gehirnkrankheiten,* 1905.

plan orbitaire m'ayant rarement réussi. Le vide qui reste à la suite de l'ablation de l'écorce est comblé par le sang transsudé d'abord, exsudé ensuite, comme il arrive dans tous les processus réparateurs analogues qui se terminent par une guérison complète des animaux. Ceux-ci survécurent pendant de longs mois ou même une année. On ne remarqua jamais de phénomènes *ex vacuo*. En tout cas je ne tiens jamais compte, pour les conclusions, des phénomènes que les chiens et les singes présentèrent dans les premiers jours. Les animaux en expérience révélèrent toujours un *déficit* identique tant qu'ils vécurent et les constatations nécroscopiques furent identiques. Beaucoup des animaux en expérience se montrèrent éveillés dès les premières heures qui suivirent l'opération. Il existe des phénomènes à distance et des lésions à distance, mais il ne faut pas confondre les uns et les autres avec les effets définitifs de l'extirpation.

MONAKOW (1) introduit un élément de critique formel qui tend à déprécier en quelque sorte la doctrine des localisations.

Etant donné que les manifestations psychiques sont la résultante d'un ensemble coordonné de facteurs, lesquels ont leur origine dans les différentes zones corticales, à fonctions différenciées (champs, phases d'actions psychiques élémentaires) il paraît très vraisemblable que lorsqu'une des zones sensorielles est détruite, d'autres aussi sont désorientées, car elles fonctionnent de concert, sur la base d'un engrenage anatomique qui a été lésé par l'expérience dans une de ses parties essentielles, ou bien des voies de communication qui relient entre elles les diverses parties cérébrales opérantes, ont été interrompues. C'est une vieille connaissance que MONAKOW a présentée sous le nom de *diaskisis*.

Il y a, en effet, un tel enchevêtrement de fibres entre une circonvolution et celles qui lui sont voisines, et même lointaines, qu'une lésion circonscrite à une circonvolution gêne également la fonction des circonvolutions voisines. Un exemple classique nous est fourni par une publication de HORSLEY (2). L'insigne chirurgien découvrit la zone motrice d'un malade affecté d'atétosis et de fortes convulsions au membre supérieur atétosique. Il limita, au moyen de l'excitation électrique, la zone pour les

(1) *Loc. cit.*

(2) *The function of the so called motor area of the brain. The Linacre lecture.* British med. Journ. 1909.

mouvements du membre supérieur sur la circonvolution prérolandique. Il enleva l'écorce de cette zone et il en résulta la cessation des mouvements atétosiques remplacés par une parésie du
membre, associée à des troubles de la sensibilité. Puisque les
troubles de la sensibilité avaient presque disparu au bout d'une
année, et que ceux, très peu, qui restaient, pouvaient être
attribués à de vraies lésions des fibres de la circonvolution post-
rolandique, il n'était pas nécessaire d'attribuer à la circonvolution prérolandique une fonction motrice et sensitive, ainsi que
le fit HORSLEY, pour la seule raison que les troubles de la sensibilité étaient considérables, immédiatement après l'opération.
HORSLEY a voulu utiliser son ancienne conviction, et il ne fut pas
heureux en voulant l'opposer aux solides observations de SHER-
RINGTON. Cette hémianesthésie était évidemment un phénomène
de *diaskisis* ; et tout autorise à supposer que ce résidu du défaut
de la sensibilité chez ce malade était dû à une lésion effective
et limitée de la pariétale ascendante.

Les lésions à distance, qui complètent le tableau symptomatique sont le plus souvent contrôlables, quand il ne s'agit pas
de simples phénomènes d'arrêt ou vasomoteurs, qui sont d'ordinaire très passagers. On doit cette sûreté du critérium, quoique loin d'être absolue, aux méthodes suivies, et plus particulièrement à l'examen sémiotique précis et méthodique des animaux en expérience, et en outre à la méthode de l'excitation
successive et graduée de champs corticaux déterminés. On la
doit surtout aux expériences collatérales, en comparant les résultats de la destruction des différentes zones, on arrive à dé-
partager, chez les animaux mutilés, les symptômes propres à la
lésion et les phénomènes secondaires consécutifs à chaque opération.

Le *déficit* permanent imprime un caractère particulier à l'animal opéré, lequel est ce qu'il est, à cause de la mutilation. J'ai
toujours recouru à l'autopsie pour m'assurer que les phénomènes
observés sur l'être vivant dépendaient de la seule lésion expérimentale, et non de lésions qui se seraient développées dans d'autres parties du cerveau, en compliquant le tableau symptomatique
observé sur l'être vivant. Un des singes opérés par moi présenta,
à l'autopsie, qui suivit de trois mois l'opération, un ramollissement étendu et symétrique des deux lobes occipitaux ; un chien
avait les deux circonvolutions de l'hippocampe, symétriquement et complètement ramollies. Ces faits sont rares, mais
peuvent être diagnostiqués. Les effets des troubles *ex vacuo*

furent certainement exagérés, et il est inutile que je m'y arrête. Parler de phénomènes *ex vacuo* un ou deux mois après l'opération est un non sens.

Le physiologiste SHEPHERD (1) justement préoccupé de la remarque que m'avait adressée SCHÄFER à propos de la méthode d'excision et d'ablation des lobes frontaux que je préférais, a suivi le conseil de pratiquer une incision plus ou moins étendue et profonde autour du lobe frontal ; de le séparer du reste du cerveau et de le laisser à sa place. Or, de l'analyse de toutes les expériences et de l'examen de tous les diagrammes des cerveaux de singes opérés par lui, il apparaît clairement que la lésion fut partielle, et cela sans laisser aucun doute.

Les diagrammes 8, 9, 10, 12, 15, 16, 17, 18 présentent des lésions limitées, ou au pied de la circonvolution frontale supérieure, ou à celui de la 2e frontale. Il est certain que la zone préfrontale n'était pas du tout séparée du reste de l'écorce cérébrale, mais restait attachée au cerveau rolandique, soit au moyen de la seconde frontale, soit au moyen de la frontale supérieure, soit au moyen d'une partie de l'une et de l'autre ou de cette zone de l'écorce frontale qui, sur la face externe, forme l'opercule frontal, et que l'on peut considérer comme le rudiment de la troisième circonvolution frontale chez les singes moyens de l'Erythrée. Malgré cela, les résultats obtenus par le physiologiste de la *George Washington University* furent considérables ; ils confirment ceux de mes propres expériences. Mais c'est justement parce qu'une bonne partie des lobes frontaux était épargnée que l'insigne savant a pu remarquer, dans une série d'expériences faites dans ce but, que chez quelques singes se renouvelaient, dans une certaine mesure, des attitudes et des actes appris et qui avaient été oubliés à la suite de l'opération. S'il y a eu rééducation on ne peut l'attribuer qu'à la partie des lobes frontaux épargnée par l'opération, dans tous les cas la rééducation fut incomplète. Les recherches de SHEPHERD représentent un précieux contrôle pour mes conclusions. L'on doit tenir compte du fait que les actes et les attitudes qui sont devenus habituels chez les animaux respectifs ne sont ni perdus ni notablement transformés après la mutilation des lobes frontaux. Et surtout ce ne sont ni les plus simples ni ceux d'origine émotive qui sont supprimés ou changés. Cela explique qu'un des

____

(1) *On the functions of the cerebrum. The frontal lobes*, 1907.

singes de Shepherd avait perdu la science d'ouvrir la porte de la *foodbox*, mais conservait celle de sauter sur l'épaule de l'expérimentateur, précisément comme il le faisait avant d'avoir été opéré. La faculté de sauter, de marcher dans la chambre, de passer par la porte pour s'échapper, de grimper, de chercher les aliments, de manger avec une rapidité plus ou moins grande, l'instinct sexuel, enfin, se sont conservés même après la mutilation. Il n'en est pas ainsi pour tout ce qui avait été ajouté par l'éducation. Voilà un fait démontré par Shepherd et qui confirme la difficulté de porter un jugement sur la perte subie par les animaux en expérience.

La différence des syndromes, selon les zones détruites et la proportionnalité des effets de destructions en série déposent avec la plus grande évidence contre la critique adressée aux expérimentateurs d'attribuer des phénomènes dus au shock opératoire à la lésion elle-même. Il est à noter, d'ailleurs, que beaucoup d'animaux en expérience ne présentent pas, après l'opération, des phénomènes de *shock*, et tout particulièrement, *caeteris paribus*, quand ils n'ont pas été très profondément narcotisés. Il est au contraire certain, comme je l'ai constaté déjà en 1889, que les destructions du lobe occipital, de la zone motrice, du lobe temporal et du lobe pariétal donnent lieu à des syndromes tout à fait différents l'un de l'autre.

Le fait a été confirmé par une série d'expériences faites par Shepherd et par moi à titre de contrôle. Le physiologiste précité déclare explicitement : « The last four experiments coupled with those which were previously described on cats indicate clearly that the loss of associations in animals consecutive to lesions in the frontal regions is not due to the general shock effect of the operation.. » La vérité est que beaucoup de chercheurs ne sont pas encore convaincus que les observations pratiquées sur les animaux dans les premiers jours et, pis encore, dans les premières heures qui suivent l'opération ne prouvent rien pour ou contre la doctrine des localisations cérébrales. Il faut maintenir en vie les animaux mutilés des lobes du cerveau et cela pendant des semaines et des mois pour définir le vrai *déficit* fonctionnel qui doit être attribué à la partie du cerveau qui a été détruite.

En clinique, on se fait une règle de ne jamais se prononcer tout de suite, en cas d'attaque cérébrale (hémorrhagie, trombose), sur le territoire lésé et sur l'étendue du foyer, et par conséquent sur la perte permanente ou non des activités physiques intellectuelles, parce que le syndrome est très complexe, non seulement pendant les premières heures, mais encore pendant les premiers jours et la première semaine qui suivent l'attaque. Un clinicien qui jugerait dès le premier ou le second jour après une attaque d'apoplexie, de l'étendue du foyer, trouvant le malade au lit, atteint, par exemple, d'hémiplégie à droite, et d'aphasie sensorielle, après la cessation du coma, et qui affirmerait que la situation est grave et que cet homme est perdu pour ses affaires, serait démenti quelques jours après, lorsque le malade reconnaîtrait la personne qui lui parle et pourrait exprimer sa pensée correctement. Si, au cours des recherches expérimentales sur le cerveau on avait toujours suivi des méthodes plus rationnelles, bien des discussions inutiles auraient été épargnées, et la littérature physio-pathologique concernant les localisations cérébrales serait plus sincère et moins encombrée, elle serait aussi plus persuasive. Par bonheur la clinique a suivi sa voie, et a accumulé un matériel d'une valeur incalculable non seulement considéré en lui-même mais encore en tenant compte des applications pratiques à l'anatomo-physiologie, à la psychologie, à la sémiotique et à la thérapeutique chirurgicale.

Il faut aussi se souvenir que les phénomènes de *shock* chez les animaux opérés, neuf fois sur dix n'existent pas ou sont insignifiants par rapport à ceux que l'on observe chez l'homme à la suite d'apoplexie ou de *traumatisme* cérébral. En outre, la différence d'attitude des animaux mutilés des différentes zones corticales, et tout particulièrement l'abîme qui sépare l'aspect psychique d'un chien mutilé du cerveau antérieur et celle d'un autre chien mutilé des lobes pariétaux, temporaux ou occipitaux, sont considérables. SCIAMANNA (1) offrit, sans le vouloir, une preuve très forte contre l'hypothèse du *shock*. Comme il avait refusé aux lobes frontaux une fonction psychique spéciale, chez les singes, on découvrit, à la nécroscopie, qu'une petite partie de ces lobes était déplacée. Tandis que l'on pouvait expliquer par là l'absence de troubles notables de l'intelligence, on apporta ainsi la preuve que l'on avait beaucoup exagéré les phénomènes du *shock* après l'opération. SHEPHERD a repris la question tout récemment, et a apporté une nouvelle preuve qu'une opération chirurgicale, exécutée dans toutes les règles ordinaires de la trépanation et de l'incision de la dure-mère, sans léser la subs-

____

(1) *Loc. cit..*

tance cérébrale, ne produit aucun de ces troubles qui suivent d'ordinaire les lésions de zones déterminées du cerveau. C'est aux mêmes conclusions que conduisent les résultats des recherches de BECHTEREW sur les chiens. Mes expériences de contrôle ont démontré que les lésions d'un seul lobe et que même les lésions très limitées des deux lobes frontaux, chez les singes, ne produisent jamais de dommages sensibles, bien que l'opération soit dans tous les cas également grave.

Une autre cause d'erreurs, c'est la compensation fonctionnelle, parce que l'on ne peut exclure l'apparition des phénomènes de compensation. La disparition de quelques phénomènes produits par la lésion spontanée du cerveau ou par une lésion expérimentale sur le cerveau du chien ou du singe est due en partie à l'action de compensation d'aires analogues de l'hémisphère sain ou des zones qui environnent le foyer. (1) Il y a des fonctions au mécanisme expressif desquelles collaborent les deux hémisphères. Cette coopération varie de fonction à fonction, et d'animal à animal. Par exemple la compensation des paralysies expérimentales est beaucoup plus rapide et plus évidente quand on a affaire au cerveau du chien, que lorsqu'il s'agit de celui du singe, la compensation est encore plus difficile quand il s'agit de paralysies spontanées des foyers chez l'homme. L'écorce cérébrale est moins différenciée, et la compensation, *cœteris paribus*, d'une lésion destructive, est plus aisée. Dans le cerveau humain, les fonctions les plus élevées, comme celles du langage, peuvent être en partie compensées, et bien plus que la fonction motrice. Ceci est dû en partie au fait que la zone du langage est très étendue. On a toutefois une compensation partielle quand une partie seule de la zone *étendue* du langage est détruite. C'est ainsi que l'aphasique sensoriel ou moteur renoue, à la longue, au moyen du langage, ses rapports avec le monde social, au moins en partie, grâce à une forte action compensatrice des parties environnantes de l'hémisphère gauche, ou des parties homologues de l'hémisphère droit. Mais si, dès que s'est avérée l'amélioration de la fonction du langage, le sujet est victime d'un autre foyer destructif, dans la région symétrique de l'hémisphère opposé ou dans les parties voisines du même hémisphère, le langage sera complètement et pour toujours supprimé.

(1) L. BIANCHI. *Le compensazioni funzionali del mantello cerebrale.* La Psichiatria, la Neuro Patologia, e le Scienze affini. 1883 — *Le malattie del cervello.* Trattato di Patologia Medica di MARAGLIANO e CANTANI, vol. II, parte II.

Outre les phénomènes de diaskisis qui dépendent de la rupture de l'équilibre fonctionnel, et les phénomènes de compensation, il peut se produire, après bien du temps, des processus de dégénérescence secondaire, qui prennent leur origine dans le foyer destructif (DEJERINE (1) BIANCHI V. (2) *junior*). De tels processus compliquent le tableau symptomatique et peuvent induire en erreur en faisant attribuer à la lésion expérimentale ce qui est l'effet des dégénérescences secondaires du cerveau. Entre les phénomènes de *shock* et de diaskisis lesquels, même lorsqu'ils existent, disparaissent relativement vite, et les seconds qui sont tardifs, intervient une période [de temps] pendant laquelle l'ensemble symptomatique constant et identique ne peut pas, dans ses lignes générales, ne pas dépendre de la lésion produite expérimentalement.

Une autre question préjudicielle se pose ici. On a objecté que l'on ne peut comparer les fonctions mentales des animaux, même des mammifères supérieurs à celles de l'homme, et que des phénomènes observés sur les animaux, l'on ne peut tirer aucune conclusion sérieuse qui permette d'attribuer des fonctions analogues, chez l'homme, à des zones déterminées de l'enveloppe cérébrale. Lorsque nous nous posons les problèmes de l'intelligence nous ne devrions tenter de les résoudre que par l'étude de l'homme normal et pathologique. L'objection paraît formidable, mais je pense qu'aucun biologiste affrontant de semblables problèmes ne renonce aujourd'hui au superbe matériel que la psychologie comparée a peu à peu accumulé, à moins pourtant que le vaste champ d'investigations ne soit fermé à leur intelligence arrêtée par des doctrines animistes, lesquelles, désormais, appartiennent à l'histoire. Nous devons, à la vérité, préférer les mammifères dont l'intelligence est le plus développée, et chez lesquels nous surprenons, dans la vie en commun, et au moyen d'expériences bien choisies des marques indubitables de jugement, de mémoire, de comparaison, d'émotions et de nouvelles adaptations. Ces marques sont le fruit d'un ensemble de processus mentaux d'une notable complexité, et nous pouvons les voir réduits ou supprimés par des destructions cérébrales localisées.

____

(1) *Anatomie des centres nerveux*, vol. II, 1909.
(2) *Alterazioni istologiche della corteccia cerebrale in seguito a focolai distruttivi ed a lesioni sperimentali.* « Annali di Nevrologia. » *1912.*

KALISCHER, tout spécialement, a soulevé des doutes sérieux sur l'application des résultats expérimentaux sur les animaux, sur les chiens en particulier, aux fonctions psychiques du cerveau humain (1) ; RONCORONI (2) fait écho à l'observation de KALISCHER et insiste sur le fait qu'en ce qui concerne les expériences sur les animaux, il faut être prudent quand on veut les appliquer aux conditions psychiques de l'homme. C'est bien, mais on ne peut admettre l'affirmation de KALISCHER selon lequel on peut enlever toute l'enveloppe cérébrale du chien, sans que l'animal montre d'altération fontamentale dans son attitude. Il faut convenir que l'analyse psychologique des animaux est très difficile ; et d'ailleurs KALISCHER devrait se mettre d'accord avec MUNK et GOLTZ qui pensaient de manière différente.

Beaucoup d'expériences touchant la recherche des fonctions des lobes frontaux, et même la plus grande partie d'entre elles, ont été pratiquées sur des chiens et des chats ; on en a pratiqué de nombreuses aussi sur les singes et même quelques-unes sur les lapins. Or, il est évident que le seul mammifère sur lequel on puisse expérimenter avec efficacité dans le but de rechercher la fonction des lobes frontaux, c'est le singe. Les expériences pratiquées sur le chien et sur le chat promettent aussi de bons résultats, ainsi que l'ont démontré les expériences faites dans les laboratoires de BECHTEREW et de SHEPHERD sans parler de celles que j'ai faites moi-même. Ces expériences ont la tâche la plus délicate, celle du contrôle, et en tous cas doivent faire partie des séries d'expériences de n'importe quel chercheur qui se propose des investigations sur les fonctions des lobes frontaux. L'intelligence et les émotions, et les mécanismes d'association qui s'y rapportent sont notablement développés chez les chiens.

PAULOV (3) et quelques-uns de ses élèves sont arrivés à établir l'existence d'associations entre les sensations fondamentales en examinant la sécrétion salivaire. Un stimulant du goût, comme la poudre de viande placée sur la langue de l'animal, auquel on a préalablement pratiqué une fistule du conduit de Sténon, détermine une augmentation de la sécrétion salivaire. Si la même substance est montrée à distance à l'animal — et cela au moyen

---

(1) KALISCHER. *Zur Function des Schlæfenlappens des Grosshirns, Experimentelle Physiologie des Grosshirns* « Handbuch der Neurologie » Teil I.

(2) RONCORONI *Le funzioni dei lobi prefrontali in rapporto ai dati architettonici* « Rivista di Patologia nervosa e mentale » 1911.

(3) Atti del congresso di Madrid. *1904.*

d'un certain nombre d'expériences éducatives — on obtient de même une augmentation de sécrétion salivaire, bien que conditionnellement et pas toujours. Dans ces derniers cas, il s'est formé une association entre le centre cortical du tact et du goût et le centre visuel, dont l'excitation, à la vue de la viande, provoque le réflexe cortico-gustativo-salivaire. On connaît les expériences de Subbok. Ce dernier avait réussi à faire comprendre à son chien, au moyen du langage articulé, les cartons sur lesquels était écrit le mot qu'il prononçait. Le chien, d'ordinaire, obéissait au commandement et choisissait parmi les cartons celui sur lequel était écrit le mot prononcé par son maître.

Tout le monde sait du reste à quoi arrivent les chiens intelligents éduqués pour les spectacles publics et comment ils comprennent une quantité de mots auxquels correspondent des actes déterminés, et qu'ils exécutent.

Les associations entre la poudre de viande placée sur la langue et les excitations acoustiques (harmonium, trompette, métronome) ont été démontrées par Zeliony (1) chez les chiens, au moyen d'expériences patientes et nombreuses selon la méthode introduite par Paulov. En pratiquant chez les chiens une fistule du conduit de Sténon, et en recueillant les gouttes de salive sur une palette du levier enregistreur, d'où elles tombaient dans une éprouvette graduée, on obtenait l'enregistrement des gouttes tombées sur la palette, et la mesure précise de la quantité de salive prélevée. Les associations acoustiques, comme d'ailleurs les associations visuelles, accompagnées d'un réflexe sur la sécrétion salivaire se formaient selon chaque instrument particulier. Sans entrer dans des détails à cet égard, il est clair que de nouvelles associations peuvent se développer grâce à l'éducation. Les chiens et plus encore les singes, peuvent se former beaucoup d'images visuelles (de formes, de couleurs, de distances) et auditives, musicales, associées entre elles de diverses manières, et capables de provoquer des réflexes et des orientations ou des inhibitions. Toutefois, les expériences sur les chiens, dans les investigations sur la fonction des lobes frontaux, ne peuvent pas constituer par elles-mêmes des éléments de conclusion, parce que le lobe frontal de ces animaux est encore peu développé, comme nous l'avons vu, et est si voisin du *girus sigmoïde* que même des extirpations limitées de ce lobe lèsent presque toujours cette branche, où sont aussi des centres moteurs ; c'est pourquoi l'on

---

(1) *Archives des Sciences Biologiques.* 1909 (citation de Bohn).

n'observe pas de désordres mentaux importants si la lésion est trop limitée, ou bien ces désordres sont compliqués de désordres du mouvement et des sens, et dans ce cas les conclusions sont faussées.

Outre la zone motrice, et spécialement le centre des mouvements du tronc et de la nuque, qui chez les chiens se prolonge passablement en avant, et pourtant ne se confond pas avec le lobe frontal dans toute son étendue (comme le soutient Munk) on peut aussi léser le bulbe olfactif, qui est en relations intimes de voisinage ou de contiguité avec le lobe frontal. Dans toutes ces expériences, la règle que j'ai suivie est de ne léser aucun centre moteur ou sensoriel, ni aucune voie des sens, parce que si l'animal est privé d'une série de perceptions du monde extérieur (spécialement de l'odorat chez le chien) la fonction psycho-réactive est désorientée ou réduite, et l'on peut mettre sur le compte de la destruction du lobe frontal un trouble dans l'attitude mentale de l'animal, dépendant, au contraire, de la destruction d'un centre sensoriel ou de ses voies de projection.

Les abîmes qui semblaient séparer l'homme des autres mammifères apparaissent de moins en moins profonds à la suite des recherches incessantes. Je ne puis m'occuper ici de la doctrine darwiniste concernant la descendance ni de quelqu'autre, telle celle de Georges Bohn, qui prétend que l'homme a fait son apparition sur la terre par des mutations brusques ; que c'était un monstre à la cervelle énorme lequel, par son intelligence, dominait le monde animal dont il était entouré. Il est certain, cependant. que les investigations de psychologie faites jusqu'à aujourd'hui sont pleines de promesses. Celles de Thorndike (1) faites sur quelques singes choisis parmi les espèces les moins intelligentes (les platirrhines) démontrent la possibilité de nouvelles adaptations de ces quadrumanes, quand ils sont placés dans des circonstances absolument nouvelles. Les associations selon les comparaisons établies sont plus rapides, plus nombreuses, plus complexes, et tout cela en coïncidence avec une plus grande finesse perceptive, un pouvoir plus développé de l'attention et de la mémoire, grâce auxquelles ces quadrumanes peuvent apprendre de nouvelles choses et les utiliser. Les observations que j'ai faites sur beaucoup d'individus et sur de petites tribus de *Cébus* confirment ce jugement sur l'intelligence du singe (pouvoir

---

(1) *Animal Intelligence ; an experimental Study of the associative processes in animals. Suppl. of.* « *Psychological Review* », *1908.*

perceptif bien supérieur à celui du chien, jugements rapides, association passablement étendue, mémoire bien utilisée, éducabilité, nouvelles adaptations dans des circonstances extraordinaires, ainsi qu'il résulte des observations que je rapporterai dans le chapitre suivant.

On avait dit que les chimpanzés ne distinguent pas les couleurs. Les recherches de Thorndike, de Jennings, de Kinnaman ont démontré que des singes inférieurs (comme le *macacus rhesus*, sur lequel Kinnaman a fait ses expériences) perçoivent l'objet à distance, sa forme, sa grandeur, sa couleur et ses relations dans l'espace ; l'animal choisit entre beaucoup d'objets ; et il n'est pas difficile de distinguer, dans la conduite et l'attitude, les motifs des actes, sur la base de perceptions précises et d'essais qui permettent d'éviter les erreurs. G. Bohn croit découvrir dans tout cela les éléments de la conscience supérieure(1).

Les expériences que je rapporterai fournissent des données pour des conclusions qui prouvent la possibilité chez le singe de perceptions précises, de jugements, de comparaison, de mémoire avec des preuves, d'essais, et de nouvelles adaptations. Les *Cébus* distinguent tout au moins le jaune du vert et le rouge du bleu.

Je n'ai jamais surpris chez les *Cebus* cynocéphales l'articulation de sons syllabiques, mais beaucoup d'inflexions vocales accompagnées de quelques mâchonnements dans les manifestations érotiques, et de mouvements des lèvres qui ressemblaient de loin à ceux du baiser. Cependant Garnier, cité par Ingenieros, (2) a pu surprendre, dans des conditions tout-à-fait particulières, au milieu des forêts vierges de l'Afrique tropicale, un certain nombre de sons articulés. En plus de cette information, que je ne puis contrôler, il reste l'observation des inflexions vocales qui expriment les différents états d'émotivité, beaucoup plus nombreuses chez le *Cébus* que chez le chien.

La nature de cet ouvrage ne permet pas d'établir un parallèle entre la vie mentale de diverses espèces animales et les phases successives de développement de l'être humain ; je ne crois pas mériter le reproche de m'être laissé prendre dans le filet de l'anthropomorphisme, mais il est certain que chez les singes les plus intelligents on peut déceler des rudiments de la sociabilité du caractère humain (de l'amour, de l'amitié, de la protection,

---

(1) Bohn. *La naissance de l'intelligence.* 1907.
(2) *Principios de Psicologia Biologica.* Madrid 1913.

du sentiment maternel, du sentiment de la dignité offensée, de la jalousie, du ridicule).

SHEPHERD, selon l'exemple de la méthode suivie par HITZIG, a étudié les phénomènes qui suivent la mutilation des lobes frontaux sur les singes apprivoisés comme ceux qu'exhibaient les saltimbanques. Moi aussi, je préférais, autrefois, faire mes expériences sur des chiens apprivoisés et, certes, dans ce cas les phénomènes consécutifs à l'extirpation des lobes frontaux sont plus impressionnants. Mais précisément parce que la perte de ce qui est produit par l'éducation peut être une source d'erreurs, si l'on tient compte que dans toutes les graves encéphalopathies chez les êtres humains, ce qui se perd le plus rapidement, c'est le produit de l'éducation, et puisque toutes les démences consécutives à des psychopathies (qui, pour la plupart ne dépendent pas seulement de maladies des lobes frontaux) ou encore consécutives à des processus diffus de dégénérescence ou d'inflammation, sont marquées par la perte des dernières acquisitions, j'ai jugé préférable de faire mes expériences sur des singes sauvages venus de l'Erythrée.

J'ai tout d'abord pratiqué sur ces singes un examen psychosomatique très soigné, explorant une à une toutes les sensibilités, la rapidité et la façon de percevoir et de réagir, les mœurs, les émotions, les affections, les nouvelles attitudes et les nouvelles adaptations, de façon à pouvoir formuler une espèce d'équation psychique pour chaque singe. Il a été ainsi plus aisé de constater la perte des facultés mentales, chez chacun d'entre eux, après la mutilation.

Surprendre, mesurer et apprécier les changements et la réduction des facultés dus à la mutilation, voilà la tâche véritablement la plus difficile de l'expérience. Au Congrès International de Rome, en 1894, la commission nommée pour juger de la mentalité du singe mutilé que j'avais présenté au Congrès, fut impressionnée en constatant que ce singe reconnaissait les objets et exécutait des mouvements adéquats pour les saisir, ainsi que les autres individus de la même famille. Cette attitude semblait être habituelle à ces quadrumanes à mentalité normale. Et en vérité nous nous trouvions devant un ensemble de phénomènes de perception et d'actes cohérents.

La vérité est que l'animal opéré voit les objets, les reconnaît, présente des attitudes émotives (désir et quelquefois répulsion) et exécute des mouvements adéquats.

Je n'hésite pas à affirmer que, dans quelques cas, je me suis trouvé arrêté par des difficultés analogues à celles où se trouve l'aliéniste quand il est appelé à donner son avis sur un état peu avancé d'imbécillité chez un homme, et cela par rapport à sa capacité civile et juridique.

Elle était donc erronée, la méthode suivie par quelques expérimentateurs qui examinaient *en passant* les singes opérés, leur jetaient un gâteau, une pièce de monnaie, un fruit et jugeaient ensuite que leur façon de percevoir, de saisir et d'employer ces choses n'était en rien différente de la normale. Quand on pense au temps qu'il faut pour définir la capacité psychique d'un singe avant et après la mutilation, ou d'un être humain imbécile, on a le droit d'être surpris par la rapidité d'un jugement formé en cinq minutes sur les conditions mentales d'un singe mutilé des lobes frontaux, jugement fait sans partir d'un examen comparatif — qui en tous cas demande de la méthode et du temps.

Les auteurs ne sont pas d'accord sur l'extension en avant de la zone motrice, et plus spécialement de la zone des mouvements de la nuque et du tronc. L'examen des faits adoptés et des méthodes employées par les différents auteurs convainc, indépendamment de sa propre observation, que la différence des opinions soutenues dépend, au moins en partie, de différences individuelles et de la diversité des méthodes suivies. Comment pourrait-on expliquer autrement que des observateurs comme Hitzig, Munk, Ferrier, Horsley, Schäfer, Luciani localisent en des points qui ne coïncident pas, respectivement sur des cerveaux de chiens et de singes, les centres des muscles de la nuque, de la tête, du tronc ? Comment expliquer que Munk, Glosglik et d'autres aient aussi soutenu dans leurs ouvrages successifs, que les lobes frontaux placés devant la circonvolution sigmoïde ne sont pas autre chose, chez le chien, que des centres de sensation et de mouvement (des muscles de la nuque et du tronc) et font partie de la *Fühlsphäre* ? L'examen de leurs ouvrages respectifs montre que Munk et d'autres ont employé des courants très forts, et ont extirpé le lobe frontal un peu en arrière, si bien qu'ils obtinrent, par l'excitation électrique des contractions musculaires et par l'extirpation la paralysie ou la parésie des muscles de la nuque et du tronc et des troubles sensoriels, comme j'ai pu, moi aussi, le contrôler bien des fois sur le chien ou sur le singe. La différence entre la zone n° 12 pour les mouvements de la tête et du tronc définie par Ferrier (fig. 50) et celle qui résulte de mes expériences ne s'explique que par la plus grande force du courant employé par FERRIER — lequel est un expérimentateur des plus habiles — et par d'autres encore. Lorsque l'on excite plus fortement une petite zone de la partie postérieure de la zone frontale sur le cerveau du singe mis à découvert, on provoque des mouvements de la tête et des yeux ; des courants plus faibles, sans déplacer les électrodes, provoquent seulement des mouvements des yeux. Si l'on augmente de nouveau l'intensité du courant, les mouvements de la tête se manifestent aussi de nouveau, sans déplacer les excitateurs. La raison de ces résultats contradictoires est claire. Il est inutile d'op-

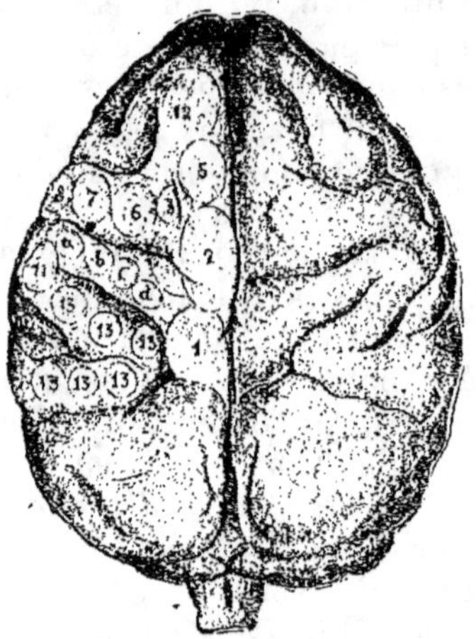

Fig. 50 (de Ferrier)

1. 2. 3. Zones pour les mouvements du membre inférieur et de la queue
4. (a, b, c. d) 5 6. Zones pour les divers segments du membre supérieur
7. 8, 9. 10, 11. Zones pour les mouvements de la face et de la langue.
— 12. Zone pour l'ouverture des yeux, la dilatation de la pupille, les mouvements de la tête et des yeux du côté opposé. — 13. 13'. Mouvement des yeux (cercle angulaire zone visuelle).— 14 Zone pour les mouvements de l'oreille.

poser, en faveur de la thèse de MUNK que ces excitations passablement fortes de la zone frontale, si elles provoquent des mouvements de la tête, ne provoquent pas de mouvements du membre supérieur, bien que le centre des membres soit à une plus grande proximité du point excité (comme par ex. quand on excite le centre frontal des mouvements de l'oreille).

La raison m'a semblé évidente, quand on pense que le centre des mouvements de la tête doit être étroitement lié — au moyen de fibres associatives, en tenant compte du synchronisme et de l'association fonctionnelle — aux centres frontaux des yeux et des oreilles. Dans les états d'attention des chiens, surtout dans ceux des chiens de chasse, mais plus spécialement des singes, soupçonneux, prudents et rusés, les mouvements des yeux, des oreilles et de la tête forment un tout inséparable avec cet état psychique particulier que nous disons d'attention ou d'observation (attention soupçonneuse et expectante). S'il existe de nombreuses voies d'association, il est facile de comprendre que c'est par leur moyen que se transmettent les ondes électriques d'une excitation appliquée sur des points un peu plus éloignés, tandis que l'on provoque difficilement des mouvements du membre supérieur, bien que les zones respectives soient plus proches du point excité, attendu que les habitudes d'association sont plus rares entre la zone des membres et la zone frontale. Cela est confirmé par le fait que dans les attitudes d'attention les membres ne prennent pas part aux mouvements particuliers des yeux, de la tête, des oreilles, et même qu'ils en sont empêchés.

L'intensité du courant doit être mesurée par un assistant, sur le glissoir, et par l'expérimentateur qui observe les effets provoqués, comme on a l'habitude de faire lorsque l'on fait des essais, sur l'excitabilité électrique d'un muscle supposé atteint d'atrophie et de dégénérescence. On applique une petite électrode munie d'un interrupteur à main sur le point d'excitation du muscle, et l'on fait glisser l'hélice sur la règle du glissoir, jusqu'à ce qu'apparaisse la première contraction, la plus faible, d'après laquelle nous jugeons, avec tous les contrôles nécessaires, de l'état du muscle. Il n'y a pas de clinicien, spécialiste de neurologie, qui commette l'erreur d'employer des courants forts, quand il veut connaître l'état des muscles ou des nerfs en particulier. C'est aussi de cette façon qu'il faut procéder quand on veut pratiquer des essais au sujet de l'excitabilité des points de l'écorce du cerveau.

Faisons encore une observation sur l'étendue du champ d'opération. Sciamanna, qui lut un rapport sur les effets de l'extirpation des lobes frontaux au congrès international de Psychologie à Rome, supposait avoir extirpé le lobe frontal, tandis qu'il était arrivé à en couper seulement une petite partie. Il est bon de s'entendre à ce sujet. Le champ frontal d'expérience est cette portion de cerveau qui reste au devant de la circonvolution de Rolando et qui comprend une partie de la zone motrice intermédiaire.

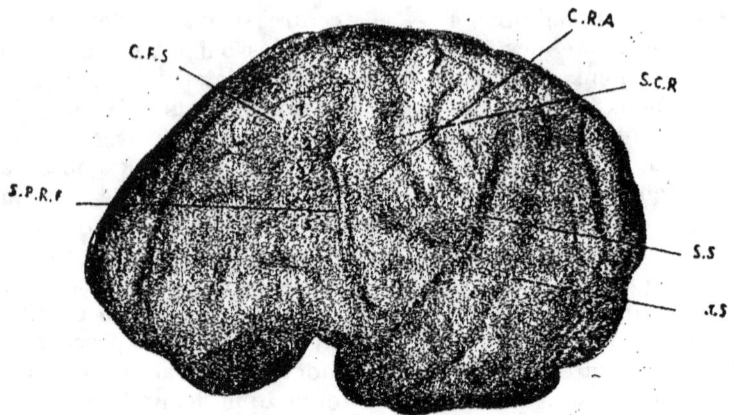

Fig. 51. — Cerveau de cébus

S.P.R.F. Sillon préfrontal. — C.F.S. Circonvolution frontale supérieure. —
C.R.A. Circonvolution rolandique antérieure — S.C.R. Scissure rolandique. — SS. Scissure de Sylvius. — C.T.S. Circonvolution temporale
supérieure.

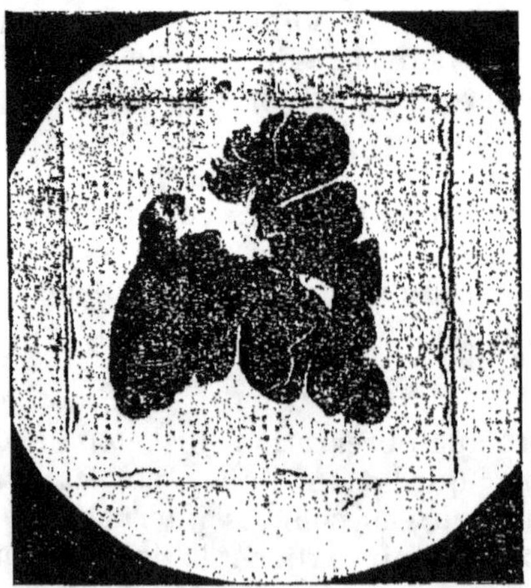

Fig. 52

Coupe verticale sur la zone frontale qui montre le ramollissement de la
substance blanche du lobe frontal du *cébus*, ramollissement qui s'arrête
en avant de la zone motrice.

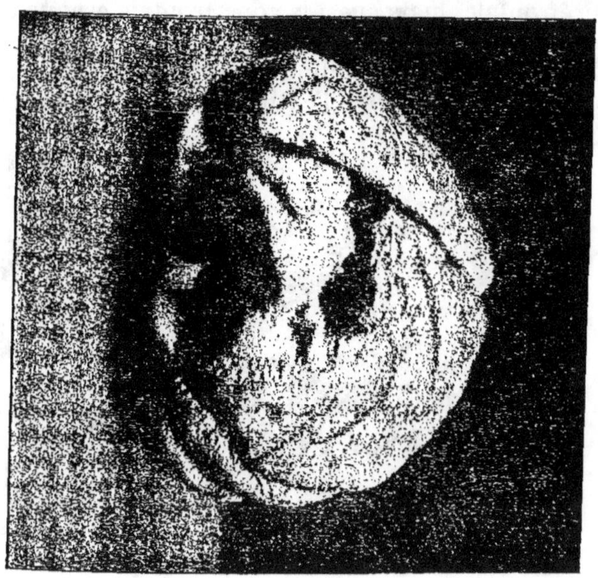

Fig. 53

Lobe frontal séparé de la zone motrice [excepté l'opercule]
et laissé en place

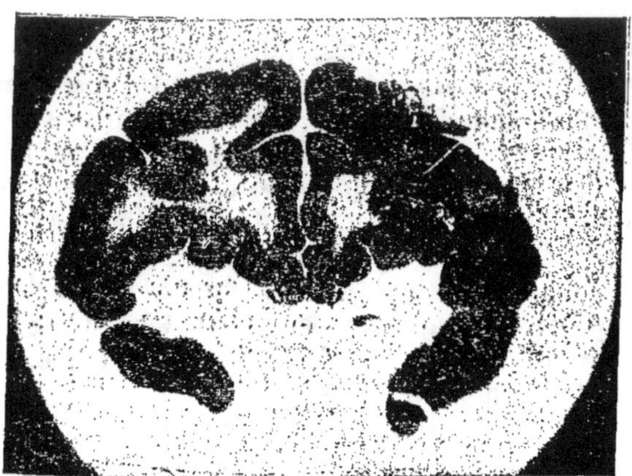

Fig. 54.

Exemple de décortication du lobe frontal laissé à sa place.

BIANCHI. *La Mécanique du Cerveau.*   12.

Dans mes expériences, non seulement je détruisis ou isolai la zone préfrontale, mais aussi la zone frontale et quelquefois une partie de la zone intermédiaire. Le plus souvent la partie excitable de la zone frontale indiquée par les numéros 1, 2, 3, 4 et 5 (fig. 51) fut comprise dans l'extirpation.

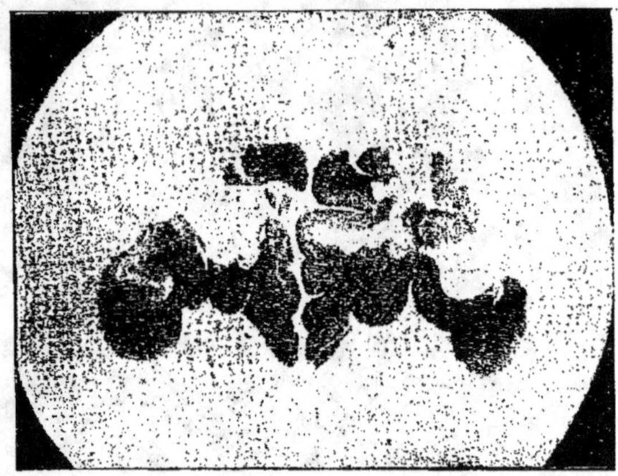

Fig. 55

Coupe tombant sur la limite postérieure de la lésion expérimentale au devant de la zone motrice. On a épargné le plan orbitaire et, d'un côté, l'opercule.

Les investigations expérimentales exécutées jusqu'à ce jour nous permettent d'établir une relation entre les effets et l'étendue de la mutilation. Les extirpations très limitées du lobe frontal, même si elles sont bilatérales, ne produisent pas d'effets sensibles. Et je dois aussi ajouter que, dans quelques cas seulement, je suis arrivé à enlever toute la surface externe du lobe frontal ; très souvent il est resté un petit pont, ou de l'écorce frontale supérieure ou de la partie operculaire de la zone frontale. Je n'ai presque jamais enlevé la surface orbitaire qui pourtant fait partie du lobe frontal. C'est un autre champ d'expériences presque inexploré.

Les figures que je reproduis ici représentent des coupes en séries (fig. 51, 52, 53, 54, 55) et montrent l'étendue de la mutilation ou de la décortication et les parties épargnées du lobe frontal.

La zone d'excitation électrique frontale fait partie, avec la zone préfrontale proprement dite, de toute zone dont l'ablation ne donne lieu à aucun trouble des sens ni du mouvement, et doit être comprise, pour le moment, dans l'étude des fonctions du lobe frontal pour des raisons que j'aurai l'occasion d'exposer par la suite. L'expérience constante a montré que l'extirpation d'un seul lobe frontal ne produit pas d'effets sensibles, perceptibles seulement quand une grande partie du lobe frontal de gauche est extirpée. C'est ainsi que tombent toutes les objections dérivant de méthodes impropres à apporter la preuve de la fonction des lobes frontaux.

Après ces considérations préliminaires, je rapporte, en résumé, quelques expériences pratiquées sur les chiens et sur les singes, et dont quelques-unes sont inédites.

Je crois superflu d'ajouter que j'ai suivi dans mes recherches les méthodes de l'asepsie la plus rigoureuse, et que pour l'excitation du cerveau je me suis servi de pincettes électriques munies d'un interrupteur à main, dont les deux électrodes sont représentés par deux aiguilles de platine terminées en formes de massue, d'un diamètre un peu inférieur à un millimètre et placées à une distance de deux ou trois millimètres l'une de l'autre. J'ai éliminé le courant galvanique pour éviter des phénomènes électrolytiques.

Un bon glissoir de DUBOIS-REYMOND m'a permis de mesurer avec une précision suffisante l'électricité de Faraday employée pour l'excitation des divers points de l'écorce.

CHAPITRE V

Histoires cliniques expérimentales de chiens, de renards et de singes y compris quelques histoires de contrôle

PREMIÈRE EXPÉRIENCE. — *11 juin 1889.* — Chien adulte, vif, robuste, docile. L'examen auquel on l'a soumis, avant l'opération, a révélé une intégrité parfaite de la motilité, et de toutes les formes de la sensibilité. Il est intelligent, obéissant, tranquille, affectueux. Anesthésie avec la morphine et le chloroforme. Au moyen d'un trépan, ayant deux centimètres environ de diamètre, je trépane les deux côtés de la région occipitale, à un centimètre au dessus de la protubérance occipitale, et à un demi-centimètre de chaque côté de la ligne médiane, de manière qu'entre les deux brèches il reste un pont d'un centimètre environ. Hémorragie médiocre. Ayant mis à nu la partie supérieure de la 2ᵉ circonvolution externe bifurquée et une portion de la première, j'emporte nettement le disque cortical découvert, après avoir pratiqué avec le bistouri une incision circulaire de l'écorce en suivant le bord de la brèche. Je détruis et j'enlève encore une petite partie du manteau, postérieurement et extérieurement, des deux côtés. Hémostase, nettoyage de la surface, asepsie, suture des bords de la dure mère, et des tissus mous, pansement antiseptique.

14 juin 1889. — Trois jours après je trouve le chien très vif, assis sur son derrière, la tête haute, les yeux ouverts et tournés vers la porte, les oreilles attentives, dans l'attitude d'un animal sur ses gardes. A l'entrée d'un autre chien, précédemment opéré et qui hurle, il se lève, se dirige vers le nouvel arrivant et va de droite à gauche, suivant un arc de circonférence dont le rayon est représenté par la chaînette à laquelle il est attaché.

Il est plein d'entrain ; il a la queue relevée, la tête haute, les yeux ouverts fixés dans le vide. Quand on essaye de l'épouvanter, en le menaçant avec un bâton ou en agitant le chapeau devant lui, il reste immobile jusqu'à ce qu'on fasse quelque bruit. Seulement dans ce cas il tourne tout de suite les yeux dans la direction du bruit, en fixant le regard dans le vide. Si l'on agite l'air, avec un chapeau ou avec la main trop près de lui, il se retire avec une attitude qui exprime quelque chose entre la peur et la méfiance.

Les premières recherches prouvent que son ouïe et sa sensibilité tactile sont parfaites. Il ne voit pas une feuille de papier blanc qu'on a mise sous son nez. Seulement lorsqu'on touche son museau avec ce papier il recule tout surpris, en dirigeant son regard vers le bout de son nez.

Il entend les moindres bruits et dresse les oreilles ou dirige son regard vers ces bruits, il s'effraye et recule lorsqu'on approche le diapason vibrant de l'une ou de l'autre de ses oreilles

Il réagit aux stimuli tactiles les plus légers, sans aucune différence pour le côté droit ou pour le gauche ; si, par exemple, on passe légèrement une plume ou un crayon sur ses oreilles, sur son dos, sur son nez, sur ses pattes il s'agite et se tourne dans la direction du stimulus, d'ailleurs, si un parasite le tourmente il se gratte avec la même vivacité sur les deux côtés. Si l'on allume tout à coup une lampe dans une chambre obscure, il semble qu'il voie la lumière, il tourne vers elle le regard, et ses pupilles réagissent.

Il est méfiant : si, à l'improviste, on le touche légèrement, il va tout circonspect se tapir dans un coin de son gîte, si on le fait sortir sur une allée, il se heurte tantôt à droite, tantôt à gauche contre la haie, puis il enfile l'allée et arrive à la sortie ; mais comme à ce point-là, le blanc de l'allée finit, il se heurte d'abord contre le mur de droite, puis contre celui de gauche et s'aidant du flair et du toucher, il parvient enfin à trouver l'ouverture de la porte S'il doit descendre une marche, il avance d'abord une patte, et ne trouvant pas de résistance, il la retire comme s'il craignait de tomber dans le vide. Il allonge son museau et essaye encore avec la patte ; s'il arrive de cette façon à se convaincre de la différence de niveau alors il descend rapidement : cela se répète quand il doit remonter.

18 juin 1889. — Il est toujours vif et de bonne humeur, il entend bien la voix de celui qui lui donne à manger ; il se nourrit bien et il a des penchants érotiques, à ce point qu'il a essayé de monter un autre chien opéré des lobes frontaux. La blessure ne présente aucune trace de suppuration, elle évolue vers la soudure des tissus par première intention.

28 juin 1889. — Cicatrisation par première intention. Identiques conditions psychiques. La vue est améliorée, le chien aperçoit mieux les obstacles et les évite. On ne parvient pas à mesurer le champ visuel. L'animal est toujours vif et quelquefois plein d'entrain. Il a des penchants érotiques accentués. Je maintiens en vie ce chien pendant plusieurs mois, le traitant bien et toujours dans les mêmes conditions.

Le *18 janvier 1890* il se manifeste en lui des convulsions épileptiques qui se répètent avec un caractère *jacksonien* (contractions rythmiques au côté gauche). Si on l'appelle pendant l'attaque, il peut soulever péniblement la tête. Il reste pendant quelques jours parétique à gauche, puis il reprend sa conduite ordinaire, mais il n'est plus aussi vif ni aussi hardi qu'auparavant. Sa démarche est légèrement ataxique ; l'animal soulève anormalement la patte gauche antérieure beaucoup plus que la droite. La sensibilité tactile est conservée ; le chien se tourne chaque fois qu'on lui touche les oreilles ou un point quelconque du museau et des membres et cela sans la moindre différence pour un côté ou pour l'autre ; cependant la force musculaire est diminuée à gauche plus qu'à droite, de sorte que ses pattes plient quelquefois sous le poids de son corps, surtout lorsqu'il fait un effort. La résistance aux mouvements passifs est diminuée. Les expériences démontrent que l'odorat aussi est diminué. On l'a privé de tout aliment pendant 24 heures et après on l'a amené dans la salle d'observation, sur le plancher de laquelle on a placé une assiette contenant de la viande. Il s'est ranimé, et il a cherché autour de lui en flairant ; mais il ne devine pas toujours l'endroit où se trouve l'assiette qu'il reconnaît seulement lorsque, s'étant par hasard beaucoup approché d'elle, il la heurte de son museau ; alors il saisit un morceau de viande et le mange avidement. Si l'on jette devant lui des morceaux de pain mêlés à des morceaux de viande, il ne choisit pas, mais avançant toujours, il saisit le morceau que touche son museau au hasard. Ordinairement il évite les objets et les obstacles qui se présentent sur son chemin, mais s'il accélère le pas il y heurte son museau qu'il tient toujours en avant et très bas pour éviter les obstacles Il entend très bien ; si on l'appelle, il se tourne, mais le plus souvent il ne devine pas la direction d'où provient la voix, si l'on approche le diapason d'une de ses oreilles il tressaille, recule surpris par ce bruit étrange et il fixe les yeux comme pour reconnaître la cause de cette sensation insolite. On obtient le même effet des deux côtés. Toutefois il regarde continuellement dans le vide. Les pupilles sont très dilatées. Mais le chien n'accommode pas sa vue, même si l'on passe une lampe devant ses yeux, à des distances différentes, dans une chambre obscure. On remarque d'ailleurs qu'il aperçoit la lumière parce qu'il est effrayé si tout à coup, de n'importe quelle direction, on laisse tomber un rayon de lumière sur le fond de ses yeux ; il porte alors sa tête en arrière ou il la cache entre les bras de l'homme qui le soutient. Son intelligence se conserve encore, mais elle n'est plus ce qu'elle était avant l'opération. Il est très attaché à ceux qui ont soin de lui ; il est tranquille, rarement gai, le plus souvent indifférent. Laissé seul, il prend une attitude de mélancolie, mais son regard incertain s'éclaire tout à coup dès qu'on l'appelle et qu'on le caresse. Il a perdu sa vivacité primitive, et souvent il montre une peur extraordinaire de tout bruit.

3 mars 1890. — Le chien a été amené dans la salle d'observation : on trouve que sa manière d'être n'a pas changé. Pendant quelques minutes, il gambade de joie, puis il commence à faire des mouvements comme si, voyant une mouche, il voulait l'attraper : ces mouvements sont rythmiques, toujours vers la gauche, et quelquefois, outre le mouvement de la tête en haut, en arrière et à gauche, et le mouvement de la gueule que l'animal ouvre et ferme comme s'il voulait prendre quelque chose avec ses dents (hallucinations visuelles latérales ?), on remarque des mouvements simultanés du membre antérieur gauche. On remarque aussi des mouvements spasmodiques à l'orbiculaire des paupières de gauche (contractions *jacksoniennes ?*)

5 mars 1890. — Conditions identiques. On découvre le cerveau à gauche, au niveau de la partie antérieure de la deuxième circonvolution externe, et d'une petite partie du girus sigmoïdal. L'excitation électrique de ce dernier point produit comme toujours les mouvements des membres opposés, mais ces mouvements sont exagérés, et on ne peut les atténuer malgré la petite intensité du courant. Sur la partie sous-jacente de la deuxième circonvolution, l'électricité provoque seulement de légères contractions de l'orbiculaire des paupières, du côté opposé. Je détruis la partie découverte du manteau, ayant soin d'épargner le girus sigmoïdal, et je recouds la blessure. Examiné le jour suivant, l'animal se montre assez éveillé, mais son pas est moins assuré, il trouve la porte plus difficilement que les jours précédents. Manège à gauche.

11 mars 1890. — Le manège continue plus accentué, toujours vers le côté gauche. Si on lui ferme l'œil droit, ces mouvements diminuent et l'animal évite quelques-uns des obstacles, au contraire si on lui ferme l'œil gauche le chien ne bouge plus de sa place, et tient la tête tournée à gauche ; si on le pousse à marcher il se heurte continuellement à droite, c'est-à-dire du côté où il a l'œil ouvert. Comme on lui ouvre l'œil gauche il erre dans la salle et suit les personnes qui marchent, mais tantôt il se trompe de direction, et tantôt il heurte de sa patte (l'incapacité à mesurer les distances et à reconnaître les objets semble évidente). Avec le seul œil droit ouvert on l'entraîne difficilement à marcher et s'il marche il se heurte sans cesse.

11 avril 1890. — On le tue au moyen du chloroforme. A l'autopsie le cerveau apparaît rapetissé. Sur les lobes occipitaux on remarque deux cicatrices ayant la grandeur d'une pièce de cinquante centimes, avec rétraction des tissus d'alentour. La première circonvolution externe de droite, en avant, jusqu'au girus sigmoïdal, présente une couleur blanchâtre et, comme cicatricielle, elle est tantôt plus dure, tantôt plus molle La cicatrice du lobe gauche est moins rétractée, mais assez symétrique à l'autre. Toute la partie qui est devant le foyer occipital a une couleur plus normale que l'autre, les circonvolutions en sont généralement plus nourries. A droite. le tiers supérieur de la branche antérieure du girus sigmoïdal, jusqu'au sillon présylvien est ramolli et il adhère à la dure-mère. A gauche, il y a un foyer semblable mais beaucoup plus petit que le précédent, auquel il correspond symétriquement. Sur la face inférieure, les hippocampes sont rapetissés et symétriquement réduits à deux bourses kystoïdes de couleur blanc jaunâtre. On met le cerveau dans l'alcool.

17 avril 1890. — Une coupe verticale en avant des deux cicatrices et presque au niveau d'un point médian entre le sillon présylvien et l'extrémité occipitale, montre une remarquable dilatation des deux ventricules latéraux. Le noyau caudé est rapetissé des deux côtés ; inférieurement les deux hippocampes sont transformés en deux petites bourses qui occupent une partie de la substance propre à l'hippocampe.

Cette autopsie explique : 1° l'ataxie (conséquence des lésions aux giri sigmoïdaux) ; 2° le manège à gauche, à cause de la deuxième opération sur l'hémisphère gauche ; 3° *l'hypoosmie* causée par la lésion bilatérale des hippocampes ; 4° la déchéance mentale, à cause des lésions multiples expérimentales et spontanées, et de l'atrophie cérébrale consécutive.

L'examen *post mortem* démontre aussi la possibilité de lésions non expérimentales, en d'autres parties du cerveau, comme conséquence de la première lésion expérimentale, d'où naît la nécessité de suivre l'animal attentivement et d'enregistrer toutes les successives et nouvelles manifestations symptomatiques, qui ne doivent pas être attribuées à la première lésion expérimentale. Cette expérience démontre aussi que le caractère, je dirai la personnalité psychique, était reconnaissable, quoique le chien fût psychiquement aveugle. Il ne reconnaissait pas les aliments avec la vue, il était gêné par la diminution de l'odorat, conséquence du ramollissement des hippocampes et gêné par les lésions des giri sigmoïdaux, il montrait aussi une intelligence globalement diminuée, mais le caractère et je dirai la personnalité était reconnaissable. Les affections, l'attention, l'intérêt pour les stimuli qui tombaient sur son corps étaient assez bien conservés.

DEUXIÈME EXPÉRIENCE. — Jeune chienne, vive, intelligente, obéissante, d'un bon naturel, éducable. Depuis quelques jours elle est déjà attachée et reconnaissante à ceux qui ont soin d'elle. Sa sensibilité, soumise à examen, apparaît complète sous toutes les formes ; aucune différence entre les deux côtés.

8 mai 1899. — On prépare la chienne pour la vivisection, anesthésie au moyen de la morphine et du chloroforme, section et renversement du muscle temporal gauche, trépanation sur la région temporale, un peu plus haut que la région sylvienne. Elargissement de la brèche en dessous et en arrière avec les ciseaux ostéotomiques. Aucun incident désagréable. Coupe de la dure mère ; légère hémorragie arrêtée par l'hémostase ordinaire. On découvre la 3e circonvolution externe. L'excitation faradique, au moyen d'un courant qu'on ressent à peine sur le bout de la langue, provoque sur la partie postéro-supérieure de la brèche (2e circonvolution externe) la dilatation de l'ouverture palpébrale et de la pupille (déjà fortement rétrécie sous l'action de la morphine) plus en avant, sur la même circonvolution, l'excitation reste inefficace ; plus en bas, sur la 3e circonvolution, elle provoque exclusivement des mouvements de l'oreille, du côté opposé Même après avoir suspendu la faradisation, ces mouvements continuent, sous forme de clownisme, s'étendant jusqu'aux globes oculaires, au museau et aux articulations, et donnant lieu à un accès typique de convulsion épileptique. La convulsion terminée on arrache la partie découverte de la 3e circonvolution, le bord inférieur de la 2e et le bord supérieur de la 4e qui est découvert. Hémorragie plutôt abondante, on l'arrête et on lave à l'eau stérilisée. Suture de la dure-mère.

9 mai 1889. — La chienne est un peu abattue ; couchée dans son gîte elle soulève la tête au bruit de la porte qui s'ouvre, regarde autour d'elle, agite la queue ; si on l'appelle elle se tourne dans la direction d'où vient la voix, mais ne bouge pas : on la porte au milieu de la chambre, elle revient aussitôt à son gîte et marche bien, transportée dans une allée du jardin, elle erre au hasard, appuie sa tête contre la haie du côté droit, cependant elle ne perd pas les allées, marche bon train, bute de la patte, légèrement, par intervalles et toujours à droite.

20 mai 1889. — Après une suppuration commencée au 4e jour avec décollement de la blessure, la chienne s'est lentement ranimée, s'est nourrie, a repris des forces. Elle préfère rester couchée dans son gîte ; si on l'appelle elle court, bien que lentement, vers la personne qui l'appelle et elle agite la queue comme d'habitude, ou bien elle montre qu'elle a peur et marche presque au ras du sol. Laissée libre dans les allées, elle revient à son gîte, transportée plus loin au milieu d'allées enchevêtrées, elle ne bouge pas pendant un certain temps comme pour s'orienter, puis elle enfile l'allée qui mène droit au chenil, mais au premier carrefour, où se trouvent les marches qu'elle devrait descendre, elle tourne à gauche (du côté où elle voit) parcourt quelques mètres, s'arrête, rebrousse chemin, revient sur ses pas, descend l'escalier et marche droit devant elle. Au deuxième carrefour, au lieu de continuer son chemin, elle tourne encore à gauche, mais elle revient sur ses pas comme la première fois et reprend la grande allée qui mène directement au chenil. Elle a perdu sa vivacité primitive ; mais quelquefois étant assise sur ses membres postérieurs elle fait des mouvements comme

pour attrapper des mouches et toujours vers la gauche, jamais à droite
(hallucinations visuelles unilatérales ?). La vue examinée avec la méthode
employée dans ma clinique (application d'un œil artificiel de caoutchouc
durci, sous les paupières) semble abolie à l'œil droit. La chienne ne réagit
à aucun stimulus lumineux qui tombe sur son œil droit ; elle n'aperçoit
pas même à l'angle interne, une lampe qu'on approche d'elle, ce qui a été
remarqué tant de fois sur d'autres chiens. On remarque l'existence d'une
taie sur l'œil gauche, avec exfoliation épithéliale centrale de la cornée. Le
champ visuel de l'œil gauche, à part le défaut provenant de la tache cor-
néenne, ne présente pas les caractères de l'hémianopsie bilatérale. La chienne
ne réagit point au diapason approché de son oreille droite, tandis qu'elle
baisse la tête comme si elle avait peur, et secoue le pavillon des oreilles
si l'on approche le diapason de son oreille gauche. Elle ne présente aucun
trouble de sensibilité : elle réagit aux piqûres également des deux côtés ;
mais en touchant légèrement son museau avec un bout de papier ou avec
la tête d'une épingle, tantôt à droite, tantôt à gauche, elle réagit mieux à
gauche et moins vivement à droite.

Aucun trouble de mouvement.

3 juin 1889. — Je la trouve dans son gîte, assise sur ses membres postérieurs et dans une attitude d'attente. Elle a perdu sa vivacité primitive.
Elle reconnaît les personnes qui ont soin d'elle. Transportée sur les allées
elle prend la direction de l'ancien chenil, le contourne plusieurs fois en
divers sens, comme pour en chercher la porte ; elle soulève davantage les
pattes de droite et heurte du museau contre le mur à droite. Elle se persuade qu'il n'y a pas de porte et prend le chemin du chenil qui ne lui est
pas destiné et se couche là. A l'intérieur du chenil assez vaste, elle marche
avec circonspection, comme pour trouver la place la plus convenable. Si
l'on passe plusieurs fois de suite un morceau de papier très près de son
œil droit, elle semble ne pas s'en apercevoir. Si on le passe devant l'autre
œil, elle se met en colère, montre les dents et fait mine de s'élancer ; elle
se conduit pareillement lorsque l'autre chien s'approche d'elle. Il semble
que de prime abord elle ne se forme pas une idée de ce qui est devant elle ;
mais il est évident que son naturel a décidément changé. Elle aime à rester
tranquille ; elle est mélancolique, rageuse, et préfère la solitude et le repos.

Elle continue à être complètement sourde de l'oreille droite. Sa sensibilité d'après une nouvelle expérience, apparaît normale des deux
côtés.

21 juin 1889. — Conditions identiques à celles de la dernière observation. La chienne aime la solitude, la tranquillité et le repos ; elle reste toujours dans sa niche dans une attitude mélancolique. On a beau l'appeler,
elle ne sort pas de là, de sorte que pour l'examiner il a fallu la sortir de
vive force (un empalement à la vulve avec abcès contribue à cet état de

choses). Elle marche très bien, revient à son chenil de n'importe où, ne se trompe pas de direction et ne montre pas d'incertitude.

3 juillet 1889. — Ayant été soignée convenablement, elle est guérie de l'abcès vulvaire et la cornée qui était tachée est redevenue limpide, excepté en un point central où l'on observe une légère opacité. Transportée dans le jardin et mise en liberté dans les allées elle marche ou court pour retrouver son chenil ; mais elle se heurte de temps en temps contre la haie de droite, quoique beaucoup moins qu'auparavant. Son œil gauche ayant été couvert avec un œil artificiel, elle ne cligne pas les paupières de l'autre œil si l'on passe rapidement devant lui un objet quelconque ; cependant, si on allume devant son œil droit une petite lampe dans une chambre presque obscure, elle est surprise par la lumière et recule.

Comme elle n'a pas mangé depuis le soir précédent, nous faisons l'expérience suivante : on la tient tranquille et assise, la tête droite, et on laisse descendre un morceau de viande suspendu à un fil, sur un plan idéal parallèle à ses yeux de droite à gauche. Elle sent l'odeur de la viande et fait de petits mouvements avec son museau comme lorsque les chiens flairent ; mais elle ne voit pas le morceau de viande dans le secteur temporal du champ visuel, à la distance de 25 cm. de l'œil. Comme le morceau rejoint la ligne du méridien central de l'œil, elle voit l'objet, retire la tête pour le reconnaître, flaire avec plus de force, et tâche d'en approcher son museau. Cependant on éloigne le morceau de viande : elle se lève et le poursuit ; enfin elle le rejoint et le mange avidement.

Si on parsème le plancher de morceaux de viande et de pain, elle flaire, approche son museau de l'aliment et mange avidement d'abord la viande, puis le pain, et d'abord les morceaux qui se trouvent à gauche d'un plan vertical passant par l'axe visuel, puis en flairant et en promenant son museau, elle mange tous les morceaux, même ceux qui sont tombés très à l'extérieur et à droite. Sa vue est certainement améliorée, comparativement aux premiers jours qui ont suivi l'expérience ; mais le champ visuel est décidément hémiopique à droite

On couvre ses deux yeux et on examine l'ouïe à l'aide d'un petit diapason approché de ses oreilles. La chienne réagit comme avant, lorsqu'on approche le diapason de son oreille gauche ; elle ne réagit point, comme si elle ne s'apercevait de rien, si l'on approche le diapason de son oreille droite (opposée au côté opéré).

De légers attouchements sur la tête, sur les oreilles, sur le dos, sur la poitrine, sur la queue et sur les membres, sont parfaitement et également ressentis des deux côtés. D'ailleurs cette petite chienne a été souvent surprise en train de se débarrasser des parasites, au moyen des dents et des pattes.

25 juillet. — On l'examine de nouveau. Elle est redevenue vive comme avant l'expérience, on ne trouve rien de changé dans ses mouvements actuels. Aucun trouble des sens ou du mouvement ; même la vue est améliorée dans le secteur visuel à droite, excepté une très légère incertitude à reconnaître les aliments. L'ouïe demeure presque abolie à droite, cependant lorsqu'on approche le diapason de l'oreille droite, on remarque quelques vagues mouvements de l'oreille, et la chienne prend une attitude attentive.

On la tue au moyen du chloroforme Autopsie. Lorsqu'on ouvre le crâne on remarque une forte et grande cicatrice qui adhère à la surface décortiquée du cerveau, à gauche. On arrache le cerveau qui est normal, sauf dans la région temporale gauche : la lésion intéresse une partie de la quatrième circonvolution, la partie centrale ou médiane de la troisième, le bord inférieur de la partie médiane de la deuxième circonvolution externe. Les coupes en série après durcissement dans une solution de formaline, n'ont révélé à l'œil nu, aucune autre altération, qu'une légère dilatation du ventricule latéral gauche.

Dans ce cas l'hémi-hypoesthésie et l'amblyopie étaient des phénomènes de diaskisis ; ils ont disparu très lentement ; l'hémi-hypoesthésie d'abord, l'amblyopie ensuite ; cette dernière se transforma en hémianopsie bi latérale homonyme. Puis il y eut des phénomènes de compensation, d'abord dans la fonction visuelle (la chienne voyait, quoiqu'elle ne reconnût pas bien les objets dans le champ visuel de droite (hémiopique) et enfin, même la surdité à droite perdait le caractère absolu qu'elle avait eu pendant deux mois environ. On comprend la compensation dans la fonction visuelle, parce qu'on avait lésé une petite partie du champ cortical visuel. Intelligence et caractère, tels qu'ils étaient avant l'opération.

TROISIÈME EXPÉRIENCE. — Chienne de taille moyenne, adulte. Elle marche bien, elle saute avec des mouvements précis ; aucun trouble ou défaut du mouvement. Elle est très intelligente et vive

La vue est normale ; en effet, je jette çà et là sur le plancher des morceaux de viande et des morceaux de pain, et elle choisit d'abord tous les morceaux de viande avec des mouvements précis et bien dirigés ; ensuite, puisqu'elle a encore faim, elle saisit et mange les morceaux de pain l'un après l'autre, de la même manière.

L'odorat aussi est normal : si on lui jette des morceaux de pain et des morceaux de plâtras qui ont la même couleur, elle prend et mange avec rapidité et précision les morceaux de pain, mais à peine approche-t-elle son museau du plâtras elle retire la tête et n'en approche plus.

Elle entend les moindres bruits, même lorsqu'elle a les yeux couverts avec des œillères en caoutchouc et chaque fois elle tourne la tête et le regard dans la direction du bruit, comme si elle se mettait sur ses gardes.

Le sens musculaire est intact : on peut le déduire non seulement des mouvements du saut et de la marche, mais aussi de la précision avec laquelle la chienne happe en l'air les aliments qu'on lui jette.

Après deux jours, elle connaît les lieux et les personnes et s'est prise d'affection pour la personne qui la soigne.

La première fois qu'on la porte dans le laboratoire, elle se montre méfiante, elle n'aime que l'infirmier, et c'est lui la seule personne qu'elle veut suivre Appelée par moi elle se cache ; si l'infirmier sort, elle reste comme affligée et méfiante et se blottit dans un coin ; mais lorsqu'il rentre dans la chambre elle recommence à lui faire fête. Si elle entend un bruit, surtout lorsqu'elle est seule avec nous dans la chambre d'observation, elle y porte son attention, tourne le regard dans la direction du bruit et quelquefois elle montre le désir de sortir. Elle semble docile.

4 mars 1890. — Narcose assez profonde par la morphine et par le chloroforme. Un seul effort de vomissement.

Trépanation du crâne en regard de la partie médiane de la 2e circonvolution externe gauche. Incision et renversement de la dure-mère. L'électrisation de la partie antérieure de l'aire découverte produit une contraction limitée de l'orbiculaire des paupières, du côté opposé, un courant plus intense, appliqué un peu plus en avant et plus en bas, tout en restant dans les limites de la 2e circonvolution, produit aussi la contraction des autres muscles de la face du côté droit ; on remarque que les paupières de gauche ont une tendance à se fermer (c'est-à-dire du côté de l'hémisphère excité). Postérieurement à cette aire si excitable, il y en a une dont l'excitation, même relativement intense, reste tout à fait inefficace. En déplaçant l'excitateur encore plus en arrière, mais toujours sur la 2e circonvolution, on trouve une troisième zone excitable, même avec un courant plus faible et dont l'excitation produit le déplacement du globe oculaire droit (opposé) vers la droite et le déplacement beaucoup moins accentué du globe oculaire gauche, toujours vers la droite. De plus, l'excitation de cette zone produit une légère dilatation des pupilles. Par des coupes verticales, au moyen d'un petit bistouri, je circonscris la zone centrale inexcitable de l'aire découverte, et avec une petite cuillère aux bords tranchants, j'enlève le pont qui unit les deux aires excitables antérieure et postérieure Je recouds la blessure, avec les précautions habituelles, et je mets en liberté l'animal qui s'est déjà éveillé, l'opération ayant duré plus de vingt minutes. Il s'est mis à marcher à pas lents mais sûrs. Un examen plus soigné montre que l'animal ne cligne plus l'œil du côté droit. Je renvoie l'examen à un autre jour.

7 mars. — La chienne est éveillée et de bonne humeur, comme d'habitude. Elle mange avec appétit, reconnaît les personnes qui lui donnent les aliments, et elle se montre très gentille avec eux. Si l'on cherche à l'effrayer en passant devant son œil droit la flamme d'une lanterne sourde, ou un bâton ou autre chose, elle ne s'en aperçoit pas et ne cligne pas la paupière il semble toutefois qu'elle en ait une perception indistincte, puisqu'elle tourne la tête de façon que l'impression tombe dans le champ visuel de l'autre œil ou dans la partie gauche du champ visuel de l'œil droit Si, demeurant en face d'elle, je place sur le plancher à égales distances de la verticale de son museau, deux morceaux de viande, l'un à droite l'autre à gauche, quoiqu'elle soit affamée par le jeûne auquel je la soumets, elle saisit seulement celui de gauche et le mange avec avidité, regardant dans mes mains pour en avoir encore. Si, au lieu de deux morceaux de viande, je dépose de même manière du pain à gauche, de la viande à droite, elle se jette sur le pain et ne voit pas autre chose. Si, ayant deux morceaux de viande, un dans la main droite, l'autre dans la main gauche, je fais mine de les lui jeter simultanément, le droit à droite, le gauche à gauche, la chienne cherche toujours sur sa gauche, jamais sur sa droite. Cependant si j'approche graduellement le morceau de viande de la ligne médiane et que je la dépasse vers l'angle interne de l'œil droit, elle saisit le morceau avec un mouvement assez précis. L'examen de la sensibilité tactile, après avoir couvert les yeux de la chienne avec une œillère est tout à fait négatif ; aucun trouble de mouvement aucun trouble de l'ouïe des deux côtés. Intelligence et humeur parfaitement conservées

2 avril. — Cicatrisation par première intention. Si, pendant qu'elle est assise sur son derrière, la tête droite, une personne se tient derrière elle et avance la main ou un objet dans le champ visuel du côté de la lésion, elle s'en aperçoit immédiatement et se tourne vers l'objet qui lui fait sensation. Si, au contraire, on répète ce mouvement dans le champ externe de l'œil opposé au côté de la lésion, elle ne voit ni la main, ni un petit objet, ni un chapeau noir jusqu'à ce que l'objet soit avancé sur la ligne médiane. Pendant l'observation, la chienne a essayé par des mouvements précis avec la patte postérieure du côté opposé à la lésion, d'éloigner quelques chatouillements à l'oreille du même côté

Elle est toujours vive, marche bien, évite tous les obstacles, seulement quelquefois elle heurte avec son côté droit (opposé à la lésion) le chambranle de la porte. Elle reconnaît les personnes qui prennent soin d'elle, est très gentille avec elles et reconnaissante. Elle conserve l'instinct de la décence : elle n'urine pas ni ne salit la grande cage où on la tient libre ; mais si on la fait sortir, elle court à l'extrémité du jardin et urine longtemps. Elle a le sens de l'appétit, puisqu'elle bondit autour du gardien qui lui donne à manger et lui fait des gentillesses. Le sens tactile, examiné avec soin, est normal ; elle se gratte indifféremment avec la patte postérieure des deux côtés, éloigne les stimuli cutanés et cherche les puces avec son museau, tantôt à droite, tantôt à gauche, avec des mouvements précis.

Les mouvements oculaires et la sensibilité tactile et douloureuse de la conjonctive se comportent normalement et également des deux côtés.

L'ouïe est conservée, si l'on en juge d'après la réaction de l'animal au bruit du diapason plus ou moins approché de son oreille. Pendant tous ces essais, elle éloigne la tête du stimulus acoustique, et se tourne vers lui. Ce phénomène est même plus évident lorsqu'on couvre les yeux de la chienne, avec des œillères en caoutchouc vulcanisé. Quand on lui couvre l'œil gauche, elle est plus prudente dans ses mouvements, elle évite tous les obstacles, mais comme si elle avait de la peine à les reconnaître ; elle voit les morceaux d'aliments qu'on jette devant elle, et court après eux, mais ses mouvements sont moins sûrs. Elle s'aide beaucoup du toucher et du flair.

10 mai. — Elle est vive, pleine d'entrain, affectueuse avec ses gardiens ; elle s'est même apprivoisée avec nous ; elle est docile, elle marche, court, saute, fait des gentillesses sans montrer aucune différence entre les deux côtés, tourne la tête à droite et à gauche, se plie de toutes manières et en tous sens et se sert tantôt d'une patte, tantôt de l'autre pour se délivrer des insectes ; on ne décèle aucune différence entre les deux côtés, si délicats que soient les stimuli tactiles qu'on applique sur les différentes parties de son corps. Sa vue est revenue en son premier état Si l'on couvre alternativement l'œil gauche et l'œil droit de la chienne, suivant la même méthode à laquelle elle est habituée, elle reconnaît les personnes et les aliments et court après de petites boules qu'on lui jette à quelque distance, quel que soit l'œil ouvert.

On la tue au moyen du chloroforme. Le cerveau montre la lésion bornée à la 2ᵉ circonvolution externe, à peine étendue jusqu'au bord inférieur correspondant de la première circonvolution externe La lésion est limitée à la partie antérieure, où commence la courbe en bas, par le repli du girus sigmoïdal.

Sur les coupes verticales antéro-postérieures on n'aperçoit, à l'œil nu, aucune autre lésion. Seulement le ventricule latéral gauche est sensiblement dilaté en comparaison de celui de droite.

QUATRIÈME EXPÉRIENCE. — *16 juillet 1889.* — Chien adulte, mâle, robuste, vif, prompt, agile, affectueux, sociable, d'un bon naturel. Sens tout à fait normaux.

Je découvre l'hémisphère droit, vers l'extrémité antérieure ; je mets à nu une partie du girus sigmoïdal et l'extrémité frontale de l'hémisphère. Au moyen du courant faradique je provoque les mouvements habituels des membres en excitant le girus sigmoïdal. En avant de la branche antérieure de ce dernier, la même excitation électrique reste inefficace. En augmentant l'intensité du courant, on obtient des mouvements de la tête et des yeux vers le côté opposé.

Avec un petit bistouri j'approfondis la coupe verticale dans la substance grise, j'enlève avec la cuillère tout ce qui reste de l'hémisphère en avant du sillon présylvien, excepté une partie qu'on ne peut enlever sans léser le bulbe olfactif. Par un lavage au sublimé, je nettoie la blessure du sang, je rabats les bords de la dure-mère et je les suture ; asepsie et suture de la blessure.

18 avril. — On le laisse libre dans la salle d'opération, il marche bien, il présente une légère paralysie de la patte antérieure gauche ; mais il est très apeuré et lorsqu'il doit s'approcher de quelqu'un, il traîne le ventre sur le plancher.

24 avril. — Il mange régulièrement dans son écuelle. Mis en liberté dans le jardin, il s'élance en bondissant, au millieu de l'allée ; mais après quelques mètres il s'arrête, fait un tour à droite, puis regarde au tour de lui, erre au hasard, se montrant très incertain sur la direction qu'il doit prendre, comme si un souvenir soudain l'eût arrêté. Puis il se décide et s'élance en courant, mais s'arrête à mi-chemin, semble indécis, revient sur ses pas, reprend la même route, se comportant bien différemment de ce qu'il faisait avant l'opération. Il ne peut rester tranquille un seul moment ainsi qu'il faisait d'habitude. Appelé par moi, il entend et il vient en courant, mais s'il trouve en route un buisson ou un objet quelconque qui attire son attention, il s'arrête et flaire oubliant d'arriver jusqu'à moi. Il entre dans une allée du jardin et détache avec les dents quelques petites feuilles, comme s'il ne reconnaissait pas ces objets, qui précédemment n'attiraient jamais son attention. Extraordinairement turbulent, il rencontre un tas d'ordures, monte dessus, flaire et prend tantôt l'un tantôt l'autre des objets ou des feuilles qui se trouvent sur ce tas. Il ne revient pas volontiers à son chenil, il faut l'y reconduire en laisse. Il ne réagit pas de la même manière aux stimuli visuels ; il ne reconnaît pas les objets avec l'œil gauche. Un examen patient et méthodique révèle que la sensibilité tactile du côté opposé à l'hémisphère mutilé, est quelque peu diminuée. Il entend également des deux côtés et secoue les pavillons des oreilles lorsqu'on en approche un diapason en vibration. Si on l'observe avec attention lorsqu'il marche lentement, il présente une légère parésie du côté opposé et une légère ensellure lombaire avec convexité de compensation en haut et légèrement à gauche ; il est continuellement depuis dix jours en état d'érection avec de rares rémittences.

27 avril. — Il ne cligne pas les paupières si on le menace avec un bâton ou avec la main, lorsqu'on a couvert son œil droit. Il ne reconnaît pas facilement un morceau de viande qu'on tient entre les doigts, même s'il le regarde. Il marche et évite les obstacles, mais son incertitude et sa perplexité sont évidentes, et quelquefois il traîne son côté gauche contre le mur.

3 mai. — Son état s'est beaucoup amélioré, il est plus joyeux, plus enjoué. Pour minauder il bondit tantôt sur l'une, tantôt sur l'autre des personnes qui le soignent. Il court sans jamais heurter les obstacles, il voit de loin une chienne opérée et court lui faire fête, et quoiqu'il en soit repoussé il essaye encore, cependant il ne fait aucune tentative sérieuse d'accouplement, de sorte qu'il n'y a pas de différence entre les avances qu'il fait à la chienne et celles qu'il fait à son gardien. Dans tous ces mouvements continuels on doit évidemment voir une agitation sans but ; c'est une agitation incohérente, à laquelle il manque cette règle et ce but qu'on remarque chez les chiens non mutilés.

Il semble que l'animal, tout amélioré qu'il soit, ne se forme pas une idée précise, comme auparavant, de ce qui tombe sous ses sens, de sorte que non seulement il marche au hasard et sans but, mais il fourre son nez çà et là, à droite et à gauche, sur des substances qui auparavant n'arrêtaient pas son attention (une feuille, une nèfle, une petite branche, un objet quelconque, etc.). La parésie du côté opposé a presque disparu ; il s'appuie plus rarement sur le dos de la patte. La sensibilité tactile et la sensibilité à la douleur ne présentent plus de différence entre les deux côtés ; le chien entend également les vibrations du diapason ; il réagit moins vivement avec l'œil opposé à l'hémisphère mutilé. On examine la vue de l'animal avec la même méthode : pas d'hémianopsie, mais défaut de reconnaissance des objets (aliments) qu'il reconnaît au contraire au simple flair lorsqu'il a les yeux bandés.

12 mai. — Le chien semble complètement rétabli ; il est vif et joyeux, reconnaît les personnes qui prennent soin de lui, et il leur fait des mines. On ne remarque aucun trouble moteur, même lorsqu'on le soulève suspendu par le thorax. Aucun trouble de la sensibilité, puisqu'il réagit également des deux côtés aux moindres stimuli ; il écoute également des deux oreilles ; on remarque seulement une petite différence dans la manière de réagir des deux yeux, en ce sens qu'il cligne moins la paupière du côté opposé à la lésion. Si on lui bande alternativement les yeux et qu'on lui passe la main ou autre chose devant l'œil ouvert, il se montre fort incertain et confus lorsqu'on lui laisse ouvert seulement l'œil opposé à l'hémisphère mutilé, ce qui n'arrive pas lorsque ce dernier seulement est bandé.

Trois faits sont remarquables :

1° L'agitation immodérée et même incohérente.

2° La tendance à prendre des substances qui, avant l'expérience, n'attiraient pas son attention (feuilles mortes, brins d'herbe, morceaux de bois ou une saleté quelconque).

3° L'érection continuelle, et la cambrure du tronc, qui ont disparu après deux semaines.

BIANCHI. *La Mécanique du Cerveau.*   13.

16 mai. — L'aspect du chien reste le même. Seulement la différence de vue entre les deux yeux a graduellement diminué jusqu'à disparaître. Toujours avec la même méthode, j'ouvre le crâne de l'autre côté. Au moyen d'un courant faradique, j'excite différents points de la circonvolution antérieure du girus sigmoïdal, en provoquant les mouvements des muscles du tronc et de la tête. A la base du lobe frontal, je provoque seulement des mouvements de la tête et des yeux ; l'excitation portée plus en avant ne produit aucune réaction. Je coupe avec un bistouri toute la partie de l'hémisphère cérébral qui se trouve en avant du girus sigmoïdal, j'enlève l'écorce avec la petite cuillère et je referme.

Le chien est abattu ; il est surtout paralysé des deux membres antérieurs, il reste pendant des heures le museau sur le plancher comme dans une position forcée, les pattes antérieures repliées, les postérieures étendues et soulevées comme s'il voulait pénétrer avec son museau dans un trou du plancher. Bien qu'on tâche de lui faire changer cette position il la reprend, pressant toujours le museau contre le plancher.

21 juin. — Il a repris des forces : comme on ouvre la porte de la chambre où il est enfermé, il sort et marche les yeux baissés, la tête penchée, en touchant le sol avec son museau ; il ne fait plus de gentillesses ni de caresses à ceux qui prennent soin de lui ; il marche au hasard, stupidement, sans but ; lorsqu'on l'appelle, il se retourne et marche un peu dans la direction de la voix, puis il oublie et prend une autre direction. Si on lui barre la route avec un chapeau, il a peur, s'arrête, mais n'essaye pas de fuir l'obstacle. Il voit également des deux côtés, il entend, et il perçoit les sensations tactiles des deux côtés. Ce qui lui fait défaut surtout c'est la vivacité, la promptitude à percevoir et le courage. De là, la plus grande incohérence dans les mouvements et la tendance à prendre avec les dents tout ce qu'il trouve, et à l'abandonner avec la même facilité. Il tourne autour d'un bassin comme un imbécile, d'un côté d'abord et puis de l'autre. Il butte contre une chaîne qui attache un autre chien opéré des lobes occipitaux. Ce dernier est aveugle, et ne comprenant rien à cette secousse, tâche de mordre l'autre qui effrayé se replie sur lui-même, sans chercher à échapper à cette violence de sorte qu'on a été obligé de le tirer de cette situation critique. Peu après, il revient à la même place et la même scène se répète. Une troisième fois, l'autre chien a essayé de le mordre tandis que lui, au lieu de bouger, de fuir et de se défendre, s'est mis à crier.

5 juillet. — Même situation : incohérence, inquiétude, fautes de jugement, stéréotypies, indifférence. Si on le porte au milieu des allées du jardin, il court stupidement, sans se fatiguer, il s'arrête pour prendre des feuilles sèches et des ordures ; si on l'appelle, il revient dans la direction de la voix ou du sifflement, mais à un certain point il oublie et reprend sa course ; s'il rejoint une petite place où il y a une fontaine il court autour de la fontaine plusieurs fois de suite, il s'arrête un peu, puis il reprend sa course sans aucune raison. Si on le laisse seul dans le vaste jardin, il ne retourne plus à son chenil, il erre au hasard sans but, il ne suit pas la piste des hommes. Son odorat n'est pas déficient, en effet, tout en ayant les yeux bandés, il choisit, lorsqu'il est affamé, les morceaux de viande qu'on jette à 20 ou 30 centimètres devant lui. La vue est bien conservée : le champ visuel, mesuré avec la méthode habituelle est normal ; le chien prend toutes choses avec des mouvements précis. La parésie des membres a complètement disparu ; le chien tourne la tête en tous sens, la soulève si on l'appelle et si on lui montre un morceau de viande suspendu 30 à 40 centimètres au dessus de sa tête.

20 juillet. — Il reste dans le même état ; on le tue par le chloroforme. A l'autopsie, tout le cerveau est normal, sauf en avant : correspondant aux trous de la trépanation il existe une forte cicatrice qu'il faut détacher graduellement avec le bistouri pour ne pas arracher les marges normales du cerveau. Le sillon crucial des deux côtés est normal ; les branches antérieures et postérieures des deux giri sigmoïdaux sont normales, excepté une petite portion de la branche antérieure du girus sigmoïdal de gauche, lésée par la coupe et comprise dans la cicatrice. Ce cerveau fut traité pour la recherche des dégénérescences consécutives à l'extirpation des lobes frontaux.

En conclusion, nous avons eu, dans ce dernier cas, de sérieux changements dans le caractère, changements qui intéressent toutes les opérations intellectuelles et affectives. Ces changements ont apparu aussitôt après l'opération et ont persisté. On ne peut les attribuer ni à la paralysie du tronc et des articulations, parce que cette paralysie fut passagère, ni même aux troubles de la vue, parce qu'ils ont disparu, sans améliorer aucunement les conditions psychiques de ce chien lesquelles ne peuvent avoir d'autre cause que la lésion des lobes antérieurs.

*
* *

En résumé, toutes les expériences pratiquées sur les chiens, permettent d'affirmer qu'on a presque toujours remarqué des changements dans le caractère, et une diminution des facultés mentales, chez les chiens mutilés des lobes frontaux. (Nous reviendrons plus loin sur ce sujet). On a constaté presque toujours des troubles visuels, consistant en hémianopsie bilatérale, mais beaucoup plus évidente dans l'œil opposé au côté de la lésion. Ces troubles ont toujours été passagers, sauf dans un cas où à l'autopsie on a trouvé un ramollissement des lobes occipitaux. On a remarqué aussi la paralysie du tronc avec ensellure lombaire et chute de la tête, mais cela a été passager. La parésie du membre antérieur opposé, et quelquefois même du membre postérieur, a été transitoire et chaque fois l'autopsie a révélé une lésion limitée de la branche antérieure du girus sigmoïdal dont la majeure partie était bien conservée. Les troubles de la sensibilité ont été très rares et passagers (le centre de la sensibilité a été presque toujours épargné). Jamais de troubles de l'ouïe, de la faim, de la soif. En ce qui concerne l'instinct ou appétit sexuel il m'a semblé qu'il n'était pas aboli chez les chiens, mais que c'est le courage sexuel qui leur faisait défaut ; ce qui est une toute autre chose sans doute.

CINQUIÈME EXPÉRIENCE. — *15 août 1889.* — Jeune renard âgé de 4 mois et demi à 5 mois, bien développé. Impossible de l'apprivoiser ; à cause de sa férocité, il a été réfractaire à tous les moyens que nous avons employés pour le rendre plus docile. Encore tout petit, il mordait ; enfermé dans une grosse cage en fer il s'est toujours montré indifférent à tous les soins et à toutes les prévenances qu'on a eus pour lui, plus grands que ceux que l'on avait pour les autres animaux de la clinique, hors de sa cage il a failli s'étrangler plus d'une fois pour essayer de fuir en tirant follement et obstinément la chaînette ou la corde attachée à son cou. Très avide de viande et de lait, il s'est nourri seulement de ces deux aliments.

Dans la cage et dehors, il semblait qu'il n'eût qu'un instinct, celui de la fuite, et toutes les fois qu'on ouvrait la cage il épiait l'occasion de s'évader, et il aurait réussi s'il n'avait pas été attaché avec une chaînette dans l'intérieur même de la cage. Il avait toujours les yeux écarquillés, soupçonneux, rusés ; les oreilles toujours attentives ; le moindre bruit le mettait en garde. Il était complètement insociable et au lieu de montrer de la reconnaissance envers la personne qui le soignait, il a toujours montré la méfiance la plus obstinée. De même envers les animaux ; pendant deux mois il a été parfaitement indifférent aux chiens et aux singes qui vivaient avec lui, et il n'a jamais montré le moindre mouvement de sociabilité.

15 août. — Avec la même méthode, et après l'anesthésie, je mets à nu le pôle frontal et le girus sigmoïdal des deux côtés, ayant préalablement coupé et renversé la dure-mère. Je passe à l'excitation électrique qui donne les résultats suivants :

a) Toute la partie qui reste en avant du girus sigmoïdal est inexcitable au moyen de l'appareil de D. Reymond à 10 cm. (courant qu'on percevait assez bien sur la langue et sur les lèvres) ;

b) Sur la branche antérieure du girus sigmoïdal un courant de même intensité produit : en haut, dilatation forte et rapide de la pupille du côté opposé, et un léger mouvement de la tête vers ce côté ; en dessous, mouvements du tronc et de la queue et dilatation forte et rapide de la pupille des deux côtés, cette dilatation cesse immédiatement si l'on interrompt le courant ; un courant plus intense produit aussi de légers mouvements des membres du côté opposé :

c) Sur la branche postérieure du girus sigmoïde, on trouve échelonnés, à peu près comme sur le girus sigmoïde du chien, les divers centres des muscles des membres et même du tronc.

Il n'est pas nécessaire de donner d'autres détails sur ce point. Ayant répété les excitations et m'étant asssuré de la constance et de l'uniformité des résultats de l'excitation électrique, et surtout du fait que l'excitation de la branche postérieure du girus sigmoïde ne produit aucun effet sur les iris, j'enlève avec la petite cuillère, suivant un plan incliné, tout ce qui reste en avant du girus sigmoïdal ainsi qu'une petite partie de la branche antérieure du girus sigmoïdal, mais j'en laisse intacte une fort grande partie afin de ne léser ni l'écorce, ni les fibres de projection des centres moteurs dont la plupart sont échelonnés sur la branche postérieure de la circonvolution sigmoïdale. Petite hémorragie. Je referme la blessure ; pansement aseptique.

Après six heures, s'étant remis de l'étourdissement produit par la morphine et par le trauma, le renard se relève, parcourt la cage en long et en large ; il tient la tête droite et, comme d'habitude très relevée, les yeux écarquillés,les oreilles attentives. On n'aperçoit aucune déviation du tronc, aucun trouble ni défaut dans les mouvements des membres : il ne se pose jamais par terre sur un genou ; ses pattes ne plient pas sous le poids de son corps.

Sensibilité tactile. — Si l'on touche légèrement avec un petit bâton très mince, à travers la cage et par derrière, un point quelconque de son corps sur n'importe quel côté, il réagit, soit en tournant la tête vers le côté où il a été touché, soit en se levant et en recommençant le tour de la cage.

Ouïe. — Si l'on approche le diapason vibrant de l'une ou de l'autre de ses oreilles il se montre surpris ; si l'on fait du bruit au loin sur la terrasse, comme par exemple en agitant une chaînette, ou si l'on frappe un coup sec sur la table de la salle, à 10 mètres de la cage, il se dresse tout de suite, tourne la tête et l'œil vers le point d'où est parti le bruit et reste sur ses gardes.

Vue. — L'œil de ce petit animal a perdu sa vivacité primitive ; ce n'est plus le regard sauvage, investigateur, soupçonneux. On dirait des yeux artificiels dans les orbites d'un visage vivant. Son regard est fixé dans le vide. On le menace, on approche tout près de son œil, un bâton ou la main, comme pour le battre, il ne cligne pas ; mais si l'on touche, même légèrement, ses paupières, et surtout la conjonctive, soit à droite, soit à gauche, les mouvements réflexes des paupières sont prompts et vifs.

Quelquefois, se tournant dans la cage, il donne du museau, surtout à gauche, contre les barreaux.

On obtient un léger clignement à droite lorsqu'on approche par surprise de ce côté, un corps un peu gros, le poing, par exemple. En relation avec cette différence de réaction des deux yeux, on remarque que pour voir, il se tourne toujours à droite, et qu'il préfère tourner dans ce sens (ou bien qu'il y est poussé automatiquement', comme par un mouvement de manège.

17 août. — Il n'y a aucune trace d'enflure, ni de suppuration. L'animal dans sa cage est agité, inquiet, extrêmement peureux. On le laisse libre en compagnie d'un poulet, dans une chambre, au milieu de laquelle il y a plusieurs chaises en désordre. Il s'enfuit en rasant les parois, s'arrête dans les coins, bondit comme pour en sortir et grimpe où il n'y a ni fenêtre, ni ouverture. Il évite tous les obstacles ; mais partout où il y a un trou, il s'y fourre, coûte que coûte, et il force les obstacles comme s'il était poursuivi. Il est agité, épouvanté, et ne se soucie pas du poulet. Il appuie moins fortement sur ses pattes, qui tantôt s'entre-croisent, et tantôt restent écartées. D'ailleurs il bondit, s'enfuit, grimpe : il est très agile.

La sensibilité tactile est conservée. Si on le touche, surtout par surprise, n'importe sur quel point de son corps, il réagit en secouant ses poils et en fuyant. Il entend les moindres bruits. Ses yeux, surtout le gauche, sont toujours immobiles, vitreux, comme s'ils regardaient dans le vide.

22 août. — La parésie a presque disparu. L'ouïe et la sensibilité cutanée sont normales comme les jours précédents. Le regard est moins vitreux ; on dirait qu'il le dirige mieux et qu'il l'adapte ; il ne cligne pas encore si on le menace avec un bâton ou si l'on approche par surprise une main de son œil ; mais il s'aperçoit de la présence d'une personne ou d'un bâton puisqu'il dirige son regard vers eux, recule effrayé et souffle.

Il est extrêmement inquiet ; pendant des heures entières il va d'un coin à l'autre de sa cage, toujours de la même manière, comme une stéréotypie.

1ᵉʳ septembre. — Guérison de la blessure par première intention.

Il se nourrit comme auparavant de lait et de viande, reconnaît les aliments placés dans un coin de la chambre et mange régulièrement. Il est toujours inquiet et indifférent. Il s'agite, effrayé par le moindre bruit, ou par une simple menace simulée, et tout de suite après commencent les mouvements automatiques de va-et-vient, presque toujours dans une même direction, dans la cage comme dans la chambre. Et cette monotonie automatique n'est interrompue que par un bruit qui l'épouvante momentanément.

12 septembre. — On répète un examen scrupuleux de toutes les fonctions nerveuses. Avec les méthodes habituelles de recherche, la sensibilité tactile et douloureuse est normale. L'ouïe est parfaite : si l'on ferme les yeux du renard au moyen des yeux artificiels de caoutchouc, il entend les plus légères vibrations du diapason qu'on approche lentement de ses oreilles ; et cela sans aucune différence entre les deux côtés. Comme on lui enlève les yeux artificiels, il se frotte d'abord les yeux avec les pattes, comme nous faisons après avoir enlevé de nos yeux un corps étranger qui nous gênait, puis il tourne sa tête, et reprend ses mouvements stéréotypés.

Il ne se heurte plus contre les parois, ni contre aucun meuble : il les évite tous. Il voit le lait dans un coin de la chambre et il va le boire. Je jette des morceaux de viande à quelque distance de lui, à droite et à gauche ; il les voit et les prend avec des mouvements précis ; puis il recommence ses mouvements stéréotypés. On le met dans une chambre obscure et on immobilise son tronc et sa tête, puis on entre dans la chambre avec une lanterne sourde : il s'en aperçoit tout de suite et il tourne les yeux vers la lumière, soit à droite, soit à gauche, jusqu'à l'extrême limite externe du champ visuel.

En cette occasion, on a pu observer, avec la plus grande évidence, la réaction pupillaire, et surtout le fort rétrécissement, lorsque la lumière de la lampe pénétrait directement dans l'œil.

17 septembre. — On l'a trouvé étranglé, la chaînette s'étant entortillée autour de son cou.

Sixième Expérience. — *Ciacma Cynocephalus porcarius,* adulte, femelle, intelligente. Elle marche sur ses quatre pattes et même sur les seules pattes postérieures, lorsqu'on le lui ordonne. Elle fait le salut militaire, en comprenant l'ordre qu'on lui donne sans l'aide du geste. Elle prend ou quitte la canne, suivant l'ordre qu'on lui donne et sans lui faire signe.

Elle se montre très intelligente, même pour de nouvelles adaptations spontanées dans les diverses et nouvelles positions dans lesquelles elle se trouve, par exemple : soulever ou abaisser le loquet d'une porte, par où elle veut sortir. Elle distingue les divers aliments, et choisit évidemment ceux qu'elle aime davantage. Elle montre de l'esprit d'observation et des sentiments d'affection assez développés envers un autre cynocéphale mâle, opéré plusieurs jours avant. Ces transports n'ont pas toujours une tendance érotique, même lorsqu'elle se trouve dans la période des menstrues. Souvent elle l'embrasse, fait des mouvements qui sont comme les rudiments du baiser, le serre sur sa poitrine dans une attitude de plaisir extatique. Ce sentiment d'affection est encore plus évident envers deux jeunes chiens auxquels elle s'est attachée depuis qu'elle les a vus, et elle a pour eux les soins d'une mère.

Voici le journal du 23 mai, six jours avant l'opération.

23 mai 1892. — Aujourd'hui, pendant qu'elle était attachée, un jeune chien est allé par hasard près d'elle. Après l'avoir regardé d'un air de surprise et de curiosité, elle l'a pris délicatement, le soutenant avec un bras, et elle lui a fait mille caresses, montrant pour lui tous les soins et les attentions qu'une mère a d'habitude pour son petit. Je résume le journal : elle le laissait libre, le suivait s'il marchait, mais s'il s'éloignait trop et qu'elle ne pût plus le suivre étant attachée, elle le prenait doucement entre ses bras et le portait plus en arrière. Dans la crainte de le perdre, elle le serrait contre sa poitrine, le plaçait sur ses cuisses et le tenant un peu soulevé avec un bras qu'elle lui passait sous le ventre. Il n'a pas été possible de le lui faire lâcher ni par les caresses, ni par les menaces. Lorsqu'elle le laissait à terre, libre, on essayait d'appeler le petit chien de la façon dont on appelle les chiens, mais sans faire de signe pour ne pas réveiller ses soupçons ; elle comprenait tout de suite le sifflement, reprenait le chien et le serrait sur sa poitrine. Si on cherchait à l'effrayer, en la menaçant avec un bâton, c'était encore pis : elle criait, s'emportait, et tenant toujours le chien serré sur sa poitrine, mais sans lui faire aucun mal, elle grimpait sur la grille de la terrasse pour le mettre en sûreté autant que possible.

On a eu beaucoup de peine à le lui enlever. Après peu de temps je le lui ai apporté de nouveau. Elle s'est montrée toute contente, et comme pour témoigner sa reconnaissance, elle est venue plusieurs fois vers moi, bien que plusieurs personnes fussent là à la regarder, et m'a tendu la main pour se faire caresser.

J'ai mis près d'elle un autre jeune chien. Celui-ci a commencé à tourner autour d'elle. Elle l'a regardé, l'a flairé, l'a touché, mais ne l'a pas pris dans ses bras et semblait indifférente. Cependant dès qu'elle a vu que le petit chien s'éloignait, elle l'a saisi par la queue et l'a ramené doucement près d'elle. Elle a répété cela plusieurs fois, et lorsqu'elle se levait pour changer de place elle serrait avec un bras le premier chien et tirait l'autre par la queue avec la main qui lui restait libre. Elle émettait des sons gutturaux comme pour les bercer ; quelquefois elle les plaçait sur ses genoux et avec les doigts de ses deux mains elle leur cherchait les puces sur le cou, avec des attitudes presque humaines.

Il a été impossible de la séparer de ces chiens. Si quelqu'un s'approchait d'elle, elle les saisissait tous les deux, l'un sur un bras, l'autre sur l'autre bras, et cherchait autant qu'il lui était possible à les sauver.

Pour les lui faire quitter il a été nécessaire d'avoir recours à un jet d'eau. L'eau l'effraye et il a suffi de lui montrer le tuyau d'eau pour qu'elle commençât à crier de mille manières. Mais, malgré l'eau, elle a gardé longtemps les deux petits chiens, serrés contre sa poitrine, cherchant à les abriter comme elle pouvait. N'y réussissant pas, elle a quitté le deuxième chien, et tenant toujours l'autre entre ses bras, elle a sauté sur la grille. Quand il lui a été absolument impossible de résister, elle est descendue, a posé doucement à terre le chien et a grimpé de nouveau sur la grille.

29 mai. — Elle a été opérée sur le lobe frontal du côté gauche, suivant la méthode habituelle précédemment décrite ; on a enlevé environ 3 gr. et demi de substance cérébrale en avant des pieds des 1re et 2e circonvolutions et sur une surface de 2 centimètres carrés, laissant le pôle sur place.

Hémorragie médiocre, pendant l'opération.

30 mai. — Pendant les heures du matin elle a eu la fièvre Vers deux heures de l'après-midi la température est redevenue normale. Pendant toute la journée elle a été abattue, mais il a été possible de la nourrir.

2 juin. — Il y a parésie du côté droit. Elle se sert des quatre membres pour marcher et elle a assez de force pour ne pas tomber sur le côté parésié ; mais il est clair que sa force a diminué à droite. — En effet, pour monter elle se sert des membres du côté gauche comme point d'appui principal, et un peu du membre postérieur droit qui semble plus robuste que l'antérieur du même côté. Celui-ci présente une paralysie de l'extrémité dans la position de repos. La bête ne parvient pas à répéter le salut militaire, même si on la menace ; elle ne peut non plus se servir de ce membre pour prendre un objet, et quand on l'oblige à se servir de ce membre, en lui retenant l'autre, il lui faut un effort remarquable, et l'objet tombe facilement de sa main : en aucun cas elle ne parvient à l'approcher de sa bouche.

Elle se tient sur les membres postérieurs fléchis ; mais elle ne peut se tenir droite sur ses pieds, comme elle faisait avant l'opération.

Sa vue est très affaiblie, dans le segment externe du champ visuel de l'œil droit et dans le segment interne de l'œil gauche, de sorte qu'elle ne reconnaît pas la nature d'un objet qu'on lui présente dans cette partie des deux champs visuels, tandis qu'elle reconnaît bien les objets dans le segment gauche. L'expérience a été faite avec la méthode habituelle, en suspendant à un fil un fruit dont elle est gourmande, et en le faisant avancer de dehors en dedans, et de dedans en dehors sur le plan horizontal de chaque œil.

Le fruit qu'elle préférait pendant ce mois, était la cerise qu'elle saisissait dès qu'elle la reconnaissait.

5 juin. — Elle marche bien. On ne remarque pas de mouvements de manège. Elle ne se sert pas de la main droite. Si on lui offre une cerise elle ne la prend qu'avec la main gauche.

Si elle s'appuie à une table pour observer ce qu'il y a dessus, ou si elle tâche d'ouvrir une porte, elle le fait seulement avec la main gauche. Elle ne donne plus la main droite. Elle ne salue plus avec la droite, comme elle faisait auparavant, c'est-à-dire en se dressant sur ses pattes postérieures, tenant sa queue avec la main gauche et portant militairement sa droite à son front

Si on lui offre une cerise, tout en lui retenant la main gauche, elle s'efforce plusieurs fois avec la droite et parvient à prendre la cerise, mais, puisqu'il lui manque la force de la porter à sa bouche, elle attend passivement qu'on laisse libre sa main gauche, avec laquelle elle porte tout de suite la cerise à sa bouche.

Elle entend le diapason des deux côtés, et réagit également.

Elle ne voit pas bien la cerise, tant qu'on ne la porte pas dans le champ visuel, de l'extérieur à l'intérieur, en correspondance de l'axe vertical médian de l'œil droit.

Elle gratte la partie droite de son museau et de l'occiput, au moyen de la patte postérieure droite et de la main gauche.

Elle est capable, comme avant, de nouvelles adaptations et de sentiments. Si on lui présente le petit chien, auquel elle avait montré tant d'affection, elle le prend délicatement, l'embrasse, le serre sur sa poitrine, et le tient avec précaution sur le bras gauche. Elle cherche parmi ses poils quelque puce, et puisqu'elle ne peut se servir de la main droite, comme auparavant, elle se sert, avec grande délicatesse, de la gauche et des dents. On ne peut toucher le petit chien. Elle s'emporte, crie, se désespère. Ne pouvant monter sur la chaise avec le chien sur ses bras, elle le pose d'abord sur la chaise et elle y monte après.

On lui présente encore un jeune chien, le même qu'on lui avait présenté précédemment, mais elle ne l'aime pas ; elle le fuit, même. De quatre jeunes chiens, elle préfère celui qu'elle a connu le premier. Si on appelle autour d'elle les quatre chiens, elle serre contre sa poitrine son préféré.

28 juin. — Les membres parésiés ont acquis plus de force pour les petits mouvements, mais quand elle peut le faire librement, elle se sert de préférence de ses membres sains ; toutefois si elle y est forcée par la nécessité, elle emploie aussi les autres membres, avec lesquels elle accomplit des mouvements précis.

La vision de l'œil opposé au côté de l'opération s'est améliorée ; néanmoins la vision n'est pas encore complètement distincte, puisque la bête aperçoit quelque chose qui se trouve dans le champ visuel aveugle, et tourne le regard de ce côté, mais elle ne reconnaît pas l'objet, ne cherche pas à le saisir ; elle se borne à tourner la tête et le regard vers l'objet dont l'image tombe dans le champ visuel temporal de l'œil droit, ou dans le champ visuel de l'œil gauche.

16 août. — *2ᵉ opération.* On trépane le crâne dans la région frontale droite, au niveau des pieds des circonvolutions frontales. L'excitation faradique de la partie haute et postérieure de la circonvolution frontale supérieure provoque des contractions des muscles de la nuque : la tête est tournée à gauche ; quelques millimètres plus en bas, on obtient des mouvements de la tête et des yeux vers le côté opposé ; encore plus en bas, on provoque seulement des mouvements des yeux, avec dilatation de la pupille du côté opposé ; plus en bas, des mouvements du péricrâne du côté opposé. Le mouvement isolé du pavillon de l'oreille est provoqué par l'excitation d'une petite aire peu éloignée de celle qui réveille la contraction simultanée du péricrâne et de ce pavillon.

On enlève 4 grammes environ d'écorce cérébrale. La coupe tombe nette-ment devant les pieds des 1re et 2e circonvolutions frontales, et l'on cher-che à enlever toute la partie du lobe qui est devant la ligne de coupe. Perte remarquable de sang.

Deux heures après l'opération, le singe opéré boit un verre de lait.

19 août. — Au niveau de l'endroit opéré, on voit une enflure très consi-dérable. Pas de fièvre. La bête se tient sur ses membres postérieurs, mais l'appui sur l'article gauche est moins sûr. Lorsqu'elle marche sur 4 pattes elle traîne le membre antérieur gauche. Elle a une forte tendance au manège qui s'effectue vers le côté droit. Grande instabilité. L'excitabilité réflexe, des deux côtés, est remarquablement augmentée : de légers attou-chements provoquent des secousses générales et tumultueuses. Cécité pres-que complète de l'œil gauche.

24 août. — Le manège continue quoique plus limité. L'instabilité totale persiste ; la bête monte sur une chaise qu'on a mise près d'elle et en redes-cend, elle fait tomber la chaise, la tire vers elle ou la repousse, la secoue, s'y attache de toute manière ; elle ouvre et ferme les battants d'une fenê-tre, tire maintes fois la chaîne qui l'attache, ou elle recommence les mou-vements de manège, si toutefois elle n'accomplit pas un des actes susmen-tionnés ; ces mouvements ont le caractère des stéréotypies. Par des mouve-ments sûrs, elle évite les chocs ou la chute de la chaise sur sa tête, mais tout de suite après elle reprend les mêmes mouvements s'exposant aux mêmes inconvénients. Elle ne s'occupe pas des personnes qui l'approchent, ne prend pas intérêt à ce qui arrive autour d'elle non plus qu'elle ne répond aux appels répétés, montrant au contraire une grande peur, ce qui n'arrivait jamais auparavant. Il semble même qu'elle craigne l'autre cynocéphale s'il s'approche d'elle, tandis qu'auparavant elle le serrait sur sa poitrine avec une extase érotique peut-être, ou tout simplement tactilo émotive. Elle montre de l'indifférence pour la plupart des choses, auxquelles elle pre-nait un vif intérêt avant l'opération ; par exemple elle ne soigne plus le petit chien pour lequel elle ressentait tant d'affection ; elle a presque peur de lui si on l'approche beaucoup d'elle.

L'hyperexcitabilité réflexe, très remarquable les premiers jours, a dimi-nué.

Légère hyperesthésie du côté gauche.

L'oreille droite semble plus sensible que la gauche au bruit du diapa-son.

Afin d'examiner le goût, on lui présente, sur la paume de la main, un morceau de sucre et un morceau de craie, posés l'un à côté de l'autre et rendus aussi semblables que possible de forme et de volume. Parce que le morceau de craie est un peu plus près d'elle, elle le saisit et le porte à sa bouche ; on ne peut apercevoir sur sa physionomie ni plaisir ni dégoût ; elle le mâche et finit par l'avaler. Après, on lui donne le morceau de sucre qu'elle mâche automatiquement et avale sans montrer une véritable sensation de plaisir, tout comme elle avait fait avec le morceau de craie. On répète l'expérience, et de même cette fois sa main se porte sur le morceau de craie qui se trouve quelques centimètres plus près d'elle. Elle l'avale sans le regarder, sans l'analyser attentivement, comme elle faisait d'habitude avant l'opération lorsqu'on lui offrait un aliment qu'elle voyait pour la première fois. Elle fait de même, peu après, avec le sucre.

Ayant examiné la vue par les procédés habituels, on a trouvé de la cécité de l'œil gauche, ou du moins une très forte diminution de l'acuité visuelle de cet œil. On fait l'expérience suivante : on place très près du membre supérieur gauche, une figue qu'on a fait passer d'abord, assez largement, dans le champ visuel externe de l'œil de ce côté, tout en tenant l'autre œil couvert avec le caoutchouc ; dans ces conditions l'animal ne prend pas la figue qui est près de lui ; tandis qu'il fait tout de suite des efforts pour atteindre une autre figue qu'on a placée à une certaine distance vers le côté droit, sur la limite du champ visuel gauche.

Le manque de perception visuelle a été constaté dans tous les méridiens du champ visuel de l'œil gauche ; il n'y a perception que lorsque l'objet entre dans le champ visuel de l'œil droit lorsqu'on laisse celui-ci découvert, ou lorsque l'objet se trouve dans l'angle interne de l'œil gauche.

20 octobre. — L'automatisme dans toutes les manifestations psychiques et psycho-motrices persiste avec peu d'atténuation. Le mouvement de manège est encore remarquable sur le côté droit. Si on l'appelle à haute voix elle se secoue. Après un long exercice elle ébauche le salut militaire lorsqu'on le lui impose, et montre une certaine gaîté lorsqu'on la caresse. Si on lui fait voir quelque chose à manger, elle se montre avide de s'en emparer : mais toujours pour peu de temps et passagèrement, parce que son état habituel est l'indifférence, aussi reprend-elle tout de suite ses mouvements automatiques, sans but, et elle ne se soucie point de tout ce qui l'entoure. Dans les nouvelles situations elle n'est pas capable, comme avant, de nouvelles adaptations. Elle ne joue plus avec les deux autres cynocéphales qui vivent avec elle, elle se montre indifférente s'ils s'approchent d'elle ; si, par hasard, ils attirent son attention c'est pour peu de temps car elle se distrait tout de suite. Elle n'est plus jalouse si on leur fait des caresses Si on la menace, elle a peur ; moins irritable, elle réagit fort peu, ne se défend plus, ne menace plus comme elle faisait auparavant avec tant d'énergie.

Il suffit que quelqu'un s'approche d'elle pour qu'elle soit saisie d'un effroi irraisonnable, de même si l'on interrompt sa turbulence automatique par un appel soudain, ou si elle est saisie par une sensation nouvelle.

Même aux membres du côté gauche les mouvements sont plus précis, mais pas encore parfaitement libres, quoiqu'elle se serve de ces membres pour prendre les aliments et pour s'appuyer lorsqu'elle fait le salut, etc., etc.

La vision est presque rétablie à l'œil gauche ; et quoiqu'il ne soit pas facile de le déterminer avec précision, il est certain que la vision est plus distincte dans la partie interne du champ visuel de l'œil.

Elle a vécu dans ces conditions jusqu'au 21 janvier 1893.

21 janvier 1893. — Elle garde la même conduite que les mois précédents. Elle présente toujours une grande instabilité et une grande turbulence et une tendance à marcher de gauche à droite. Elle se sert peu du membre supérieur gauche, elle marche assez rapidement et ne présente aucun signe de paralysie ; pour la marche cependant elle se sert aussi du membre supérieur gauche.

Toutes les sensibilités sont conservées, comme on l'a dit précédemment, surtout le toucher, l'ouïe, le goût. On la tue avec le chloroforme.

L'hémisphère gauche apparaît beaucoup plus gros que le droit. Dans cet hémisphère la circonvolution frontale inférieure (hormis une petite partie du pied operculaire) est détruite jusqu'à son insertion sur la circonvolution rolandique antérieure, qui est parfaitement épargnée.

La circonvolution frontale supérieure est presque entièrement épargnée jusqu'à son extrémité antérieure. L'hémisphère droit présente la circonvolution frontale supérieure détruite jusqu'à son pied ; toutefois son extrême pôle qui communique avec le reste du cerveau par un pont de deux millimètres environ est épargné. La deuxième circonvolution frontale est plus largement détruite.

Le pied et l'extrémité antérieure d'un embryon de la troisième circonvolution frontale sont intacts mais la partie centrale est détruite (1).

SEPTIÈME EXPÉRIENCE. — Singe plutôt grand. (Cynocephalus porcarius). C'est une femelle svelte, joyeuse qui marche souvent debout et fait le salut militaire en portant la main droite à son front. Examinée attentivement, elle ne présente aucun désordre ni des sens, ni du mouvement, ni aucun autre défaut. Elle est curieuse, perspicace, rusée, apprivoisée, affectueuse pour les personnes qui la soignent. Elle a des menstrues régulières ; à l'époque de l'ovulation elle est excitée et sans pudeur, si l'on en juge par le fait qu'elle soulève la queue et offre ses parties génitales.

20 mai 1893. — Après chloroformisation et injection de morphine j'ap-

----

(1) Dans ce cerveau un rameau à angle droit dans la direction horizontale du sillon préfrontal, a permis de distinguer un embryon de la troisième circonvolution frontale rudimentaire.

plique deux couronnes de trépan sur la partie cranienne répondant aux lobes frontaux, un peu plus d'un centimètre en avant de la ligne rolandique. Hémorragie médiocre. Ayant découvert le cerveau je trace avec le bistouri une courbe à convexité postérieure également des deux côtés, sur la partie antérieure des pieds des circonvolutions frontales, un peu en avant du sillon préfrontal. Sur la partie placée en avant de cette ligne, le courant faradique ne provoque aucune réaction, quoiqu'on l'applique de façon réitérée sur différents points. L'observation est répétée pendant la chloroformisation profonde, et même pendant le simple assoupissement morphinique. A l'aide d'une petite pelle métallique j'enlève entièrement, ou presque entièrement, la partie des lobes frontaux placée en avant de la ligne susdite, des deux côtés. — L'hémorragie arrêtée, je nettoie la surface incisée, je panse selon les règles de l'asepsie la plus rigoureuse, je recouds les bords de la dure-mère et enfin je panse la suture cutanée avec l'iodoforme. Je place l'opérée dans un petit lit fait exprès et je l'y fixe

21 mai. — Etat somnolent, grande excitabilité réflexe aux moindres bruits. Elle boit à peine un peu de lait en y plongeant le museau. Température vaginale 38°6.

22 mai. — L'état de prostration persiste ; il semble quelquefois qu'elle soit tombée dans un état subcomateux. L'excitabilité réflexe est extraordinaire, à ce point qu'elle s'agite tout entière au moindre bruit. Elle mange un peu plus ; on lui fait garder le lit ; lavements.

27 mai. — Elle est un peu plus éveillée, mais la tête est toute enflée et œdématiée jusqu'à l'occiput ; néanmoins je procède au premier examen. La sensibilité tactile, ainsi que la sensibilité douloureuse sont exagérées, un peu plus à gauche qu'à droite ; les moindres attouchements, même sur le bout du poil suffisent à provoquer, non seulement une réaction réflexe, comme un tressaillement de tout le corps, mais aussi une réaction des yeux et de la tête qu'elle tourne du côté du stimulus ; une piqûre même légère, un léger pincement sur une partie quelconque du corps, ou le rebroussement de son poil, lui font pousser les hauts cris.

Si l'on approche un diapason vibrant de l'une ou de l'autre de ses oreilles, elle tourne la tête du côté d'où vient le bruit, ou elle la baisse comme pour s'éloigner de l'étrange et gênante sensation. Si elle dort, ou si elle repose ayant les yeux fermés, comme il arrive souvent, elle les ouvre quand on fait du bruit dans la chambre, ou bien lorsqu'on approche le diapason d'une de ses oreilles.

Si l'on porte la main ou un objet quelconque sur n'importe quel point de la périphérie des champs visuels, elle cligne les yeux, et éloigne la tête avec effroi.

Si on lui fait voir une cerise, dont elle est très gourmande, elle la fixe ; si l'on suspend ce fruit à un fil qu'on laisse tomber d'en haut dans le champ visuel, ou qu'on fasse avancer de l'extérieur à l'intérieur du champ visuel, elle le voit, reconnaît que c'est une cerise, et par des mouvements précis et coordonnés tâche de la prendre avec les lèvres ou avec la main gauche.

Elle marche avec difficulté, trébuche, sa tête est inclinée ; le tronc est un peu courbé, le membre inférieur droit se traîne, la main droite est peu employée. Elle ne bouge presque jamais de son gîte, ni ne s'intéresse à quoi que ce soit ; mais le moindre bruit la fait sursauter, et les attouchements nécessaires pour les soins qu'on doit lui donner, la font crier avec des manifestations de peur, d'ennui, ou de rage.

3 juin. – La tête n'est plus enflée ; mais une partie de la blessure a suppuré, il faut la rouvrir, vider le petit abcès superficiel et faire des pansements aseptiques. Conduite pareille à celle des jours précédents ; seulement elle mange davantage. se tient mieux sur ses jambes et marche. bien qu'avec quelque incertitude, en traînant le membre inférieur droit qui semble presque complètement paralysé.

7 juin. — La suppuration a cessé ; la plaie est granuleuse et on la panse au sublimé et à l'iodoforme. Pas de fièvre, il n'y en a plus eu après les premiers jours qui ont suivi l'opération. La bête nous surprend par le changement total survenu dans sa conduite. Elle garde. pendant des heures. la position dans laquelle on la laisse et ne montre aucune curiosité, ni aucun intérêt pour ce qui arrive autour d'elle. Pendant de longues heures, elle demeure accroupie, repliée sur elle-même, la tête penchée sur la poitrine ; la plupart du temps elle dort. Si l'on fait du bruit, elle tressaille, souvent en poussant des cris, soulève la tête, regarde autour d'elle et retombe ensuite dans la position primitive ; la scène se répète trois ou quatre fois de suite, autant de fois qu'on répète le bruit. Rien n'excite sa curiosité, rien ne la pousse à bouger, si ce n'est la vue de quelque fruit préféré qu'on laisse tomber à peu de distance d'elle. Dans ce cas, elle se lève et court le prendre ; cependant, si la cerise tombe un peu trop loin, elle ne la poursuit pas et il est difficile de comprendre si c'est parce qu'elle ne la voit pas, ou bien si c'est par inertie, par paresse ou par indifférence. Elle se gratte partout ; mais surtout à gauche ; cependant elle ne cherche plus les parasites avec la rapidité et l'habileté qui lui étaient habituelles avant l'opération. Si on veut l'éloigner de la place qu'elle occupe, elle résiste, et si elle trouve quelque chose où s'accrocher elle s'obstine dans la résistance ; si on la pousse, en la soulevant par la nuque, elle marche un peu, rasant de préférence les parois, et s'arrête dans un coin où elle demeure longtemps. Appelée à voix haute, elle soulève la tête comme si elle entendait et qu'elle veuille prêter attention, puis elle retombe, la tête penchée en avant, la salive s'écoulant de sa bouche. Si elle urine ou vide son intestin, elle ne change pas de place, mais se mouille et se salit dans ses excréments, chose qui ne lui arrivait pas avant. Elle est sale comme un dément grave.

Elle a rencontré un autre singe de la même race et du même sexe, s'est arrêtée, mais elle est restée tout à fait indifférente aux caresses de l'autre, qui, ayant ses menstrues, avait le sens érotique plus excité, et lui montrait ses parties génitales en lui caressant le bout des seins et la touchant lasci·vement, tandis que notre opérée demeure comme un automate sans aucune expression de plaisir, ou d'intérêt pour l'autre, ou de correspondance de sentiments. Et cependant tout bruit la fait tressaillir et l'effraye. Si on la menace avec un bâton elle s'effraye plus que l'autre singe qui a évidemment compris l'attitude non hostile de l'expérimentateur et reste indifférent.

Les fruits, le sucre, ou d'autres aliments dont elle est gourmande l'excitent davantage ; c'est pourquoi elle s'élance avec avidité sur les cerises, et sur le sucre, sans faire d'habitude aucun choix. Rien ne fournit une preuve plus sûre de ce qu'a perdu ce singe en discernement, autant que l'expérience comparative avec l'autre singe. J'ouvre deux cerises, je laisse tomber dedans une goutte de solution de quinine et je les offre à l'un et à l'autre singe. Le singe sain, après avoir mâché quelques instants, crache la cerise avec un mouvement d'impatience, se renfrogne, me regarde d'un œil indiqué, nettoie plusieurs fois sa langue avec le dos de la main, et enfin frotte cette cerise trompeuse sur le plancher et en fait disparaître toute trace ; l'autre singe, au contraire, mâche la cerise un peu, mais s'arrête et il commence à lui couler de la bouche une grande quantité de salive ; pendant un certain temps il ne se décide ni à l'avaler, ni à la cracher ; enfin il l'avale. J'offre d'autres cerises naturelles que les deux singes dévorent avec avidité, mais la dernière que je présente à chaque singe, est trempée dans la quinine. Le singe sain la porte à sa bouche, mais aussitôt il la recrache, se renfrogne et s'emporte, mais peu après, la voyant saine il la reprend, l'observe attentivement, l'ouvre et en mange la pulpe délicatement, jetant la pelure, tandis que l'autre singe garde la cerise dans sa bouche, pendant quelque temps, ne se décidant ni à la mâcher, ni à la cracher, et après un peu de temps, après qu'il a beaucoup bavé il finit par la manger.

Je jette au singe sain un morceau de sucre, et, peu après, un morceau de craie de la même couleur et du même aspect, que je prends dans ma main, parmi d'autres morceaux de sucre. Il prend le morceau de craie, l'observe soigneusement, le porte sous son nez, le flaire et le jette, sans le porter à sa bouche. Après lui avoir encore donné des cerises, je lui offre un morceau de cire à cacheter, de la forme d'une cerise et de la même couleur. Le singe le prend, le regarde, le retourne entre ses doigts comme surpris, le flaire, le fait tomber sur le sol comme pour faire une épreuve auditive par son bruit, et il finit par le frotter sur le plancher et par l'abandonner. Le singe opéré, au contraire, soumis aux mêmes expériences, montre un surprenant défaut de critique, puisqu'il prend le morceau de craie, sans aucun discernement, comme il avait pris le morceau de sucre, le mâche et l'avale. Plus tard, si l'on répète l'expérience avec des cerises, il donne une nouvelle preuve de son manque de discernement en prenant le morceau de cire, le portant à sa bouche et le mâchant comme une cerise malgré la différence de forme, de goût, de consistance. Il faut toutes les peines du monde pour le lui faire cracher.

20 juin. — Etat identique.

15 juillet. — J'ai tenu ce singe en observation, afin de mieux en étudier le caractère, les tendances, les instincts et l'intelligence, en comparaison avec ce que l'animal était avant l'opération. Sans doute, sa conduite a changé, sa physionomie est plus insignifiante, plus engourdie. Le regard est comme incertain ; rien ne l'avive : ni un éclair de ruse, ni un éclair de curiosité. L'instinct de la socialité semble aboli, la peur et la terreur caractérisent l'état mental de ce singe, qui s'agite et s'effraye jusqu'à crier, et à montrer les dents pour une menace simulée, ou pour des stimuli douloureux. Malgré cela il ne réagit jamais d'une manière agressive. Depuis quelque temps il est inquiet ; si on le laisse dans une grande chambre, fermée de tous les côtés, il marche toujours dans la même direction, sans s'arrêter près des objets ou des personnes qui s'y trouvent, et en cela il trahit un manque évident de but, ou bien si ce but peut quelquefois exister, il est passager, insaisissable et il lui échappe tout de suite. Ainsi, par exemple, il court quelquefois vers la porte, et s'arrête près d'elle, puis il revient sur ses pas, et parcourt le même chemin en courant jusqu'à la porte d'en face, souvent il répète ce jeu plusieurs fois de suite. A présent il ne montre aucun sentiment d'affection ou de reconnaissance pour les personnes auxquelles il avait l'habitude de témoigner son affection en leur embrassant les jambes, tout en mâchonnant des syllabes comme font ordinairement ces animaux ; il semble vraiment qu'il ne sente plus rien pour elles, bien qu'elles le comblent de soins. Non seulement il est indifférent, mais il réagit par la crainte lorsqu'on s'approche de lui, même si on lui fait comprendre que c'est pour le caresser. Seulement si un des infirmiers porte dans la main une écuelle ou un fruit, alors le singe s'approche de lui et ne lui laisse pas le temps de poser les aliments ; il s'élance et, sans réserve, il lui arrache des mains ce qui a réveillé sa violente avidité. Il ne nous a plus été possible de le caresser, ni à moi, ni aux autres personnes de la clinique avec lesquelles il était très familiarisé naguère. Il n'aime plus la société des autres singes avec lesquels il ne joue jamais ; il est sans ressources dans les moindres difficultés, et il n'est pas capable de nouvelles adaptations ; il n'a rien appris de nouveau et il a peu regagné de ce qu'il avait perdu. Il recueille et porte à sa bouche tout ce qu'il trouve ; seulement il est moins sale que dans les jours qui suivirent l'opération.

L'instinct sexuel semble réveillé, cependant les menstrues sont moins régulières, et le flux est moins abondant. Quelquefois cette femelle est impulsive, d'une férocité rare chez ces animaux. Un jour qu'elle avait ses menstrues, un singe de la même famille, femelle aussi, s'approcha d'elle ; tout de suite l'opérée présenta sa vulve, soulevant la queue, mais l'autre femelle ne pouvant la satisfaire, elle l'assaillit avec tant de férocité et de violence, qu'elle l'aurait certainement tuée si le gardien de la clinique ne l'avait domptée à coups de bâton.

Elle souffre d'un tic psycho-moteur qui s'est présenté pour la première fois ces jours ci : A intervalle de dix à quinze minutes, pendant qu'elle marche elle s'assied tout à coup et elle mord sa fesse droite, quelquefois même la gauche, mettant le pied sur la hanche. Le mouvement ne se borne pas toujours à cela ; il arrive même qu'elle morde encore son talon, celui d'un côté d'abord, et puis celui de l'autre côté et immédiatement après, elle reprend la promenade, avec la plus grande tranquillité. Aucun fait local dans la région qu'elle mord, n'explique la cause de ces mouvements, toujours identiques, stéréotypés, presque rythmiques. Peut-être une étrange sensation a-t-elle donné lieu, la première fois, à ce mouvement, comme pour éloigner un stimulus ; ensuite ce mouvement est resté organisé, obéissant en tout à la loi de l'automatisme et soustrait à tout contrôle.

15 août. — L'état psychique reste le même. Les mouvements semblent comme stéréotypés, mais ils sont parfaits. Aucune nouvelle adaptation ne lui a été possible. Elle va et vient, s'assied, se repose de temps à autre, cherche les insectes parmi les poils des différentes parties de son corps. Elle s'excite davantage lorsqu'elle voit l'écuelle qui, d'habitude, contient des aliments, mais pour le reste elle est indifférente à tout et à tous. Souvent elle prend les parasites et les porte à sa bouche, ce qu'elle n'avait jamais fait autrefois ; ou bien elle recueille des feuilles et des fleurs mortes et les mange. Elle a ses règles très irrégulièrement. Après l'épisode de brutalité raconté ci dessus, elle n'a plus offert ses parties génitales, ni avant, ni pendant le flux, comme elle faisait auparavant, en accompagnant l'acte d'une mimique et d'un langage qui exprimaient trop clairement un désir et une invitation. Depuis qu'elle a été mutilée, on n'a plus entendu sa voix. De même que ses mouvements sont précis, de même chaque sensation ne laisse apercevoir aucun déficit, ni aucun trouble. Sur cela il n'y a pas de doute ; mais le discernement et cette coordination plus élevée des facteurs sensoriels d'où résultent de plus complexes manifestations psychiques et des actions plus aptes à la conservation de l'individu et de l'espèce sont réduits à la plus simple expression.

On lui donne, par exemple un bonbon ; elle le prend et le mange avidement ; puis on lui offre un morceau de craie : elle s'aperçoit que ce n'est pas un bonbon, toutefois elle le porte à sa bouche, le brise, le réduit en petits morceaux qu'elle crache. Ensuite, elle commence avec chacun des fragments une série de mouvements stéréotypés : elle le prend et le quitte, le reprend, le porte jusqu'à sa bouche et le remet à terre, le reprend encore et le mange avidement. Cela continue jusqu'à ce que pas un seul des plus petits fragments de craie ne reste sur le plancher.

La couleur blanche et la ressemblance de ces fragments avec ceux du bonbon ont été son guide et ont prévalu sur le sens du goût. Son pouvoir d'arrêt très borné a été de suite vaincu par la seule image visuelle du fragment, d'autres facteurs n'étant pas intervenus pour le jugement d'identification, de ressemblance, de dissemblance et d'analogie. Il y a des sensations isolées, mais non pas une coordination de ces représentations, d'où naissent des jugements et des mouvements plus complexes et d'un rang plus élevé. En effet, un autre singe prend le morceau de craie, le regarde, l'observe le flaire et le jette ; ou si ce morceau ressemble beaucoup au bonbon il le porte d'abord à sa bouche, puis l'ayant cassé, se hâte de le cracher et ne revient plus sur les fragments ; son jugement de comparaison déjà assez sûr et sa mémoire lui épargnent la séquelle des mouvements de l'autre singe, chez lequel prévaut une représentation plus élémentaire qui ne peut produire que des mouvements incertains et de caractère impulsif.

Il lui a manqué absolument l'utilisation des expériences passées.

23 août. — Etat stationnaire, de sorte que je juge qu'il vaut mieux pratiquer l'autopsie, d'autant plus que le Congrès, auquel ce singe était destiné, a été différé. Je découvre l'hémisphère droit, après la chloroformisation, je m'assure par l'excitation électrique, de l'existence de tous les centres moteurs des membres et de la face, et je tue le singe avec du chloroforme.

HUITIÈME EXPÉRIENCE. — *2 août 1893*. — Jeune singe de la famille des cynocéphales (cébus supérieur). A la clinique il a été l'objet de soins minutieux, par conséquent il est suffisamment apprivoisé. C'est une femelle, et elle a ses règles depuis 2 mois seulement. Elle est d'un bon naturel ; elle montre de l'affection pour moi et les infirmiers de la clinique à qui elle exprime toute sa reconnaissance. Elle est docile, obéissante, vive et curieuse.

J'ai longtemps tenu ce singe en observation, et tout près de la porte de mon laboratoire pour mieux l'observer, j'ai pu faire sur lui, avec mes assistants, plusieurs observations et expériences J'en rapporte quelques-unes.

On lui a donné un flacon à goulot étroit, plein d'eau et de sucre. Il l'a pris avec ses deux mains, et en a bu avidement le contenu, faisant tous ses efforts pour enlever le sucre, déposé dans le fond. Il introduisait d'abord, autant qu'il lui était possible, un ou deux doigts dans le flacon et les retirait pour les lécher, puis il fourrait dans le goulot sa langue entortillée et léchait l'intérieur du flacon. Après avoir manœuvré de la sorte, à plusieurs reprises, fâché de ne pas pouvoir réussir dans son dessein, il serrait avec force le flacon entre ses mains et contre sa poitrine, essayant de le rompre : seulement lorsqu'il sembla convaincu de ne pouvoir autrement satisfaire sa gourmandise, il jeta violemment le flacon à terre, de manière à le briser, après quoi il lécha avidement le sucre sur les fragments du fond.

Il reconnaissait parfaitement les personnes qui avaient l'habitude de lui donner quelque chose et pour leur témoigner sa reconnaissance, il s'asseyait sur ses protubérances ischiatiques, étendait ses bras, tâchait de saisir leurs habits, et accomplissait sur eux des actes comme s'il leur cherchait des puces, et accompagnait ces mouvements d'un son vocal particulier qui, étant répété constamment en présence de personnes amies, peut être considéré comme une manifestation de contentement, d'amitié, de dévotion. Si quelqu'un courbait la tête et la mettait à la portée de ses mains ; il accomplissait les mêmes mouvements, comme s'il eût cherché des insectes.

Si on l'excitait, ou si l'on faisait mine de le battre avec une baguette, ou si on lui lançait quelques gouttes d'eau, il s'emportait, se dressait sur ses membres postérieurs, bondissait, contractait fortement ses lèvres, montrait les dents, poussait un cri perçant et, ne pouvant rejoindre la personne qui le taquinait parce qu'il était attaché, il jetait sur elle tout ce qui était à portée de sa main.

Il m'est arrivé plusieurs fois de déjeuner dans le laboratoire, et j'avais pris l'habitude de jeter à ce singe qui était attaché vis-à-vis de la porte du laboratoire, quelque chose à manger. Si, par hasard, il se trouvait attaché un peu plus loin de façon à ne pas être vu par nous, et qu'il s'aperçut que nous déjeunions il secouait fortement la chaîne, poussait son grognement habituel comme pour nous avertir de sa présence. Si l'on feignait de ne pas l'entendre, il s'emportait et poussait violemment vers la porte du laboratoire une petite casserole en fer-blanc qui était près de lui, ou tout ce qui tombait sous ses mains.

Il était friand de bouts de cigarettes. Si on les lui jetait encore allumés, il les frottait par terre, jusqu'à ce qu'ils fussent éteints, puis il les mangeait. S'il n'arrivait pas à saisir avec ses extrémités antérieures ce qu'on lui jetait sur le plancher il s'allongeait avec le tronc, et au moyen des extrémités postérieures rendues semblables à une griffe, il tâchait de saisir ce qu'on lui avait jeté.

Si on lui présentait un morceau de neige trempée dans du café, soit qu'il voulut éviter la sensation désagréable du froid sur le bout des doigts, soit qu'il ne voulut pas laisser fondre la neige, il ne se servait pas, comme d'habitude, des mains, mais il prenait le morceau avec la langue et les lèvres.

Si on lui offrait un verre contenant un reste de café glacé, il prenait le verre avec ses mains comme font les hommes.

Lorsque cette femelle avait ses menstrues, ses parties génitales enflaient énormément. La tension très forte devait lui donner de la douleur et du dérangement. En effet, elle prenait les poses qui convenaient le plus à son état, portait délicatement ses mains sur la partie enflée, et elle exerçait une légère pression pour se donner quelque soulagement (comme un médecin qui palperait la partie souffrante d'un malade).

Elle ne supportait pas la présence des femmes, et si par hasard, elle en voyait une, elle était prête à lui lancer tout ce qui lui tombait entre les mains (jalousie ?)

On a répété plusieurs fois, avec ce singe, l'expérience du sucre et de la craie : il mangeait le premier et jetait la seconde qu'il reconnaissait à la forme et à l'impression tactile.

S'il voyait quelqu'un se laver les mains avec le savon il était prêt à imiter les mêmes mouvements.

Il ne gardait pas rancune à ceux qui le tourmentaient, en effet, si quelqu'un s'approchait de lui, et après l'avoir agacé, lui faisait quelques caresses, il concluait bientôt avec lui un nouveau traité de paix.

Si quelqu'un plaisantait d'abord avec lui, puis commençait à l'exciter, on assistait au changement graduel de sa voix qui passait du son sus-mentionné à un cri très aigu.

Il avait pris en grande affection un singe destiné à une autre expérience, et un jour qu'il put s'approcher de lui, il l'embrassa avec transports.

Un jour je lui ai donné une prune dont il était gourmand, et il l'a mangée avidement. Dans une autre, j'ai injecté un peu de solution de quinine avec une seringue de Pravaz, et je la lui ai présentée. Dès qu'il eut enfoncé ses dents dans la pulpe de la prune, il retira son museau avec horreur ; puis il observa attentivement le fruit de tous côtés et, comme s'il avait pris une résolution décisive, il enleva nerveusement avec les doigts toute la pulpe, cassa le noyau en mangeant l'amande et jeta le reste qu'il ramassa et rejeta plusieurs fois comme ne pouvant se décider à s'en priver, mais le rejetant finalement après l'avoir soigneusement observé, flairé et goûté avec précaution.

Mémoire. — Même longtemps après, lorsqu'on lui offrait des prunes, il les mangeait avec circonspection, après les avoir pendant quelque temps retournées, observées, flairées et goûtées du bout de la langue.

Je découvre, par une large brèche, le cerveau antérieur gauche. L'excitation électrique, avec le traîneau de Du Bois-Reymond, ne laisse découvrir aucun point d'excitation en avant de *a* et *b* (ce sont les deux points de repère, l'un supérieur, l'autre inférieur, d'une ligne légèrement incurvée placée en avant de la zone excitable des membres).

L'excitation en *a* provoque des mouvements des muscles du tronc et du bassin, qui ne nous intéressent pas ici. L'excitation en *b* provoque à la fois : 1º des mouvements du pavillon de l'oreille, en haut et en avant ; 2º dilatation de l'ouverture palpébrale et comme un mouvement d'élévation de la paupière supérieure ; 3º dilatation des pupilles, plus marquée du côté opéré que de l'autre. L'excitation, répétée plusieurs fois, donne toujours le même résultat. Pour peu que j'augmente l'intensité du courant, ou que je me porte à un ou deux millimètres en arrière avec les électrodes, j'obtiens des mouvements de la main et particulièrement des extenseurs des doigts.

Avec une petite pelle recourbée et tranchante, longeant les points *a* et *b* que j'épargne, j'excise profondément toute la partie du lobe frontal qui se trouve en avant de ces points. J'enlève six grammes environ de substance cérébrale. Hémorragie médiocre.

On nettoie des caillots de sang toute la surface de la coupe. Pansement rigoureusement antiseptique, distension et suture des bords de la dure-mère, suture des parties molles au dessus de la brèche.

3 août. — Le singe sommeille presque toute la journée. Il est assis sur son train postérieur et ne se couche pas. Aucune déviation de la tête ou des yeux. Il se sert des mains, mais préférablement de la gauche ; il passe d'un point à l'autre de la grande cage, sans montrer aucune anomalie dans la marche. Il boit un peu de lait. Tête droite et mobile.

4 août. — Conditions identiques. Un seul vomissement.

7 août. — Il s'est tout à fait remis des conséquences de l'opération subie. Les bords des blessures adhèrent et sont presque cicatrisés par première intention.

Ce singe, complètement réintégré, comme s'il n'avait subi aucune perte cérébrale, redevient, ni plus ni moins, ce qu'il était avant l'opération, excepté deux faits que peut mettre en évidence seulement un examen très minutieux : la peur et l'hémianopsie de la moitié externe du champ visuel de droite.

Il marche parfaitement et n'a jamais présenté des mouvements de manège. Il tourne la tête et le tronc à droite où à gauche sans aucune difficulté et sans révéler aucune prépondérance d'un côté sur l'autre. Il agit avec la même promptitude et la même agilité qu'avant l'opération.

Les contacts par surprise provoquent les mêmes réactions, d'un côté autant que de l'autre, même dans la région de la face et de l'oreille. Les piqûres avec une aiguille très fine, surtout lorsqu'elles sont pratiquées par surprise, provoquent de vives réactions : cris, agitation, fuite.

On lui interdit la vision par l'application d'yeux en caoutchouc sous les paupières, après cocaïnisation. Après un certain temps d'agitation et d'incertitude, le singe montre par la précision des mouvements qu'il possède un sens musculaire normal. Si, par hasard, on approche une pêche de ses mains, il la saisit, la mord, la pèle, et porte les morceaux à sa bouche, tantôt avec une main, tantôt avec l'autre ; mais toujours avec des mouvements sûrs et précis.

Il entend le bruit du diapason et s'en effraye, aussi bien quand on l'approche de son oreille gauche que de son oreille droite, à la même distance.

Il montre de la préférence pour les pêches plus que pour les poires, pour celles-ci plus que pour le pain, pour les bonbons plus que pour les poires ; mais je n'ai pas procédé à un examen méthodique du goût et de l'odorat. Dès le premier jour qui suivit l'opération, il présenta un défaut de la vue, dans l'œil opposé à la lésion.

Un assistant le tient entre ses bras sur la table, en face de lui un autre assistant attire son attention avec une pêche ou une poire. Moi, j'avance, par derrière, un morceau de pêche à 10 ou 25 centimètres en dehors ou en haut, suivant divers méridiens oculaires. Quand le morceau de pêche, avançant en dedans et en avant vers l'angle externe de l'œil, arrive en correspondance avec l'œil même, le singe s'en aperçoit, tourne vers lui la tête et les yeux, et parfois, avec un mouvement rapide de la main, le saisit et le porte à sa bouche. Au contraire, quand on répète la même opération à l'angle externe de l'œil droit, il faut toujours que le morceau de pêche soit avancé beaucoup plus en avant au niveau de l'axe vertical médian de l'œil pour qu'il s'en aperçoive et se comporte de la même manière.

12 août. — On répète l'examen, et on constate encore une certaine différence entre les deux yeux, mais moins nette que les jours précédents. Le singe aperçoit quelque chose, mais il ne le reconnaît que lorsque l'objet est arrivé presque sur la ligne médiane. Alors il le saisit d'un mouvement précis et sûr ; tandis que si l'on avance l'objet vers l'angle externe de l'autre œil, il le reconnaît dès qu'il entre dans le champ visuel ; il tâche alors de le saisir par des mouvements rapides et précis.

15 septembre. — Il est toujours svelte, agile, prompt, observateur ; il défait le nœud qui ferme l'ouverture de la cage, tire le verrou et sort, sans s'éloigner de l'établissement.

Il est avide de tabac à fumer. Je lui jette un bout de cigare allumé, il le prend avec la main gauche, se brûle et l'abandonne retirant en hâte la main et se léchant les doigts endoloris. Il attend un peu, reprend le cigare avec circonspection, du côté non allumé, l'observe, le flaire, l'effeuille et en mâche les feuilles l'une après l'autre.

On le tient en observation jusqu'au mois de janvier 1894. Aucune modification, si ce n'est qu'il est devenu plus irritable.

31 janvier 1894. — Je découvre l'hémisphère droit, dans sa partie antérieure, après morphinisation et chloroformisation. La frontale ascendante reste couverte par la partie postérieure de la 1re circonvolution frontale. L'excitation faradique ne provoque aucun mouvement sur la surface corticale qui est en avant des pieds des circonvolutions frontales, sauf sur la partie inférieure operculaire de la 2e circonvolution, où, en avant du centre des mouvements de la face (contraction des muscles de la moitié inférieure de la face), on peut déterminer une aire rectangulaire en direction verticale, qui s'étend en haut, à toute la deuxième circonvolution frontale, dont l'excitation provoque constamment une légère dilatation des paupières, un léger soulèvement des sourcils et de la dilatation des pupilles, plus sensible du côté opposé de l'opération. Sur le pied de la première, et même un peu plus en avant, l'excitation produit un mouvement combiné de la tête et des yeux vers le côté opposé. Il n'a été possible de provoquer aucune autre manifestation. Les excitations électriques, répétées sur le centre pupillaire, entraînent une dilatation plus prolongée de la pupille opposée, dilatation qui dure 10 minutes environ.

— J'incise le cerveau, immédiatement en avant du centre des mouvements de la face, et en arrière du centre dilatateur de l'iris ; j'enlève ce qu'il est possible d'enlever de ce qui reste du lobe frontal en avant de la ligne d'incision, sauf la première circonvolution, qui a été épargnée dans son tiers postérieur.

Hémorragie médiocre. Nettoyage de la cavité avec une solution aqueuse de sublimé à 1/2 p. 1000. Pansement aseptique. Le singe reste plusieurs heures abattu et somnolent, mais si on l'appelle il ouvre les yeux. Ni vomissement, ni fièvre.

2 février. — Il reste dans sa cage, la tête penchée, les yeux presque fermés, somnolent, mais assis. Si on l'appelle, il soulève la tête, ouvre lentement les yeux, regarde autour de lui, et retombe dans sa position primitive. Si on lui touche une partie quelconque du corps, il se réveille, quelquefois il sursaute, pousse un cri, mais ne s'enfuit pas, ni ne montre aucune peur. Chassé de sa cage, et laissé libre dans une chambre, il erre dans toutes les directions, à pas mesurés. Il ne présente ni déviation du tronc, ni paralysie, sauf dans la moitié inférieure gauche de la face, paralysie qui se révèle quand l'opéré montre les dents ou crie.

9 et 14 février. — Je résume les dernières observations parce qu'elles sont identiques.

La parésie faciale à gauche (côté opposé) continue, moins évidente qu'avant, mais on ne peut avoir de doute sur son existence. Dans la marche, la partie inférieure du tronc se présente un peu cambrée. Le singe se tourne à droite et à gauche, court, se plie sur lui-même ; si on l'effraye il galope. On ne peut surprendre aucune trace de paralysie. Les deux côtés se comportent également ; l'animal n'a perdu que l'élasticité, la souplesse, l'élan brusque qui est le propre de ces animaux ; il est plus lourd, plus engourdi et maladroit lorsqu'on le pousse. Il se sert de préférence de la main gauche, mais il saisit les objets avec la main droite aussi. Les mouvements de cette main sont assez précis, toutefois ils sont moins sûrs que ceux de la main gauche. Il soulève la tête, la tourne à droite, à gauche, en bas ; aucune trace de paralysie des muscles du cou et de la nuque. Il mange parfaitement, avec avidité ; il déglutit et crie comme avant.

La sensibilité tactile est conservée ; quelle que soit la partie du corps qu'on lui touche par surprise, il s'en aperçoit, retire l'article, ou s'éloigne, ou crie, ou tourne la tête et les yeux du côté touché. Sur le pavillon de l'oreille gauche la sensibilité est réduite, si l'on peut en juger d'après le fait que si on lui touche, ou qu'on lui chatouille cette partie et ses environs, il ne secoue pas le pavillon, ne tressaille, ni ne s'agite, comme il arrive toujours lorsqu'on touche ou que l'on chatouille l'autre pavillon. Il se gratte et cherche les parasites sur le côté droit comme sur le gauche, indifféremment, par des mouvements assez précis, avec ses deux mains. Ceci prouve que le sens musculaire aussi est conservé, puisqu'on n'a observé aucun phénomène d'ataxie dans la marche, dans la préhension, et dans des mouvements plus délicats.

Si on lui ferme l'œil droit (c'est-à-dire du côté de la récente ablation) le singe marche, court, sans jamais heurter contre les obstacles qui se présentent sur son chemin ; il les évite tous avec assez de certitude : table, chaises, bâtons, etc.

Néanmoins, si on le tient tranquille sur la table, et qu'on fasse tomber dans le champ visuel gauche un morceau de sucre suspendu à un fil, de dehors en dedans, il ne le perçoit que lorsque le sucre rejoint la ligne de l'axe visuel.

C'est alors seulement qu'il le saisit, avec un mouvement rapide de la main droite ou de la gauche, arrache le morceau de sucre et le porte à sa bouche.

L'expérience, répétée plusieurs fois, a toujours donné les mêmes résultats. L'œil droit ne se comporte pas ainsi, lorsque le gauche est complètement fermé ; dans ces conditions, en effet, lorsque le morceau de sucre dépasse les limites physiologiques du champ visuel externe, le singe regarde, essaye de le prendre et si on ne l'éloigne pas rapidement il le saisit.

Il n'y a pas de remarquable différence entre les deux yeux, en ce qui concerne l'étendue du champ visuel en haut et en bas. A cause de la lassitude de l'animal, on n'a pu examiner la partie interne du champ visuel droit.

Intelligence. — Attitude stupide, physionomie changée, sans expression. Le singe marche, évidemment sans but; il court sans cohérence, comme l'autre singe, d'un bout à l'autre de la chambre ; arrivé à la paroi il s'arrête un peu, puis il revient dans l'autre coin. A mi-chemin il voit sur le mur une tache, causée par la chute d'un peu de plâtras, il s'assied tout près, et avec les dents et la main il prend des morceaux de plâtras, les mâche et les avale ; ou bien s'il aperçoit sur le plancher de petites saletés, il les saisit et les porte à sa bouche. On lui présente un morceau de craie : il le saisit tout de suite, et sans aucun examen, il le porte à sa bouche, le mâche et l'avale, mais non pas tout entier comme s'il s'agissait d'un morceau de sucre. Je ne crois pas qu'il confonde la saveur du sucre et celle de la craie, puisqu'il mâche la craie plus longtemps, et que parfois il paraît incertain s'il doit continuer à mâcher ; mais c'est qu'il ne peut résister à la tentation de l'image du sucre que la craie réveille en lui, et il finit par l'avaler, et après il recueille les miettes qui sont tombées, par hasard, de sa bouche. On peut sûrement déduire de cela qu'il y a défaut des perceptions, il semble que celles-ci soient plus élémentaires, et qu'elles ne soient pas complétées et aidées par tous les autres facteurs (association) qui auraient pu intervenir pour un jugement moins incomplet.

Il porte à sa bouche la craie parce qu'elle a la forme et la couleur d'un morceau de sucre, ce qui détermine cet ensemble de mouvements qu'il est habitué à accomplir lorsqu'il a devant lui un morceau de sucre. Peut-être manque-t-il aussi d'inhibition, puisqu'il ne se décide pas à cracher la craie quoiqu'il ne la trouve pas bonne. La vie psychique se développe à travers des arcs inférieurs.

Son excitabilité réflexe est augmentée, le moindre bruit le secoue. Il lui manque le courage, et cette attitude de confiance et de sûreté dont il avait donné une longue preuve. Si l'on fait semblant de l'assaillir, il fuit et quelquefois, il lui arrive même, par peur, d'avoir une miction involontaire ou bien il se blottit dans un coin de la chambre et crie désespérément. Il ne possède aucune ressource pour la défense ; quelquefois il ne s'enfuit pas, il ne cherche pas à se cacher, il n'ose pas se défendre, il ne réagit pas. Le pis est que, même si l'on répète ces essais plusieurs fois, et à de courts intervalles, il se comporte toujours de la même manière comme s'il avait oublié l'agression et la poursuite simulées.

Avant l'opération, il embrassait et serrait la jambe du gardien, en signe d'affection, la caressait, et y reposait sa tête avec une expansion et une confiance humaines, comme un amant qui s'abandonne doucement à l'autre.

A présent, les hommes et les choses, tout lui est indifférent. Il ne s'arrête sur aucune chose, ou toutes l'arrêtent sans le retenir. Tout réveille ses sens, mais ses perceptions sont incomplètes, erronées, passagères ; il n'est plus capable de porter des jugements complexes, ni d'utiliser les expériences passées.

NEUVIÈME EXPÉRIENCE. — *27 mai 1907.* — Singe A. Cébus femelle de taille moyenne (1).

Comme on le fait sortir de sa chambre qui fait partie d'un quartier commun, tous les autres camarades se sont présentés aux grilles en criant comme pour protester, et secouant chacun la grille de sa petite chambre.

Le singe A, à son tour, est nerveux et inquiet ; il veut revenir à son logement et on ne peut qu'avec beaucoup de peine le transporter jusqu'au laboratoire. Il grimpe sur tous les meubles qu'il rencontre sur son chemin et s'échappe, indifférent aux appels. Il écoute de toutes ses oreilles les voix de ses camarades et regarde avec anxiété du côté de l'endroit où se trouve leur logement. Comme il en est déjà très éloigné il va jusqu'à l'extrémité de la grille de la loge que nous traversons afin de voir le logement de ses camarades qu'il semble appeler avec des cris particuliers.

Dans le laboratoire il se montre très irrité. Comme on lui a donné une boule de papier rouge, contenant un morceau de sucre, il l'a ramassée nerveusement et l'a jetée, après l'avoir rapidement flairée et il ne l'a plus reprise

Quelquefois il saisit le fouet que je tiens dans la main et le mord avec rage.

On lui donne un morceau de sucre, mais il ne le mange pas et le jette loin de lui.

Je lui donne une gousse de fève ; il la saisit rapidement, l'ouvre et prend l'une après l'autre toutes les graines, auxquelles il enlève la cosse, et les mange.

Je mets un morceau de craie blanche dans la gousse de fève qu'il a vidée et je la lui présente. Il l'ouvre, s'étonne du contenu blanc, le prend, le flaire, le porte à sa bouche, avec méfiance ; tout de suite après il le roule entre ses doigts, huit à dix fois, comme une personne impatiente et irritée qui chercherait à détruire quelque chose qui a déçu son désir ; puis il le jette et ne le reprend plus.

Je lui présente un radis, que les autres singes mangent volontiers ; il le prend à contrecœur et après l'avoir regardé quelque peu il le jette. Il ne peut se consoler d'avoir été séparé de ses compagnons.

30 mai. — A peine a t on éloigné ce singe de sa cellule que les autres

---

(1) En 1906, je priai M. Ferdinando Martini, *Gouverneur de la Colonie Erytrée,* de m'envoyer un certain nombre de singes de cette région. Il m'en envoya une tribu de 11, appartenant tous au genre *Cébus* moyen. Je préparai sur la terrasse du Sales un logement de chambrettes séparées, une pour chaque singe. Je saisis cette occasion pour remercier publiquement M. Martini.

singes aussitôt s'agitent. Il va à contre-cœur dans la chambre d'observation, pendant que les autres se présentent curieusement aux grilles et s'appellent.

Je lui offre successivement deux cerises, qu'il mange avidement. Ensuite j'attache à un pédoncule de cerise une boule de papier rouge à laquelle j'ai donné la forme et l'aspect de la cerise, je la lui offre. Mais il regarde avec indifférence la fausse cerise et n'avance pas même la main pour la saisir. Evidemment il comprend d'après la rugosité de la surface qu'il ne s'agit pas d'une cerise (perception rapide). Après l'avoir regardée quelque temps, il se décide et la prend, ouvre la boule, déchire le papier et jette le tout. Je lui présente une vraie cerise. Il la regarde et bondit pour la saisir.

Je lui présente une fève, il la pèle et mange le fruit. Je laisse tomber une solution de quinine dans une gousse de fève. Il prend le fruit, mais il s'aperçoit de la saveur amère, prend les graines l'une après l'autre, les pèle soigneusement avec les doigts, tandis qu'il est habitué à les peler avec les dents, et mange le fruit pelé, que la quinine n'a pu atteindre.

Je lui offre une cerise plongée dans la quinine et essuyée, et enveloppée enfin d'un papier bleu. Comme il a vu envelopper le fruit, il le prend avec un peu d'hésitation, enlève le papier, porte à sa bouche la cerise, et la trouvant amère, la frotte entre ses doigts et sur le plancher avec rage et impatience. D'une autre cerise plongée préalablement dans la quinine, il mange délicatement la pulpe, en laissant la pelure.

9 juin. — Je lui présente une cerise enveloppée dans du papier bleu. Il ne la prend pas et regarde d'un autre côté. Il se refuse à la prendre (évidemment il se rappelle le piège de la cerise entourée de papier bleu qu'on lui a présentée neuf jours avant)

12 juin. – Il refuse d'aller dans la chambre d'observation, ne voulant pas s'éloigner de la chambre d'où il entend les autres singes.

On lui attache une chaîne autour des hanches et on l'emmène. Il se tourne continuellement vers la terrasse où sont les autres et puisque la chaîne ne lui permet pas la liberté des mouvements il cherche avec les mains et avec les dents à s'en délivrer, et ennuyé de ne pas y réussir, il donne une saccade d'impatience. Les mouches l'ennuient et il les chasse toutes les fois qu'elles se posent sur sa tête. Je le laisse en liberté dans la chambre d'observation. Je mets des fruits sur ma table, à une certaine distance de l'endroit où il se trouve. Il regarde, mesure la distance avec les yeux et n'essayera de s'en emparer que lorsqu'il sera sûr d'y réussir d'un seul bond. Me voyant occupé à écrire, il s'approche tout doucement, prend la baguette, et comme je ne le gronde pas, il se rassure, grimpe avec circonspection et regarde sur ma table pour voir où sont les cerises. Voyant que je ne le chasse pas il prend quelques cerises. La tentative ayant réussi, il est encore revenu, et peu à peu, ayant pris confiance, il les a prises toutes, tout en me guettant.

Il ne semble pas avoir de sens musical, ou du moins ce sens est rudimentaire. Il craint le son d'une trompette, bondit et montre les dents. Le son d'un petit instrument à corde lui déplaît aussi ; au contraire, il reste indifférent ou semble même se réjouir, lorsqu'on joue doucement d'un instrument à vent.

19 juin. — Il est presque apprivoisé avec moi. Il me suit sans difficulté dans la chambre d'observation ; il regarde la table où il y avait jadis les fruits et il y grimpe pour se rassurer. Puis il vient près de moi, et me regarde comme pour me demander quelque chose, et cherche les fruits dans mes mains.

Le son aigu d'une trompette l'irrite ; il est indifférent ou même il s'approche lorsque je joue doucement d'un instrument moins bruyant.

Je fais apporter des fruits ; je lui en donne quelques uns qu'il mange avec gourmandise. Puis il bondit sur la table, saisit d'une main le fouet, et, se jetant sur les cerises avec un mouvement rapide et rusé, il en prend le plus possible. Je le poursuis pour lui enlever sa proie, mais il en emplit sa bouche pour les manger ensuite avidement. (Évidemment il fait un long raisonnement, lorsqu'il s'assure du fouet avant de se jeter sur les fruits).

Je fais amener pour la première fois un mâle (singe B), qui crie et s'agite, tâchant d'arracher la chaîne. Peu après il se calme à la vue de la femelle, qui est désormais presque rassurée.

L'échange de sons vocaux à voix basse commence. Ils échangent des caresses. La femelle cherche des insectes sur le cuir chevelu du mâle et sur toutes les parties de son corps. B semble être en extase, il se laisse nettoyer par la femelle ; il est en état d'érection mais il n'essaye pas de s'accoupler. Plus tard comme l'excitation continue, il tâche de s'accoupler devant moi. La chaîne le dérange ; il n'essaye plus. La femelle ne touche jamais les parties génitales du mâle, bien qu'elle préfère le nettoyer des insectes sur les cuisses et sur les fesses. Peu après le mâle répète le même essai sur la femelle, toujours en murmurant des sons vocaux doucement rythmés comme une berceuse.

Pendant cette opération la femelle est dans une espèce de ravissement ; elle ferme les yeux, soulève les bras comme pour se faire chercher les insectes sur les mamelles, et s'abandonne mollement ; de même lorsque le mâle lui touche la face interne des cuisses.

Si pendant cette idylle je jette une cerise, le mâle n'est pas généreux, et la femelle non plus ; le plus prompt saisit le fruit et le mange, laissant l'autre mortifié

Cependant je n'ai jamais remarqué ni tendance à se venger, ni colère, ni quelqu'autre réaction ; le singe qui est resté les mains vides recommence tout de suite à chercher les insectes à l'autre qui a été plus heureux ou plus habile.

Quand je me suis éloigné de la chambre, ils se sont approchés davantage, serrés museau contre museau, poitrine contre poitrine. Je ne sais pas s'ils se sont accouplés ; dès que je suis rentré ils se sont éloignés et ils ont recommencé à se chercher les puces. On peut soupçonner un sens élémentaire de pudeur.

29 juin. — Le singe est apprivoisé davantage et s'approche facilement. J'enveloppe quelques cerises dans du papier rouge et d'autres cerises dans du papier bleu. Celles qui sont couvertes de rouge sont normales, les autres en bleu ont été plongées dans une solution de bisulfate de quinine ou injectées de quinine. Je lui donne d'abord les cerises enveloppées dans du papier rouge, il les mange avidement, puis je lui donne les autres dans le papier bleu. Au premier contact des lèvres et de la langue avec la cerise il l'enlève de sa bouche, l'ouvre, en mange un peu çà et là, casse le noyau pour manger l'amande, et jette le reste.

L'expérience, ayant été répétée plusieurs fois, dans les mêmes conditions, à la troisième fois le singe n'a plus goûté à la cerise entourée de papier bleu, mais il a développé le papier, a ouvert la cerise, en a pris le noyau seulement, et a jeté la pulpe (distinction des couleurs et jugement à base de mémoire).

J'ai répété l'expérience avec des nèfles du Japon, et toujours il a pris les seuls noyaux de celles qui étaient enveloppées de papier bleu, laissant la pulpe, tandis que les nèfles entourées de papier rouge étaient régulièrement mangées.

De ces expériences il résulte :

1º Que le singe distingue le rouge du bleu ; 2º qu'il est en état d'associer la saveur amère du fruit avec la couleur bleue du papier qui l'enveloppe ; 3º qu'il est capable de se rappeler l'association établie entre la couleur et la saveur, et de formuler le jugement (fantaisie) que le noyau ne serait pas atteint par la saveur amère, et que, par conséquent, on pourrait ne manger que les amandes ; aussi saisissait-il rapidement le noyau et, sans incertitude, le cassait et mangeait l'amande.

Je fais amener un mâle : les deux singes se font des compliments ; la femelle lui cherche les puces. Aucune tentative d'accouplement, bien que le mâle soit presque toujours en état d'érection. Evidemment c'est la présence de quatre personnes qui a empêché l'accouplement (pudeur ?) tandis que les caresses n'ont pas manqué, surtout de la part de la femelle. La séparation après une demi-heure a été très pénible ; le mâle s'est attaché à la femelle pour ne pas en être éloigné, et il a jeté les hauts cris à cause de la violence qu'on lui a faite.

La femelle, plus indifférente, l'a suivi des yeux, pendant quelque temps.

Je présente au singe A un miroir : grande surprise. Il suit avec une évidente curiosité tous les mouvements de son image, s'approche avec précaution de la glace et cherche tout de suite à surprendre l'image derrière le miroir, regardant tantôt à droite, tantôt à gauche. Il révèle un grand pouvoir d'observation.

Pendant deux autres séances, le 10 et le 15 juillet, on a obtenu les mêmes résultats. La deuxième fois qu'on lui a présenté le miroir, il s'est persuadé qu'il n'y avait pas d'autre singe derrière. Le miroir ne l'a plus étonné, il n'a plus cherché l'autre singe derrière la glace.

25 juillet. — On prépare le singe pour l'opération et on le fixe sur l'appareil. Il est très agité. On lui fait une injection de chloral avec trois milligrammes de morphine. Peu de minutes suffisent pour une narcose profonde. Pendant qu'on rase les cheveux, la respiration s'affaiblit et s'interrompt.

Respiration artificielle. On reprend l'opération ; mais la respiration est encore superficielle et la narcose demeure profonde.

On prépare l'animal avec toutes les règles de l'asepsie. J'applique successivement deux couronnes de trépan d'un diamètre de deux centimètres, sur la région frontale, 8 millimètres au-dessus du bord orbitaire, 3 millimètres en dehors de la ligne médiane, de chaque côté. Médiocre hémorragie du diploé. Je coupe la dure-mère tout autour, et je la récline d'un seul côté. L'excitation électrique, répétée sur toute la partie antérieure du champ découvert, ne produit aucun effet. Seulement l'excitation prolongée et assez forte de la partie supérieure et postérieure de l'aire découverte (pied de la frontale supérieure) produit des mouvements de la tête et des yeux vers le côté opposé. En excitant la partie médiane des marges du sillon préfrontal on obtient une légère dilatation de la pupille du côté opposé. Quoiqu'on augmente l'intensité du courant et qu'on pousse les électrodes en haut et en arrière, on ne parvient qu'à provoquer un léger mouvement de l'article inférieur du côté opposé. Le phénomène se répète si l'on excite le cerveau dans les points homonymes des deux côtés.

Je coupe le lobe frontal au niveau du sillon préfrontal. Sur un hémisphère j'emporte avec la petite cuillère plus de trois grammes de cerveau ; sur l'autre hémisphère avec le bistouri j'incise l'écorce à la Shepherd, par une coupe verticale, en enfonçant le bistouri jusqu'à la substance blanche, en évitant d'atteindre la base. Petite hémorragie : hémostase ; nettoyage.

Je rabats la dure-mère, j'en fixe les bords avec des points de suture, je recouds avec un fil de soie les parties molles en fixant les marges libres des muscles au péricrâne, et ayant recousu les bords de la peau, je passe du collodion sur les points de suture. C'est seulement la nuit que la narcose cesse. Le matin du 26 le singe se meut en tous sens et boit un peu de lait. Le membre inférieur gauche est parésié ; l'animal marche sur le dos du pied. Il est évident que le singe ne reconnaît ni les personnes, ni les choses.

Pour ne pas confondre le déficit produit par l'opération et la narcose avec le déficit produit par l'ablation des lobes frontaux. je renvoie l'observation méthodique à un autre jour.

1er août. — On ouvre la cage : le singe reste indifférent et ne fait aucune tentative pour sortir. On le tire par force de sa cage, il fait des mouvements de manège, quatre ou cinq fois, de droite à gauche. On lui présente une prune, il la regarde longtemps avant de la reconnaître, ensuite, il s'approche pour la prendre, mais les mouvements de préhension sont mal dirigés, puisqu'ils n'atteignent pas l'objet avec précision. Enfin il saisit la prune et la mange, puis il casse le noyau et en ronge le bois même, après en avoir mangé l'amande. Il n'a aucune initiative, il reste auprès de la cage, et ne s'enfuit pas ; il ne répond plus aux voix de ses compagnons, pour lesquels il semble tout à fait indifférent.

Il s'approche de la cage et longtemps, avec une espèce d'automatisme, il y frotte son museau et lèche un des fers. Aucun singe sain n'avait fait cela. Je mets devant lui une poire, à plus d'un mètre de distance, pendant quelque temps on dirait qu'il ne l'aperçoit pas ; cependant si je la jette par terre il la touche, la reconnaît au toucher, la prend avec satisfaction et la mange avec avidité. Je suspends une tranche de poire à un fil et je la fais osciller comme un pendule devant son champ visuel et tout autour. Il n'aperçoit la poire que lorsqu'elle arrive sur la ligne de vision centrale ; mais il ne reconnaît pas l'objet, même s'il le voit ou qu'il le regarde. Il reconnaît la poire seulement lorsqu'il peut la toucher de sa main, ou lorsque la poire approche tellement de son museau qu'il parvient à la flairer. Il perçoit toujours les attouchements sur la tête et sur le tronc, d'un côté autant que de l'autre. Je le laisse libre. Hors de la cage, sous le portique il marche bien, sauf la parésie du membre inférieur gauche, sur la fesse duquel il s'est formé un abcès, que je ne sais encore si je dois attribuer à la lésion cérébrale (décubitus), ou à une injection d'éther pratiquée le jour de l'opération. Il marche comme s'il n'avait pas de direction, quelquefois il heurte de gros obstacles, comme, par exemple, un pot de fleurs. Il tient la tête droite comme en des conditions normales et il la tourne de tous les côtés. Le tronc est légèrement courbé. Il parvient avec peine à se dresser sur les membres inférieurs, à se tenir debout à marcher sur deux pieds comme avant l'opération.

L'ouïe est conservée. En effet, lorsque j'ai dû le prendre par le cou pour le reconduire dans sa cage, il a poussé un cri qui a provoqué les cris des camarades qui sont sur la terrasse à une certaine distance ; il a entendu et a répondu de la manière avec laquelle ces animaux correspondent habituellement. L'expérience avec le diapason, l'animal ayant les yeux fermés, a donné la certitude de l'intégrité de l'ouïe des deux côtés.

6 août. — L'examen de la vision pour chaque œil, en recouvrant l'autre avec la méthode habituelle, montre que la fonction visuelle est parfaitement réintégrée et que le champ visuel est normal (reconnaissance des personnes et des objets quand ils se présentent dans un secteur quelconque du champ visuel).

Je prends quatre morceaux de poire, que j'enveloppe dans du papier rouge, et quatre morceaux semblables, trempés d'abord dans une solution de quinine, et que j'enveloppe dans du papier bleu. Je jette au singe un morceau enveloppé dans le papier rouge ; il le développe et en mange le contenu. Puis je lui passe le morceau dans le papier bleu ; il le jette. Après peu de temps je lui présente les morceaux bleu et rouge ; il prend le morceau rouge et ne s'occupe pas du morceau bleu (il se rappelle la saveur amère des expériences précédentes).

Il s'est adapté à vivre dans la cage ; même lorsqu'on l'ouvre il n'essaye pas de sortir. Il a grand'peur, et il est devenu timide. Si je m'approche de lui avec une bague te, il se blottit dans un coin de la cage. Il a une peur exagérée du bruit que produit le diapason vibrant, il l'entend parfaitement des deux côtés. On lui couvre les yeux avec deux œillères en caoutchouc vulcanisé qu'on lui applique sous les paupières. Après un peu d'inquiétude, il reste comme interdit. Dans ces conditions, les légers attouchements sur les oreilles, sur le museau, sur le dos et sur les mains, sont perçus également des deux côtés. La blessure est parfaitement cicatrisée.

15 août. — Etat identique. Aucun changement. Le singe est encore peureux et peu entreprenant, cependant il se rappelle assez bien ce qu'il avait appris. Il trouve même le moyen d'ouvrir une boîte qui contient une poire, car il est à jeun. En somme, il est plus timide, moins agile, moins entreprenant ; mais il est encore assez intelligent.

19 août. — On le tue avec le chloroforme. On extrait le cerveau, après avoir détaché la dure-mère qui adhérait à l'écorce et formait une seule chose avec la cicatrice de gauche. L'hémisphère gauche est mutilé d'une partie du lobe préfrontal par une coupe qui est tombée deux millimètres en avant du sillon préfrontal. La partie supérieure et interne du lobe frontal est épargnée de manière qu'il reste un espace d'un centimètre et demi environ entre la coupe et la marge interhémisphérique. Le pôle du lobe frontal est épargné et se continue en bas avec le plan orbitaire, et en dehors avec la partie operculaire de la 1re circonvolution rolandique.

L'hémisphère droit est presque intact. L'incision est limitée à la partie médiane, tandis que toute la première circonvolution frontale intacte se continue avec le reste du cerveau ; il en est de même pour la partie inférieure du lobe frontal. La coupe est tombée tout juste à un centimètre et demi en avant du sillon préfrontal. On met le cerveau dans le liquide de Müller, pour l'étudier par la méthode de Marchil.

*
* *

Voilà une bonne observation de contrôle : en effet, elle démontre que les lésions partielles, même des deux lobes frontaux, ne produisent pas le grand syndrome frontal, mais que, dans ce cas, la symptomatologie est réduite à un changement de caractère représenté tout au plus par l'indifférence, par l'inaction, par la peur, et par le manque d'intérêt, d'initiative et d'activité.

DIXIÈME EXPÉRIENCE. — *4 septembre 1907*. — Singe B, mâle, un peu plus grand que le précédent. Vif, intelligent, hardi, rusé, très agile, circonspect. Il erre dans la chambre, saute sur les chaises et sur les meubles, prend en main les objets qu'il peut atteindre, les observe et quelquefois les emporte ; il faut alors le suivre pour les lui faire restituer. Il prend des papiers, les déplie, les replie, les chiffonne, les déchire. Il plonge son index dans l'encrier, puis il le regarde surpris, et me regarde aussi, ne sachant que faire avec ce doigt mouillé et noir au bout, enfin il se décide à le frotter sur le poil de son corps.

Il saute sur la fenêtre et appelle ses camarades qui répondent. En quatre jours il a appris à reconnaître de petits paquets parfaitement égaux, rouges et bleus, les premiers contenant des morceaux de poire ou de petites prunes mangeables, les seconds contenant les mêmes fruits rendus amers. Au quatrième jour, ces derniers n'étaient pas même honorés d'un regard, quoiqu'on eût prolongé exprès le jeûne de l'animal. Laissé seul dans le laboratoire et observé à travers un petit guichet, il regarde et cherche partout, saute sur les chaises et sur les tables, prend les objets. les observe, puis les quitte, prend des papiers inutiles, éparpillés exprès et il les déchire, se plaisant, comme les enfants de 3 à 4 ans, à entendre le bruit que fait le papier lorsqu'on le déchire. Il essaye plusieurs fois d'ouvrir le tiroir bien fermé, dans lequel je prenais habituellement les fruits pour les lui donner ; il n'y réussit pas ; il bondit sur la fenêtre et appelle ses camarades.

10 septembre. — Dans une grande cage où il est isolé depuis quelques jours, j'amène le singe femelle C. La rencontre a été très cordiale, pleine d'effusions. Ils sont restés embrassés longtemps. Il semble que la femelle sente davantage le besoin d'une défense, car elle se tient toujours contre le mâle, préférablement du côté dorsal. Quelquefois le contact des deux thorax est intime et il semble que les singes échangent des baisers. Ils se cherchent les puces réciproquement, et, en apparence, avec une grande volupté, jusqu'à prendre des attitudes extatiques.

Le mâle exerce son droit sur la proie (aliment). Si je place une poire sur la cage ce n'est jamais la femelle qui la prend, mais le mâle. Une fois la femelle a essayé de prendre une moitié de poire qui était tombée dans la cage, le mâle l'en a empêchée par un geste énergique de dominateur. Ensuite, j'ai mis deux poires sur la cage : le mâle en a pris une, mais quand la femelle (C) a essayé de prendre l'autre, le mâle le lui a défendu par une attitude énergique et par un geste incompréhensible pour nous. Pour s'en assurer la possession il a laissé le fruit qu'il avait pris avant, l'a mis sous son pied et, de ses deux mains libres, a pris l'autre poire qui ne passait pas aisément à travers les deux barreaux de la cage. La femelle alors a approché son museau du museau du mâle, qui continuait à remplir sa bouche sans rien donner à la femelle, laquelle est toute soumise et se borne à regarder et à recueillir quelques miettes. Aujourd'hui, pas un acte de générosité de la part du mâle. Et même lorsque la femelle recueille un morceau de poire que le mâle a laissé tomber, elle le fait avec timidité, comme si elle attendait l'approbation de son camarade. En une heure, le mâle a essayé 3 ou 4 fois de s'accoupler, quelquefois il y est invité par sa compagne qui soulève la queue et lui offre ses parties génitales découvertes. L'acte sexuel est précédé de longs préparatifs tactiles. L'érection est prolongée, mais le mâle n'a pu s'accoupler parce que la femelle lui a échappé deux fois.

18 septembre. — On le reconduit dans la chambre d'observation ; il vient sans crainte, peut-être parce qu'il garde un bon souvenir des expériences précédentes.

On lui donne un morceau de craie ; il le regarde d'un air indifférent, le prend, mais il ne le flaire même pas ; à présent à la simple vue, ou au toucher il distingue parfaitement le sucre de la craie.

Si après quelques minutes je prends dans le tiroir de ma table un morceau de sucre préparé d'avance, ayant la même forme que la craie, ses yeux s'animent, il fait des mines, avance la main pour le prendre, et le porte immédiatement à sa bouche.

Comme il est habitué par les précédentes expériences, à distinguer le sucre de la craie, par la vue seule, je prends dans le tiroir et je lui présente, à une certaine distance, un morceau de sucre dans la main droite et un morceau de craie dans la main gauche ; il avance malicieusement la main vers le sucre, mais je suis plus prompt que lui à fermer le poing. Je porte mes deux poings derrière mon dos et après je les porte de nouveau devant le singe. Je les ouvre ; et encore il avise d'un air de malice le sucre dans la main droite, mais lorsqu'il va le prendre il reste déçu encore une fois parce que je ferme rapidement la main. Je répète l'expérience, mais je change le sucre de place, le faisant passer à gauche, tout en tenant les mains derrière mon dos. Je porte en avant les poings fermés, je les approche du singe (affamé) qui cherche par tous ses moyens à ouvrir mon poing droit dans lequel il avait vu deux fois le sucre. A un certain moment j'ouvre le poing et le singe est prêt à saisir le morceau. Mais il reconnaît tout de suite la craie, la jette et cherche à ouvrir l'autre main qui est toujours restée fermée devant lui.

Je prends une châtaigne cuite au four, dont il est très gourmand, je la suspends à un fil que je tiens dans ma main de façon à rendre inutille toutes ses tentatives pour la saisir. En effet, chaque fois que j'approche la châtaigne de lui, il avance la main pour s'en emparer, mais puisqu'en même temps je l'éloigne la préhension se produit à vide. Quelquefois le mouvement de préhension a été si rapide, et la distraction du singe si bien simulée, que je n'ai pas eu le temps d'éloigner la châtaigne, et il l'a prise. Cela est arrivé lorsque ayant essayé inutilement de la saisir, il a feint de ne plus y penser, et quelquefois il a tourné la tête de l'autre côté d'un air de refus. Lorsque, à la suite de son attitude, j'ai trop approché la châtaigne, le singe par un geste foudroyant l'a attrapée, sans me laisser le temps de la mettre hors de la portée de ses mains. C'est un phénomène évident de simulation afin de tromper (mémoire et fantaisie). Des expériences analogues ont été répétées le 27 septembre et le 4 octobre.

Le 16 octobre, je procède à la mutilation du lobe frontal gauche. Opération comme les précédentes et sans remarquables incidents. Hémorragie promptement arrêtée ; incision cruciale de la dure-mère, les quartiers sont renversés sur le bord de la brèche. Excitation électrique sur le pied des circonvolutions frontales. Des mêmes centres, d'excitation des muscles de la nuque, des yeux, des pupilles, de l'oreille échelonnés près du sillon préfrontal. J'incise l'écorce du lobe frontal (circonvolutions supérieure et inférieure) ; le poids de la substance cérébrale enlevée dépasse à peine six grammes. Hémostase, nettoyage à l'eau stérilisée de la surface de coupe et de la brèche. Suture de la dure-mère, puis du péricrâne et des parties molles. Pansement à l'iodoforme et au collodion. On porte le singe sur une couchette : il est déjà presque éveillé. Il est couché, comme abattu.

Je ne rapporte pas les observations des premiers jours parce qu'elles sont sans intérêt.

19 octobre. — Le singe marche bien ; toutefois légère parésie du membre inférieur droit. Il paraît inquiet ; il erre dans la chambre comme désorienté, il monte tantôt sur une chaise, tantôt sur la fenêtre ; il préfère les coins, mais il reste peu à la même place. Il tourne la tête et promène le regard autour de lui comme ébahi ; certes, on ne retrouve plus dans ses attitudes et dans son regard l'air de curiosité et de ruse commun à ces animaux ; son regard est moins vif ; il a l'air indifférent. Sans crainte il s'approche des personnes qui lui faisaient peur auparavant ; par exemple, il vient s'asseoir sur la chaise qui est près de la mienne. On le surprend plusieurs fois se grattant la tête avec l'article postérieur droit.

Il prend des morceaux de pomme de la main droite : ces mouvements sont assez précis. Aucun mouvement de manège, aucune déviation de la tête, ni d'inflexion du tronc et de la nuque. Il semble qu'il ait perdu l'instinct de réaction, même lorsqu'on lui enlève les aliments qu'il mange, tandis qu'avant l'opération, il s'en emparait d'un air insolent et ne les restituait pas malgré les menaces.

1er novembre. — L'examen du champ visuel a révélé une incertitude de vision dans la moitié externe de l'œil droit et un peu moins à l'extrémité droite du champ visuel gauche. Je ne répète pas ici la description de la méthode suivie pour mesurer le champ visuel, méthode qui a donné des résultats sûrs et précis.

10 novembre. — Il est engourdi, désorienté. Il reconnaît les fruits et il les prend, mais il ne possède plus la rapidité et l'exactitude avec lesquelles avant l'opération, il apercevait les pièges qu'on lui tendait. Par exemple, je lui ai donné une fausse poire, faite avec de la mie de pain durcie et peinte. Lorsque l'animal était sain, il reconnaissait cette poire au premier contact et il restait indifférent. Après l'opération, au contraire, il s'obstine à la prendre et à la casser furieusement avec ses dents.

Il est indolent, peureux, indifférent ; il n'a pas d'initiative, il reste longtemps dans un coin de la chambre.

Il se nourrit bien, il prend les aliments et les porte à sa bouche avec des mouvements précis, soit avec la main droite, soit avec la main gauche, sans différence. Si on lui fait voir une petite pomme et qu'on la serre fortement dans la main, il essaye de la prendre, mais il ne s'obstine pas à l'arracher, comme il lui arrivait avant l'opération. Il se laisse facilement soigner. Toutefois il semble qu'il oppose moins de résistance avec la main droite.

22 novembre. — Deuxième opération sur le côté droit. Aucun incident grave. Excitation faradique, résultats identiques que je résumerai dans le chapitre suivant. Coupe inclinée d'arrière en avant, à deux millimètres environ en avant du sillon préfrontal, et laissant intacte une partie de la tranche corticale, attachée au pôle. Suture et pansement aseptique, comme d'habitude.

23 novembre. — Abattement, prostration. Depuis qu'il a été opéré il n'a plus bougé de sa couchette. Il n'a plus mangé. Profonde indifférence. Seulement lorsqu'on le saisit par le dos pour le pousser dans la cage, il se cramponne aux barreaux. Mis à terre, il se replie sur lui-même et il gît avec abandon.

24 novembre. — Il boit du lait, le même état persiste, mais avec une amélioration sensible : il mange, soulève la tête, regarde alentour, se lève et reste quelques instants debout.

29 novembre. — Depuis trois jours il est sorti de la première phase post opératoire, assez grave. Son état permet l'examen méthodique.

Il est engourdi, indifférent à tout ce qui arrive. Il reste longtemps blotti dans un coin de la chambre sans bouger, quelquefois avec la tête baissée. Il va dans un coin de la chambre sans but par simple impulsion automatique, et prend la même pose. Il bondit quelquefois sur la fenêtre, mais n'appelle personne. Il mange lorsqu'on lui présente les aliments : un morceau de pain, une châtaigne, une pomme ; mais il ne pèle pas la châtaigne, avec la rapidité, la grâce et l'attention qu'il mettait à cet acte dans les conditions normales ; quelquefois il mâche même l'enveloppe extérieure. Il est assez sale.

6 décembre. — Même état Il est peureux ; le moindre bruit suffit à le faire sursauter et à l'épouvanter. L'examen de la sensibilité tactile dans tous les points de son corps la montre normale. Si l'on essaye de le piquer ou d'arracher des poils de son dos il est saisi de peur qu'il manifeste par des secousses, des cris et des tentatives de fuite pour échapper au stimulus.

La vue, mesurée avec la méthode habituelle, est normale à droite, moins claire vers l'angle interne. A gauche, la vision claire finit au niveau d'une ligne verticale qui passe à travers l'axe visuel, de dedans en dehors. Si l'on répète l'expérience de dehors en dedans, l'objet est vu nettement (châtaigne cuite, pelée) même avant qu'il rejoigne la même ligne.

10 décembre. — Continuation des mêmes conditions. Je fais cette expérience : Comme il est affamé par un jeûne prolongé, je lui montre un plat contenant des morceaux de pomme et des châtaignes cuites. Il s'agite à la vue de l'aliment et avance la main pour le prendre, mais j'éloigne l'assiette, que je place sur une bibliothèque haute de deux mètres environ. Le singe essaye de sauter dessus, grimpant sur la surface vitrée des vantaux, mais il glisse et retombe sur le plancher ; il fait un tour du rayon d'un demi-mètre en avant de la bibliothèque et essaye de nouveau de la même manière, et toujours avec le même résultat Il répète 12 fois, devant moi et un assistant, la même tentative, sans rien changer, avec un rythme surprenant, ayant tous les caractères d'une stéréotypie ou d'un tic. J'amène dans la chambre le singe C ; c'est une femelle. Elle le suit et lui fait des avances, en le caressant et en le regardant avec beaucoup de curiosité, mais il répond peu à toutes les manifestations d'amitié de sa compagne, il est engourdi et indifférent ; tout au plus il se plaît aux sensations tactiles, surtout lorsque l'autre le chatouille de ses doigts, sur le cou. Malgré l'invitation de la femelle, il semble peu sensible aux excitations sexuelles. Quelques tentatives d'accouplement ne réussissent pas. Il manque de force et de hardiesse; qualités qui excellaient chez lui avant l'opération, et qui excellent chez ses camarades normaux (1). Blessures complètement cicatrisées.

---

(1) Pour comprendre mieux l'anomalie de cette attitude froide et stupide du singe mutilé des lobes frontaux, j'extrais d'un journal une observation de contrôle que je choisis parmi plusieurs autres. — J'ai réuni dans la chambre d'observation 3 singes qu'on a tenus séparés dans leurs cellules respectives pendant

20 décembre. — Etat identique. Vie solitaire. stupide, stéréotypée. Blotti dans un coin de la chambre, il ne quitte cette position que pour se promener, avec des mouvements rythmiques et identiques, d'une extrémité à l'autre de la chambre. Il ne participe pas aux câjoleries et à la gaîté des autres, lorsqu'ils se trouvent ensemble ; il reconnaît les aliments et mange régulièrement, mais il est plus sale. Si l'on ne prend pas soin de lui, il se salit insupportablement. Si on lui donne à manger avec les autres, le plus souvent il reste à jeun. Lorsqu'il est en compagnie de deux singes dans la chambre, si l'on jette des morceaux de pomme et des châtaignes par terre, il ne parvient jamais à en saisir un seul morceau, les deux autres singes étant beaucoup plus prompts; il ne parvient à saisir que les fruits qui tombent tout près de lui et loin des deux autres singes. Si l'on ne prenait pas soin de l'alimenter à part, il serait certainement abandonné par ses camarades, qui, en ce qui concerne les aliments, ne sont jamais généreux entre eux. La conduite et le sort des imbéciles humains ne sont pas différents.

L'autopsie pratiquée le 22 décembre a montré les deux lobes frontaux décortiqués en majeure partie depuis le sillon préfrontal jusqu'au pôle, et plutôt profondément au centre de cette aire. Le bord externe de la deuxième circonvolution frontale, tout le plan orbitaire du lobe, toute la surface interhémisphérique et une partie de la circonvolution frontale supérieure des deux côtés sont épargnés.

ONZIÈME EXPÉRIENCE. — *28 novembre 1907.* — Singe C. C'est la même femelle qui a vécu quelque temps en compagnie du mâle B. C'est un singe plutôt petit, mais très intelligent, prompt, vif, observateur, curieux. Il aime la compagnie des autres singes, et lorsqu'on le transporte dans la chambre d'observation il se désespère, crie et appelle ses camarades. Il fait attention lorsqu'on ouvre la porte qui, à travers plusieurs pièces, conduit à l'appartement de ses camarades, parce qu'il voudrait essayer de sortir.

------

deux mois. Appelons Alpha, la femelle grande, Béta, la femelle plus petite et Delta, mâle plus grand que les deux autres. Dès qu'ils se voient, il se produit immédiatement une tentative d'accouplement de Delta avec Alpha ; câjoleries et caresses d'Alpha qui reste embrassée au mâle Delta. — Peu après ils se cherchent réciproquement les insectes et d'autres ordures parmi les poils avec une attitude voluptueuse. Je leur jette une pomme de terre. Béta qui était là à regarder mélancoliquement les deux autres, court la prendre. Alpha et Delta ont autre chose à faire que de penser à manger ; ils sont embrassés, se suivent, se caressent, c'est un flirt presque humain. Tout à coup, Alpha quitte son compagnon et bondit sur le bord de la fenêtre pour appeler ses camarades qui sont dans leurs cellules. Béta profite de l'éloignement d'Alpha et s'offre à Delta, mais comme Alpha s'en aperçoit, elle descend tout de suite de la fenêtre, court contre Béta, et la chasse en la saisissant par les cheveux, tandis que Delta, le courtisé, regarde, indifférent les deux femelles qui vident leurs querelles ; il a toutefois un regard de bienveillance pour Béta, qui, étant plus petite et moins forte, subit les violences d'Alpha.

Il erre au hasard, observe le peu de meubles qui sont dans la chambre, bondit sur la fenêtre pour mieux regarder au fond du jardin et crie. Il prend rapidement quelques pommes qu'il mange avec avidité. Il ne connaît pas la châtaigne qu'il voit pour la première fois, et par conséquent il ne sait pas si cela peut être un bon aliment J'enlève l'enveloppe et je lui présente le fruit ; il l'observe, le goûte d'abord avec circonspection et puis le mange. Il ne craint pas la baguette avec laquelle on le menace, parce que plusieurs menaces n'ont pas eu de suite. Il est moins sauvage et commence à comprendre l'expression : *donne-moi la main* — qu'on lui dit sans avancer la main et sans faire de signe. Je mets une pomme sur la corniche d'une bibliothèque ; il grimpe sur un vantail, profitant de chaque relief du meuble pour s'en faire un point d'appui, tout à fait comme un homme.

Après deux tentatives il abandonne l'entreprise, parce qu'il n'y a pas assez de saillies sur les parois du meuble.

1ᵉʳ décembre. — Je lui donne une châtaigne ; il la reconnaît tout de suite, la prend, enlève l'enveloppe et la mange avec beaucoup de satisfaction. Je lui donne une poire artificielle. Cette fois il montre plus de plaisir, mais l'ayant prise il la tourne et la retourne entre ses mains, l'approche de sa bouche car il se rappelle les poires qu'il a mangées si souvent, mais il change d'attitude et semble déçu. Après l'avoir plusieurs fois tâtée, observée et flairée, il la jette et la regarde avec indifférence.

3 décembre. — Je l'amène dans mon bureau et le laisse tout à fait libre. Il erre au hasard et observe comme une personne qui chercherait à s'orienter. D'abord il tâche de sortir chaque fois qu'on ouvre la porte. Il grimpe sur la fenêtre, regarde, à travers les vitres, du côté où sont ses camarades, les appelle plusieurs fois, ne se tranquillise pas ; les autres lui répondent, il regarde alors plus anxieusement, et crie comme s'il appelait.

Je répète l'expérience, en mettant une pomme sur la corniche de la bibliothèque ; il grimpe et parvient à la saisir par des mouvements d'une précision surprenante. Il a bondi sur mon bureau mais comme il a fait tomber des papiers je me lève, une baguette à la main, en une attitude menaçante. Il s'enfuit, et se cache sous un divan. Je me remets à écrire ; il est caché derrière le divan qui est en face de moi et grimpe de temps à autre sur le dossier, en levant la tête pour voir malicieusement ce que je fais. Si mes yeux rencontrent les siens, il se cache rapidement. J'ai mis trois pommes, dont il est gourmand, sur ma table et je me suis assis dans un fauteuil. Il a regardé de nouveau par dessus le divan et dès qu'il s'est senti sûr, il a bondi sur la table avec circonspection, comme un voleur de profession, a pris une pomme et a couru se cacher. Comme je l'ai poursuivi et menacé avec le fouet, il n'a pas de longtemps renouvelé sa tentative (inhibition, mémoire). Les deux autres pommes sont restées sur mon bureau, quoiqu'il fût encore affamé. En effet, lorsque je l'ai appelé près de moi pour lui en donner une, il a arraché la pomme de ma main, avec une rapidité surprenante.

12 décembre. — Je l'ai amené de nouveau dans mon cabinet de travail, où je suis seul. Il s'est bien apprivoisé. Il n'a pas bondi sur le bureau où sont les autres pommes, car il se souvient qu'il en fut chassé dans la précédente expérience. Deux fois, il grimpe avec circonspection sur les pieds de la table, surveillant mon attitude ; mais il suffit que je dise *non* pour qu'il descende immédiatement, sans avoir besoin de le répéter. Je lui donne un morceau de pomme trempé dans une solution de quinine. Tout affamé qu'il est, il s'aperçoit immédiatement de la saveur amère, et comme surpris et contrarié il flaire et lèche avec précaution le morceau et le laisse ; plusieurs fois, errant dans la chambre, il s'est approché de la pomme, l'a touchée, observée, flairée et puis il a fini par la laisser. Après quelque temps, poussé par la faim, n'ayant rien d'autre, il a essayé de manger la pomme, allant graduellement du centre à la périphérie et s'étant presque habitué à cette amertume, il n'a jeté que la partie extérieure de la pomme.

J'ai placé trois pommes sur un fauteuil, près de mon bureau. Il a fait trois tentatives pour s'en approcher, tout en me regardant dans les yeux. Mais il a suffi que je dise *non* pour qu'il se retire. Alors il a erré au hasard dans la chambre et a observé tout ce qui y est ; puis il s'est caché et a surveillé, de derrière le divan, si j'étais endormi ou disposé à lui donner la pomme. Aucune tentative pour la voler. Une heure après seulement, il s'est approché timidement de moi, fixant tantôt mes yeux, tantôt les pommes. Alors je lui en ai présenté une, qu'il a arrachée de ma main avec beaucoup de joie et d'avidité.

Je lui ai donné un morceau de pomme trempé dans la quinine. Il l'a reconnu tout de suite et l'a abandonné, se souvenant bien du morceau précédent, puisqu'il n'a pas prolongé ces essais. Je jette devant lui des cornets de papier rouge, contenant du sucre, des morceaux de pomme, des châtaignes et en même temps des cornets de papier bleu contenant des morceaux de craie, des morceaux de pomme trempés dans une solution de quinine, et de fausses châtaignes faites avec de la terre glaise et de la sciure de bois. Le singe les ouvre au hasard, mange le contenu des cornets rouges, puis il examine le contenu des cornets bleus, aussitôt il les jette et ne les regarde plus Après une heure je répète l'expérience ; je n'arrive pas à me convaincre qu'il aperçoive la différence de couleurs des cornets, puisqu'il répète l'examen de leur contenu.

13 décembre. — Je jette alternativement tantôt le cornet rouge, tantôt le cornet bleu, après avoir laissé le singe à jeun pendant longtemps. Après deux expériences il reste indécis devant le bleu ; néanmoins il ouvre le cornet et jette le contenu d'un air de mépris.

14 décembre. — J'ai tenu l'animal à jeun, depuis hier soir. L'ayant conduit dans la chambre d'observation, je lui présente le cornet rouge qu'il prend avec beaucoup d'assurance et de rapidité ; puis il l'ouvre et sans aucune méfiance il prend le contenu et le porte avidement à sa bouche. Puis je lui ai présenté le cornet bleu. Il l'a pris avec beaucoup de méfiance, l'a ouvert sans enthousiasme, a reconnu le contenu et sans trop s'y arrêter, comme dans les premières expériences, il l'a jeté bien qu'il eût sans doute très faim.

15 décembre. — Après la narcose je pratique deux trépanations bilatérales, à un demi-centimètre au-dessus du bord orbitaire sourcilier. On suit scrupuleusement toutes les règles de l'asepsie. Pas d'hémorragie ; incision de la dure-mère sans incidents ; renversement des bords au dessus et de côté. L'excitation électrique, sur une petite zone au milieu du sillon préfontal (un demi centimètre environ en avant du centre excitable de l'extension de la main et du poignet) produit la dilatation de la pupille du côté opposé. Déplaçant plus en haut sur la même ligne l'électrode à pince on obtient un mouvement combiné des yeux vers le côté opposé et la dilatation de la pupille ; en déplaçant l'électrode encore plus en haut et en passant sur le pied de la première circonvolution frontale, on obtient des mouvement de rotation et d'inclinaison de la tête vers le côté opposé, combinés avec les mouvements des yeux ; remontant encore davantage vers la marge interhémisphérique on obtient des mouvements de la tête vers le côté opposé, un léger mouvement du bassin avec tendance à se courber, et soulèvement de la queue. Ces observations répétées plusieurs fois, en gardant l'animal dans un état de légère narcose, et avec l'aide d'assistants expérimentés ont donné les mêmes résultats ; toutefois il n'y a pas une correspondance symétrique parfaite entre les deux côtés, soit pour le centre d'excitation des muscles oculaires externes et des muscles de l'iris, soit pour le centre d'excitation de la main. L'excitation d'un point très proche de celui des muscles oculaires, en bas, produit des mouvements de l'oreille opposée, en excitant une petite aire plus en bas et en arrière on provoque de légers mouvements de clignotement des paupières, comme lorsque l'œil est légèrement frappé par la lumière. J'incise l'écorce avec un bistouri à cataracte, entre le centre du membre supérieur et celui de la pupille, beaucoup plus près de ce dernier, je suis une ligne courbe ayant sa convexité en haut et en arrière, de façon à épargner l'aire des mouvements conjugués de la tête et des yeux, et celle du tronc sur le pied de la circonvolution frontale supérieure. J'introduis une petite pelle à travers la coupe et par un mouvement d'arrière en avant, j'excise la partie corticale découverte, emportant corticalement tout ce qui se trouve en avant de l'incision. La lésion est plus profonde dans l'écorce de gauche que dans celle de droite. La quantité de cerveau enlevée atteint le poids de 5 grammes.

16 décembre. — Le singe est abattu, immobile ; il gît sur sa couchette la tête inclinée et les bras ouverts. Les membres supérieurs sont froids et œdématiés ; les membres inférieurs sont simplement froids. Si on le secoue, il ouvre les yeux et soulève la tête ; étant à jeun depuis plus de 36 heures, il semble désirer une tranche de pomme, quand on la lui montre de près ; mais, parce qu'il ne peut la prendre avec les mains, il avance lentement et sans énergie la tête et le corps, atteint la pomme avec son museau, mais peu après, comme si l'effort l'eût épuisé il retombe sur sa couchette. On pratique une injection sous cutanée d'éther sulfurique, et on enveloppe le singe dans un drap chaud. Il va mieux.

18 décembre. — Son état s'est graduellement amélioré, il s'est nourri de lait et de quelques tranches de poire ou de pomme ; les membres supérieurs sont presque complètement désenflés, mais il est encore très faible, et ne se tient pas debout sur ses membres inférieurs ; il soulève lourdement les mains pour prendre un petit morceau de sucre ; la respiration n'est plus oppressée, le cœur bat encore avec une fréquence anormale.

23 décembre. — Les conditions générales s'améliorent toujours plus, mais le singe est paresseux et abattu ; poussé à quitter son gîte, il se lève et fait quelques pas, mais il est complètement désorienté ne sachant où aller et errant un peu à droite, un peu à gauche, incertain. Quelquefois en marchant il plie ses pieds ou ses mains, de manière qu'il marche sur leur dos (parésie) ; puis continuant à marcher il les redresse. Je ne juge pas opportun de procéder à un examen méthodique de sa mentalité.

28 décembre. — Il marche bien, ne s'appuie plus sur le dos de ses mains, il se tourne à droite et à gauche, au hasard, ou pour voir des aliments qu'on lui offre ; il présente une légère inflexion du tronc mais quelquefois il se dresse sur ses pieds. Ayant appliqué sous ses paupières les œillères en caoutchouc, on procède à l'examen de la sensibilité, qui se montre très bien conservée dans toutes les parties du corps. Il tressaille lorsqu'on le touche par surprise.

L'ouïe, examinée comme d'habitude avec la méthode du diapason, est nettement conservée. L'examen de la vue, en découvrant tantôt l'un, tantôt l'autre des yeux, laisse quelque doute sur la précision et sur la reconnaissance des objets présentés successivement, ainsi que sur la clarté et sur les distances puisque le singe se trompe dans les mouvements de préhension.

Si je suspends un morceau de sucre à un fil et que je le fasse avancer de dehors en dedans sur le plan horizontal parallèle à l'axe visuel de chaque œil, il tourne l'œil dès que l'objet entre dans le champ visuel normal ; mais tout affamé qu'il soit, il n'avance pas toujours la main pour le prendre ; engourdi, presque indifférent il avance la main avec lenteur, et pas toujours avec une mesure précise de la distance. Il a perdu la vivacité, la malice, la rapidité foudroyante des mouvements qu'il avait dans certaines occasions. L'état est identique des deux côtés du corps.

Lorsqu'il est libre dans la chambre, et arrêté dans un endroit quelconque, si je lui jette un morceau de sucre à droite ou à gauche mais tout près, il le prend et le porte à sa bouche. Si je le lui jette au loin. il le poursuit un peu, puis le perd de vue, et, comme s'il l'oubliait. il reste à mi chemin, ne le cherche plus, et il prend une autre direction. Je suppose qu'il manque d'accomodation, mais il est très difficile de juger s'il s'agit de l'adaptation visuelle, ou d'un défaut d'adaptation mentale à base de mémoire et d'attention.

8 janvier 1908. — La physionomie du singe semble changée, elle a perdu cette vivacité du regard, cet air de curiosité investigatrice et malicieuse qui étaient si caractéristiques chez ce singe. Il se promène dans la chambre où nous restons pendant des heures, pour le surveiller. Quelquefois il s'arrête, ramasse des miettes de pain qu'on lui a jetées mêlées à de petits morceaux de plâtras et il met tout dans sa bouche. Il s'arrête devant une tache jaune du mur, il la touche plusieurs fois, comme s'il voulait enlever le plâtre avec ses doigts. Il bondit sur la fenêtre, mais il ne crie pas, et il y demeure pendant quelques minutes la tête baissée, indifférent, puis il redescend Au moindre bruit il tressaille, s'agite et se blottit dans un coin où il reste pendant longtemps la tête baissée. Puis il se lève, redresse la tête et se promène d'une façon stéréotypée, allant une douzaine de fois, du mur à la porte. Il ne se soucie pas de moi, ni ne cherche à monter sur ma table qui, avant l'opération, était le champ préféré de son activité. Bien qu'à jeun, il ne fait pas de recherches. Je lui ai présenté une petite boîte en fer blanc, contenant deux moitiés de pomme et ayant un côté fermé avec une vitre, à travers laquelle on peut bien voir le contenu ; il l'a prise, l'a tournée et retournée entre ses mains ; avec ses doigts il a tâché de prendre la pomme à travers la vitre. puis il a approché son museau. Il s'en va dans un coin de la chambre, la boîte à la main, s'assied sur ses membres postérieurs, reste plusieurs minutes la boîte entre les mains, la tourne et la retourne, mais n'essaye pas de l'ouvrir. Ce singe meurt par un accident, le soir du 24 janvier.

Autopsie neuf heures après la mort.

On ouvre le crâne, rien de remarquable, sauf les deux brèches au niveau du lobe frontal, fermées par des cicatrices. Les méninges sont parfaitement normales, sauf deux taches perlées au niveau des brèches. Le cerveau apparaît, après un examen soigneux, de couleur normale sans trace de lésions, autres que les lésions expérimentales des lobes frontaux. Celles ci sont presque symétriques. A droite, sur la première circonvolution, la lésion s'étend en arrière, à trois centimètres environ de l'extrémité supérieure de la scissure rolandique. Au milieu elle atteint la marge antérieure de la prérolandique : en bas l'opercule de la deuxième circonvolution est lésé, mais il reste un petit pont par lequel il est uni à la face orbitaire du lobe frontal, parfaitement conservée, et postérieurement avec l'opercule de la rolandique antérieure.

Le pôle du lobe frontal est conservé et rattaché à la première circonvolution frontale par un pont qui forme comme la voûte cachant la lésion ; celle-ci répond en bas à la face interne de l'hémisphère et touche sur un point la première circonvolution frontale et la circonvolution du corps calleux, au niveau du genou de celui-ci qui est intact.

Sur l'hémisphère gauche la lésion est presque symétrique, la portion frontale et préfrontale est presque complètement détachée en avant du sillon préfrontal, le pôle est assez bien conservé et n'est rattaché au reste du cerveau, que par le plan orbitaire qui apparaît normal. La face inter-hémisphérique de la première circonvolution frontale est interrompue par la coupe expérimentale qui descend jusqu'à la circonvolution du corps calleux, 1 millimètre en avant du genou du corps calleux ; en dehors et en bas la lésion atteint presque la marge extérieure du plan orbitaire.

Dans le lobe frontal, des deux côtés, tout le plan orbitaire est épargné, avec, à l'extérieur, une zone de plus d'un centimètre par laquelle le plan orbitaire est uni à l'opercule prérolandique.

Cette observation est intéressante parce qu'elle démontre encore une fois qu'il est bien difficile de détruire tout le lobe frontal et de l'enlever, à moins qu'on ne fasse une brèche beaucoup plus large et qu'on ne découvre tout le champ opératoire. Mais dans ce dernier cas l'opération est beaucoup plus longue et, à mon avis, les petits singes ne survivent pas. Ce singe aussi a traversé pendant quelques jours une phase d'une gravité exceptionnelle et nous n'avons pu le maintenir en vie que par des soins très minutieux. Si la trépanation tombe trop en avant, on peut détacher le pôle et décortiquer une partie de ce qui reste en arrière, mais il reste encore une bonne portion du lobe frontal ; si l'on découvre la zone frontale excitable, avec un peu de la zone rolandique, pour les observations sur l'excitabilité électrique, les limites latérales et le pôle du lobe restent couverts, et par conséquent une partie du lobe frontal demeure intacte et en rapports anatomiques avec le cerveau rolandique et le cerveau postérieur. Il importe de ne pas tuer les animaux sur lesquels on expérimente, et partant on ne peut prolonger l'opération trop longtemps, ni trop élargir la brèche du crâne.

Douzième expérience. — Singe D. C'est le plus gros de la tribu, fort, agile, fier. De sa cellule, il semble protéger tous les autres singes de la tribu qui vivent chacun dans leur cage. Si je m'approche du guichet d'un autre singe et que je lui prenne la main, il regarde attentivement, s'agite, s'emporte, secoue la grille de ses deux mains, et me regarde d'un air menaçant avec une fierté léonine. Si je le regarde d'un air de mépris ou de menace à travers la grille de sa cellule, il recule, ouvre la bouche, montre les dents, ou bien il s'élance contre la grille et la secoue tout irrité et d'un air menaçant ; s'il lui arrive d'avoir dans sa cage un morceau de pain ou une petite pierre, il me les jette. Si l'on emmène un autre singe dans la salle d'observation, il prend des airs protecteurs, regarde furieux, tâche de s'élancer, secoue avec rage les barreaux de la grille et parfois pousse des cris.

23 décembre 1907. — Parmi les morceaux de pomme je lui en donne un trempé dans une solution de quinine. Il s'en aperçoit tout de suite, le prend, l'observe minutieusement, le flaire, me regarde soupçonneux, puis le frotte sur la paille et sur la paroi de sa cellule ; après ces deux opérations il le porte de nouveau à sa bouche, trouve qu'il est encore amer, le jette en l'air, et, comme pour décharger sa colère, il prend à deux mains la paille et la jette en l'air plusieurs fois de suite. Comme je l'ai fait un peu jeûner, il reprend la pomme, l'ouvre et mange délicatement la partie centrale.

Je place sur une grosse pierre qui se trouve devant la grille un morceau de pomme, que ses mains ne peuvent atteindre. Après plusieurs tentatives inutiles il se décide à déplacer délicatement la pierre avec l'intention évidente de l'approcher de lui sans faire tomber la pomme.

J'attache une pomme à un ruban et je la suspends devant la grille de sa cage, à une distance un peu plus longue que son bras. Il fait mille efforts pour l'atteindre, mais il reste presque toujours à une distance de 4 à 5 cm. de la pomme. Comprenant l'inutilité de ses efforts il y renonce et se blottit les mains croisées ; on ne pourrait dire s'il est humilié ou irrité.

Alors j'imprime à la pomme le mouvement du pendule, à la deuxième oscillation, avec une rapidité et une précision merveilleuses il saisit la pomme. Mais l'animal emporte aussi le ruban au fond de sa chambrette, et il s'amuse avec, après avoir mangé la pomme. Je le lui demande en vain.

Alors je lui offre une pomme d'une main et je lui présente l'autre main vide, comme pour demander quelque chose. Après lui avoir demandé deux fois le ruban à voix haute, il a entortillé le ruban, l'a jeté vers moi et je l'ai pris en échange de la pomme. Je mets une pomme sur le haut d'une pierre, à quelque distance de sa grille ; fort comme il est, il essaye à travers les barreaux de secouer la pierre pour faire tomber la pomme. N'y réussissant pas il y renonce. Je lui donne le pied d'une chaise, il s'amuse avec, le roule entre ses mains et le mets hors de la grille, le tenant dans la main. Avec ce pieu il aurait pu faire tomber la pomme (il n'a pas été capable de ce raisonnement). Cependant il a jeté le pieu en l'air dans la direction de la pomme qui est tombée (je n'ai pu comprendre si c'était un raisonnement ou un hasard). J'enveloppe des morceaux de pomme dans du papier rouge et des morceaux de plâtras dans du papier bleu. Après quatre expériences il n'a pas paru se rappeler que le bleu contient du plâtras et le rouge la pomme (est-ce qu'il ne perçoit pas la différence des couleurs ou est ce qu'il oublie ?)

8 janvier 1908. — Je lui ai donné un long bâton avec lequel on l'a corrigé bien des fois. D'abord il l'a mordu, puis il s'est amusé avec. Comme il y avait une pomme sur une pierre à peu de distance de lui ; il a jeté son bâton le faisant tomber sur la pierre où était la pomme ; la pomme est tombée, et d'un mouvement foudroyant, il a mis la main sur la pomme ; m'étant élancé pour m'emparer du bâton, et le mettre hors de la cellule, le singe, avec une grande promptitude, a tiré, de l'autre main, le bâton dans la cellule avant que j'aie pu m'en saisir.

Ensuite il a été amené dans une grande cage à barreaux très rapprochés.

Je pose une pomme près des barreaux, en dehors de la cage. Le singe tâche de passer la main et le poignet à travers les intervalles, mesure la largeur afin de faire passer la pomme par où l'intervalle est le plus grand. Mais, comme celle ci ne passe pas, il s'agite, et essaye à travers tous les autres intervalles, s'arc-boutant aux barreaux et forçant la pomme du dehors en dedans, avec ses mains. N'y réussissant pas, il rouge la pomme tout autour, dans le but évident de la rendre plus petite, pour la faire passer à travers les barreaux de la cage.

J'ai mis des morceaux de pomme dans une bouteille à goulot étroit que je lui ai présentée. Dès qu'il l'a saisie, il a épuisé, avec beaucoup d'anxiété et d'intérêt, tous les moyens pour prendre les morceaux de pomme, tournant et retournant la bouteille entre ses mains et la saisissant avec ses dents. Après bien des tentatives, il a brisé la bouteille et a mangé les morceaux de pomme.

J'ai mis deux pommes dans une boîte en fer-blanc, ayant une petite fenêtre en verre. Aussitôt que je lui ai donné la boîte, il en a ôté le couvercle en un clin d'œil.

Je rapporte les données psychologiques de ce singe parce qu'elles servent à fournir une mesure de l'intelligence et des émotions de cette catégorie de quadrumanes et nous servira aussi à démontrer la nécessité d'examiner attentivement ces animaux, avant et après l'opération. Malheureusement, ce singe si fort, si intelligent et si arrogant est mort 24 heures après l'opération.

TREIZIÈME EXPÉRIENCE. — *8 mars 1908.* — Singe E., mâle ; chloroformisation, après injection de morphine. Trépanation bilatérale, sans graves difficultés et sans hémorragie.

Coupe et renversement de la dure-mère Excitation électrique. Deux ou trois millimètres en avant de la limite de l'aire d'excitation du membre antérieur, l'excitation sur une petite aire de trois millimètres de diamètre produit la dilatation des pupilles, plus forte du côté opposé que du côté homonyme. L'excitation, au-dessus et en dedans, sur le pied de la première circonvolution frontale et vers le bord interhémisphérique, produit des mouvements de la tête du côté opposé. Quelques millimètres au-dessous de l'aire pour la dilatation de la pupille, il existe une petite aire d'excitation pour l'oreille opposée.

Avec le thermocautère au rouge, j'incise le lobe frontal (première et deuxième circonvolution), au niveau du sillon préfrontal, en enfonçant la pointe moins d'un centimètre des deux côtés. Aucun accident. Suture de la dure-mère et des parties molles ; pansement à l'iodoforme et au collodion.

9 mars. — Aucun accident.

11 mars. — Le singe est assez éveillé. Il saisit les morceaux de pomme ou les châtaignes, avec l'une ou l'autre de ses deux mains, indifféremment. Il grimpe sur les barreaux de la cage. Les pupilles sont égales. Le clignement d'yeux normal. Il voit de près et saisit les morceaux de pain ou de pomme, mais il n'en est pas ainsi lorsque ces objets sont loin. A deux mètres de distance il n'aperçoit pas une pomme qui est sur le plancher.

La sensibilité tactile est normale.

Je le mets en liberté, hors de la cage et en compagnie de la femelle G., opérée d'un seul côté. Immédiatement, E. a tâché de s'accoupler avec G. ; ses mouvements sont réguliers, mais il est timide, et il s'est interrompu dès le commencement. Il n'est ni courageux, ni entreprenant. Peu après, il s'est replié sur lui même, et, ayant baissé la tête, semblait dormir.

15 mars. — Les blessures tendent à se cicatriser complètement par première intention, sans donner aucun signe de suppuration. Aucun signe de paralysie, ni du tronc, ni de la tête, ni des membres ; le singe marche, bondit, saisit avec ses deux mains, mâche comme d'habitude, tout à fait comme avant l'opération. De loin il ne voit pas les objets avec précision ; ce phénomène était plus évident les premiers jours après l'opération. Il se montre assez hardi dans la recherche des aliments qui se trouvent dans la chambre, même s'ils sont éloignés de lui. La sensibilité tactile est parfaitement conservée ; si on lui couvre les yeux, et qu'on lui touche légèrement l'oreille, il secoue immédiatement la tête comme s'il était dans des conditions normales. La vue, qui était très incertaine dans les premiers jours, est maintenant bien meilleure. Le phénomène de la peur est toujours très sensible ; si on frappe les mains, même plusieurs fois de suite, il tremble de tous ses membres.

Il erre dans la chambre, comme désorienté. Si on lui donne un morceau de pain trempé dans une faible solution de quinine, il sent la saveur amère et hésite avant de le manger, mais il finit par le cracher (la femelle choisit la partie du morceau de pain qui n'a pas été trempée dans la quinine). Dans un morceau de pomme imbibé de quinine le mâle a senti la saveur amère, mais elle a été mieux perçue par la femelle ; pourtant le mâle a fini par le manger, quoique à contre-cœur ; la femelle, au contraire, après deux essais, l'a jeté définitivement.

— Beaucoup de choses se passent sous les yeux du mâle sans attirer son attention. Même s'il se déplace d'un coin à l'autre de la chambre, il est sans but, sans objectif ; il est aussi indifférent que désorienté. Si l'on jette une pomme sur le plancher, quelquefois il la suit, quelquefois il en perd la trace, pour peu qu'il se trouve éloigné d'elle ; tout se passe comme s'il oubliait de la rechercher ou s'il ne la voyait plus ; tandis que la femelle poursuit la pomme dans tous les cas et la saisit. Il reconnaît aussi les personnes qui d'habitude, lui donnaient sa nourriture et il les suit quelquefois comme pour avoir quelque chose à manger. Mais en dehors de cela, il ne montre aucune activité mentale.

Quelquefois il ramasse de la paille ou un autre petit objet insignifiant : un fil, un peu de papier chiffonné, ce qui rappelle le penchant à collectionner des choses inutiles, qu'on remarque souvent chez les déments. Avant l'opération il n'avait jamais fait cela. Ce qui est plus évident en lui c'est la perte du courage : il ne réagit plus, quelle que soit la chose qu'on lui fasse, même lorsqu'on lui arrache la pomme des mains ; tandis qu'avant l'opération, il réagissait avec un courage et un aplomb impressionnants, quoiqu'il fût enfermé dans sa cage Il n'appelle plus ses camarades comme par le passé ; si on lui jette des miettes de sucre il faut qu'elles tombent dans le champ visuel de son œil et à la portée de sa main, sans cela il ne les voit pas, ou s'il les voit il ne les prend pas. Une fois prises, il les mange avec avidité. Si au contraire on lui jette, tout près, un morceau de craie, il le rompt avec les dents, et garde les morceaux dans la bouche, mais il s'aperçoit de la différence et reste avec l'autre morceau dans sa main. Si une demi-heure plus tard on répète l'expérience avec la craie, il ne se rappelle plus les épreuves précédentes et essaye de nouveau de manger la craie, en casse un petit morceau avec ses dents et le garde longtemps dans sa main, ou enfin le laisse tomber ; tandis qu'avant l'opération il lui suffisait de goûter une seule fois à la craie pour la jeter en l'air ou la frotter énergiquement sur le plancher. Après il ne se laissait plus tromper.

8 avril. — Il n'apparaît aucun phénomène remarquable de déficit fonctionnel moteur ou des sensibilités spécifiques. Le champ visuel ne semble pas diminué ; le cébus aperçoit un morceau de pomme suspendu à un fil qu'on laisse tomber dans la limite extrême de son champ visuel, à droite autant qu'à gauche, et le saisit d'un mouvement rapide et sûr, sans différence remarquable entre les deux côtés. Quelquefois seulement on dirait que la vision est moins claire à droite. Aucune différence de diamètre entre les deux pupilles ; on remarque à peine une différence dans la mobilité des membres supérieurs, en ce sens qu'il se sert plutôt de la main gauche. Mais toutes les fois qu'il lui faut l'aide des deux mains, comme lorsqu'il doit forcer le passage d'une pomme à travers les barreaux de la cage, l'animal se sert avec aisance de la main droite, avec laquelle il exécute des mouvements aussi précis qu'avec la gauche.

25 avril. — On l'amène, sans la chaîne, dans une chambre ; il est très docile, très timide ; il a perdu la souplesse, la vivacité, l'arrogance, le courage qu'il mettait antérieurement dans tous ses actes. Il flâne avec indifférence dans la chambre, ou reste beaucoup de temps replié sur lui-même à un endroit quelconque, dans un coin, sans se soucier de rien, montrant qu'il a perdu surtout cet esprit d'observation, de méfiance, de malice, qui est une caractéristique de la vie mentale de ces quadrumanes.

La sensibilité visuelle est intacte. Toutefois si l'on place un fruit ou un morceau de pain à 3 ou 4 mètres de distance, il ne les remarque pas (manque d'attention ou de pouvoir d'accommodation ?)

Voici une série d'expériences comparatives entre deux autres singes : G, femelle, opérée d'un seul côté ; F. mâle, intact.

Singe E. Il reste indifférent, erre au hasard dans la chambre, ou accomplit des mouvements inutiles, et ne s'intéresse pas à la femelle qui l'appelle et crie dans sa cage sur la terrasse.

Singe G On amène E dans la cage, et le singe G dans la chambre. Celle-ci se montre très attentionnée pour le mâle ; elle bondit sur le parapet de la fenêtre pour voir où se trouve E et se donne beaucoup de peine pour l'épier à travers les vitres.

Singe E. Il est excité et inquiet ; s'il voit un morceau de pomme ou de pain il s'agite et grimpe sur les barreaux de sa cage en faisant des cu'butes. Si je lui présente un quartier de pomme, il avance la main pour le prendre, mais en même temps je cache le quartier dans mon poing fermé et je lui laisse prendre à sa place l'index de ma main. Il s'agite nerveusement autour de mon poing semblant avoir oublié un tour dont il a été la dupe tant de fois, puis il pousse sa main dans mon poing pour saisir la pomme et l'arracher ; il s'obstine sans cesse tremblant de toute sa personne Au contraire après la première tromperie, l'autre mâle F ne fait aucune autre tentative, même si je lui montre la pomme entre les doigts de si près qu'il pourrait facilement la saisir, son attitude qui simule une parfaite indifférence fait comprendre qu'il sent l'offense de la duperie. Chaque fois que je répète l'offre du fruit, je trompe E de la même manière, chaque fois il tombe stupidement dans le piège. Les mécomptes qu'il a eus à de courts intervalles ne lui ont rien appris.

J'ai mis en liberté les deux mâles : le petit F fait la cour au gros E et courant toujours après lui, il cherche à s'accoupler. E reçoit les caresses sans manifester d'affection pour l'autre ; mais il les subit et semble se réjouir beaucoup lorsque F et G cherchent ses puces, ou chatouillent la peau de son cou.

Si à ce moment je jette sur le plancher trois ou quatre morceaux de fruits, même à peu de distance de E, les deux autres singes G et F, se précipitent sur la proie à qui mieux mieux pour la saisir avec les pieds et avec les mains ; E fait une tentative pour atteindre le morceau le plus proche, mais à cause de sa lenteur il est devancé par ses camarades et reste les mains vides. Cette expérience révèle clairement un défaut de jugement, parce qu'il n'a pas prévu que ses deux camarades s'empareraient de la nourriture avant lui ; il n'a pas utilisé son expérience passée ·défaut de mémoire, d'imagination, et de jugement sur la forme de lutte pour la vie) vis-à-vis de la rapidité de ses camarades. Il y a eu aussi, en lui, défaut de charge motrice et à cause de cela son mouvement a été lent et inutile. S'il n'était pas soigné et alimenté il mourrait, étant incapable de lutter efficacement pour s'assurer ce qu'il lui faut pour vivre. Il en est de même dans une autre mesure pour tous les imbéciles humains qui sont inaptes à la lutte pour la vie, s'ils ne sont pas aidés et protégés.

10 mai. — E est devenu agressif, enclin à la vengeance, vorace. Si je donne à la femelle G un morceau de pomme, E s'efforce de le lui arracher quoiqu'il ait joui de ses caresses peu avant. Comme il ne peut pas y réussir, parce que G est dans la cage, il lui mord la queue, puis il la saisit par le dos pour lui enlever la pomme, mais G qui est rusée la met dans sa bouche et de ses deux mains libres se débarrasse de lui. Cela se répète plusieurs fois. Il se lance même contre l'autre mâle ; tout sentiment se tait vis-à-vis de la voracité qui le rend impulsif et agressif. Je jette à E un morceau de pomme, enveloppé dans un papier bleu ; il ne se soucie pas de le prendre, et ne bouge pas de sa place. Je reprends la boule de papier et je la jette tout à fait sous son nez. Cette fois il la saisit, la développe et mange avec avidité le contenu. Peu de temps après, il prend le papier bleu, il en mâche un morceau et l'avale (ce que n'a jamais fait aucun singe normal). Je jette loin à G un paquet semblable. Celle-ci le trouve toujours, le développe et en mange le contenu.

Je mets une assiette de pommes en haut, sur un meuble. E ne fait aucune tentative pour prendre les pommes. G, au contraire, essaye de toutes manières par des tentatives renouvelées, d'y atteindre ; il ne réussit pas parce que le meuble est vitré. Je place une chaise près du meuble. E ne s'en soucie pas, bien qu'il ait peu mangé ; G monte sur le dossier de la chaise et essaye de sauter sur le meuble pour prendre les pommes.

D'habitude la conduite d'E est désorientée, soumise, stupide ; aucun esprit d'entreprise, aucune hardiesse. La conduite de G, au contraire, est la conduite de celui qui agit pour des fins déterminées dans le domaine des perceptions actuelles, et de celui qui formule des jugements d'après sa mémoire et son expérience, profitant de toutes les nouvelles éventualités pour les mettre en pratique.

26 mai (première opération, 8 mars). — Singe G. Comme d'habitude on lui ouvre le crâne de l'autre côté, et sauf une légère hémorragie, il n'y a rien à remarquer L'excitation électrique en avant de la zone frontale ascendante, à une remarquable distance de l'aire d'excitation des membres antérieurs, produit : 1° mouvement des globes oculaires vers le côté opposé ; 2° plus en haut, mouvement de la tête vers le côté opposé ; 3° encore plus en haut et plus en dedans, mouvements plus accentués de la tête vers le côté opposé, et en arrière ; 4° en bas, sous l'aire pour les mouvements des yeux, on provoque des mouvements de l'oreille, plus accentués au pavillon du côté opposé.

Ablation corticale de la partie du lobe frontal qui se trouve en avant de cette zone d'excitation. Suture aseptique.

30 mai. — Pendant quatre jours je n'ai pas observé ce singe. Je l'amène dans la salle d'observation et je le laisse tout à fait libre. Il se cache sous un meuble et là il marche d'une extrémité à l'autre et vice-versa, d'un mouvement uniforme, sans aucun but, inconscient et indifférent aux personnes et aux choses qui se trouvent dans la chambre. Enfin il sort de là, voit la poignée de la porte qui donne sur la terrasse où sont ses camarades, et essaye obstinément de grimper sur la porte pour atteindre la poignée et ouvrir. Il saute, grimpe. toujours avec les mêmes mouvements, atteint la poignée, s'assied dessus et en redescend tout de suite pour recommencer de nouveau 10 ou 12 fois, avec les mêmes mouvements rythmiques stéréotypés, offrant tous les caractères du tic ou de l'automatisme.

30 mai — Singe F, mâle, sain, plus petit qu'E. On l'amène dans la chambre d'opération, attaché à la chaîne. Il est circonspect, saute sur les meubles pour voir ce qu'il y a. Il inspecte la chambre, saute souvent sur le parapet de la fenêtre et regarde sur la terrasse où sont les autres singes et il les appelle. Il voit un morceau de pain posé en haut du meuble à portes vitrées, et cherche par des mouvements étudiés à y grimper pour s'emparer de la nourriture ; après deux tentatives inutiles il abandonne l'entreprise.

Il prend avec rapidité, et avec une grande précision de mouvements des morceaux de pain ou des pommes qu'il trouve partout, sauf lorsqu'on les surveille et qu'on lui fait signe de ne pas les toucher. Dans ce cas, il fait semblant d'avoir abandonné l'entreprise, et, attendant un moment de distraction de celui qui le surveille, s'approche avec ruse, saisit ces morceaux de pain ou de pomme et s'éloigne avec beaucoup de précautions.

Ses mouvements, dans leur grande variété, révèlent une fin, et ressemblent beaucoup à ceux d'un imbécile éréthiste qui surmonte bien des obstacles lorsqu'il s'agit de la recherche des aliments.

Par intervalles de 15 minutes on lui jette, enveloppés dans du papier rouge, d'abord un morceau de craie, puis un morceau de pomme imbibée de quinine et enfin un peu de craie. La première fois il a développé le papier et goûté à la craie, mais l'ayant reconnue, il l'a jetée. La deuxième fois, il a goûté à la pomme rendue amère par la quinine, l'a observée plusieurs fois, l'a goûtée de nouveau, et enfin l'a repoussée ; la troisième fois, bien qu'ayant faim, il est resté indifférent laissant la boule de papier par terre, sans s'en soucier même lorsqu'il passait tout près.

Singe E. — Expériences comparatives avec F (mâle) et G (femelle). Ces trois cébidés mis ensemble, E et G sont indifférents l'un à l'autre, et tous deux au troisième. Celui-ci les suit pendant quelque temps, comme pour provoquer une correspondance amicale, puis, déçu par l'indifférence des deux autres, il saute sur le parapet de la fenêtre, reste quelque temps en observation, puis il crie. Même à cet appel les deux autres restent indifférents. L'un se promène d'un mur à l'autre de la chambre, suivant toujours le même chemin ; l'autre s'est arrêté près du mur et touche plusieurs fois de son index une petite tache comme s'il voulait l'effacer. Je jette par terre des morceaux de nèfles et de cerises ; F quitte d'un saut la fenêtre et ramasse tout ce qu'il peut de nèfles et de cerises, s'aidant des mains et des pieds Il remplit ses bourses buccales avec une rapidité extraordinaire ; les deux autres singes accourent, mais à cause de leur lenteur, ils ne parviennent à saisir que ce que le premier a laissé. Si j'avais laissé tomber sur le plancher 4 ou 5 cerises seulement, les deux singes mutilés n'en auraient attrapé qu'une et avec peine, bien que F (normal) se trouvât sur la fenêtre à plus grande distance. Je jette des morceaux de plâtras par terre. Les deux singes mutilés accourent au bruit, gauchement comme d'habitude ; ils s'emparent de quelques morceaux et hésitent avant de les porter à leur bouche, l'autre n'a pas quitté le parapet de la fenêtre et regarde curieusement la conduite de ses deux camarades (rapidité de perception et précision de jugement ; c'est-à-dire qu'il a perçu la forme des morceaux de plâtras, et le bruit bien différent de celui que produisent les fruits en tombant sur le plancher).

Ce qui surprend le plus c'est que F n'aime plus s'associer à E et à G lesquels ne répondent plus à ses caresses et à ses avances comme font les cébidés, surtout lorsqu'ils sont en captivité. Il en est de même entre les hommes normaux et les imbéciles ; excepté le sentiment de pitié de l'homme normal, auquel se substitue le sentiment de protection ou le sentiment utilitaire, lorsque l'imbécile peut encore, comme on le remarque souvent, rendre service.

Si je surprends ces singes par le son assez aigu d'une trompette qu'ils connaissent déjà, les deux singes mutilés tressaillent et se cachent dans

un coin de la chambre ou près du mur. L'autre, F, après la première sensation de surprise, a dirigé vers moi et vers l'instrument un regard curieux
et interrogatif, puis a regardé attentivement l'attitude craintive de E et
G, avec un air qui m'a semblé être de la pitié pour ces deux singes. Si
E et G, errant au hasard dans la chambre, chacun pour son compte, se
rencontrent, ils s'arrêtent, se touchent, restent peu de temps l'un près de
l'autre, mais ils ne manifestent aucun enthousiasme, aucun de ces gestes ar-
dents de sexualité qu'on remarque chez les couples normaux ; tout au plus
quelques tentatives d'accouplement sans réussite, avec les signes de la brutalité et de la stupidité, suivies de l'abandon, chacun pour son compte, l'un
indifférent à l'autre. Il faut remarquer que F ne s'enthousiasme plus pour
cette femelle, devenue sotte qu'est G.

Et quant aux expériences, point n'est besoin que j'en rapporte d'autres.

En résumé, la psychologie des singes mutilés des lobes frontaux, peut se décrire ainsi :

1° Défaut du pouvoir perceptif, consistant en une perception
partielle des objets du monde extérieur, à laquelle il manque
quelques-unes des qualités spécifiques et différentielles, ce qui
produit la méconnaissance d'objets déjà connus, et d'objets
nouveaux qui ont avec les autres des relations de ressemblance,
d'analogie, etc. Voilà pourquoi quelques objets sont confondus
avec d'autres qui leur ressemblent seulement par la couleur ou
par la forme. Ce défaut perceptif est remarquable et fait que les
singes mutilés n'aperçoivent pas une grande quantité de choses
et de situations, tandis que les animaux normaux observent et
touchent toute chose pour se rendre compte de ce qui existe dans
un endroit déterminé. De plus, tandis qu'un cébus normal perçoit, d'après l'attitude de l'expérimentateur, la réalité ou la fic-
tion d'une menace, la simulation échappe complètement au
singe mutilé chaque fois qu'on répète la menace fictive. La
plaisanterie n'est pas à la portée du pouvoir perceptif du singe
mutilé. Ses perceptions se bornent aux signes les plus grossiers
et aux stimuli les plus forts, toute autre chose restant en dehors
du champ perceptif.

2° La mémoire, faible et infidèle, est extrêmement réduite,
non seulement pour les acquisitions récentes mais aussi pour
les anciennes. Le singe mutilé n'utilise pas son expérience
passée ; il répète toujours les mêmes actes, sans mettre à profit
ce que lui a appris l'action précédente, et sans rien essayer de
nouveau pour atteindre un but déterminé.

Lorsque, plusieurs fois de suite, il se laisse tromper par moi, qui lui donne mon doigt à la place du fruit ou du morceau de sucre avec lequel je l'ai alléché, cela signifie qu'il ne se rappelle pas l'inutilité de ses actions et qu'il ne s'aperçoit pas du ridicule où il tombe, et auquel, au contraire, les cébus normaux sont très sensibles.

Lorsqu'il prend une cerise, rendue amère par la quinine, et qu'il la porte à sa bouche sans aucun soupçon, comme il a fait le jour précédent, cela indique le réflexe immédiat aux impressions et l'absence de souvenirs de situations semblables ou analogues. Les singes mutilés, n'utilisant pas leur expérience passée, ont perdu, par conséquent, ce pouvoir biophilactique qui guide les êtres dans la vie à travers les difficultés interposées par le milieu physique et par les êtres avec lesquels ils vivent.

3° Le pouvoir associatif est fortement diminué ; le domaine de la connaissance et des acquisitions si grand chez le singe normal, dans les différentes circonstances de sa vie, et surtout pendant la captivité qui lui demande de nouvelles adaptations, est soustrait ou fermé au singe mutilé. Son jugement est pauvre et immédiat, souvent erroné, faute d'éléments de comparaison ; nous le voyons lorsque le singe mutilé s'arrête pour ramasser des morceaux de plâtras, des brins de paille ou des feuilles mortes, ou lorsqu'il s'arrête devant une tache du mur qu'il s'obstine à toucher du doigt (défaut de perception et d'association, car la faculté de reconnaître est faite d'associations).

Ce qui est peut-être le plus intéressant c'est le manque complet de toute initiative chez les singes sur lesquels l'opération a réussi. Les mouvements que ces animaux accomplissent, manquent d'un but évident ; ils sont l'effet d'impulsions internes qui deviennent des automatismes, ou ce sont des réflexes immédiats à de simples sensations lesquelles ne trouvent pas un champ d'association ou de coordination pour atteindre un but déterminé.

Le singe qui sautait sur la fenêtre pour appeler ses camarades, saute sur la fenêtre même après l'opération, mais il n'appelle personne. La vue du parapet détermine en lui le réflexe du saut, mais il lui manque le but qui ne se représente plus dans le point focal de sa conscience.

L'autre singe voit la poignée de la porte, mais le processus mental s'arrête à la vue du blanc de la poignée, et l'animal n'essaye pas de tourner pour ouvrir, mais il s'assied dessus. Évidemment, toutes les autres images nécessaires à la détermi-

nation d'une série de mouvements coordonnés pour un but déterminé lui ont fait défaut. Aucun singe opéré n'a montré posséder ce pouvoir régulateur et inhibiteur qu'il possédait avant
l'opération. Se cacher derrière un sofa, pendant un temps plus
ou moins long, épiant l'occasion et profitant du moment opportun pour s'emparer des fruits qui étaient sur la table devant
laquelle j'étais assis, est un acte qui a pour base l'association
et la détention, — dans le point focal de la conscience, — du
but à atteindre. Sauter sur la table et s'emparer, avant tout, de
la baguette, pour prendre ensuite, impunément, des fruits, c'est
l'expression d'une série de raisonnements tendant à parvenir au
but avec le moindre risque possible. Cette attitude de fière indifférence que prend le singe normal après avoir été trompé une
ou deux fois, est le résultat de raisonnements et de sentiments
à base de mémoire et d'association, qui sont absolument impos-
sibles au singe mutilé. La contrainte que s'impose le singe normal
après avoir été trompé, même lorsque l'expérimentateur lui
offre un aliment dont il est friand, doit être comparée à la
conduite de l'autre singe qui répète stupidement dix à vingt
fois les mêmes mouvements pour obtenir un morceau de sucre
ou un fruit, révélant son incapacité à utiliser l'expérience passée.

Le singe mutilé manque de ce sentiment de soi, que nous
appelons dignité, et que je ne saurais qualifier autrement chez
le singe qui, bien qu'affamé, tourne les yeux et la tête de l'autre
côté lorsqu'on lui fait une offre qui lui semble cacher encore le
même piège dans lequel il se souvient être tombé et dont il se
sent offensé. C'est là une véritable inhibition d'un caractère tout
à fait humain. Mais si, en même temps, il sait dominer l'impulsion instinctive devant l'aliment qu'il désire, et s'il sait attendre
le moment opportun pour l'arracher des mains de l'expérimentateur, avec un air de satisfaction, il donne des preuves non seulement d'inhibition mais aussi de préméditation (fantaisie).

Ce n'est pas le cas de parler de processus logique d'une série
de notions qui ne peuvent être manifestées que par le langage.
Mais il s'agit certainement d'un processus logique à base de
souvenirs, de représentation, d'imagination dans la petite
enceinte de la vie mentale des cébus.

4° La mutilation des lobes frontaux produit une modification
non moins remarquable dans les manifestations émotives et
sentimentales de la vie des cébus. Il est bon de distinguer les
émotions primitives (surtout la peur irraisonnée et illogique, que
j'ai remarquée chez la plupart des singes mutilés) d'avec les

sentiments ou émotions d'ordre plus élevé. Le désir de satisfaire la faim et la soif persiste avec d'autres besoins organiques. L'entêtement du singe mutilé pour ouvrir mon poing où il a vu, un moment avant, un morceau de sucre, montre l'intensité du désir dont la déception plusieurs fois renouvelée par la tromperie n'a pas suggéré de changement de méthode. Le fait de courir après les aliments (à part la lenteur, en comparaison des singes sains) montre que la perception immédiate d'une substance alimentaire suscite le désir et les mouvements relatifs, sauf l'infériorité dans la lutte contre les camarades. Ce qui manque complètement, après les mutilations frontales, ce sont les sentiments les plus élevés, qui représentent une complication des primitives émotions, avec des facteurs nombreux et nouveaux. L'amitié, la reconnaissance, la jalousie, le sentiment de maternité, celui de protection, celui de domination et d'autorité, le sentiment surtout de sociabilité, celui de sa propre dignité, celui du ridicule, tout cela disparaît après la destruction des lobes frontaux. Restent les émotions primitives, quelquefois même intensifiées, mais inaptes à la lutte pour la vie, dans laquelle ces êtres inférieurs succombent. Nous reviendrons sur les émotions et les sentiments, dans un des chapitres suivants.

5° La conduite, dans tous les cas, s'est montrée incohérente. Cette incohérence a son origine dans le manque d'imagination et de mémoire, dans l'incapacité de se représenter un objectif et de l'arrêter dans le point focal de la conscience. L'incapacité de rappeler autour de ce point les images corrélatives qui, suivant la loi hédonistique, gouvernent la conduite et sont nécessaires pour formuler les jugements et régler la conduite elle-même, explique l'incohérence de ces êtres mutilés de la sorte. Le tonus psychique est déprimé ; la torpeur et la stupidité dominent.

Je ne puis m'empêcher d'attirer l'attention sur les stéréotypies et sur les tics. Dans l'histoire de quelques-uns de ces singes j'ai cité plusieurs exemples de stéréotypies et de tics, tels que nous les observons fréquemment chez les fous, et surtout chez les imbéciles et chez les idiots. On sait que les tics sont un phénomène de dégénérescence, parce que les centres nerveux se soustraient aux pouvoirs régulateurs et à la discipline des centres supérieurs. La fréquence de ces phénomènes, parmi les imbéciles et les idiots, montre la grande analogie de leur origine, car ils dérivent évidemment d'une insuffisante évolution des lobes frontaux chez les imbéciles, ou de la destruction des organes frontaux chez les animaux en expérience.

CHAPITRE VI

La zone corticale excitable du lobe frontal et sa signification

Les phénomènes provoqués par l'excitation électrique du lobe frontal ont une origine obscure, et l'explication n'en est pas aisée.

Je dois dire d'abord que, chez le singe, entre la zone motrice (circonv. frontale ascendante) et l'aire excitable du lobe prérolandique, on trouve une mince bande irrégulière, inexcitable, dont l'étendue varie d'un individu à l'autre. En avant de cette bande, et en arrière du sillon préfrontal, (chez quelques individus sur le bord antérieur) on trouve une aire excitable, dans l'ordre qu'on lira ci-après.

Hitzig (1) a observé des mouvements combinés de la tête et des yeux, en excitant, chez le chien, l'aire présigmoïdale.

Comme ces mouvements sont combinés, il a cru pouvoir en déduire qu'ils n'étaient pas l'effet de représentations particulières, mais plutôt qu'ils dépendaient de l'excitation des organes de coordination. Il a supposé aussi, par analogie, qu'il existe sur l'écorce du cerveau un centre pour les mouvements isolés des yeux, et qui aurait une dignité analogue à celle des autres centres corticaux.

Ferrier (2) a mieux défini, chez le singe, une aire (la 12e) qui comprend la moitié ou les deux tiers postérieurs des circonvolutions frontales supérieure et moyenne, dont l'excitation provoque l'ouverture des yeux, la dilatation de la pupille, et la dé-

____

(1) V. le volume : *Untersuchungen über das Gehirn*. Berlin 1904.
(2) *The functions of the Brain*, 2e édition, 1886.

viation de la tête et des yeux vers le côté opposé. Dans trois cas seulement, en excitant la région préfrontale, au moyen du courant électrique, il a pu obtenir des mouvements isolés des globes oculaires vers le côté opposé.

Il a obtenu d'identiques mouvements des yeux du côté opposé, en excitant les aires marquées par les numéros 13 et 13¹ (les deux branches du girus angulaire), avec cette différence que les mouvements des globes oculaires étaient dirigés en haut si l'on excitait les points marqués par le numéro 13, et en bas si l'on excitait l'aire 13¹. Il a observé que la pupille se contracte ordinairement par l'excitation de ces aires (13 et 13¹) comme lorsque les yeux tombent sous l'influence de la lumière.

Luciani et Tamburini (1) ont observé la dilatation de la pupille au lieu du rétrécissement. Ferrier attribue peu d'importance à ce phénomène, puisque, d'après son opinion, on peut obtenir le rétrécissement ou la dilatation, suivant que l'animal en expérience se trouve en état de sommeil ou de veille avec les yeux ouverts.

Horsley et Schäfer (2) ont mieux défini sur le lobe frontal du singe, une aire placée au-devant du sillon préfrontal, dont l'excitation provoque la déviation des yeux et de la tête, vers le côté opposé.

Bechterew (3) est arrivé à isoler, chez les singes, une aire du lobe frontal dont l'excitation provoque les seuls mouvements des yeux, sans déviation de la tête.

Bechterew (4) a trouvé en outre, sur le pied de la deuxième circonvolution frontale, chez le singe, un centre particulier pour la divergence des yeux. L'excitation de ce point produit une légère élévation de la paupière supérieure, dilatation de la pupille et divergence des yeux.

Il rappelle que déjà vers 1885-86 il était arrivé, avec Mislawski, à provoquer une importante dilatation de la pupille et de l'exophtalmie chez les chiens, en excitant, au moyen d'un faible courant faradique, la partie interne des rameaux antérieur et postérieur du girus sigmoïdal. Plus tard, les mêmes faits ont été constatés sur le singe ; en excitant la partie postérieure de

---

(1) *Su i centri psico-sensorii corticali* « Rivista sperim. di Freniatria », 1879.

(2) *A record of exper. upon the functions of the cerebral cortex.* « Phil Trans », 1888.

(3) *Ueber die Ergebnisse der Untersuchungen der Erregbarkeit des hintere Abschnittes des Stirnlappens.* 1889.

4) *Die Functionen der Nervencentra*, 3 Heft, 1911.

la 2e circonvolution frontale on a obtenu la dilatation de la pupille, accompagnée d'une série d'autres mouvements tels que l'ouverture de l'œil, et les mouvements, en dedans, de la troisième paupière, et précisément le même mouvement qu'on remarque en excitant le sympathique au cou.

LEVINSOHN (1) a pu observer la dilatation de la pupille, en excitant différents points du manteau cérébral, tels que la région occipitale, la sphère visuelle et celle des mouvements oculaires ; mais il nie l'existence d'un centre isolé pour la dilatation de la pupille.

PEARSON (2), dans plusieurs recherches sur les chiens et les chats, a obtenu la dilatation de la pupille du côté opposé, mais aussi du côté homonyme, quoique d'une façon moins sensible, en excitant soit le lobe occipital, soit la région frontale. Selon cet auteur, si l'on coupe le sympathique au cou, on affaiblit, mais on ne supprime pas la dilatation de la pupille.

Les zones indiquées et dessinées par les auteurs cités plus haut et par d'autres, ne correspondent pas parfaitement ; mais cela ne diminue pas la valeur du fait qui reste ainsi confirmé.

Dans la dernière édition de l'œuvre de STEWART (3), par exemple, les centres moteurs des yeux, chez les chiens, sont placés sur la partie antérieure de la seconde circonvolution externe, celle qui se recourbant en dessous et en avant, embrasse et enveloppe le girus sigmoïdal. C'est la limite postérieure de cette zone que j'ai indiquée (4) comme faisant partie de l'aire visuelle du chien, puisque son excitation produit la contraction des paupières, organes protecteurs de l'œil, tandis que sa destruction produit l'amblyopie du côté opposé. Cette aire coïncide presque avec l'aire du facial ; certainement ces deux zones se touchent. Le centre de la dilatation de la pupille est indiqué sur le rameau antérieur du girus sigmoïdal, plus près du sillon crucial. Sur le cerveau du chimpanzé, SHERRINGTON et GRUNBAUM (5) ont trouvé que la zone d'excitation oculaire est placée très en avant, sur la face externe du lobe frontal et séparée de la zone motrice par

---

(1) *Ueber die Beziehungen zwischen Grossirnrinde und Pupillen*. « Zeitschrift Augenheilk ». 1902.

(2) *On the dilatation of the pupil* « Collecta papers of Physiolog. laboratory » 1903.

(3) *A manual of Physiology*. 5 édit.

(4) BIANCHI. *Le compensazioni funzionali del mantello cerebrale*. « La Psichiatria, la Neuropatologia », ecc. 1883 e « Rivista sperim. di freniatria ». 1882.

(5) *Observations on the Physiology of the cerebral cortex of the anthropoid apes* « Proc. Roy. Soc. » vol. I, LXXI.

une bande inexcitable ; tandis que Horsley et Beewor (1) ont trouvé chez l'orang-outang l'aire d'excitation des muscles oculaires en avant du sillon préfrontal, au centre presque du lobe frontal.

Schäfer (2), qui dans son œuvre classique de Physiologie traite, avec une grande compétence, la plupart des questions qui ont trait au système nerveux, consacre peu de lignes aux effets de l'excitation électrique de l'écorce sur la pupille. Il accepte les résultats des expériences de Ferrier et d'autres expérimentateurs. Les faibles excitations ne produiraient, selon l'auteur, aucune modification des pupilles, si ce n'est lorsqu'elles tombent sur les régions de l'écorce qui sont connexes aux mouvements de la tête et des yeux. Cette affirmation ne correspond pas précisément aux résultats de mes recherches et de celles d'autres expérimentateurs.

Les régions dont l'excitation produit les mouvements de la tête et des yeux, avec ouverture des paupières de l'œil opposé à l'hémisphère excité, sont au nombre de deux : 1° cette partie déjà indiquée, placée au-devant de la zone motrice, et 2° l'aire indiquée comme zone visuelle, sur le lobe occipital. Il faut ajouter que l'excitation d'un point de la 1re circonv. temporale qui peut provoquer des mouvements de la tête et des yeux (quand le courant est très intense, selon mes observations) produit aussi un rétrécissement des pupilles. Les mouvements conjugués des yeux latéralement en haut, ou latéralement en bas, avec déviation de la tête, ont été beaucoup mieux définis, comme dépendant de territoires différenciés de ladite zone, par Schäfer et Mott (3) qui ont expérimenté sur une espèce de circopithèque ; le cerveau du macaque semble moins différencié. Les effets les plus remarquables de l'excitation ont été obtenus sur l'aire correspondant à l'angle du sillon préfrontal. L'excitation de la marge postérieure de cette zone produit aussi une rotation et un redressement ou rétraction de l'oreille opposée, quelquefois même de l'oreille du côté homonyme.

Sherrington (4) affirme que cette aire frontale exerce aussi une action inhibitrice sur les muscles oculaires antagonistes, et

(1) *A record of the results obtained by electric exitation of the so called motor cortex in the Ourang. (Simia Satyrus)* « Philos. London » 1890.

(2) *Text.-Book of Physiology* 1890.

(3) *Brain*, 1890.

(4) *Further researches on eye's movements* « (The Journal of Physiology) » 1894-1895.

que, en tous cas, les résultats obtenus ne doivent être attribués
ni à la zone analogue du lobe frontal de l'hémisphère opposé,
ni à la zone des mouvements conjugués de la tête et des yeux,
laquelle se trouve sur le girus angulaire, dans le lobe occipital
et dans la première circonvolution temporale.

Expérimentant par intervalles sur le lobe frontal des singes
(cébus), j'ai toujours remarqué, au devant de la zone motrice
des membres, une aire presque parallèle à la première, mais séparée de celle-ci par une mince bande, large de quelques millimètres seulement, plus étendue en haut, beaucoup moins en bas,
sur laquelle sont disposées, dans un ordre déterminé, les circon-
férences excitables. Ces points ne correspondent pas chez tous

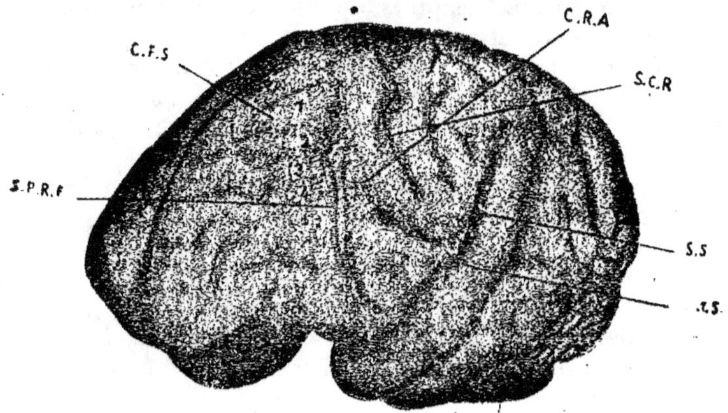

Fig. 56. — Cerveau de cébus

S.P.R.F. Sillon préfrontal. — C.F.S. Circonvolution frontale supérieure. —
C.R.A. Circonvolution rolandique antérieure. — S.C.R. Scissure rolandique. — SS. Scissure de Sylvius. — C. T. S. Circonvolution temporale
supérieure.

les individus ; on trouve une différence plus ou moins grande,
dépendant de plusieurs circonstances, dont quelques-unes ont
été contrôlées (1).

La figure annexe (fig. 51) montre les aires excitables, disposées l'une après l'autre, selon la plus grande fréquence des résultats et la somme des différences individuelles chez les cébus supérieurs :

_____

(1) L. Bianchi *Sur la signification de l'aire corticale du lobe frontal*, etc.
« Archives italiennes de Biologie ». Tome LXVI. fasc. III, 1916-17.

1° mouvements latéraux de la tête seulement : contraction des muscles de la nuque du côté opposé, et quelquefois du tronc ;

2° contraction conjuguée des muscles de la nuque et des yeux du côté opposé ;

3° déviation exclusive des yeux avec dilatation de la pupille ;

4° dilatation seulement de la pupille du côté opposé, et, pour peu que le courant soit plus fort, dilatation de la pupille du côté homonyme ainsi que déviation des yeux du côté opposé ;

5° mouvements de l'oreille du côté opposé (avec un courant plus fort on obtient aussi des mouvements de l'oreille du côté homonyme, mais ces mouvements sont moins étendus).

La destruction de cette aire ne produit pas la paralysie des muscles oculaires externes, ni ne supprime les réflexes de l'iris. Dans les premiers jours on observe, il est vrai, une déviation conjuguée de la tête et des yeux vers le côté de la lésion ; mais, si celle-ci n'est pas très étendue, et si l'on épargne l'aire de la nuque et du tronc, ce phénomène, accompagné souvent de mouvements de manège, ne dure que quelques heures, un jour tout au plus. La seule mutilation bilatérale des lobes frontaux produit la limitation temporaire des mouvements de la pupille et des yeux. Cette limitation dure plusieurs jours ; aussi la physionomie prend-elle un caractère d'immobilité et le regard est-il terne, comme si l'animal regardait dans le vide. C'est un tel aspect qui a suggéré à Ferrier le concept dont nous avons parlé.

Il semble donc avéré que l'excitation électrique de quelques points de l'écorce du lobe frontal produise séparément, des mouvements des yeux, vers différents méridiens avec dilatation de la pupille ou bien en excitant une aire distincte, dilatation isolée de la pupille sans mouvements des yeux.

Voici un fait, tant de fois confirmé, dont l'interprétation n'est pas aisée : certains points d'excitation provoquent des mouvements des yeux, des pupilles et des oreilles, qui sont analogues, et en apparence complètement semblables, aux mouvements qu'on peut obtenir en excitant les aires sensorielles respectives, sur le lobe occipital, sur le girus angulaire et sur la première circonvolution temporale. Il ne s'agit pas de cercles de diffusion de l'excitation électrique puisqu'il suffit d'un petit déplacement de l'électrode excitateur pour obtenir des effets divers, et puisqu'il a été depuis longtemps prouvé que l'isolement des diverses zones d'excitation, au moyen de la coupe circulaire, isolant chaque aire, ne modifie pas le résultat de l'expérience si l'on répète l'excitation (1).

BECHTEREW, d'autre part, a incisé profondément l'hémisphère cérébral en avant de l'aire visuelle, et après l'opération il a également obtenu les mêmes mouvements des yeux et la dilatation de la pupille en excitant l'aire frontale.

La dilatation des pupilles ne peut pas être attribuée au sympathique puisque le phénomène persiste après la section du sympathique au cou, après la section de la moelle épinière à la hauteur de la première vertèbre cervicale et même après la section des tubercules quadrijumeaux postérieurs.

On ne peut parler de réflexes non plus, parce que l'unique réflexe qu'on pourrait raisonnablement invoquer serait le réflexe dolorifique, à cause de l'excitation des rameaux méningés du trijumeau. Mais cette hypothèse aurait une base de vraisemblance si l'on employait des courants très forts. Dans ce cas interviendrait la loi qu'ont formulée FRANCK et PITRES c'est-à-dire que tous les courants capables de provoquer l'accès épileptique, lorsqu'ils sont appliqués sur une partie quelconque du manteau cérébral, produisent en même temps la dilatation de la pupille.

Au contraire, il résulte de nos expériences que le courant relativement très faible, non seulement ne provoque pas de contractions épileptiques, mais produit le phénomène de la dilatation de la pupille uniquement lorsque les deux électrodes tombent sur une petite aire déterminée, au-dessus de laquelle la même excitation électrique produit le mouvement des globes oculaires, tandis qu'au-dessous elle produit le mouvement de l'oreille. La même excitation, si on la porte plus en arrière sur le girus précentral, produit des mouvements déterminés du membre supérieur, tandis qu'elle reste sans effet si on la porte plus en avant.

On pourrait invoquer le réveil et la représentation d'images visuelles projetées dans l'espace, une espèce d'hallucination provoquée par l'excitation électrique de cette petite aire.

Une telle hypothèse, vraisemblable pour l'interprétation des mêmes phénomènes provoqués par l'excitation électrique du girus angulaire et du lobe occipital chez les singes, ne peut être appliquée au lobe frontal pour lequel nous devrions admettre une seconde aire de formation et de conservation, ainsi que

(1) BIANCHI. *Sul significato della eccitazione elettrica della corteccia cere-brale.* « Il Movimento Med. Chir, » Napoli, 1881.

de reproduction des images visuelles, ce qui est en contradiction flagrante avec tout ce que nous savons, aujourd'hui, au sujet des aires sensorielles. Mais les deux considérations suivantes suffisent pour exclure une telle hypothèse :

1° L'aire d'excitation pour la dilatation de la pupille est très limitée. Les auteurs qui, dans leurs publications, parlent d'une aire beaucoup plus étendue sur le lobe frontal, ont employé assurément des courants très forts ;

2° On ne comprend pas le *bis in idem* ; nous devrions admettre la même chose pour l'aire auditive, puisque l'excitation électrique de l'aire frontale produit des mouvements de l'oreille, comme ceux que provoque l'excitation électrique de la première circonvolution temporale, et l'on ne comprend pas ces duplicata réduits des aires sensorielles sur le lobe frontal. Le fait est que dans tous les cas, la destruction du lobe frontal, y compris le centre des mouvements oculaires, des pupilles et de l'oreille, n'a jamais produit la parésie des appareils moteurs des sens respectifs, ni la privation permanente de la perception ou de la reconnaissance. Il est vrai que des désordres visuels très semblables à ceux qui sont consécutifs à la destruction du lobe occipital chez le singe et chez le chien, ont été remarqués après l'ablation des lobes frontaux. Mais ces phénomènes sont souvent passagers, disparaissent dans le courant de quelques semaines, et souvent il ne reste aucun déficit perceptif chez les animaux opérés. Donc, cette hypothèse non plus ne résiste pas à la critique.

BECHTEREW (1) avance comme interprétation vraisemblable que la dilatation de la pupille est un concomitant de l'effort d'accommodation, coïncidant avec des phénomènes qui dérivent du sympathique.

Les phénomènes provoqués par l'excitation corticale ressemblent beaucoup à ceux que produit l'excitation du sympathique au cou (dilatation de la pupille, exophtalmie, adduction de la troisième paupière) ; et, puisque GRÜNHAGEN et BESSAU ont trouvé que, même après la coupe du sympathique au cou, l'excitation de certains points de l'écorce reproduit la dilatation de la pupille on ne peut nier l'action de l'écorce, indépendamment de l'action du sympathique.

D'autre part, BRAUNSTEIN (2) soutient que la dilatation de la

---

(1) Loc. cit.
(2) Zur Lehre von der *Innervation* der Papillenbewegungen. Charkow, 1895.

BIANCHI. *La Mécanique du Cerveau.*   17.

pupille est produite exclusivement par l'action inhibitrice de l'excitation corticale sur les noyaux de l'oculo-moteur commun.

Je formule l'hypothèse que les mouvements des yeux, de la pupille, de l'oreille peuvent être liés à un autre ordre de phénomènes psychiques d'un degré plus élevé, coïncidant avec le mécanisme de l'attention (je pense même qu'un jour peut-être on découvrira aussi les mouvements des organes, de l'odorat et du goût qui sont des sens assurément moins intellectuels et plus inhérents aux instincts, et par conséquent, moins représentés sur le lobe frontal).

Il n'est pas nécessaire de rappeler ici ce que les psychologues, d'autre part, ont déjà démontré, c'est-à-dire la distinction des perceptions en perception sensorielle et immédiate, involontaire, et perception volontaire associée au mécanisme de l'attention (l'aperception de Wundt). Dans la perception sensorielle involontaire le mouvement de la tête et des yeux ou celui des yeux seulement, les mouvements de la pupille et des yeux sont de vrais réflexes ou des mouvements d'adaptation perceptive se produisant immédiatement après les modifications apportées par le stimulus lequel rejoint son propre champ cortical en suivant ses voies ordinaires. Dans la perception volontaire, par contre, c'est un mécanisme bien plus compliqué qui entre en jeu, et dont les éléments les plus importants sont : l'intérêt de l'examen d'une chose présente, ou bien la perception de quelque chose qu'on attend ; la fixation ou l'immobilisation dans le point focal de l'objet de la perception ou de la préperception ; la réévocation des images (souvenirs) jointe à l'objet de la perception en tant qu'elle reflète l'expérience passée, la curiosité, la préoccupation, sur la base de l'expérience passée, etc. Voyez le pointer, suivant le chasseur à peu de distance ; son allure est prudente et attentive ; il fixe son regard scrutateur sur la proie dont il a désormais découvert la piste, il s'arrête immobile fixant du regard la bête, dès qu'il l'a aperçue dans les anfractuosités du terrain ou dans le fourré où elle se cache ; tout cela constitue chez le chien un mécanisme beaucoup plus complexe que dresser les oreilles, lever la tête et les yeux ou les tourner vers le côté d'où est parti le bruit qui trouble son sommeil. La curiosité toujours en éveil du singe, pour tout ce qui frappe nouvellement ses sens ; l'examen auquel il soumet les personnes, les objets, les aliments ; l'attention qu'il met à vaincre de nouvelles difficultés par son regard perçant, mobile, éveillé plein de malice, de soupçon, de désir, tout cela sollicité par les préperceptions et accompagné d'une surprenante mobilité de la pupille, voilà des faits étroitement liés entre eux.

Dans tout cela on ne peut voir un réflexe simple ; il s'agit d'une perception attentive, d'une préperception, d'une expérience nouvelle se combinant avec l'expérience passée, ainsi qu'avec l'évocation des souvenirs et avec la représentation d'images semblables ou analogues.

Or, je pense, qu'un tel assemblage d'émotions, de représentations, d'expériences et de volonté n'est pas séparable des mouvements pupillaires. Comme certains phénomènes organiques sont intimement liés avec la représentation respective dans les émotions de plaisir ou de douleur, en sorte que certains physiologistes ne peuvent concevoir l'émotion comme séparée ou séparable des phénomènes organiques, ainsi je crois que les processus mentaux ne peuvent être séparés de quelques phénomènes moteurs concomitants, émanant de cette partie du manteau cérébral qui est voisine du champ le plus spécifiquement actif.

Ce ne sont pas les mêmes choses : comme le fait subjectif de la peur et les différentes images et les perceptions de la peur sont autre chose que le frisson, la constriction des vases, la sécrétion de l'urine, etc., phénomènes organiques inséparables de l'émotion causée par la peur, ainsi les mouvements capillaires plus que tous les autres, mais après les mouvements oculaires, sont étroitement liés avec le mouvement de la pensée qui parcourt, dans tous les sens, les espaces infinis d'où l'observation et l'imagination tirent leur immense matériel de construction.

Quelques expériences sur l'homme confirment l'existence d'un centre frontal de la dilatation de la pupille.

Je n'ai pas l'intention de m'arrêter sur les expériences de Haab (1) Pilz (2) Bunke (3) Bechterew (4) qui tendent à établir des réflexes mentaux de la pupille en rapport avec l'attention qui est volontaire. Dans quelques cas on aurait même rencontré la dilatation volontaire de la pupille.

Quelques observations que je fais depuis plusieurs années et que je résume, semblent démontrer l'association de la dilatation de la pupille avec quelques mouvements volontaires du facial.

---

(1) Haab. *Der Hirnrindenreflex der Pupille* « Arch. f. Augenheilk ». 1902.
(2) Pilz. *Ueber Ausmerksamkeitsreflexe der Pupillen.* « Neurol. Centralb. » 1899.
(3) Bunke. (Citato da Bechterew).
(4) *Locut. cit.*

Je place l'individu en face de la lumière ; j'abaisse ses paupières avec les doigts et puis je les soulève isolément ou les deux à la fois ; on obtient ainsi le réflexe bien connu de la constriction de la pupille moins étendu quand on soulève une seule paupière, plus étendu quand on les soulève ensemble. Ainsi nous reproduisons le réflexe à la lumière. Si au lieu d'abaisser les paupières du sujet, avec les doigts, je l'invite, dans la même position, à fermer volontairement les paupières et à les serrer avec force, et que je lui donne ensuite le signal de les ouvrir avec force, on surprend, au moment de l'ouverture, une forte dilatation des pupilles, qui rapidement se resserrent à la lumière pour reprendre tout de suite après, en se dilatant de nouveau, le diamètre moyen qu'elles ont d'habitude au même degré d'intensité lumineuse.

La plus grande dilatation de la pupille s'obtient donc, non seulement par l'obscurité, mais encore en fermant volontairement et avec effort les paupières, ou bien en ouvrant l'œil rapidement et largement, et à cette dilatation fait suite immédiatement le rétrécissement produit par la lumière (réflexe) (1). Chez quelques individus seulement, la fermeture forcée et volontaire des paupières produit le rétrécissement de la pupille. Dans un cas, comme dans l'autre, il s'agit de mouvements volontaires de la pupille, associés à des mouvements de l'orbiculaire des paupières.

Autre expérience à la portée de tout le monde : comme dans les expériences précédentes je mets le sujet face à une lumière peu intense, et je me place devant lui, le dos à la lumière. Je l'invite à regarder un petit objet posé à la distance de 3o à 4o

---

(1) Le Dr A. WESTPHAL (*Ueber ein bisher nicht beschriebenes. Pupillen Phäno men* «Neurologischen Centralblatt » 1899) affirme que lorsqu'on contracte énergiquement l'orbiculaire des paupières on remarque un rétrécissement (Verengerung) de la pupille de l'œil correspondant. PIERRE MARIE, (*La pratique Neurologique*) aurait observé le même phénomène (rétrécissement des pupilles en fermant, avec effort les paupières, et dilatation au moment de la réouverture) chez 4r pour cent des tabétiques. J'ai poursuivi mes expériences sur un grand nombre d'hommes sains, ou tout au plus neurasthéniques, et sur un nombre très élevé j'ai observé le phénomène tout à fait opposé. Dans ces derniers temps, ayant recherché ce phénomène chez les tabétiques, j'ai observé que l'inversion du fait physiologique ne se produit pas, mais on constate une torpeur pupillaire. Il est certain que lorsqu'on fait fermer avec effort les deux yeux, on surprend presque toujours, lors de la réouverture des paupières une forte dilatation de la pupille qui se rétrécit immédiatement pour se dilater de nouveau, d'une manière limitée, tout de suite après le premier rétrécissement. Ce phénomène prouve que l'effort volontaire de l'orbiculaire des deux paupières coïncide avec la plus forte dilatation de la pupille.

centimètres et je regarde attentivement le diamètre de la pupille ; ensuite je l'invite à penser à sa maison lointaine et en même temps à regarder l'objet : les pupilles se dilatent légèrement.

Il n'y a donc plus de doute : les mouvements de dilatation et de rétrécissement de la pupille sont étroitement liés aux processus mentaux tels que l'attention, l'imagination, l'évocation. Naturellement ces résultats sont plus remarquables chez les sujets doués de plus d'intelligence, de volonté, d'imagination prompte et qui ont de la déférence pour l'expérimentateur. Quelquefois il faut une certaine éducation. Les individus à iris clair sont plus sensibles que les individus à iris foncé.

Troubles de la vue chez les chiens et chez les singes mutilés des lobes frontaux

Un des phénomènes qu'on remarque fréquemment, ainsi qu'il apparaît d'après les expériences susmentionnées, à la suite de l'extirpation du lobe frontal, est l'altération de la vue sous forme d'amblyopie de l'œil opposé, ou, bien plus souvent, d'hémiopie bilatérale. Sur la présence du phénomène il n'y a pas de doute. La discussion entre HITZIG qui soutenait vigoureusement l'existence du trouble visuel comme suite de la mutilation, et MUNK qui la niait avec la même obstination, s'est résolue par la confirmation de l'existence du phénomène, comme il résulte de mes expériences. Mais ce phénomène est relativement passager ; rarement il dure au delà de trois semaines. On l'a constaté chez le chien et chez le singe. La méthode d'examen que je préfère, et qui consiste à appliquer une œillère de caoutchouc sous les paupières, rend plus sûrs les résultats de l'expérience, et permet de ne plus avoir le moindre doute sur la réalité du fait, puisque cet œil artificiel ne gêne aucunement. Lorsqu'on va expérimenter sur un animal et qu'on lui ferme l'œil au moyen d'un emplâtre ou de pinces, ou d'un bandage, cela gêne l'animal et le rend très distrait ; il s'agite et cherche par tous les moyens à se libérer de l'objet qui le gêne. Par contre, l'application d'un œil artificiel sous les paupières, a l'avantage de faire gagner du temps et de laisser l'animal tout à fait tranquille.

Mais, s'il ne peut y avoir de doute sur la réalité du phénomène, l'interprétation en est difficile.

On peut éliminer l'hypothèse de la cécité périphérique par le fait que très souvent on peut constater l'hémianopsie bilatérale homonyme (chez le singe et même chez le chien). Je fais allusion à cette hypothèse parce que Hitzig a soutenu la thèse que « le commencement de toute vision consiste dans la prompte production de l'image optique sur la rétine. La continuation de la vision consiste dans la combinaison de ces images avec les faits moteurs et, peut-être, avec une autre impression dans les centres infracorticaux (1) ».

D'après ce que j'ai exposé dans le premier chapitre on peut juger combien cette hypothèse est peu digne de considération. Ce n'est pas l'image rétinienne qui est transmise ; les ondes lumineuses se transforment en ondes nerveuses et ce sont celles-ci qui reproduisent l'image lumineuse. Quant à la formation de l'image concrète, celle-ci résulte de la combinaison de divers composants plus élémentaires. Que ce soit le champ cortical visuel qui soit en jeu, on peut le déduire du fait que l'hémiopie est tout-à-fait semblable à celle qui se produit après l'extirpation du lobe occipital.

Ce qui est plus étrange c'est que le phénomène est plus caractéristique lorsqu'on extirpe un seul lobe frontal. Les observations sur des singes mutilés des deux lobes frontaux démontrent clairement que l'animal mutilé voit, évite souvent les obstacles, et prend ses aliments. Mais si on lui jette au loin un aliment solide (pomme, châtaigne), il le poursuit pendant un certain temps seulement, puis il s'arrête, soit par défaut d'attention, soit parce qu'il ne voit plus l'objet à cause de la difficulté d'accommodation attentive.

J'avance l'hypothèse que l'hémianopsie bilatérale homonyme serait un phénomène de diaskisis. Les rapports anatomiques et fonctionnels entre le lobe occipital et le lobe frontal sont assez considérables ; la vision attentive d'où dérive une manière d'aperception visuelle chez le chien et chez le singe, est un phénomène qui saute aux yeux de tous les observateurs. Les lobes frontaux et les lobes occipitaux fonctionnent normalement de concert. Les rapports anatomiques, ainsi que nous le verrons, sont nombreux entre le lobe frontal et le lobe occipital du même côté ; on comprend donc facilement pourquoi la lésion violente du lobe frontal d'un hémisphère détermine l'interdiction fonc-

____

(1) Hitzig, *Alte und neue Untersuchungen über das Gehirn.*« Arch. für Psichiarie ». Bd. 37, II, 2, 3.

tionnelle du lobe occipital du même hémisphère, avec les mêmes phénomènes qui accompagnent l'ablation du lobe occipital. La vision chez les animaux mutilés se rétablit graduellement. Peu de semaines suffisent pour amener la disparition des troubles visuels. Cependant, lorsque l'ablation frontale est bilatérale, le regard du singe n'acquiert plus cette vivacité, cette mobilité espiègle, rusée et méfiante, si caractéristique chez ces animaux. Tous ceux qui fréquentent les asiles d'aliénés comprendront plus facilement la ressemblance du regard et des attitudes de certains déments avec le regard et les attitudes des singes mutilés. Celui qui compare la physionomie et le regard d'une jeune fille connue avant la folie, avec l'aspect que la démence imprime à son regard terne et vide, ne peut pas ne pas être frappé de la grande différence qui existe entre l'état antérieur et l'état actuel.

Cette différence résulte de l'interdiction du mouvement des images, du défaut du pouvoir d'évocation, de l'affaiblissement du pouvoir d'attention, et de ce que l'intérêt est éteint par le manque d'associations. La destruction des centres corticaux frontaux pour les mouvements des yeux et des pupilles, étroitement unis avec la perception, l'évocation, les jugements et les états émotifs relatifs, supprime la base organique de ces phénomènes. J'ai déjà rappelé que les mouvements oculaires et pupillaires, représentés sur le lobe frontal, sont à l'aperception, comme la constriction des petites artères et le tremblement sont à la peur. Nous jugeons du grave déficit mental d'après l'attitude étourdie et indifférente du singe, et d'après son regard terne et sans expression, si loin du regard plein de vie qu'ont les chiens intelligents et les singes normaux, dont la psychologie est loin d'être encore complètement étudiée. A ces attitudes préside la fonction du lobe frontal avec ses centres immédiats, qui sont les organes moteurs de sa fonction échelonnés sur la zone frontale et qui impriment aux processus intellectuels supérieurs l'expression motrice avec la mobilité du regard, de la pupille et de la tête.

CHAPITRE VII

Voies associatives entre le lobe frontal et le champ sensoriel du manteau

Il y a dans le lobe frontal de longs faisceaux de fibres d'association qui relient ce lobe aux autres aires corticales du cerveau, proches ou éloignées ; il y a aussi des voies brèves de connexion entre les différentes parties du même lobe frontal ; et nombre de relations existent surtout entre la région frontale et la zone motrice.

Les faisceaux associatifs intrafrontaux ne sont pas aussi distincts que dans le lobe occipital (V. chap. I) ; toutefois on a pu les suivre. Je rappelle brièvement ici les fibres, qui de la face interne du lobe frontal vont à sa face externe et à sa face orbitaire ; les faisceaux de fibres qui assurent les communications réciproques entre les circonvolutions orbitaires ; les fibres qui, partant des circonvolutions de la face supérieure et externe, et allant en direction oblique et presque verticale, relient les circonvolutions respectives avec la face interne ; d'autres fibres enfin qui, partant de la substance perforée antérieure, vont se distribuer sur la portion orbitaire des première et troisième circonvolutions. Sur ces connexions, il est inutile que je m'arrête plus longuement.

Les relations du lobe frontal avec les autres parties du manteau cérébral sont en général confirmées par tous les anatomistes et neurologistes.

Van Gehuchten (1) donne une courte notice (qu'il complète

---

(1) *Système nerveux de l'homme* Louvain, 1906.

avec une claire figure) de trois faisceaux seulement, qui relieraient le lobe frontal aux autres aires du manteau, à savoir :

1° le faisceau longitudinal supérieur, formé de fibres qui relient la substance grise du lobe frontal à celle des lobes occipital et temporal ;

2° le faisceau de l'ourlet (cingulum) formé de fibres à direction
antéro-postérieure, qui vont du lobe frontal au lobe temporal,
en suivant la direction de la circonvolution du corps calleux ;

3° le faisceau crochu (uncinatus) qui relie la circonvolution
frontale inférieure (substance grise) à la pointe du lobe temporal.

DEJERINE (1) décrit 4 faisceaux d'association à fibres longues :

a) le *cingulum* est considéré comme un faisceau d'association
du rhinencéphalon ; il forme en grande partie la masse blanche
du lobe limbique (première et deuxième circonvolutions limbiques) dont il suit la courbe. Le long de son parcours il échange
de nombreuses fibres avec la circonvolution frontale supérieure,
avec le lobule pariétal, le précunéus, le cunéus, le lobule lingual, le fusiforme et le pôle temporal. Le fait est que ce faisceau
met en rapport le lobe frontal et le rhinencéphalon antérieur
(VAN GEHUCHTEN, DEJERINE, BEEVÖR) avec la partie médiane de la
circonvolution limbique, et peut-être aussi avec l'hippocampe,
ainsi qu'avec le lobule lingual et le fusiforme.

Selon MONAKOW (2) le cingulum contient des fibres de différentes longueurs ; les fibres courtes établissent des rapports entre les champs corticaux voisins ; les fibres longues relient le
lobe frontal aux lobes occipital et temporal ;

b) *le faisceau crochu (uncinatus)* est constitué par des fibres
relativement courtes, qui relient le pôle temporal à la face orbitaire du lobe frontal, en passant du dessous et en arrière de l'insula, dans son segment antérieur.

Les fibres les plus profondes et les plus antérieures de ce faisceau rejoignent la troisième circonvolution frontale et la partie
orbitaire des deux autres circonvolutions frontales ;

c) *le faisceau longitudinal supérieur, ou faisceau arqué,* court
à l'extérieur de la couronne rayonnante, tandis que le cingulum se trouve à l'intérieur et au niveau de l'opercule de la scissure de Sylvius. Sur les coupes vertico-transversales on
observe très bien que ce faisceau décrit une courbe en bas, très

---

(1) *Anatomie des centres nerveux.* Paris, 1895.
(2) *Gehirnkrankheiten,* 1905.

ouverte. Ses fibres les plus superficielles et les plus inférieures passent près du *putamen* et se jettent dans le *claustrum* ;

D'autres concourent à la formation de la partie antéro-supérieure de la capsule interne (?). Elles irradient dans les parties antérieure et postérieure des première et deuxième circonvolutions temporales, dans le girus supramarginalis, dans le girus angulaire et dans la face externe du lobe occipital. Ce faisceau prend son origine non seulement dans l'opercule rolandique, comme le pensait MEYNERT, mais dans toute la convexité du lobe frontal (*).

d) *le faisceau occipito-frontal.* — Ce faisceau a été identifié par FOREL et ONUFROWICZ avec le faisceau arqué ou faisceau longitudinal supérieur, qu'on vient de décrire. DEJERINE en fait un faisceau distinct, situé en dedans de la couronne rayonnante, au-dessus et un peu en dehors du noyau caudé, et il est séparé du ventricule latéral par la substance grise sous-épendymaire. Les fibres qui le composent proviennent de la substance blanche du lobe frontal ; elles se réunissent en faisceaux dans le bord supéro-externe du noyau caudé et, partant de là, elles passeraient entre le noyau caudé et le bord supérieur du putamen.

Ce faisceau, selon DEJERINE, décrit une courbe ouverte en avant et en bas ; il est bien défini au niveau de la tête et du tronc du noyau caudé, se recourbe en bas au niveau du *carrefour* ventriculaire et s'étale en éventail pour former le *tapetum*. Il n'est pas impossible, d'après cet auteur, que quelques fibres du faisceau dont il est question pénètrent dans la substance grise sous-épendymaire.

Les fibres qui composent ce faisceau prennent leur origine dans toute l'écorce du lobe frontal, sa face orbitaire y comprise : elles s'entrecroisent, en formant des angles de différents degrés, avec les fibres du corps calleux, ainsi qu'avec celles de la couronne rayonnante, et, après avoir formé le *tapetum* elles irradient dans la substance grise des circonvolutions des lobes occipital et temporal.

Comme les autres grandes voies d'association, — le cingulum et le faisceau arqué, — ce faisceau n'est pas seulement constitué

(*) Pour SCHNOPFHAGEN, les fibres du faisceau arqué prendraient leur origine dans le lobe frontal de l'hémisphère opposé, et elles atteindraient les territoires indiqués, à travers le corps calleux. Ce faisceau serait donc une voie d'association entre le lobe frontal d'un hémisphère et les lobes temporal et occipital de l'hémisphère opposé. Cette hypothèse n'a pas été confirmée.

de fibres qui vont du lobe frontal à l'écorce occipito-temporale, mais aussi de fibres qui vont des lobes occipital et temporal au lobe frontal. Les lésions du lobe occipital et du lobe temporal produisent la dégénérescence des fibres occipito-frontales et temporo-frontales.

MURATOW et MONAKOW d'ailleurs ont affirmé que le faisceau fronto-occipital dégénère partiellement chez le chien, soit par les ablations de la zone motrice, soit par celles du lobe occipital et du lobe temporal. Ces conclusions confirmées, ainsi que nous le verrons, par mes observations, ne laissent pas de place à la supposition que le tapetum soit constitué des fibres du corps calleux.

La section du corps calleux (MURATOW) (1) n'amène pas la dégénérescence du tapetum, tandis que les lésions du lobe frontal du même côté, sans lésion du corps calleux, amènent la dégénérescence de fibres qui passent par le tapetum.

Le faisceau occipito-frontal, qui pour DEJERINE a une constitution plus uniforme a été distingué en fascicules par des auteurs allemands, tels que ANTON et ZINGERLE. Parmi ces fascicules il faut nettement distinguer le faisceau longitudinalis médialis d'Anton (2) (sub callosum de MURATOW). Les fibres courtes de celui-ci relient les champs cortico-frontaux à la tête du noyau caudé, et les fibres longues atteignent le tapetum.

Latéralement et plus en dehors de ce faisceau, se trouverait le vrai fascicule fronto-occipital de DEJERINE.

Les recherches de Monakow (3) l'ont conduit à accepter la division du faisceau fronto-occipital en trois fascicules bien différenciés : l'un, correspondant au faisceau longitudinal médian d'ANTON ; le deuxième, correspondant au faisceau fronto-occipital de DEJERINE et au faisceau réticulo-cortical décrit par OBERSTEINER et REDICH ; le troisième est placé latéralement aux deux précédents et en dessous. Ce dernier semble avoir un rapport plus immédiat avec la zone rolandique, mais MONAKOW l'a décrit comme un faisceau isolé.

Il s'agit à présent de savoir si le lobe frontal possède des fibres de projection, et si celles-ci passent par la capsule interne (segment antérieur).

---

(1). — *Sekund. Degener, nach Durchschneid d. Balkens* « Neurol. Centralbl. » 1891.

(2) ANTON u. ZINGERLE, *Bau, Leistung der menschlichen Stirnhirns* « Festschrift des Grazer Universität » 1901.

(3) MONAKOW, *Gehirnkrankheiten*, 1905 vol 1.

Presque tous les auteurs sont d'accord sur ce point.

Monakow affirme que le trait antérieur de la capsule interne contient des fibres de projection du lobe frontal de sorte que toutes les circonvolutions du manteau, celles du lobe frontal y comprises seraient représentées dans la capsule interne par des fibres de la couronne rayonnante. C'est plus spécialement par le trait antérieur de la capsule interne que passeraient les fibres provenant de la couronne rayonnante des première et deuxième circonvolutions frontales (plus précisément de la partie basale ou pied). Elles se porteraient directement au pédoncule cérébral, où elles feraient partie du trait médian. D'autres fibres analogues seraient dirigées vers le pont (voies *fronto pontines*). Un troisième faisceau serait formé de fibres partant du pied de la troisième frontale et de l'opercule de la frontale ascendante, — où sont les aires corticales d'innervation de la face, de la langue, du pharynx et du larynx et passant près du genou de la capsule interne.

Edinger (1) fait mention d'un faisceau (mais il ne le décrit pas) qu'il appelle *Tractus fronte-pontine zur Brücke*, et qui serait analogue au faisceau temporo-pontin, au rolando-pontin, etc., etc. Il pense que la couronne rayonnante a la fonction de relier chaque appareil du *Neencephalon aux appareils du Palencephalon*. Les figures que rapporte cet éminent anatomiste expliquent clairement sa pensée. Il rappelle plusieurs fois : *Die Bahnen aus dem Stirnhirn zur Brücke*.

Dejerine (2) dans le deuxième volume de son anatomie insiste sur son opinion que le segment antérieur de la capsule interne est formé aussi de fibres provenant de la partie orbitaire du lobe frontal et de sa face externe. Les fibres ne se rendent pas toutes directement au segment antérieur de la capsule ; un petit nombre d'entre elles court avec le faisceau fronto-occipital et contourne la tête du noyau caudé. C'est un faisceau mixte de fibres de projection et d'association qui dégénèrent par suite des lésions destructives du lobe frontal.

Parmi les cas cliniques rapportés par Dejerine, celui de Moriceau est certainement intéressant ; mais les foyers frontaux qui avaient entraîné la dégénérescence dans le segment antérieur de la capsule dataient de dix ans. L'autre cas non plus (cas de

---

(1) *Einführung in die Lehre von Bau und den Verrichtungen Nerven-ystems*, 1900.

(2. *Anatomie des centres nerveux*, 1901.

Schveigoffer n'est pas rigoureusement utilisable parce qu'il s'agit d'une dégénérescence partielle du segment antérieur de la capsule, ayant son foyer dans l'opercule rolandique. Or, il est entendu que les fibres de l'opercule sont en grande partie des fibres de projection.

Un autre faisceau de fibres du segment antérieur de la capsule prendrait son origine dans les circonvolutions frontales et se terminerait dans les noyaux médian et latéral du thalamus optique. Le lobe frontal serait donc en rapport, au moyen de la capsule interne, avec les noyaux du thalamus optique.

N. Schukowski (1) affirme qu'il existe des connexions entre le lobe frontal et la partie antérieure du thalamus optique, au moyen de fibres qui traversent le segment antérieur de la capsule et irradient dans le *stratum reticulatum thalami*.

Cet auteur affirme que d'identiques connexions existent entre le lobe frontal, le *stratum intermedium* et la *substantia nigra* au moyen de fibres qui passent par le genou de la capsule interne ; il en est de même, entre le lobe frontal, le segment interne du pédoncule cérébral et les noyaux du pont par l'intermédiaire du faisceau fronto-protubérantiel.

Le faisceau frontal cortico-protubérantiel, selon Flechsig, appartient au troisième système des faisceaux sensitifs de la capsule interne, et constituerait le tiers interne du pied du pédoncule cérébral. Ce faisceau se terminerait en grande partie dans la masse grise du pont de Varole. Les fibres de ce faisceau cependant ne proviennent pas, selon cet auteur, du pôle frontal qui serait le vrai centre associatif antérieur, mais des aires des circonvolutions frontales qui font partie de la zone tactile, c'est-à-dire du pied des circonvolutions frontales (la zone motrice intermédiaire).

C'est dans cette partie des circonvolutions frontales qu'il a trouvé, ainsi que d'autres, de grosses cellules pyramidales d'où prennent leur origine les fibres du faisceau fronto-protubérantiel, mais plus particulièrement du pied des circonvolutions rolandiques. Les fibres de ce faisceau dégénèrent dans les foyers destructifs de cette région. Ce seraient donc les voies motrices pour les muscles de la nuque, du tronc, de la face, du larynx, etc., lesquelles, par la couronne rayonnante thalamique relieraient l'écorce au thalamus, aux pédoncules cérébelleux supérieurs, au

---

(1) *Ueber anatomische Verbindungen des Frontallappen*. Neurologisches Central-blatt », 1897.

ruban de REIL et à la substance réticulée ; le faisceau correspondrait en grande partie au faisceau géniculé.

QUENSEL (1) insiste sur les relations du lobe frontal avec le segment antérieur de la capsule interne et avec des noyaux déterminés du thalamus optique. Il interprète autrement que DEJERINE le cours et les relations du faisceau désigné sous le nom de fronto-occipital. Mais le résumé de son travail, communiqué au Congrès des Psychiatres et Neurologistes allemands, tenu à Iéna en 1909, ne nous dit pas suffisamment jusqu'à quel point sa thèse est démontrée, puisque l'auteur ne fait aucune mention spéciale de la partie du lobe frontal qui est placée au-devant du sillon précentral, tandis qu'il parle souvent des pieds des circonvolutions frontales et de l'opercule de la frontale ascendant, lesquels, au point de vue anatomique et fonctionnel, sont bien distincts de la région frontale et préfrontale dont il est question ici. Ce faisceau qui a été décrit comme faisceau intellectuel ou psychique, n'a rien à voir, selon DEJERINE (2) et FLECHSIG, avec les fonctions psychiques. Les fibres qui dégénèrent proviennent de la zone motrice, ainsi que du lobule pararolandique et des parties attenantes au lobe frontal (zone motrice évolutive).

Ce point, ainsi que nous le verrons plus loin, n'a pas été mis pleinement en lumière, et l'on peut affirmer qu'on attend encore une claire exposition des connexions entre le lobe frontal et le thalamus optique.

Bien plus évidents sont les rapports entre les lobes frontaux et le noyau caudé.

H. SACHS (3) décrit un « fasciculus n. caudati » reliant le corps strié à l'écorce cérébrale, et constitué par fibres qui dériveraient des lobes frontal et pariétal, ainsi que de l'insula.

MARINESCO (4) a trouvé que le noyau caudé de tous les cerveaux appartenant à des singes et à des chiens opérés treize à vingt jours avant, mutilés des lobes frontaux et traités par la méthode de Marchi, contenait des faisceaux ayant des fibres dégénérées.

Ces fibres longent le segment antérieur de la capsule interne et l'abandonnent pour pénétrer dans le noyau caudé. Des rapports anatomiques qui existent entre le lobe frontal et le corps

---

(1) Neurologisches Centralblatt, 1909.

(2) *Sur l'origine corticale et le trajet intracérébral des fibres de l'étage inférieur ou pied du pédoncule cérébral*, 1894.

(3) *Vorträge über den Bau und die Thätigkeit des Grosshirns*, Breslau, 1893.

(4) « Société de Biologie » Février 1895.

strié ont été mis en évidence par KÖLLIKER et par MEYNERT, mais nous devons surtout à RAMON Y CAJAL (1) la première preuve positive grâce à la méthode qu'il employa. Il écrivait :

« De toutes les régions du lobe frontal qui sont placées sur le devant du corps strié et sur sa tête, descendent des fibres nerveuses qui pénètrent dans le corps strié et s'y réunissent en petits faisceaux. Ces fibres sont des cylindres-axes provenant des cellules pyramidales petites et grandes et polymorphes... »

J'ai fait deux séries de recherches ; la première série remonte à 1897, et concerne des cerveaux de singes opérés plusieurs mois avant, et surtout d'un singe mutilé des lobes frontaux onze mois avant l'autopsie ; il s'agissait de l'extirpation des deux lobes frontaux (2). La seconde série, plus récente, dans laquelle j'ai suivi la méthode Marchi, concerne des cerveaux de singes opérés 18 à 20 jours avant (3).

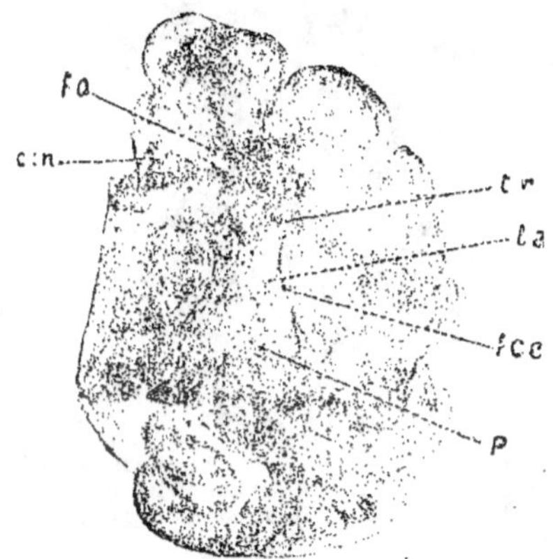

Fig. 57

Fo. Faisceau fronto-occipital. — cin. Cingulum. — cr. Couronne rayonnante avec une remarquable dégénérescence. — la. Lacune de désagrégation. — Fce. Faisceau de la capsule extrême. — P. Putamen.

Dans les premières recherches j'ai trouvé des marques sûres de dégénérescence.

1° dans le faisceau fronto-occipital, au-dessus de la substance

(1) La cellula. 1892.
(2) Le degenerazioni discendenti endoemisferiche consecutive alle ablazioni dei lobi frontali. « Annali di Nevrologia » 1897.
(3) Congresso Internazionale di Medicina, Sezione Psichiatria (12e) in Londra nel 1913.

épendimaire, quelque peu au-dessus de la tête et du corps du noyau caudé, dans la direction antéro-postérieure. Dans cette région, les fibres dégénérées, bien reconnaissables avec la méthode Weigert, s'entrecroisent à angle droit ou aigu avec les fibres du corps calleux et avec celles de la couronne rayonnante des circonvolutions qui sont en dessus.

Dans une des préparations (fig 57) ou rencontre une zone d'une couleur jaune gris, comme lavée, à la base de la couronne rayonnante de la première circonvolution frontale où il y a rencontre avec celle de la 2ᵉ circonvolution frontale (Fo.)

Un peu plus bas on voit des faisceaux normaux, colorés en bleu à la base du segment antérieur de la capsule. Ce segment, ainsi que le segment postérieur, ne montre aucune trace de dégénérescence.

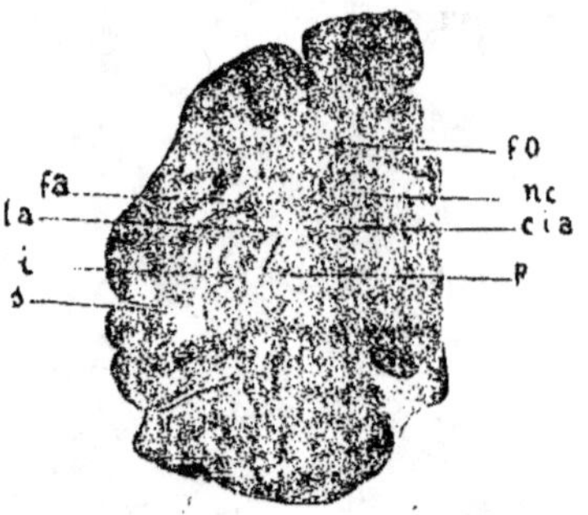

Fig. 58

Fo. Faisceau fronto-occipital. — Fa. Faisceau arqué. — nc. Noyau caudé. — ta Aire de la plus grande degénérescence. — i. Insula. — s Scissure de Sylvius. — cia. Segment antérieur de la capsule interne. — p. Putamen.

2° Plus en dehors et en bas, dans une zone située en dedans et au-dessus de l'angle supérieur de la scissure de Sylvius, il y a une deuxième aire jaunâtre par le fait qu'elle contient un grand nombre de fibres dégénérées appartenant au faisceau arqué. Ces fibres se jettent en grande partie dans la capsule extrême, dans l'antimur, et quelques-unes dans le *putamen* du noyau lenticulaire. Au-dessous, se trouve un espace vide, ressemblant à une lacune de désagrégation, de forme triangulaire à base regardant vers le segment postérieur de la capsule interne. C'est une vraie lacune qui comprend la partie supérieure du *putamen* et une partie du deuxième segment du noyau lenticulaire.

La face externe de cette zone lacunaire est formée par le faisceau de fibres de la capsule extrême, lequel établit une connexion entre la première circonvolution temporale et l'opercule frontal en suivant la courbe de l'angle supérieur de la scissure de Sylvius, dans laquelle on voit l'insula bien esquissée (*i*) (dans la fig. 58). On n'aperçoit aucune autre lésion sur ce plan, si ce n'est un certain nombre de fibres dégénérées dans le cingulum (*cin*).

Sur le même plan, dans l'autre hémisphère (la lésion expérimentale était bilatérale) on trouve les mêmes lésions, beaucoup plus limitées, du putamen (p.). Très remarquable la dégénérescence près de l'angle supérieur de la lacune en dehors du segment antérieur de la capsule interne, dans le point culminant de la courbe que décrit la couronne rayonnante de l'opercule frontal se rencontrant avec la couronne rayonnante des circonvolutions frontales (*la* fig. 58). Une autre aire de dégénérescence se trouve au niveau du faisceau fronto-occipital (Fo.), au-dessus de la tête du noyau caudé; le segment antérieur de la capsule interne (*cia*) est intact.

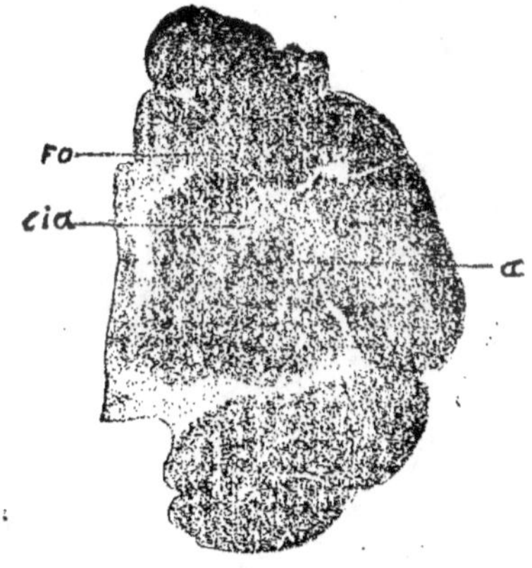

Fig. 59

Fo. Faisceau fronto-occipital. — Cia. Segment antérieur de la capsule interne. — a. Antimur.

Les mêmes dégénérescences se trouvent dans le cingulum. Sur les coupes passant plus en arrière que celles qui sont représentées par les figures 57 et 58 on rencontre beaucoup de fibres dégénérées dans le *tapetum*.

Sur la coupe (figure 59, méthode Weigert) d'un cerveau de cébus, tué six mois après la mutilation, on remarque nettement une aire dégénérée entrecoupée par les fibres normales du corps calleux correspondant au faisceau fronto-occipital (Fo.) Au niveau du faisceau arqué, dont les fibres se jettent dans l'antimur (a), dans la capsule extrême et dans la capsule externe, on remarque une autre aire de dégénérescence plus intense. Même sur ces coupes, dont quelques-unes ont été colorées au carmin, le segment antérieur de la capsule interne (cia) ne présente aucune trace de dégénérescence.

Les mêmes faits ont été confirmés par la méthode Marchi. La dégénérescence du cingulum n'a pas été remarquée fréquemment ; je l'ai trouvée plus accentuée chez un singe auquel j'avais lésé sur la face interne du lobe frontal, non seulement la circonvolution frontale supérieure mais encore une partie de la circonvolution limbique, en avant du genou du corps calleux.

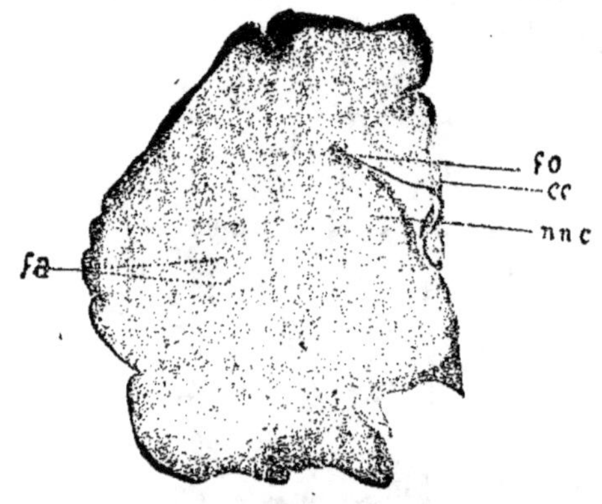

Fig. 60

Fo. Faisceau fronto-occipital. — cc. Corps calleux. — nnc. Noyau caudé. — Fa. Fibres du faisceau arqué qui pénètrent dans l'antimur et passent dans les capsules externe et extrême.

La dégénérescence du faisceau longitudinal supérieur ou arqué, et celle du faisceau fronto-occipital ont été remarquées constamment dans les cerveaux où la destruction des lobes frontaux intéressait largement la face externe en avant de la zone appelée zone motrice intermédiaire.

Dans la seconde série d'observations on remarque très facilement la dégénérescence limitée aux deux faisceaux bien distincts dont il a été question ci-dessus. L'un d'eux se trouve au-dessus et en dehors de l'angle du ventricule latéral, par conséquent au-dessus de la tête du noyau caudé. Il est représenté par

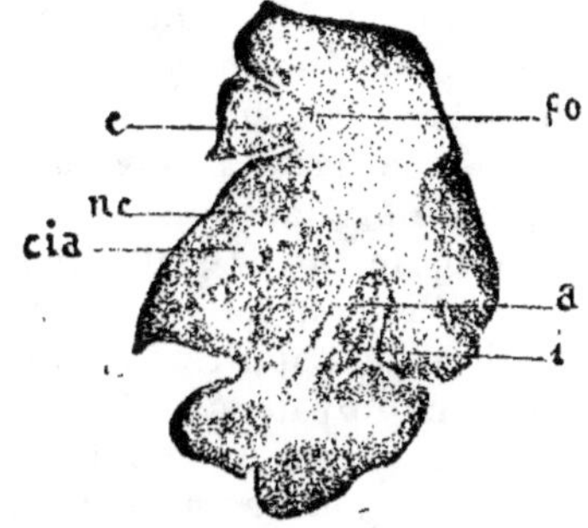

Fig. 61

Fo. Aire de la dégénérescence du faisceau fronto-occipital. — C. Cingulum. — nc. Noyau caudé. – cia. Capsule interne segment antérieur. — a. Aire de dégénérescence au niveau de l'antimur. — i. Insula.

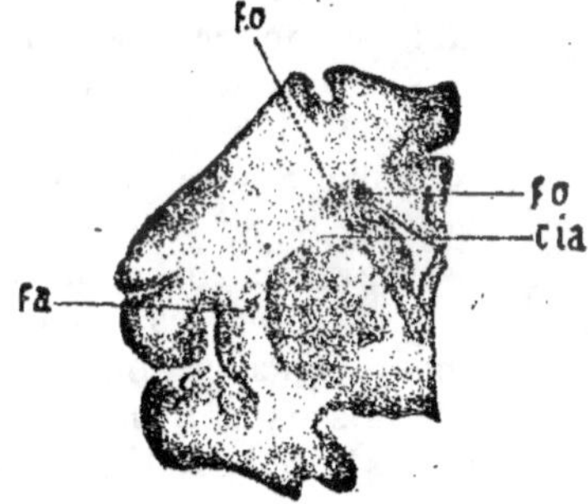

Fig. 62

Fo Fo. Aire du faisceau fronto-occipital. — cia. Segment antérieur de la capsule interne. — Fa. aire de dégénérescence du faisceau arqué au niveau de l'antimur.

une aire noirâtre, haute de deux millimètres environ, et large d'un millimètre (Fo. fig. 6o). A l'aide d'un grossissement moyen, on peut voir cette aire fournir des fibres qui pénètrent dans la tête du noyau caudé, tandis que la partie supérieure du faisceau court au-dessus de la tête du noyau caudé.

L'autre faisceau se trouve sur le parcours de la capsule externe et de la capsule extrême et occupe la substance grise de l'antimur ou claustrum (Fa, figures 60 et 61). Jusqu'à la hauteur indiquée dans la figure par la ligne *cia*, le segment antérieur de la capsule interne ne présente pas de fibres dégénérées.

Sur la figure 61, qui reproduit la préparation d'un plan frontal du cerveau d'un cébus mutilé du lobe frontal à la face externe en avant de la zone motrice intermédiaire, on rencontre une aire de dégénérescence au niveau du faisceau fronto-occipital (Fo.), et une ligne de dégénérescence aussi longue que l'antimur (a), comprenant aussi une partie de la capsule externe. Le cingulum (c) ne présente pas de fibres dégénérées (la face interne de l'hémisphère avait été épargnée). Au moyen d'un fort grossissement, on remarque de petits faisceaux entre Fo et la tête du noyau caudé (*nc*) à la partie supéro-externe. Le segment antérieur de la capsule interne ne présente aucune trace de dégénérescence. La même preuve nous est fournie par la coupe (fig. 62) qui reproduit exactement les deux seules aires de dégénérescence qu'on ait pu rencontrer, par cette méthode, à savoir : le champ Fa et le champ Fo (faisceau fronto-occipital et faisceau arqué).

D'après ces recherches il me semble que l'on peut conclure avec beaucoup de vraisemblance que le lobe frontal — ou pour mieux dire, la partie de ce lobe qui se trouve en avant de l'aire motrice intermédiaire — n'a pas de rapports directs avec le thalamus optique à travers la capsule interne. Mais ces rapports existent d'une manière évidente, avec la tête du noyau caudé, et, quoique moins évidemment, avec le putamen du noyau lenticulaire et avec l'antimur. Le lobe frontal est associé spécialement avec la zone motrice, de même qu'avec tout le manteau sensoriel au moyen des fibres des faisceaux fronto-occipital et arqué. Si ces faisceaux contenaient des fibres qui dégénèrent à la suite des mutilations occipitales et temporales, comme l'auraient démontré Déjerine et Monakow, il n'y aurait plus de doute sur les relations associatives réciproques du lobe frontal avec les aires sensorielles surtout avec les aires tactile, visuelle et auditive. Le cingulum et le faisceau arqué, au moins pour une partie, établiraient des relations entre le lobe frontal, le lobe limbique et le pôle sphénoïdal, l'uncus y compris, qui est un centre gustatif selon toute probabilité. De cette façon le lobe frontal serait assuré des voies de communication (associatives) avec tout le champ sensoriel du manteau.

L'échange de fibres, comme nous l'avons déjà dit, est réciproque.

Il ne résulte pas de mes recherches qu'il existe des fibres fronto-thalamiques, et jusqu'à preuve contraire je ne puis me ranger à l'avis de ceux qui admettent une relation directe avec le thalamus optique. Je dois dire cependant que dans les préparations d'un cerveau sur lequel la lésion était plus en arrière, sur l'aire motrice intermédiaire, et intéressait aussi une petite partie de la circonvolution rolandique antérieure, j'ai rencontré un petit faisceau dégénéré dans la capsule interne.

Nous connaissons peu la fonction des noyaux du corps strié ; et plutôt que de formuler des hypothèses, il est préférable d'attendre que de nouvelles études expérimentales et histologiques éclaircissent leur physiologie.

Les rapports des aires frontale et préfrontale du lobe frontal avec le pont, le pédoncule cérébral et le cervelet sont seulement supposés, et ils doivent rester encore un champ ouvert aux recherches. Pour le moment, tout nous porte à croire que les dégénérescences, dont l'étude a servi à établir des conclusions sur ces rapports étaient l'effet des lésions de la zone motrice, ou qu'elles étaient trop anciennes.

Les observations anatomo-histologiques fournissent donc une autre preuve non négligeable de fonctions des lobes frontaux. Les voies associatives du manteau sensoriel avec le lobe frontal ont une double fonction : 1° celle d'informer la conscience supérieure des modifications de la cœnesthèse et de tous les nouveaux produits de la perception acquis par la personnalité au moyen des centres sensoriels ; 2° celle de permettre à la conscience supérieure de choisir et d'évoquer les images enregistrées dans le manteau sensoriel, lesquelles sont jugées nécessaires dans les vicissitudes de la vie mentale et physique, aux buts de la lutte pour l'existence et au raisonnement qui directement ou indirectement explique des vertus biophylactiques et détermine la conduite.

Cette fonction peut être mise en lumière non seulement par les recherches expérimentales, mais encore par les observations cliniques les plus positives ; son mécanisme le plus intime ressortira mieux dans les chapitres qui vont suivre, concernant l'intelligence, les émotions et la conscience.

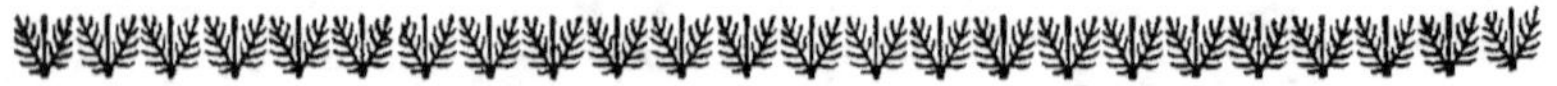

CHAPITRE VIII

Intelligence et langage

Le but de cet ouvrage n'est pas de discourir sur l'intelligence à la manière des philosophes. Il ne nous est pas permis de pousser nos recherches jusqu'aux champs abstraits qui doivent être fermés au biologiste. En disant cela je n'ai nullement l'intention de nier la valeur de l'édifice immense, mais non pas eurythmique, que la philosophie a élevé à l'intelligence, à travers les phases évolutives de la pensée philosophique, depuis la civilisation la plus reculée jusqu'à ce jour. Il appartient à d'autres de s'adonner à ce travail, souvent créateur heureux de formules mentales, auquel, dès l'aube de la civilisation, l'esprit humain, représenté par l'élite intellectuelle de toutes les époques, et résumant la civilisation du temps et le génie de chaque race, a donné toutes ses énergies dans l'oppressante recherche des causes, de l'origine et de la nature de la pensée et du *moi*.

Dans ce champ, le philosophe est très libre d'exercer tous les pouvoirs de sa fantaisie, de sa logique créatrice ou dialectique ; il peut courir après le principe de causalité, et pousser jusqu'aux mystiques régions de la métaphysique théologique ; il est libre d'invoquer la force intrinsèque de la matière ou un être créateur. Son domaine est l'immensité de l'inconnu et c'est dans ses ténèbres que le philosophe, défenseur ardent d'une thèse ou d'un système, répand la lumière de son intelligence, quelquefois géniale et créatrice, affrontant et pénétrant les problèmes irrésolus de l'existence et de son histoire. La Psychologie comparée, l'abondante moisson recueillie en suivant l'évolution mentale depuis l'enfance jusqu'à l'âge mûr, depuis le sauvage jusqu'à l'homme civilisé d'aujourd'hui ; les phénomènes que nous a fournis la dissolution mentale causée par les plus différents états morbides du cerveau, localisés ou diffus ; le riche patrimoine de connaissances accumulé d'après les observations des arrêts évolutifs du cerveau humain, comparés avec ses phases d'évolution ; toutes les conquêtes que la Biologie et surtout la Neurologie ont déposées sur la balance du débat entre l'ancienne puissance de la spéculation et l'esprit scrutateur de la nature, sur laquelle s'exercent et se perfectionnent les instruments qu'elle élabore d'elle-même (sens et cerveau) ; tout cela nous autorise à demeurer dans le domaine du positivisme scientifique, en tirant de l'observation objective les conclusions qui montrent la réalité telle qu'elle est perçue.

Comme nous l'avons dit dans le 4ᵉ chapitre, la Psychologie comparée prend aujourd'hui sa place d'honneur dans nos études et dans nos conclusions.

Quelques naturalistes, serrés dans les contraintes du sentiment religieux, accordent toutefois aux animaux une espèce d'âme, mais ils interposent entre celle des animaux et celle des hommes une barrière infranchissable : la nature réflexe des manifestations de la vie mentale et le manque de langage chez les mammifères supérieurs, même les plus évolués. Le langage est nécessaire pour les raisonnements les plus complexes et les plus longs, non pas pour les raisonnements les plus immédiats, les plus simples et les plus brefs. Il est difficile qu'un observateur désintéressé rencontre un tel obstacle. La pensée de BAIN (1) s'adapte parfaitement à l'échelle (philogénétique) de la vie mentale : « Nous avons toute raison pour croire, — écrivait-il, — qu'une succession matérielle ininterrompue coïncide avec tous nos processus mentaux. »

Le naturaliste qui serait attiré, par la conformation de son esprit, dans les champs de la pensée métaphysique, perdrait la physionomie psychique du biologiste. L'abstraction métaphysique, comme produit de la fantaisie et de la logique, s'éloigne de la réalité objective, ou de ce qui semble tel à nos sens ; en tous cas elle est insuffisante à nous fournir les éléments et la clef des connaissances positives. Le biologiste ne peut aller au delà des abstractions, lesquelles à travers des séries enchaînées d'observations et de déductions ne perdent pas leur contact avec les faits, et leur caractère fondamental d'objectivité.

Ainsi sommes-nous arrivés à nous former une idée de la vie,

---

(1) BAIN. *Mind and Body* 1873.

de l'intelligence, de la moralité, de la sociabilité indépendamment de tout génie créateur de pensées abstraites, au moyen de
raisonnements.

Nous autres biologistes, p. ex. nous ne sentons pas le besoin
d'examiner la forme et le mode de raisonnement pour en tirer
des conclusions métaphysiques, ou des règles du raisonnement
(la logique). Pour nous, il importe de rechercher pour le mettre
en pleine lumière : 1° si l'intelligence évolue continuellement ;
2° si cette évolution est proportionnelle au développement et au
perfectionnement des sens, fournissant ainsi un nombre toujours
plus grand de connaissances, qui sont des éléments utilisables
pour de nouvelles et plus complexes formations mentales, 3° si
le perfectionnement des sens qui fournissent les connaissances
positives, coïncide avec l'évolution du cerveau ; 4° si, par conséquent l'intelligence est variable, et ne se soustrait pas à la loi du
temps et de la quantité ; 5° si les synthèses mentales, ont, elles
aussi, une valeur variable, due au nombre plus ou moins grand
des éléments prenant part aux constructions mentales, lesquelles
dérivent du pouvoir de combiner ou d'associer (la fantaisie com-
binatrice). Ce pouvoir, à son tour, est conditionné par le pouvoir de reproduire rapidement et fidèlement, avec des procédés
inconscients, les mnémotraces des perceptions des jugements,
des complexus psychiques et des expériences passées ; 6° si un
tel processus associatif est fondé, — et cela devient tous les jours
plus évident, — sur le nombre des cellules évoluées dans le manteau, et par conséquent sur les voies d'association qui se sont
multipliées (fibres myélinisées et neurofibrilles) dont le nombre
dépasse la plus fantastique possibilité de calcul.

Ce n'est pas le cas d'affirmer, au point de vue biologique, cette
« vérité » nécessaire, « la seule possible » à laquelle parviennent les raisonnements, surtout s'ils ont la forme dialectique, et
s'ils ont un jugement préconçu à faire valoir ou le propos de
« déplacer ou pousser » l'objet vers le concept préformé, et de
classer un fait sur le guide des préperceptions mentales.

Dans notre champ, moins qu'ailleurs, on ne peut se laisser
guider par ces motifs d'ordre affectif, qui le plus souvent sont
de nature religieuse et qui « consciemment ou non », comme
l'affirme E. RIGNANO (1) se trouvent toujours à la base de toute
spéculation métaphysique. Indépendamment de cette affirmation
qui pourrait être trop absolue, il y a le fait que l'élément affectif

---

(1) *Il ragionamento intenzionale*. Scientia. 1915.

prédispose à des raisonnements affectifs, à une variété de raisonnements extralogiques, selon Ribot (1), c'est-à-dire à des thèses ou à des préperceptions mentales, qui ne répondent pas à une réalité objective. L'exemple a été donné, en Allemagne surtout, par quelques naturalistes religieux, avec leurs attitudes d'opposition aux doctrines darwiniennes (Ecker).

Les attributs métaphysiques de la divinité sont, comme affirme James (2), un pur verbalisme, ou un professionnalisme qui s'est substitué aux images sensibles de la réalité et de la vie. Tout absolutisme préconçu, d'origine affective, reste en dehors des champs d'observation, dans lesquels s'exercent le travail et la pensée du biologiste. Et la dignité de la science expérimentale ne diminue pas du fait de la succession et de la substitution des doctrines. Les doctrines se renouvellent comme les molécules dans les cellules, comme les cellules dans l'organisme. Mais la cellule et l'organisme évoluent et se perfectionnent comme évolue et se perfectionne la science de la vie, conservant son individualité, avec ses propres caractéristiques basées sur la recherche rigoureuse de la réalité qui élargit les champs de l'investigation, modifie et perfectionne la technique et les méthodes. D'autre part, ce ne sont pas seulement les doctrines biologiques qui se transforment. Les nouvelles découvertes détruisent une doctrine, mais celle-ci le plus souvent représente un point historique dans l'évolution de la connaissance de la vie, quelquefois elle représente des champs polémiques et des points de départ pour de nouvelles recherches qui servent à la construction des étages supérieurs de la connaissance. Au fond, nous visons à définir les faits et les phénomènes, à découvrir leur genèse, à rechercher leurs relations avec d'autres phénomènes, à établir des rapports toujours plus intimes avec toutes les autres sciences naturelles, telles que la Physique, la Chimie, la Paléontologie, la Zoologie, et particulièrement l'Anatomie comparée et la Psychologie comparée. De toutes ces sciences, la Biologie, et par conséquent la Psychologie qui touche aux manifestations les plus élevées de la vie, ne visent ni buts préétablis, ni aspirations subjectives ; elles ne sentent pas le besoin de s'élever à la cause efficiente, ou à un auteur intelligent et volitif de la production du monde. Il nous suffit comme point de départ que la vie soit un phénomène cosmique et l'intelligence un phénomène de la vie.

---

(1) Ribot. *La logique des sentiments.* 1905.
(2) James. *The Varieties of Religious Experience.* 1916.

Si les faits accumulés par la Biologie autorisent la conclusion dont on vient de parler, il découle comme conséquence que l'intelligence, et par conséquent la conscience même, ne se soustraient pas aux lois générales de la force cosmique et partant de la quantité.

Bien qu'un des plus profonds philosophes actuels, (BERGSON) se refuse à reconnaître la quantité dans la sphère des phéno· mènes psychiques il me semble qu'elle en est, au contraire, l'élément intégrant (1).

D'autre part, l'irréalité d'une condition quantitativement statique de l'intelligence, si ce n'est en des circonstances particulières, apparaît à mon esprit dans toute son évidence. Le mouvement des images, avec leur contenu émotif, et la succession des stimuli extérieurs, différents par quantité, par nature et par intensité, doivent nécessairement produire des transformations non seulement qualitatives, mais aussi quantitatives de l'intelligence. Si un individu, par sa capacité perceptive, recueille et fixe, par exemple, une quantité de stimuli égale à 10, et un autre dans les mêmes conditions d'ambiance en recueille et en fixe 5, il est évident que les deux intelligences diffèrent, surtout parce que diffère le dénominateur quantitatif ; et il va de soi qu'avec une quantité variable d'éléments, l'exposant qualitatif change lui aussi.

Si le premier individu assimile à sa propre conscience le contenu de 10 perceptions, les associe et les fond avec le patrimoine mental préexistant, et en tire des produits mentaux plus complexes, qui peuvent être même des inventions ; et que l'autre n'assimile pas, et même qu'il oublie les cinq perceptions ou une de leurs parties, sans doute les deux intelligences seront différentes qualitativement, mais elles le seront surtout à cause des quantités différentes.

La preuve la plus irréfutable nous est fournie par les faits de l'évolution mentale des enfants. Chaque année d'école, chaque mois, chaque jour peut-être, offre de la matière nouvelle à l'intelligence qui évolue. De nouveaux éléments en développent le pouvoir créateur qui s'étend vers de nouveaux horizons, et les énergies croissantes produisent des formes diverses de réaction (conduite). Il est évident aussi que la quantité des connaissances et les réactions proportionnées qui en émanent impriment à la conscience une intonation qui est non seulement qualitative,

---

(1) BERGSON. *La evoluzione creatrice,* 1907.

mais surtout quantitive. Il est vrai (et sur cela je suis d'accord avec MASCI (1) que les changements de la conscience par intensité des sensations, par émotivité, par évocation, en relation directe ou inverse avec la quantité de contenu imaginatif utilisable, en une quantité de temps fixée, ne sont pas réductibles en nombres ou en unité d'espace, et restent, — réaction exceptée — des faits subjectifs. Mais cela n'ôte à tous ces faits ni le caractère quantitatif, ni le caractère qualitatif. Les œuvres d'art parlent contre l'indéterminisme idéalistique de la philosophie Bergsonienne, puisqu'en plusieurs d'entre elles qui ne sont pas une simple répétition réflexe de la nature, mais plutôt la reproduction d'états d'âme, est projetée la quantité de la sensation et du contenu intellectuel.

La douleur qui tourmente, la piété qui modère et adoucit, l'amour qui exalte, la jalousie qui détruit ne sont pas seulement des états qualitatifs de l'esprit mais révèlent une quantité idéative et émotive.

Les figures athlétiques de la Chapelle Sixtine révèlent la puissance de la sensation et l'immense contenu mental historique de MICHEL ANGE (CASTELAR). La description de l'embrassement qu'on lit dans la *Parisina* (*) de Lord Byron, la jalousie qui provoque le suicide d'Othello sont non seulement une qualité d'âme mais aussi une quantité qui détermine même une action criminelle des plus tragiques.

La conscience est avertie non seulement par la qualité des émotions, mais par le contenu idéatif et par l'intensité des sensations. Peu importe si nous ne possédons pas les moyens de mesurer ces degrés de sensations ; le graphique des émotions (Mosso, PATRIZI et d'autres) et la pathologie nous aident à renforcer ce concept. Je rappelle par exemple cette mère affectueuse (voyez chap. I), qui épuisée et rendue anémique à cause de plusieurs grossesses, d'allaitements prolongés, et de dures vicissitudes de l'existence était tombée dans un état de neurasthénie ayant pour symptôme principal une perturbation profonde du sens cœnesthésique avec la perte du sentiment d'affection pour ses enfants. — « Je voudrais sentir, — me disait-elle, la joie de l'immense affection que je leur portais, et maintenant je me sens indifférente, j'ai un grand vide dans ma conscience ;

_____

(1) MASCI. *Quantità e misura dei fenomeni psichici.* « Accad. Reale di Scienze morali e politiche ». Napoli, 1915.

( ) « ... i loro sospiri istessi son di tale un gioir sovrabbondanti, ecc. »

je sens que je ne puis vivre ». Pour cette raison surgissait en elle l'idée du suicide, symbole de l'énorme réduction de sa personnalité de mère.

Or, il est évident qu'on ne peut parler de qualité seulement ; il s'agit d'un composant qui a fait défaut à la conscience, c'est une partie de la personnalité, et il est inutile de confondre les deux phénomènes en affirmant que la quantité est l'illusion de la qualité.

Le dément, chez qui nous voyons diminuer chaque jour le patrimoine mental, nous fournit la preuve la plus sûre du fait quantitatif.

Le patrimoine des idées est quantité ; leur perte progressive telle que nous l'observons dans la paralysie progressive par exemple, est un phénomène de quantité. Ce phénomène est accompagné sans doute, de changements qualitatifs : les idées sont plus pâles, possèdent moins de pouvoir déterminatif, perdent aussi leur couleur et leur ton affectif, d'où le manque d'intérêt. Mais tout cela, qui semblerait qualité, peut se réduire à quantité. La couleur et le ton des idées sont donnés par leur nombre, par leur association et par l'élément affectif, qui rend possible une plus forte impression dans la conscience.

L'indifférence pour l'idéal qui nous passionnait et nous enthousiasmait jusqu'au sacrifice de nos propres intérêts, de notre personne même, est un fait d'intensité, de la même façon que la quantité d'électricité en rapport avec la résistance nous donne une lumière plus ou moins forte. Le phénomène qualitatif ne s'exclut pas, c'est lui au contraire qui apparaît le plus, mais si l'on cherche bien, c'est de la quantité qu'il naît.

Il est clair, même à ce point de vue, que l'énergie psychique (la force de l'intelligence) ne se soustrait pas aux lois universelles qui règlent les autres énergies de la nature. Si nous indiquons par q la quantité, par r la résistance, par n

le produit, nous pouvons formuler l'équation suivante : $\dfrac{q}{r} = n.$

L'efficacité de la conduite d'un homme ou d'un pays est proportionnelle à la quantité mentale (pensée, sentiments, volonté) capable de vaincre les résistances externes et internes. Les résistances externes sont les habitudes populaires et les impulsions des autres peuples ; les résistances internes sont celles de tous les organes cérébraux et extra-cérébraux par lesquels l'action se manifeste ; elles sont représentées dans la conscience par le doute, par la peur, par les difficultés qui semblent insurmontables, et qui, après tout, peuvent être réduites à l'observation de la loi d'inertie (il dolce far niente).

L'intelligence donc est un fait biologique ; la pensée est un phénomène dynamique de la vie. La pensée naît essentiellement du pouvoir qu'ont les êtres vivants supérieurs (chez qui le tissu nerveux s'est développé et différencié) de spiritualiser plus ou moins le monde dans lequel ils vivent, d'en fixer les images, d'en construire des synthèses, de combiner de la façon la plus variée les produits et les dérivés des perceptions avec les changements du *moi*, et avec les réactions sur le monde d'où jaillit ce que nous appelons l'expérience. De cette manière, c'est elle qui devient, toujours plus, la protectrice de l'existence, qui suit la voie d'adaptation à l'ambiant avec une série incalculable de réactions. Une partie de ces réactions est stable pour le même milieu physique et social, d'autres varient à l'infini selon les individus, et selon le perfectionnement du processus perceptif, qui est la base de l'intelligence. La pensée n'est pas une faculté, c'est le produit d'une fonction complexe à laquelle concourent des fonctions et des processus différents, à savoir, transformation des stimuli extérieurs en images (perception) ; fixation et conservation de ces images ; construction, — par les images, — de complexes mentaux en séries, dont la formation et le nombre ne souffrent aucun calcul ou aucune formule mathématique ; transformation du moi sous l'influence des stimuli cosmiques et sociaux (émotions et sentiments).

L'intelligence, au point de vue biologique, est en antithèse avec l'intellectualisme rationaliste qui dérive d'une conception *a priori*. En effet, soumise à une analyse méthodique, elle se présente toujours comme un phénomène vital complexe, à base anatomique. Elle n'est même pas une fonction simple, comme le pensent quelques-uns parce que les divers éléments et procès dont elle résulte (percevoir, sentir, associer, réagir) changent aussi la base anatomique qui comprend tout le cerveau déjà différencié, dans le sens que nous avons exposé dans le premier chapitre de ce volume.

De la sensation à l'intelligence, du réflexe au mouvement volitif et à la conduite individuelle et collective prise dans son ensemble, ce n'est qu'une série de processus qui se résolvent en mouvements, des plus simples aux plus compliqués et de nature identique (1), lesquels obéissent à la loi fondamentale de l'évo-

---

(1) Morselli. *Manuale di Semiotica delle malattie mentali*. 1894.

lution (Psychologie génétique) et à la loi d'adaptation. La pensée, par conséquent, n'est pas une réalité abstraite, mais elle est une réalité physiologique, parce qu'elle est le produit de la fonction d'un organe, que nous pouvons considérer comme le résultat du plus haut degré d'évolution de la nature.

*
* *

La vie est impulsion et défense ; et l'intelligence, avec son pouvoir de défense, d'adaptation et de pénétration dans le milieu cosmique et social, est aussi une fonction biophylactique. Pénétrer le milieu dans lequel nous vivons, c'est le connaître ; le connaître c'est en utiliser les énergies au profit de l'individu et de l'espèce ; c'est aussi se défendre de tout ce qui peut devenir dangereux à l'une ou à l'autre. La réalité ne tombe pas immédiatement sous nos sens, et nous ne la percevons pas tout de suite. Elle n'est pas directement comprise et classée par l'intelligence mais elle l'est à travers l'expérience individuelle (ontogénique) et héréditaire (philogénique). L'expérience traverse des phases évolutives. Les premières phases peuvent être suivies dans l'obscurité de l'inconscient. C'est là une espèce de période préparatoire ou d'élaboration des appareils nerveux sous l'action répétée des stimuli qui s'accumulent jusqu'à rejoindre l'intensité nécessaire pour passer le seuil de la perception consciente. On peut apercevoir la réalité d'une phase préparatoire, soit qu'on analyse le procédé évolutif d'une civilisation (philogénèse sociale) soit qu'on étudie l'évolution individuelle (ontogénèse perceptive). Beaucoup de réalités n'apparaissent qu'après un long examen. La répétition du stimulus, l'analyse observatrice sont des faits de préparation pour le procédé aperceptif.

Le sauvage et l'homme incivil d'une société civilisée, par exemple, ne perçoivent pas la saleté, dont la pleine perception détermine les actions éliminatoires, qui défendent l'intégrité personnelle et collective, et qui sont intégrantes pour la santé, aspiration inconsciente de l'organisme vivant. C'est le sentiment esthétique qui se développe et entre comme un nouveau composant dans la conscience de l'individu ou d'un pays civilisé. Il est évident que la pensée n'est pas toujours consciente, mais qu'elle est souvent dirigée par la conscience. Quand on considère l'intelligence, non comme une faculté de l'âme, mais comme le résultat dynamique des notions et de l'expérience accumulées, à travers le mécanisme des organes des sens, il est clair que ce produit est déjà logiquement disposé dans les archives de la mémoire et du sub-conscient, selon l'ordre naturel du monde perçu et de l'expérience du *moi* lequel créa et créé continuellement dans le même ordre logique qui est dans la réalité objective, dans ses relations et dans ses successions.

S'il est donc vrai, comme l'ont affirmé INGENIEROS (1) et d'autres que les fonctions psychiques ne sont pas toujours conscientes, il est vrai aussi que maintenir un objectif c'est un fait de conscience. C'est autour de cet objectif que la pensée se développe en une série de combinaisons et de créations qui sont inconsciemment produites par un procédé intimement lié avec l'activité cérébrale, animée par le sujet qui est retenu dans le point focal de la conscience.

Il est très important pour l'étude de la pensée de reconnaître la puissance créatrice de l'intelligence humaine. La nature ne fournit, comme nous l'avons remarqué, que le matériel brut, avec lequel l'intelligence, ou pour mieux dire le cerveau, construit les modestes formes de l'image simple ou les merveilleuses et immortelles créations du génie : de la même manière qu'avec un autre matériel brut l'homme bâtit sa cabane s'il est sauvage, sa maisonnette s'il est pauvre ouvrier, des hôtels somptueux s'il est riche. Et nous voyons surgir les petits villages et les superbes métropoles, où les hommes vivent, s'associent, se querellent, forment des groupes, agissent ou sont paresseux, croissent ou meurent.

Avec un procédé ininterrompu de constructions et d'échanges continuels, la pensée évolue ; les notions et les jugements acquièrent des formes diverses ; les pensées, différemment colorées et associées, se succèdent dans les plus différentes combinaisons, avec tendance à se manifester, à se réfléchir en mouvements, soit en de changeantes conditions de temps et de lieu, et de façon différente. Tandis que les groupes d'idées se forment et s'organisent, les composants d'un groupe passent dans un autre, et puis dans un autre encore, avec un nombre de combinaisons d'autant plus grand, qu'ils sont plus simples.

Dans l'image de « papier » par exemple nous trouvons quelques composants, comme ceux de la couleur blanche de la subtilité, de la flexibilité, qui appartiennent à bien d'autres objets.

---

(1) *Principios de Psicologia Biologica*. Madrid, 1913.

L'image acoustique du papier quand on agite des feuilles, est plus caractéristique, elle se lie aux images collatérales associées de l'encrier, de la plume, de l'action musculaire de l'écriture, et à tant d'autres. Ce sont des images que je retrouve comme composants de bien d'autres complexes psychiques. C'est leur combinaison particulière qui caractérise, dans la spécifité d'une image concrète, la faculté sélective du cerveau de fixer les réalités objectives. Il n'en est pas autrement de l'oxygène, du carbone, de l'azote, etc., qui entrent dans des combinaisons diverses et dans un nombre incalculable de composés organiques et inorganiques.

C'est dans le fait des images simples, entrant comme composants dans un très grand nombre d'images concrètes, et de leurs combinaisons pouvant se multiplier à l'infini, que nous voyons la loi souveraine de la création et de l'évolution.

A toutes les heures, chaque jour, l'homme reçoit de nouvelles impressions avec lesquelles il forme de nouvelles perceptions. Celles-ci se combinent avec les perceptions préexistantes, et donnent de l'extension à la pensée qui reflète toujours la réalité. Les constructions mentales, qui n'ont pas leur pendant dans la réalité et n'ont pas le caractère de vraisemblance ou d'analogie, appartiennent à la pathologie ou elles sont sur son seuil.

La différenciation entre le *moi* et la nature environnante devient plus précise par l'augmentation des produits psychiques, résultant de l'action continuelle des agents de la nature sur les centres perceptifs (tous les psychologues sont d'accord sur ce point, voire même les histologistes comme R. Cajal) et par l'agrandissement de la personnalité psychique. Plus le nombre des perceptions est grand, plus actif est leur processus d'assimilation et de fusion pour la formation de produits psychiques plus complexes qui reflètent la réalité du milieu physique et social. Plus compliquée et plus variée est la réaction sur le milieu cosmique et social et plus clair est le moi dans le milieu où il vit et se transforme puisque son expérience est plus intense et plus variée. Les produits psychiques formés avec les perceptions sont de deux ordres : les agrégés et les composés. Les premiers sont décomposables dans leurs éléments qui s'associent entre eux de la façon la plus différente, donnant lieu à des différentes représentations. Les seconds aussi peuvent être analysés, mais ils sont plus stables ; ils représentent des faits extérieurs déterminés et des relations définies qui s'associent réciproquement et avec leurs agrégés de la façon la plus variée, dans le mouvement continuel de la pensée, tout en gardant leur individualité toujours reconnaissable.

Toutes les images concrètes et les mots qui symbolisent ces images sont des composés stables, en tant qu'expression d'objets réels et de rapports fixes. L'image concrète d'un « livre », par exemple, résulte d'un certain nombre d'images plus élémentaires désormais fondues entre elles, de sorte que leur produit n'est pas modifiable. Cette image est un tout, dont les composants sont inséparables de l'image concrète de ce « livre » déterminé. Les livres diffèrent par tant d'autres particularités, dont les images respectives sont fondues de façon à nous donner un composé idéatif très variable et instable. C'est là l'idée générale de « livre » qui est différente de l'image concrète de chaque livre. Celle-ci se rapporte à un livre déterminé, que j'ai vu ou qui est passé entre mes mains : elle est invariable et indécomposable.

L'idée générale ne se rapporte à aucune image concrète, mais à l'ensemble de toutes celles qui la forment et qui se synthétisent dans la *parole*. Toutes les images concrètes qui forment l'idée générale, restent au premier plan de la conscience, dans le sub-conscient, en nombre plus ou moins grand, et peut-être au seuil de la conscience même, d'une façon indéfinissable, ou se représentent principalement celles que la mémoire fournit plus définies et plus colorées, qui sont données par de fortes impressions et qui ont acquis un plus grand nombre de relations associatives lesquelles sont plus à même de forcer le seuil de la conscience.

L'idée générale devient stable dans le mot qui la symbolise.

Si l'homme oubliait la parole « livre » il pourrait se représenter chacun des livres dont les images sont stables, mais non plus l'idée générale de livre.

Les images concrètes, de même que les idées générales, ont un grand pouvoir assimilatif, qui est en quelque façon proportionné au pouvoir perceptif et attentif de l'individu. L'image concrète, que celui qui ne sait pas lire, ou celui qui est peu cultivé, a d'un livre vu, est bien différente de celle que l'homme d'étude a de chaque volume de sa bibliothèque. Un nombre de composants qui entrent dans la structure de l'image concrète construite par un cerveau faible ou non exercé, est bien plus petit. En outre, les cerveaux peu évolués sont incapables de construire des idées générales ; leur pauvre activité s'arrête à la formation d'images concrètes, et celles-ci mêmes ne sont formées que d'un petit nombre de composants. La construction d'idées générales est seulement le pouvoir des cerveaux évolués. Grâce à un tel pouvoir assimilatif, chaque image ou complexus psychique se complète sans cesse avec les éléments assimilables du monde extérieur.

L'idée générale assimile les images nouvelles, s'amplifie et devient plus complexe. Une telle fusion n'est réalisable qu'avec l'intervention de la parole qui possède le pouvoir de résumer. Elle est le matras, où tombent comme des gouttes distillées, les images nouvelles qui se combinent avec les images préexistantes pour la durée de la vie et dans la mesure où l'intelligence le permet. La parole, ce petit organisme, les comprend toutes, et les exprime toutes en une seule. Ainsi se forment les concepts, qui dans les conditions normales sont inséparables des noms. Conceptualisme et nominalisme sont deux termes corrélatifs et coexistants de deux faits indivisibles comme sont indivisibles la vie et l'organisme. La vie peut cesser, il ne reste que sa momie, comme parfois le contenu du concept disparaît et la parole reste qui est son cadavre ; ou bien la forme peut être moulée sans vie et sans contenu par l'homme inférieur, comme le pantin de carton formé par l'enfant. Mais le concept vivant ou l'idée générale n'existe que par la parole. La parole supprimée restent les images concrètes de livre, non plus l'idée abstraite de livre.

Les images, tout en n'ayant pas de rapports immédiats avec le temps, nous transportent au-delà des limites des circonstances immédiates par le fait même qu'elles se succèdent dans le temps. Cette excursion, dans la conscience, au delà de la perception immédiate et directe en facilite infiniment l'extension dans les relations de temps et d'espace (mémoire et fantaisie).

Les images concrètes qui entrent dans la structure des concepts sont des duplicata. Elles n'ont pas de vie par elles-mêmes, mais elles sont maintenues actives par le centre de leur formation. Si on détruit ce centre, les concepts perdent leur vitalité, et meurent parce qu'il leur manque une catégorie de composants, comme les images concrètes de chaque objet sont maintenues actives par les images élémentaires, dont elles sont formées, et comme les produits les plus complexes de l'esprit sont maintenus actifs par la vie latente de toutes les mnémotraces, dont ils sont formés et qui restent au delà des limites de la conscience. La clinique nous fournit de nombreux exemples illustratifs.

L'activité cérébrale a précisément pour condition l'affluence continuelle des ondes spécifiques (images) qui partent de tous les côtés du manteau cérébral. Chaque pensée naissante est soutenue par le cortège de tous ses composants. Toute l'histoire des foyers destructifs des centres sensoriels, des zones d'évolution (langage) et des voies associatives est une longue et irréfragable démonstration de cette loi, laquelle anime et gouverne tout le mécanisme compliqué de l'intelligence. Si une aire corticale est détruite, ou une voie de communication coupée, l'activité diminue dans tous les autres champs mentaux, et toute la vie intellectuelle s'en ressent.

Dans le mouvement continuel des images prévaut la tonalité de celles qui, par leur nombre et leur vivacité représentative, ont une grande prédominance sur les autres. Ainsi, dans le mouvement et dans l'explication de la pensée, les hommes apparaissent les uns plus visuels, si les images visuelles prévalent sur les autres, d'autres plus auditifs, d'autres plus riches en concepts, d'autres enfin plus sensoriels. Dans tous ces cas, il ne s'agit jamais d'une seule forme de mémoire. La mémoire motrice des chanteurs, la mémoire visuelle des peintres, la mémoire auditive des musiciens est toujours associée à toutes les autres mémoires. Ici, il s'agit seulement de prépondérance.

Si dans les compositions mentales de quelques écrivains prévalent les images auditives, en sorte qu'en lisant leurs œuvres on entend le rythme et l'harmonie de la phrase, tandis que pour d'autres écrivains prévalent les images visuelles en sorte qu'on voit ressortir les couleurs et leurs nuances dans les plus harmonieuses peintures ; toujours et en tous cas, le produit est complexe.

L'histoire de l'art nous apprend que bien des artistes, visuels-moteurs ou auditifs-moteurs, sont plutôt sensoriels que conceptuels, de même que la jeunesse est plus sensorielle que la maturité, et la jeunesse des races plus que les générations successives qui ont fait des progrès dans la pensée et dans l'action. Le conceptualisme prédomine dans la maturité et dans la civilisation très avancée ; mais l'art, qui précède la science et l'histoire, se transforme plus tard en art historique et conceptuel, s'animant au souffle du progrès, dans l'ordre de la connaissance et des sentiments.

*
* *

Il apparaît clairement de tout ce que nous avons exposé jusqu'ici que tout l'édifice mental repose sur la loi de l'association. Chaque stimulus d'une certaine intensité met en vibration tout le cerveau d'un homme normal. Les agrégations et les combinaisons (fusion de WUNDT) ne sont possibles que par le pouvoir associatif de toutes les formations psychiques, depuis les plus simples jusqu'aux plus complexes, et par le substratum anatomique qui fournit les conditions organiques et mécaniques nécessaires au dynamisme psychique, tel que nous l'avons considéré jusqu'ici.

L'association consiste en des connexions qui s'établissent entre les idées, les émotions et les mouvements. Ces connexions se forment entre toutes les images qui correspondent aux objets en dehors de nous, entre les complexes qui résultent des combinaisons de ces images, et entre les formes de réaction du moi. C'est là le mécanisme qui fournit le germe et le tissu de la logique.

On connaît, en général, deux formes d'associations : associations par ressemblance et associations par contiguïté, selon WUNDT intrinsèques et extrinsèques. Les intrinsèques correspondent aux associations par ressemblance ; les extrinsèques aux associations par contiguïté. Si je rencontre une personne dont la physionomie ressemble à celle d'une autre personne que je connais, l'image de celle-ci surgit tout de suite en mon esprit ; les liens, dans ce cas, sont intimes, quelques éléments des deux personnes coïncident, et l'association est intrinsèque. Si, au contraire, en rencontrant une personne que j'ai vue autrefois, dans un autre lieu, je me souviens du lieu ou de l'image d'une autre personne qui s'y trouvait aussi, une telle association entre la personne et l'image du lieu ou l'image de l'autre personne est extrinsèque parce qu'ici il s'agit de coïncidence qui n'intéresse ni la nature, ni la forme des objets. Les associations sont aussi distinguées en deux grandes catégories : les immédiates et les médiates (WUNDT, KRAEPELIN, ASCHAFFENBURG). Les associations médiates sont celles qui se produisent par l'intermédiaire d'un terme commun, sans que ce terme apparaisse lui-même dans la conscience. Les associations immédiates sont divisées en deux groupes, selon que la parole prononcée est comprise ou qu'elle a évoqué une autre idée comme son. Lorsque la parole est comprise on a des associations de coordination et de subordination, comme lorsque le mot articulé « statut » évoque celui de « loi », le mot « hôpital » celui de malade ; ou bien le rapport de l'association est prédicatif comme « fruit mûr », « encre noire » ; ou bien le rapport est de causalité comme « mérite-décoration », « alcool-ivresse ». Ce sont là des associations internes. Les associations par assonnance (rime) entrent dans l'autre groupe. Bourdon distingue quatre formes d'associations verbales ; mais il est inutile d'en rappeler les particularités.

Les associations externes sont plus fréquentes que les internes (Aschaffenburg), et sont plus rapides que celles-ci. Celles des substantifs devancent de beaucoup celles des verbes.

Les associations par coordination et par subordination sont aussi de qualité à objet et d'objet à qualité ; et ainsi, dans un autre domaine, de lettre à lettre, de parole à lettre, de nom de couleur à lettre, de parole à parole, de nombre à couleur. (Calkins).

Il y a des hommes chez qui prévalent les associations par coordination ; il y en a d'autres qui associent plus souvent et plus facilement par subordination. De là naît en partie la diversité des formes syntaxiques du langage. C'est la différence des associations qui imprime un caractère particulier à l'intelligence. Celui du raisonneur par exemple diffère de celui du descripteur, le premier présente une homogénéité relative de l'esprit en comparaison de celle du descripteur (Bourdon).

Les associations par contraste sont parmi les plus fréquentes et les plus actives dans le processus de la pensée ; elles fournissent l'explication la plus plausible d'une infinité de phénomènes normaux et morbides qui resteraient sans cela tout à fait obscurs. Dans quelques catégories intellectuelles et affectives, le premier et le dernier composants de la série sont plus fortement associés que tous les composants intermédiaires.

Dans le champ des sensations le blanc a beaucoup plus de rapports avec le noir qu'avec les gradations intermédiaires du gris ; l'image du corps le plus lourd est fortement associée à celle du corps le plus léger. Dans le domaine des sentiments, le plaisir et la douleur se touchent, quoi qu'ils soient les points extrêmes d'une série de gradations de plaisirs, de douleurs et de sensations indifférentes.

Le sentiment de l'amitié suppose celui de l'inimitié, le sentiment de l'amour, celui de la haine, la peur celui du courage et ainsi de suite. En montant l'échelle, le beau suppose le laid, le moral l'immoral, l'imparfait le parfait, l'insalubrité la salubrité, l'ignorant le savant.

Plusieurs de ces contrastes sont le côté négatif d'une affirmation.

Lorsque je juge les hommes bons, moraux, beaux, cultivés, disciplinés, je formule en même temps des jugements comparatifs, et je pense aux hommes mauvais, immoraux, laids, ignorants, indisciplinés dont les images sont étroitement associées aux précédentes ; de manière qu'à l'évocation d'une série correspond à l'instant l'évocation corrélative en contraste avec l'autre.

La loi est que les associations par maximum de différence sont plus fortes que celles par ressemblance et par minimum de différence.

Les contrastes s'établissent dès la première apparition des associations mentales à côté de celles par ressemblance et par contiguité. Quand l'enfant tend sa menotte désireuse vers une lampe allumée (tropisme ?) et en ressent la douleur de la brûlure, il fixe dans sa mémoire le contraste entre le plaisir de la blanche lumière et la douleur qu'on ressent en s'en approchant. Le sourire qu'inspire à l'enfant la figure contente de son père, s'associe avec le chagrin que détermine la même figure lorsqu'elle est sévère.

Une bonne partie de l'éducation des enfants s'appuie sur la loi du contraste psychique. Les aspirations, les désirs, les mouvements contrastés et empêchés, — auxquels s'associent les tendances opposées de l'âme accompagnées de leurs relatives associations d'idées, — fournissent de nombreux exemples d'association par contraste. L'amour et la haine, la foi et la méfiance, l'audace et la peur, sont les émotions qui alternent le plus dans la conscience, se tenant en contact sur son seuil.

Dumas, au contraire de beaucoup de psychologues qui ne parlent pas du contraste psychique ou qui le nient, avait écrit : « L'homme est un animal très étrange, tout composé de contrastes. » Après Bain, personne mieux que Paulhan et S. De Sanctis, n'a mis en plus grande évidence la portée des phénomènes de contraste dans la succession et l'association des idées, des émotions et des actes. Précédant tous les autres, Giordano Bruno (1) avait déjà pleinement remarqué la loi du contraste psychique. Il dit : « le principe, le moyen, la fin, la naissance et le perfectionnement de tout ce que nous voyons c'est des contraires, par les contraires, dans les contraires. »

L'amour intense que la mère névropathique porte à sa petite fille, fait naître dans sa conscience — en contraste avec la joie de la possession — la peur que la maladie ne la lui enlève ; ou bien, se penchant au balcon elle craint de jeter en bas l'objet de son amour. Un grand nombre de troubles psychiques peuvent

---

(1) Giordano Bruno. *Pensieri.* « Raccolta di Breviari intellettuali. »

être interprétés seulement au moyen des associations par contraste; les obsessions et les délires par contrastes sont plus fréquents qu'on ne le croit.

Depuis 1876, dans une étude sur la polarisation psychique (1), j'avais fermement soutenu le principe de l'association par contraste : « ..... Ce processus logique fondamental, — écrivais-je alors — est la résultante des rapports associatifs des sensations et des idées, et spécialement des rapports d'antithèse, auxquels s'associent des états analogues de plaisir et de douleur. Il en résulte que par la faculté de conclure dans le processus normal de la mentalité, chaque idée porte avec elle son antithèse; mais à cause de l'attention dirigeante, celle-ci ne rejoint pas le champ focal de la conscience, restant cachée, quoique active dans l'inconscient ». Je crois que ce concept, sous forme d'interprétation, peut avoir encore son importance, même après plusieurs années. Toute la doctrine de FREUD est basée sur cette loi fondamentale.

Lorsqu'un individu se propose de faire une chose, aussitôt les idées de contraste, plus ou moins actives se présentent à lui. Les descriptions détaillées des phénomènes mentaux que présentait SOCRATE, attribués à son démon (LELUT) ne sont que des phénomènes de contraste psychique. Tels sont les motifs et les contre-motifs qui se disputent la direction des actions humaines, dans le domaine de la conscience.

Tous les neuropathologistes connaissent des individus, surtout des hystériques et des enfants névropathes, qui agissent contrairement aux ordres ou aux conseils qu'ils ont reçus. Plusieurs de ceux qui désirent éviter de déranger les personnes présentes par leur éternuement ou par leur bâillement sentent le besoin de bâiller ou d'éternuer (contraste par inhibition).

La crainte anxieuse d'accomplir une action dangereuse ou repoussante pour sa propre conscience, pousse dans le point de mire de la conscience même des images relatives à l'action qu'on craint. C'est surtout chez les dégénérés, que ces images possèdent une activité impulsive extraordinaire. Ainsi s'explique comment ceux qui craignent la mort et surtout le suicide, finissent par se suicider (coaction par contraste).

Le vœu de chasteté et les pratiques religieuses provoquent souvent des images et des désirs érotiques. L'érotisme hystéri-

_____

(1) *Archivio di Psichiatria, Scienze Penali e Antr. Crim.* e « Revue Phylosophique » 1886.

que qui fit tant de victimes, même dans les couvents au moyen âge, était l'effet du contraste entre le désir qui naît des besoins organiques surexcités et la chasteté vers laquelle les nombreux ordres monastiques et les sectes (1) tâchaient d'orienter l'humanité, puisque la chasteté représentait la vertu suprême.

Ce contraste est rendu dans un des plus célèbres tableaux de MORELLI (*Les tentations de Saint-Antoine*).

Quelques femmes qui se sont vouées aux pratiques religieuses, sont tourmentées d'images lascives, parce que le point de mire de leur conduite est la chasteté. Des faits analogues sont rapportés par LEMESLE.

Beaucoup de délires doivent être attribués à l'association par contraste. Ici il apparaît très évident, que nous pouvons compléter notre connaissance des phénomènes de psychologie normale et des lois qui règlent la saine vie mentale au moyen de l'analyse des faits pathologiques.

Les associations peuvent subir une espèce d'interférence, une analogie mal appliquée dans le sens rigoureusement physique de la parole, par A. BERGSTROM (2). L'interférence des associations, dit cet auteur, est un fait fondamental du système nerveux, et consiste en ceci qu'ayant établi une association entre deux termes A et B, si l'on cherche une nouvelle association A et C, celle-ci est en conflit avec la première. En général, lorsqu'on veut changer un mode habituel de faire une chose, pour un autre mode, l'ancienne habitude oppose une forte résistance, et si nous sommes fatigués ou occupés à une autre chose, la tendance vers l'ancienne habitude prend le dessus. La loi de l'interférence est aussi fondamentale que celle de l'habitude qui a été traitée magistralement par JAMES. Nous n'avons aucun penchant pour le nouveau, parce que nous n'aimons pas l'effort que nous demandent les nouvelles associations ; et ceci est en rapport avec une autre loi de la vie, la loi du moindre effort et du misonéisme. Les expériences de BERGSTROM ont pour but de montrer que malgré tous les efforts, une interférence a lieu lorsque nous tendons à associer une nouvelle réaction à un vieux stimulus, comme lorsqu'on apprend une chose sous des formes diverses. La confusion, écrit BERGSTROM, qui se produit dans l'esprit des

---

(1) BIANCHI. *Il nervosismo di questa fine di secolo.* « Flegrea », Napoli, 1899.

(2) A. BERGSTROM. *Experiments upon physiological memory by means of interference of associations.* « Ameri. Journ. of Psychol. » 1892-93.

jeunes étudiants lorsqu'on leur présente un argument sous une forme différente en est une preuve. Beaucoup de ce qu'on a mis sur le compte de l'affaiblissement de la mémoire dans la vieillesse doit rentrer dans la catégorie des interférences.

L'imagination créatrice cependant n'est réglée d'une manière spéciale par aucune des lois connues de l'association ; et pour toutes ses combinaisons elle ne demande ni mémoire distincte, ni nombreuses représentations sensibles. En elle intervient l'élément du hasard et de l'incohérence logique (VASCHIDE) (1). Selon ce fin observateur, le premier rêve des enfants et leurs mensonges sont des phénomènes d'imagination créatrice, basés sur l'absence des perceptions précises des faits réels et sur l'erreur des sens.

Qui peut dire sous combien d'aspects divers peuvent être regardées les choses, et combien différents peuvent être les jugements sur des choses très ressemblantes ? Si on laisse tomber des gouttes d'encre sur des morceaux de carton mince, et qu'on les presse sous d'autres morceaux de carton, l'encre comprimée formera des taches de formes différentes sur ces cartons. Dans ces taches un enfant reconnaîtra un chou, un autre y verra un animal, un autre au contraire, la tête de son professeur ou de la femme de celui-ci, d'autres y retrouveront les plus étranges ressemblances. Il ne s'agit pas d'illusions, mais d'associations par ressemblance, ou d'analogies de ces figures objectives avec d'autres préformées et plus facilement reproductibles dans la mémoire (2).

Le travail mental prolongé exerce une remarquable influence sur le pouvoir associatif et sur la qualité des associations. Le nombre des associations internes diminue considérablement par la fatigue, tandis que le nombre des associations externes — rimes ou sons des mots — augmente en proportion de la fatigue (3). Ce phénomène devrait être une bonne leçon pour les pédagogues et les compilateurs de programmes scolaires.

*
* *

Je me suis arrêté, en apparence plus qu'il n'était nécessaire, sur les associations, par besoin de fournir la preuve dans ce

---

(1) *La logique morbide.* 1902.
(2) DEABORN. *A Study of imagination.* « Amer. Journ. of. Psychol. ». 1901.
(3) Ricerche di ASCHAFFENBURG et di BINET ET HENRY. *La fatigue intellectuelle,* Paris, 1898.

domaine même, que toute sensation venant du monde extérieur provoque une grande activité intellectuelle si elle excite un sens ou plusieurs sens ensemble et qu'elle dépasse le seuil de la conscience. Le travail de perception et de jugement ne reste jamais dans le champ cortical du sens excité, mais à travers les fibres, les fibrilles nerveuses des dendrites et des prolongements axiles de chaque cellule, il provoque, par des voies directes et par des voies indirectes, un grand travail plus ou moins intense qui intéresse tout le manteau cérébral ou une grande partie de celui-ci selon le degré de développement et d'instruction des hommes.

Les associations entre les idées portent à la formation des propositions, lesquelles renferment un jugement ou une conclusion sur les rapports de deux ou de plusieurs idées.

Chaque proposition contient les éléments de la conviction, puisque chaque jugement concluant tend à affirmer ou à nier.

Le raisonnement qui est fait essentiellement de propositions n'est qu'une association de propositions plus étendues et plus complexes dont les composants associés possèdent les corollaires de temps, de lieu et de nombre, d'où naissent les inflexions grammaticales des mots et la forme syntaxique, qui sont le produit d'une évolution mentale plus avancée.

Le patrimoine mental de chaque homme ne peut être représenté qu'en partie, en des circonstances spéciales et déterminées, et toujours selon les lois de l'association. Dans le point focal de la conscience ainsi que dans son champ visuel il ne peut y avoir de place que pour un petit nombre de représentations dans une unité de temps déterminé par WUNDT ; tout ce qui reste constitue l'inconscient (ou le subconscient) qui fournit le nécessaire au développement d'une pensée ou à la conduite d'un homme. Il est évident que ce développement aura une tournure plus ou moins heureuse selon que l'inconscient est plus ou moins bien nourri de connaissances. Il faut aussi que les éléments dont il se compose soient bien reliés entre eux ; que les cellules nerveuses parfaitement saines et actives, fournissent les mnémo-traces avec ponctualité et fidélité ; que les nombreuses voies (fibres et neurofibrilles) soient ouvertes et qu'elles réveillent les mnémo-traces corrélatives, dans les plus profonds recoins de l'oubli, selon les lois associatives ; qu'enfin tout ce matériel soit largement offert au pouvoir créateur de l'esprit. Tout le contenu mental peut traverser le point focal de la conscience, selon les lois de la « succession » et de l'association (La loi de succession rentre dans celle du temps des processus psychiques ;

la loi de liaison dans celle de l'espace qui est la condition des associations).

Dans l'inconscient sont accumulés les détritus de l'esprit, et les éléments du génie ; c'est là que ces données fermentent et conspirent, c'est de là qu'elles forcent le seuil de la conscience ou qu'elles brillent d'une lumière subite, éclairant les nouvelles voies de la vie.

On doit tenir grand compte de ces éléments, complexes psychiques ou constellations qui travaillent quelquefois dans l'inconscient (FREUD) et déterminent des états émotifs particuliers.

Tout le patrimoine sensoriel imaginatif contribue à la formation des catégories dans le développement de la pensée. Les catégories sont de différents degrés évolutifs, par le contenu de la pensée et des sentiments.

Il ressort clairement de tout ce qu'on a dit jusqu'ici que dans l'examen de l'intelligence il faut tenir compte de la quantité des idées et de leur complexité (si elles sont simples ou non), de leurs ressouvenirs, de leurs associations et combinaisons, de la propriété constructrice du cerveau avec le contenu de pensée du milieu social (jugements, croyances). Tout cela se reconstruit dans le langage et se résout dans la conduite.

Le concept scientifique que nous nous formons du mécanisme de l'intelligence est donc indissolublement uni à celui du langage dans ses manifestations les plus élevées.

Le langage, qui à son apparition est un réflexe émotif, a atteint la plus grande dignité parmi les fonctions cérébrales, à mesure que son mécanisme s'est compliqué. Il intéresse une grande partie des fonctions du cerveau. Ce n'est que par la différenciation spécifique de larges zones de l'écorce cérébrale qu'il pouvait atteindre une telle complication fonctionnelle, et une si haute importance psychique. La parole est le produit d'un long et pénible travail auquel concourent de nombreux facteurs psycho-physiologiques.

Le langage est comme un organe qui possède son histoire évolutive, étroitement reliée à l'histoire de l'évolution de la pensée, et il résulte de divers éléments constitutifs, intimement unis entre eux.

La loi de l'évolution se manifeste ici comme la loi suprême de la pensée et de la parole, du contenu et de la forme. Le développement de la parole suit la grande trajectoire que décrit la pensée humaine, se détachant de toutes les autres espèces animales dans la compréhension de l'ambiance et de toute la nature.

Comme, dans le développement des organismes, les cellules se multiplient, se différencient et acquièrent des formes diverses, ainsi le langage humain, par le développement de la pensée et par la différenciation et la distinction des objets, des qualités, des états et des rapports, s'est graduellement enrichi de nouvelles formes. Et comme, dans le développement embryogénique de l'organisme humain, quelques formes élémentaires de transition disparaissent pour laisser la place à des éléments plus stables et plus propres à l'existence en lutte avec les agents extérieurs, ainsi en est-il des langues mortes et peut-être de celles qui mourront, mal adaptées aux buts de leur existence dans les nouvelles conditions de la vie intellectuelle et dans les sociétés qui se succèdent. Les tissus de transition ne renaissent jamais à la vie, de même des langues mortes se sont résolues dans la genèse des langues qui vinrent après elles, et celles-ci, à leur tour, en celles qui existent aujourd'hui. (1).

---

(1) Que le langage soit une révélation de la divinité à l'homme, et que les premiers hommes aient exprimé leurs pensées et leurs émotions par des paroles toutes formées, c'est une doctrine que seuls les théologistes peuvent accepter et soutenir aujourd'hui. Les écrits de Grimm et de Renan, ravivant les intuitions du génie de Lucrèce, ont remporté un succès positif.

Que le langage ait une origine et une histoire qui se confondent avec celles de la pensée, c'est une hypothèse acceptée non seulement par les naturalistes, surtout après la diffusion des doctrines darwiniennes, mais encore par les philologues et les linguistes. Les merveilleuses recherches de ces savants ont découvert toute une histoire rétrospective, ensevelie sous des fortes couches des langages modernes, comme le géologue, d'après la superposition des couches de l'écorce terrestre et d'après les vestiges d'êtres pétrifiés qui vécurent dans les âges reculés, juge des formations successives et des grands cataclysmes qui ont transformé l'écorce de la planète que nous habitons.

Pour les biologistes et aussi pour la généralité des philologues, il importe peu de savoir si le langage a eu une seule origine ou différentes origines dans des régions de la terre, éloignées l'une de l'autre. Dans un cas comme dans l'autre, les premières formes du langage se seraient ramifiées par l'intervention d'un grand nombre de coefficients internes et externes, partant de souches et de racines qui cachaient dans leur simplicité les germes de la riche filiation des langues modernes. Le langage est le résultat d'une lente évolution, qui a eu son origine dans la modulation de la voix inarticulée des êtres qui ont précédé l'homme primitif, sous l'action de stimuli émotionnants.

Nous partons d'une donnée certaine : c'est que à part les observations sur les animaux, — les états émotifs de l'homme se traduisent par des mouvements et des attitudes qui varient suivant le contenu de l'émotion. La peur et le courage, l'amour et la haine, la douleur et le plaisir, ainsi que les appétits, ont leur langage en tant qu'ils tendent à se changer en mouvements et qu'ils impriment un jeu différent aux muscles de la face. C'est de ce jeu que dérive le changement des physionomies et une quantité de mouvements du tronc et des membres, dont les combinaisons expriment les états changeants de l'âme. Le langage émotif de l'homme est analogue aux attitudes émotives des mammifères supérieurs.

Pensez à la joie d'un braque lorsqu'il voit son maître s'habiller pour la chasse,

Le langage comme expression des émotions et des notions doit être examiné du côté objectif et du côté subjectif. Il a la faculté de réveiller la même émotion (ainsi que la notion) qui vibre en nous, chez les individus qui nous écoutent et qui conçoivent l'idée que notre parole éveille. On peut même affirmer avec

---

ou à la mortification du même animal, tout humilié et peureux, lorsqu'après avoir volé un morceau de viande, il se trouve en présence de son maître sévère, et comparez les deux attitudes du chien avec celles des gamins tout joyeux qui précèdent une fanfare dans la rue, ou avec l'attitude d'une mère qui aurait perdu l'objet de son affection : vous pourrez vous rendre compte du langage muet des émotions, en lisant dans la physionomie et dans les gestes. La cour d'un céphalopode à sa femelle dans un aquarium ; l'agitation des fourmis lorsque leur fourmilière est attaquée par une colonie qui a épuisé ses provisions ; l'air vigilant et soupçonneux du vieil éléphant sortant du bois sur la prairie pour s'assurer qu'aucun danger ne menace ses compagnons qui viennent chercher la pâture ; l'agitation d'une hirondelle trouvant son nid occupé par un moineau arrogant : tout cela fournit la preuve qu'il existe une relation immédiate et constante entre les émotions et les mouvements, et qu'il existe une communication de ces émotions entre les divers animaux formant un groupe.

C'est une forme de langage. Sentir et agir représentent deux termes des émotions que l'homme traduit dans un nombre merveilleux de poses physionomiques qui sont les premières phases du langage.

Le sentiment dominant en chaque homme fait prévaloir les attitudes musculaires relatives, lesquelles laissent une trace qui n'échappe pas à l'observateur expérimenté. C'est sur ces traces que nous lisons le langage muet du cœur humain ; c'est sous leur guide que nous en pénétrons les recoins. L'âme est inconsciemment portée par ces intuitions, dans les régions tièdes ou chaudes de la sympathie, ou dans les régions mornes, froides ou repoussantes de l'antipathie. Les photographies de ces physionomies composent un livre très intéressant et instructif sur le langage du cœur humain. Dans ce livre on trouve, il est vrai, des pages énigmatiques, appartenant aux hommes froids, aux paresseux aux simulateurs, à quelques diplomates, à certains hommes politiques, lorsque le langage articulé gouverné par une forte volonté ou par l'intérêt, sert à cacher la pensée et les sentiments. C'est l'art du mensonge, c'est l'action de la volonté sur les muscles de la physionomie, à laquelle ceux-ci ne peuvent pas se soustraire.

Je dois dire d'abord que les organes de la voix et les centres nerveux buccaux sont beaucoup plus perfectionnés, chez l'homme : aussi n'est il pas téméraire de supposer que les états émotifs intenses, outre qu'ils se traduisaient, chez les hommes primitifs, par des mouvements de la face, des membres et du corps, provoquaient aussi des mouvements des organes de la voix, combinés avec des mouvements de la langue et des lèvres. C'est ainsi que se seraient formés les premiers sons articulés des hommes primitifs, à des époques très éloignées de nous. L'association entre l'objet ou le phénomène, provoquant l'émotion avec le son vocal articulé qui en a été le réflexe immédiat, définit le caractère symbolique des sons articulés, surtout à cause de la répétition des circonstances et de phénomènes semblables. Que le langage ait une origine imitative c'est une opinion très répandue, soutenue jadis dans le *Cratyle* de PLATON, et puis par LEIBNITZ et par DE BROSSES, et dans un temps plus proche de nous, par RENAN, par MAX MULLER, et par d'autres philosophes et naturalistes. Cette doctrine est confirmée par le fait que le réflexe imitatif est un phénomène beaucoup plus commun lorsque l'intelligence est moins développée. Les enfants, les sauvages et les imbéciles imitent beaucoup plus que les adultes normaux et cultivés. Lorsque nous endormons la conscience en provoquant des états hypnotiques qui suppriment l'initiative individuelle, la capacité imitative augmente extraordinairement.

fondement que le langage a été à son début presque exclusivement émotif. Plus tard, son contenu est devenu plus riche en

L'imitation, chez les hommes primitifs, reproduisait les sons et les bruits par
des sons articulés, qui n'étaient que le réflexe aux phénomènes analogues frap-
pant leurs sens.

L'eau qui coule ou le tonnerre qui tombe peut provoquer, par voie réflexe, le
son de r, qui par lui même indique le mouvement.

Ce son syllabique se trouve dans un grand nombre de mots qui ont un contenu
de mouvement plus ou moins bruyant. Les mots rumeur, rouler, rugir, courir,
refaire, trembler, frémir, etc , formés pas des préfixes et des suffixes, renferment
tous l'élément moteur sous une forme quelconque. Le bruit que produit quelque
chose qui se casse est exprimé en sanscrit par *Rug*, qui a donné le celto-bréton
Rogan et l'allemand Brechen. Le vent qui siffle a pu déterminer par imitation le
son de s; le mot persan *sarse*, ramper, a été appliqué au serpent à cause du bruit
qu'il produit en glissant sur l'herbe. Ce n'est pas le cas de rappeler ici beaucoup
d'exemples ; mais on peut juger avec raison que l'onomatopée a coopéré avec le
déterminisme émotif à la formation des premiers sons articulés par lesquels on
désignait les objets et les phénomènes. Ces sons symbolisent quelque chose hors
de nous et des conditions internes ; répétés et fixés par l'habitude, ils seraient les
racines des langues indo-européennes d'après MAX-MÜLLER, ou de toutes les
langues selon la doctrine récente de TROMBETTI en Italie.

Le langage de l'homme préhistorique qui, peut-être, vécut luttant contre les
terribles éléments de la nature, il y a 150 mille ans et plus, fut probablement, dans
l'époque paléolithique, monosyllabique, indéfini.

Il acquit dans les époques successives, un caractère plus défini, et il fit des progrès en prenant peu à peu les formes du langage phonétique articulé démons-
tratif.

MAX-MÜLLER (1) a réduit à 121 le nombre des mots monosyllabiques à contenu
différencié dont auraient disposé les races indo européennes dans leur enfance.

Quoi qu'il en soit, par un processus, de ramification, les radicaux en se développant ont donné les langues modernes, en même temps que la pensée et les
actions humaines se développaient elles aussi. La syllabe *ma* ou *am* a été peut-
être une des premières. On la trouve dans beaucoup de langues primitives. Dans
quelques-unes *ma* signifia eau, d'où, peut-être, le mot latin *mar* (= français mer).
Dans d'autres langues la même syllabe produisit nombre de mots semblables qui
signifiaient *main*, comme les mots *marra, mara, murra, malla, mulla* des langues
australiennes. Dans d'autres langues elle produisit les mots *miter, mater, madre,
mutter, motter* qui ont toutes la signification de *mère*.

La ramification est démontrée pour la plupart des radicaux des langues indo-
européennes. Ainsi, du radical *fac*, sont venus les rameaux *facio, factio, facul-
tas*.

On pense que les hommes exprimaient leurs pensées non seulement par des
gestes, mais encore par des monosyllabes, avec des inflexions différentes, pour
exprimer des choses différentes. Plus tard, les monosyllabes furent associées ou
combinées entre elles pour exprimer d'autres choses, ce qui produisit les langues
par agglutination. La contraction de ces affixes donna lieu aux langues par inflexion, appartenant aux races les plus avancées.On peut surprendre encore dans
les langues des sauvages et des mi-sauvages les phases de développement des
langues les plus perfectionnées. Les races, dont le développement cérébral a été
arrêté pour des causes diverses, possèdent des idiomes qui ont les caractères
des langues primitives. Cette espèce de craquement qui fait partie des sons du

(1) *The Monist*, 1891.

connaissances. Pour exprimer des états émotifs élémentaires, les simples sons vocaux et la seule mimique suffisent, tandis qu'il

langage des Hottentots et des Boschimans est la preuve vivante de ce que devait être le langage des premiers êtres humains.

Le développement de l'intelligence et du langage, chez les races inférieures, a employé un temps extraordinairement plus long. Il suffit de rappeler que beaucoup de langues ou de dialectes ont une origine relativement récente. Les langues Koushites et les dialectes berbères manquent de littérature et ne possèdent pas encore une vraie écriture. Les paysans incultes de la Lithuanie parlaient, il y a peu d'années encore, un langage qui approchait beaucoup du sanscrit. Les plus anciens documents littéraires du lithuanien ne vont pas au delà du xvi⁰ siècle. Les langues agglutinantes se trouvent chez les races inférieures de l'Amérique, de l'Afrique, de l'Australie et de l'Asie (Mongols, Ouralo-Altaïques). Les groupes des Coptes et des Berbères possèdent des langues intermédiaires entre les agglutinantes et les inflexives. Ce sont des langues dont le développement s'est arrêté.

Les nouveaux mots, qui se forment par des suffixes et des préfixes, à cause du développement des sciences, des industries et du patrimoine des idées, démontrent la continuation sans fin de cette espèce d'arborisation de chaque rameau des langues évoluées. Prenons pour exemple le radical *spac*. Il suffit de rappeler quelques mots formés avec le dérivé grec *scopos* ; ils sont tout récents et ils sont dus au progrès des sciences, comme : *microscope, spectroscope, télescope*. Et la série serait bien longue à énumérer. Il est certain que les langues des peuples civilisés se sont enrichies de nouveaux mots, avec une rapidité étonnante.

D'après un calcul de Max-Muller, les inscriptions cunéiformes de la Perse contiennent à peine 379 mots ; les inscriptions hiéroglyphiques des savants de l'Ancienne Egypte n'en contiennent pas plus de 658 ; l'Ancien Testament est écrit avec 5.642 mots ; les drames de Shakespeare avec pas moins de 15.000. La langue anglaise, dont le patrimoine montait à 43 566 mots dans les premières éditions du vocabulaire de Webster et Roberston, a vu le nombre de ses mots monter à 250.000 (!) — Un beau développement du langage est presque parallèle à celui des sens et de l'intelligence. Il est très vraisemblable, selon l'affirmation de Geiger, que, dans la période de la formation des langues, on ne connaissait qu'une seule couleur, et qu'on ne distinguait pas le bleu du ciel, du vert des prés, le gris de la terre du fauve des roches et l'aurore dorée du crépuscule de feu.

On fait remonter à 200.000 ans en arrière la présence d'un être humain intelligent à la surface de la terre. Des ustensiles identiques, trouvés dans le territoire de la Seine et de la Tamise, dans l'Afrique du Sud, dans les Indes et en Espagne, nous font penser que ces êtres humains habitaient déjà différentes parties de la terre à l'époque paléolithique et prépaléolithique. Ces hommes durent atteindre un développement cérébral considérable dans la période mésolithique, commencée il y a 80.000 ans environ.

La perception des couleurs a été lente et graduelle. Dans les peintures des sauvages, outre l'imperfection du dessin et l'irrégularité des lignes, on remarque l'absence des demi-teintes.

Les sauvages ne perçoivent ni les nuances des couleurs, ni les combinaisons esthétiques qui en dérivent. J'ai vu des peintures éthiopiennes de madones dans lesquelles le bleu tranche nettement sur le jaune, et le vert sur le rouge. La peinture, introduite peut-être par Cléophante Corinthien, fut monochrome ; elle se transforma en polychrome à couleurs fondamentales dans les vases étrusques et dans les peintures pompéiennes.

Les primitifs, avant Raphaël, montrent une pauvreté relative de tons. L'insuf-

---

(1) *La science du angage*, 2⁰ édit. française et *Leçons sur la science du langage*.

n'est possible de transmettre à autrui les notions que par la parole qui moule la pensée. Le langage émotif reste toujours le

---

fisance perceptive des couleurs caractérise les œuvres d'art de quelques peintres ; le daltonisme, fréquent aujourd'hui même, révèle que l'évolution du sens des couleurs est en retard, même chez quelques individus des peuples les plus civilisés.

On peut en dire autant pour la perception musicale. La voix humaine, produite par l'instrument musical le plus parfait, par le langage de la pensée, par la parole articulée, est le langage des émotions par le chant.

Musique et parole ont eu une source commune : la modulation de la voix humaine. Le rythme qui est dans la nature contribue au ton passionnel. L'adagio, l'andante, l'allegro, le presto et les inflexions, dépendant des mouvements infiniment variés des cordes vocales, reflètent dans le chant, toutes les émotions humaines : amour, haine, tendresse, mépris, jalousie, joie, angoisse, courroux, toute la gamme du plaisir et de la douleur, les deux sentiments fondamentaux.

Les chants, accompagnant les danses de nos ancêtres, étaient monotones : ils tenaient plutôt du récitatif. A notre époque même, les chants des sauvages ne sont que des motifs monotones, dans lesquels prévaut le rythme accompagné de sauts, de danses et d'une gesticulation exagérée. Les légendes mythologiques ou héroïques étaient exprimées dans un langage rythmique, plein de métaphores, capables de créer des états passionnels intenses, puis on les chantait. La harpe, la lyre et la flûte des Egyptiens, la lyre de David qui eut une si grande influence sur le peuple d'Israël, les nombreux chœurs d'Euripide qui provoquèrent même des accès d'extase chez les femmes, les succès de Néron dans la musique, tout cela était bien éloigné des harmonies complexes et des inflexions infinies de la musique moderne qui atteint une merveilleuse élévation sentimentale. On aperçoit même en elle la tendance à se défaire du contenu des passions humaines pour conquérir un domaine indépendant : l'esthétique musicale, nouvelle création de l'esprit humain

On pourrait en dire autant pour l'odorat et pour le goût.

Tout dépose donc en faveur d'une lente évolution de l'intelligence et du langage. Il est même légitime de supposer que plusieurs radicaux furent les mêmes sur tous les points de la terre où il y avait des êtres humains, parce que les conditions de structure, pour la production des premiers sons monosyllabiques étaient identiques

Certes la diversité de la nature extérieure ne manqua pas d'exercer une grande influence sur le développement du cerveau comme sur l'onomatopée ; mais il est certain aussi, que le bruit aigu du vent, les éclats du tonnerre, le murmure de l'eau qui coule étaient les mêmes partout. Ainsi s'expliquent les analogies et les différences que les linguistes ont trouvées.

La loi qui fait de l'ontogénèse, c'est-à-dire du développement de l'individu, une récapitulation de la philogénèse (développement de l'espèce, est confirmée par l'évolution du langage chez l'enfant ; il n'y a là qu'une synthèse des points de repère du langage de l'humanité. Je vais résumer.

Les premières manifestations linguistiques de l'enfant sont les voyelles *a* et *e* ; *a*, exprime chez l'adulte, le plaisir ; *e*, exprime la souffrance La mécanique senso-musculaire de la voyelle *a* est plus simple que celle d'*e* ; mais les deux sons n'ont aucun contenu idéatif chez l'enfant, la conscience étant à peine à son aube. Plus tard apparaissent les premiers sons labiaux *m* et *p*, combinés avec les voyelles et formant des syllabes qui n'ont d'autre signification que l'impulsion motrice réflexe et l'activité imitative de l'enfant, se plaisant à l'effet acoustique. Successivement l'enfant prononce les sons, *ma, am, ne, me, ac, b*, et avant la fin de sa première année, il connaît les objets et quelques personnes ; le *moi* commence à se distinguer du monde extérieur. L'enfant montre une forte tendance à la pro-

mode de communication chez les animaux (chant, cris) et tous
les animaux d'une même espèce le comprennent ; il est capa-

---

nonciation des mots, mais l'appareil psycho-moteur n'a pas encore atteint ce degré de développement qui est nécessaire à la prononciation des mots dissyllabi-
ques, trisyllabiques ou même plus compliqués ; alors il les simplifie. L'enfant ne
dit pas, par ex. : *maman*, depuis le commencement, mais simplement *ma-a a* : la
seconde syllabe est vocalisée. J'ai toujours vu dans ce premier mot que prononcent nos enfants, le radical *ma* de l'enfance humaine source de milliers de mots.

Le raccourcissement syllabique et la vocalisation des mots sont des phénomènes
constants dans la vie du langage chez l'enfant. Les mères qui observent avec
amour le développement mental de leurs enfants, comme PAOLA LOMBROSO, savent très bien que les premiers mots sont monosyllabiques et ensuite dissyllabi-
ques. L'enfant dit *nana* pour *marcher*, *colat* pour *chocolat* (cela avait été déjà remarqué par H. TAINE) ; il dit *amaman* pour *grand'maman*. Ce n'est pas trop ha-
sarder que de voir dans cette phrase du langage chez nos enfants, quelques-uns
des caractères qui ont distingué le commencement des langues aujourd'hui perfectionnées ou qui marquent le degré actuel du langage d'une tribu hottentote
ou australienne. Dans ces langues ou dialectes prévalent les mots monosyllabiques et les cris.

Même chez nous, le peu d'hommes ou de femmes du peuple qui sont restés dans
un état primitif, sont incapables de bien prononcer des mots de quatre syllabes.

L'enfant change souvent les syllabes ; au lieu de *croix* il dit *tloix*. De cette ma
nière s'explique pourquoi les mêmes radicaux peuvent avoir pris des sons différents, en passant par les dialectes ou par les langues primitives de différents
peuples. Et je crois qu'on peut ainsi expliquer pourquoi le sanscrit *spac* est devenu
scep en grec. Le processus évolutif est commun au langage de l'humanité et à
celui de l'enfance de l'homme moderne.

Un autre argument en faveur de l'origine d'abord vocalique puis monosyllabique du langage, peut être tiré de la pathologie Il existe des êtres humains dont
le cerveau n'atteint pas le degré de développement des autres hommes contempo-
rains de la même race, mais qui s'arrête à un degré inférieur. La loi générale est
que la dégénération reproduise en sens inverse les phases qu a parcourues l'évolution, de manière que nous pouvons surprendre, dans la dégradation psycho-
antropologique de l'homme moderne, les phases du développement des langues
perfectionnées. Je pourrais disposer eu série beaucoup de ces êtres. Quelques uns
ne présentent que le phénomène de la grande pauvreté de leur vocabulaire, mais
ils sont capables de prononcer tous les mots, même sans en comprendre la signification. D'autres sont incapables de prononcer les mots, présentant une
construction compliquée ; ils se bornent aux mots n'ayant pas plus de trois
syllabes, qu'ils raccourcissent quelquefois ou dont ils vocalisent une syllabe. Il y
en a qui simplifient plusieurs sons syllabiques et en vocalisent d'autres et il y en
a qui vocalisent toutes les syllabes sans raccourcir le mot. J'ai eu dans ma clinique un microcéphale dont le cerveau pesait environ le quart du poids moyen du
cerveau normal : cet être, à l'aspect d'homme, ne disposait, à l'âge de vingt-
quatre ans, que des deux monosyllabes *ma* et *pa* et de cris semblables à ceux des
animaux ; et c'est au moyen de ces cris qu'il exprimait quelques désirs et les états
émotifs fondamentaux de plaisir et de douleur.

Je veux dire tout de suite que, dans quelques langues modernes, et même
parmi les plus perfectionnées, comme les langues française et anglaise, on aperçoit la tendance à la simplification des mots et à la contraction syllabique, suivant la loi de l'adaptation. Par ce mécanisme le mot latin *episcopus* devient à
travers une série de simplifications, le mot français *évêque* ; le latin « *cognos-
cere* » devient *Know* en anglais. Ce phénomène est dû au pouvoir sélectif et à la
tendance au moindre effort ; il n'a rien à voir avec l'abréviation des mots, com-

ble de reproduire en eux les mêmes émotions. Toutes les images auditives qui ne sont pas des paroles (sons, tons musicaux,

---

mune à ceux dont les organes nerveux n'ont pas atteint le degré d'aptitude nécessaire à la coordination des mouvements requis pour l'articulation complète et exacte des symboles phoniques de la pensée.

Dans les maladies qui entraînent une dégénération lente et progressive du cerveau, on peut voir l'involution du langage depuis le simple appauvrissement verbal jusqu'à la vocalisation et au monosyllabisme.

L'histoire de l'écriture nous fournit des preuves intéressantes pour la question de la genèse du langage. L'homme est porté par sa structure à reproduire sous forme sensible les images, les émotions et les pensées, soit qu'il les apprenne de l'éternel et multiforme langage de la nature soit qu'il les forme dans son monde mental. S'il imite les formes et les figures, il trouve le commencement de l'art, qui sculpte la chasse au lion sur le poignard mycénien et se perfectionne en Phidias. Et lorsque l'imagination atteint le comble du génie elle produit les peintures merveilleuses de la Chapelle Sixtine, où l'on peut dire que la réalité « è rifatta si come pianta novella ». Si elle traduit la pensée en des symboles graphiques, elle crée l'écriture. Mais celle ci a été précédée d'autres symboles : les signes mnémoniques et les objets symboliques.

Les objets symboliques sont encore en usage parmi les Malais de Sumatra, et consistent en des paquets contenant des morceaux de sel, ou de la poudre, ou des herbes à fumer, qui signifient respectivement amour, haine jalousie Le message sert à exprimer un de ces sentiments. Le système des signes mnémoniques a atteint un haut degré de perfectionnement parmi les Wampuns des Peaux-Rouges. Ceux ci se servent à cet effet d'une espèce de chapelet formé avec des coquilles de différentes couleurs, ou des broderies sur des rubans servant aussi de ceinture, ou bien de bâtons messages, fort communs chez les Malais, les Niams-Niams et d'autres peuples. Les incisions sur les arbres ou sur des morceaux de bois sont le premier pas vers l'écriture proprement dite. Dans les grottes sépulcrales de la période quaternaire à Aurignac (Hte-Garonne) on a trouvé des tablettes portant des signes symboliques, comme on en trouve aujourd'hui chez les Esquimaux, les Jakoutes, les Macousis de la Guyenne, les nègres de la côte occidentale de l'Afrique. Les anciens Pérouviens avaient coutume d'exprimer les événements et les idées au moyen de nœuds de différentes formes et différemment disposés. Une ficelle était attachée à chaque nœud de la corde, et chaque ficelle avait une couleur différente et portait à son tour des nœuds différemment disposés. Les nœuds, les couleurs et les ficelles avaient une valeur symbolique de pensées et de sentiments. Ensuite vient l'écriture au moyen de dessins exprimant un certain nombre d'idées : on la trouve chez les Boschimans et chez les Australiens. C'est la pictographie.

De la pictographie dérive l'écriture figurative en hiéroglyphes, employée par les Egyptiens, les Mexicains et d'autres peuples. Les hiéroglyphes sont des dessins d'objets dont la première syllabe fait partie de la parole qu'on veut exprimer. Ces figures avaient donc une valeur phonétique, et l'on peut suivre la transformation des hiéroglyphes égyptiens et de l'écriture cunéiforme des anciens Assyriens. La première écriture syllabique aurait été trouvée par les habitants de l'île de Crête, et serait plus ancienne que celle des Phéniciens, qui est dérivée directement de la pictographie

L'apparition de l'écriture constitue un signe distinctif entre la barbarie et la civilisation. Lorsque l'écriture prit un caractère définitif et parvint à fixer les signes conventionnels, et ineffaçables de la pensée et de l'action, le progrès humain accéléra énormément sa marche, parce que l'écriture transmet aux générations suivantes, la pensée, les sentiments, les connaissances des générations précédentes.

Un des phénomènes qui frappe le plus dans l'histoire de l'évolution humaine,

bruits, etc.), sont plus émotives qu'intellectives. Pour qu'elles puissent devenir intellectives il faut qu'elles soient associées à une image sensorielle de l'objet concret auquel chacune d'elles se rapporte. Le chant du rossignol ou le son du violon n'est intelligible que lorsque nous possédons l'image visuelle ou symbolique du rossignol ou l'image visuelle ou tactile du violon.

---

c'est la substitution des mouvements de la parole écrite et parlée aux mouvements vastes et grossiers par lesquels les hommes primitifs réagissaient sur le monde externe et échangeaient des pensées et des émotions.

A mesure que le patrimoine des connaissances augmente et que les sentiments se renouvellent, prévalent les mouvements pour la parole écrite et parlée. Au moyen de l'écriture, la conscience des nouvelles générations se complète rapidement avec la pensée et l'œuvre des générations précédentes.

C'est par elle que l'homme communique avec tous ses semblables disséminés sur tous les points de la terre.

Les vieilles et simples méthodes de nos pères ne suffisent plus à la vie d'aujourd'hui. L'homme moderne n'est plus une unité isolée et indépendante, mais il est la partie d'un tout, à la vie duquel il concourt et d'où il tire les éléments de son existence. Toute intelligence qui acquiert un caractère et une forme propres se détache de la voie Lactée de l'humanité pour faire partie d'un système planétaire, dont elle suit nécessairement les lois d'attraction et de répulsion.

Le solitaire ne peut être aujourd'hui qu'un primitif ou un malade ; on ne le comprend que comme une fausse note ou comme un attardé dans l'évolution de la race.

L'écriture — et, à sa place, l'imprimerie — est le grand système artériel où coule le courant animateur de la solidarité humaine. L'ancien individualisme se purifie de ses scories et renaît à une ère nouvelle où chaque conscience nourrit de nouvelles sympathies, embrassant l'intérêt individuel et l'intérêt général. Il n'est pas intéressant de discuter si le premier journal a été celui de Venise en 1536, d'après Voltaire, ou en 1760 : cette différence de quelques années, comparée au temps qu'a demandé l'évolution humaine, est une quantité négligeable.

Il n'y a pas de doute qu'un journal parut à Anvers en 1605 ; en Allemagne en 1616 : la Weekly News from Italy, Germany, etc., vit le jour en 1622 ; le premier journal français parut en 1631. Si l'on pense maintenant que le nombre des lettres expédiées en 1888 a été de 1700 millions dans le monde entier, et qu'aujourd'hui ce chiffre est six fois plus grand, si l'on pense que les 800.000 tonnes de lettres et d'imprimés, expédiées en Europe seulement, en 1883, étaient doublées en vingt ans, on se demande ce que sera la vie demain, comme contenu de pensée et de sentiments, comme activité et production.

Tandis que l'homme primitif ne devait que défendre son corps, l'homme moderne doit développer, garder et défendre tout un monde moral d'une valeur inestimable.

Le cycle des réflexes se complique dans le mécanisme délicat de la parole articulée et de l'écriture, qui sont des mouvements aussi, et qui mènent la communauté à une action toujours plus complexe et multiforme.

La parole parlée ou écrite résume et condense la plus grande puissance de l'homme moderne. Elle possède toutes les armes pour la conquête et la domination ; elle est douleur si elle déchire, joie si elle flatte, elle est amour, si elle traduit en sons articulés les sympathies de deux êtres, suggestion si elle transmet à d'autres, les pensées, les sentiments, les actions ; elle exalte ou humilie ; blesse ou tue. Elle est musique et chant dans l'harmonie de la voix et dans le rythme ; elle traduit les ténèbres et la lumière, la paix et la lutte, la tempête et l'ouragan ; elle pénètre la nature et en reproduit les beautés, l'horreur imposante et la

Alors que la zone visuelle et la zone tactile (mais celle-ci dans une mesure plus limitée) nous fournissent l'immense matériel objectif de la nature, afin qu'il soit traduit en langage, la zone émotive nous fournit le matériel émotif par lequel la nature frappe et caresse nos sens, et le matériel linguistique qui s'est accumulé par un long processus évolutif, aidant la pensée dans sa rapide et merveilleuse évolution. Le contenu du langage émane du champ des images concrètes d'une part (zones sensorielles), et du champ des abstractions, des synthèses et de la logique d'autre part. Le développement d'une pensée en liaison avec d'autres, suivant un procédé logique n'est possible que par le langage. Celui-ci transforme en symboles les émotions, les sentiments, les mouvements, la conduite et tous les états de conscience. On peut conclure, avec sûreté, quoiqu'en contradiction avec plusieurs auteurs, que le langage résume normalement l'intelligence, et qu'il existe un champ anatomique intellectuel, distinct du champ de la parole considérée en elle-même. Celle-ci peut subir des troubles, non seulement lorsque les organes intrinsèques à son mécanisme sont lésés, mais aussi lorsque sont lésés les mécanismes qui élaborent le contenu mental (images concrètes et idées abstraites), et lorsque sont coupées les voies reliant les champs des images et des notions qui rendent possible le processus logique.

Les exigences d'une exposition schématique nous obligent à représenter circonscrit le champ intellectuel, qui occupe tout le manteau sensoriel et frontal.

Les complexus intellectuels et les images empiriques sont reliés à des mots. Les mots « plume, encre » correspondent à leur image empirique respective dans la zone visuelle ; les mots « souffle, cris, siffle » à leur contenu sensoriel prédominant dans le centre auditif ; les mots « rugueux, lisse, hectogramme », traduisent les images respectives formées dans les centres tactile et musculaire.

Les mots « école, guerre, humanité » ont leur représentation

menace effroyable. Elle est peinture ou sculpture lorsqu'elle nous montre les formes et les couleurs des choses ou les produits de la fantaisie dans les multiformes conceptions du génie.

Elle est science, si elle traduit le langage de la nature et de ses forces ; elle est conscience lorsqu'elle communique les notions et les émotions de nos semblables ; elle est la synthèse de l'univers en tant que celui-ci est *perçu* et spiritualisé dans les laboratoires du cerveau lequel reproduit perpétuellement le monde par la pensée et par la parole.

intellectuelle dans cette partie du cerveau qui synthétise le grand nombre d'images concrètes, d'émotions et d'expériences, dont ils sont formés. La suppression d'une des sources d'images produit un trouble mnémonique de la parole, et, si l'image disparue n'est pas remplacée par une autre, reliée au même mot, celui-ci ne pourra pas être évoqué. La substitution est fréquente.

Si nous entendons, pendant la nuit, le son d'une cloche, le mot « cloche » apparaît, porté à la lumière de la conscience de perception auditive ; le même mot nous vient aux lèvres, le jour, lorsque nous passons près d'un clocher et que nous voyons la cloche.

Il suffit d'une seule de ces images pour évoquer l'image auditive ou cœnesthésique du mot « cloche ».

L'image du mot « rose » se réveille si l'on respire ou si l'on touche une rose dans l'obscurité, ou bien si on la voit de loin. Il existe des cas où une large lésion cérébrale détruit une aire ou même deux, des images qui se rapportent au même objet et cependant le mot persiste. Une seule de ces aires peut donc suffire à réveiller la parole et cela surtout lorsque dans la période évolutive, la partie du cerveau qui est restée intacte acquiert un grand développement de compensation. Ainsi s'explique l'intelligence basée sur la mémoire tactile et musculaire chez quelques aveugles ; ainsi s'explique l'intelligence de Laure Bridgmann et de Helen Keller (*).

Dans ces cas, les centres corticaux des organes lésés ont déjà noué des rapports avec d'autres champs corticaux, de sorte que, grâce aux voies associatives, la construction des produits mentaux complexes devient plus facile.

La haute élaboration et la fusion des diverses perceptions se

____

(*) Le cas de Helen Keller (GUILIO FERRERI : *Le développement de l'intelligence dans la privation simultanée de l'ouïe et de la vue*. Congrès international de Psychologie, 1905) démontre qu'on peut développer l'intelligence, seulement au moyen des sens ; que lorsque quelques sens sont supprimés, ils peuvent être remplacés par l'activité augmentée des autres sens. Mais ce qui importe le plus c'est que Helen Keller devint aveugle et sourde et par conséquent muette aussi, à l'âge de 19 mois, c'est-à-dire lorsque les centres sensoriels de l'ouïe et de la vue avaient déjà atteint un certain degré de développement et qu'ils avaient amassé un patrimoine, bien que petit, d'images auditives et visuelles de choses et de mots qui dut fournir un point de repère très important pour la reconnaissance du monde extérieur par les autres sens, et pour les constructions mentales successives. J'ai très souvent remarqué que l'esprit se développe bien plus facilement chez des individus devenus aveugles quelques années, après la naissance, c'est-à-dire lorsque les champs corticaux se sont développés et ont déjà fonctionné.

produisent non seulement par irradiation, d'un centre de perception à tous les autres centres sensoriels, mais aussi par convergence des produits des divers centres perceptifs sur une aire cellulaire commune, comme celle du langage et celle des lobes frontaux.

* *

Les auteurs qui, après BROADBENT, ont parlé d'un centre intellectuel distinct de l'aire du langage (KUSSMAUL, CHARCOT, BERNARD, BALLET, LICHTEIM et plusieurs autres) se sont maintenus sur un champ abstrait, et ils ont traduit l'abstraction en diagrammes qu'ils ont laissés sans explication psycho-anatomique suffisante.

La doctrine localisatrice sus-mentionnée ne plaît pas à beaucoup de neurologistes, non moins illustres que ceux que nous venons de nommer. BASTIAN, par exemple, a écrit : « Je suis incapable de trouver dans les données cliniques une preuve évidente de l'existence de défaut de la parole pouvant être expliquée par l'existence d'une lésion dans le centre des concepts ou le long de ses fibres afférentes ou efférentes... » (1)

L'existence d'aires pour les images des objets, distinctes des centres pour les images de la parole est prouvée par ce fait que l'image verbale est tout à fait distincte de l'image de l'objet même auquel elle se rapporte.

Il arrive souvent de voir un objet, ou d'en évoquer l'image sans pouvoir le nommer, et tant d'autres fois nous pouvons rappeler le nom d'un objet dont nous ne pouvons nous remémorer l'image.

Les observations cliniques démontrent aussi que certaines lésions laissent subsister la faculté de reconnaître les objets usuels par la vue, par le toucher ou par l'ouïe, sans pouvoir en évoquer le nom. Tout cela démontre clairement que les deux images sont distinctes et fournies par deux champs anatomiques différents, associés entre eux. D'ailleurs l'histoire du développement de la pensée et de la parole fournit de nouvelles preuves à l'appui. L'enfant possède déjà un patrimoine assez grand d'images de personnes et d'objets, avant que les images verbales relatives soient formées. Les animaux mêmes qui ne parlent pas, reconnaissent quantité de personnes et de choses.

---

(1) *Aphasia and other speech defects.* London. *1898.*

La solution du problème est plus difficile en ce qui concerne les concepts abstraits qui ne peuvent être remémorés que par la seule forme sensible des mots respectifs avec lesquels ils sont indissolublement unis.

Sans doute, nous sommes à même de reproduire l'image d'un homme, sans l'aide du mot « homme » ; mais nous ne pourrions en aucune manière nous représenter le concept d'humanité sans le mot « humanité ».

Il est vrai que nous pouvons nous représenter l' « humanité » en scindant le concept abstrait en images concrètes et séparées d'hommes divers et des divers attributs humains dont il est composé, mais dans ce cas le concept abstrait n'existe plus. La coalescence du mot avec le concept abstrait, et l'impossibilité de les séparer ne nous autorisent pas à nier que le mot et le concept se forment dans des centres différents. Nous pouvons puiser, à une autre source, de bons arguments pour considérer comme distincts les deux faits par leur mécanisme et par leur siège. Un imbécile, par exemple, peut apprendre à prononcer le mot « humanité », sans qu'il ait le concept d' « humanité », comme l'enfant appelle « papa » tous les hommes qu'il voit parce qu'il ne possède pas encore le concept abstrait de père et qu'il ne perçoit pas la différence entre les autres hommes et son père qui le caresse plus souvent. Si le mot peut donc être appris et prononcé complètement vide de contenu conceptuel, soit par les enfants, soit par les imbéciles, et s'il est vrai que les déments mêmes, lorsque l'intelligence est résolue en ses éléments, peuvent prononcer beaucoup de mots dénués de signification et vides de contenu conceptuel parce que les concepts ont sombré dans le naufrage de l'esprit, il faut nécessairement conclure que les mots qui traduisent les concepts ont un siège de formation distinct et que les concepts peuvent disparaître alors que les mots restent. Le concept abstrait est le produit de la fusion des images concrètes ; par un processus d'analyse il peut se décomposer en ces images qui vibrent toutes ensemble sur le seuil de la conscience et sur le champ anatomique de la parole, symbole de toutes les images.

Mais si la parole disparaît, par suite d'une lésion de l'aire qui constitue et garde les images verbales, les concepts ne peuvent plus être reproduits. Tout au plus restent-ils latents, puisque tout le matériel dont ils sont composés est intact et reproductible.

Il ressort clairement de tout ce que nous venons de dire que toutes les aires sensorielles du manteau cérébral, y comprises celles des synthèses et de la logique, sur lesquelles nous reviendrons, doivent être regardées comme les champs intellectuels du langage, parce qu'elles fournissent les images concrètes et les concepts qui constituent le contenu de la parole. On comprend ainsi, aisément, les variétés d'aphasie amnésique.

*
* *

Les images sensorielles auditives et visuelles de la parole résultent d'une série de composants sensoriels qui doivent concourir à la formation de l'image de l'objet d'abord, et de l'image verbale ensuite. Si ces composants sont fugaces de sorte qu'ils n'arrivent pas à se combiner et à se représenter par vertu propre, l'image de la parole ne sera pas évoquée. Par exemple, l'image concrète d'une clef et l'image du mot « clef » résultent d'une série de composants sensoriels, savoir : la forme de la clef (image visuelle), le poids et l'image tactile de la clef, et par conséquent l'image du fer avec lequel la clef est formée, le bruit de la clef, lorsqu'on ferme une porte (image acoustique) le sens thermique de la clef lorsqu'on la prend dans la main, et surtout le sens musculaire des mouvements lorsqu'on tourne la clef dans la serrure.

Si ces images sont fugaces et presque insaisissables, si les ondes nerveuses n'atteignent pas les points de destination, par manque d'énergie initiale et de l'intensité nécessaire, l'image de la clef ne pourra être représentée ; dans le cas où celle-ci serait présente, le mot « clef » ne viendrait pas dans le point focal de la prononciation.

On peut invoquer ici la loi physique qui veut que la résistance soit en raison inverse de la force excito-motrice.

Dans ce cas, si l'on augmente le nombre des images commémoratives par des stimuli actuels (comme lorsqu'on donne la clef à l'amnésique), le mot respectif est remémoré et prononcé tout de suite, surtout lorsque l'amnésique fait le geste d'ouvrir une porte. C'est un exemple d'amnésie asthénique.

Ayant admis l'existence de champs distincts constitués par des éléments spécialisés où se forment et s'inscrivent les images des choses et les images verbales (auditives, visuelles et cœnesthésiques) nous devons admettre qu'une condition parétique des divers champs, bien qu'elle ne les détruise pas, doive conséquemment amener l'incapacité à reproduire un nombre plus ou moins grand des images respectives. De là, les différentes formes d'amnésie ou d'aphasie amnésique.

Quelques individus qui pouvaient brillamment utiliser le patrimoine de mots qu'ils avaient appris dans la période de leur éducation, perdent à un certain moment de leur vie, souvent encore peu avancée, cette faconde qui les rendait des orateurs faciles, subtils, riches en ressources linguistiques, qui les mettait à même de donner le mot propre à chaque pensée et à chaque objet. Des individus qui ont beaucoup lu et qui ont excessivement fatigué le centre visuel de la parole, après l'avoir porté à un haut degré d'éducation et de potentialité, accumulant des trésors de notions au service de tout le mécanisme intellectuel et linguistique, ressentent une grande difficulté, et quelquefois même une incapacité à reproduire avec la même promptitude que jadis les images qui rendaient leur langage plus riche et plus brillant. Si ces formes d'amnésie verbale ont échappé jusqu'ici à l'analyse clinique, cependant elles ne sont pas dépourvues d'intérêt, pour l'étude de la mécanique fonctionnelle du cerveau. La fatigue du cerveau et les états dépressifs de l'âme fournissent de nombreux exemples de la loi dynamique (physique) qui règle la fonction du cerveau.

Nous devons nous occuper à présent des éléments intrinsèques de la parole, considérée en elle-même.

Chez l'homme moderne qui sait lire et écrire, ces composants sont au nombre de trois : l'image auditive et l'image visuelle de la parole (composants impressifs) ; l'image cœnesthésique articulatoire et selon d'autres, l'image cœnesthésique graphique (composants expressifs).

Tous les auteurs ne sont pas d'accord sur le degré d'importance de ces composants par rapport aux autres.

Tandis que CHARCOT et moi, nous avons reconnu, aux images acoustiques, le plus grand pouvoir formateur et régulateur de la parole, STRICKER, BASTIAN et quelques autres accordent ce pouvoir à l'image cœnesthésique articulatoire. On peut le reconnaître à toutes les deux également. Il est bien vrai que la méthode subjective dans l'étude du langage rend de grands services, mais il ne faut pas en exagérer l'importance.

Pour ceux qui lisent et écrivent, l'image verbale visuelle entre en jeu, et chez quelques hommes elle acquiert une certaine prédominance.

Ces trois ou quatre images, comme nous l'avons dit dans le premier chapitre, possèdent leur champ cortical dans la zone évolutive des respectives et fondamentales aires sensorielles et motrices.

Entre ces champs corticaux il existe une liaison par des fibres associatives, et il est très naturel que l'interruption de ces voies, en coupant la communication entre deux ou plusieurs groupes d'unités corticales, empêche la formation du produit complexe qui résulte précisément de la combinaison des produits fonctionnels élémentaires de beaucoup de groupes cellulaires. Aussi, par un savant travail d'analyse, a-t-on pu mettre en évidence la grande portée des voies d'association dont les lésions correspondent à autant de formes cliniques distinctes. Ce sont les troubles aphasiques subcorticaux et transcorticaux.

Un tel travail associatif, d'où résulte la parole, indépendamment du contenu de la pensée, repose sur des lois fondamentales, parmi lesquelles les plus évidentes sont : 1° la prédominance hiérarchique d'un composant du langage sur tous les autres ; 2° les variétés individuelles.

Que le centre phonétique ou acoustique des sons articulés soit le premier à se différencier, c'est une hypothèse vraisemblable. Chez l'enfant même, les premiers sons articulés ne sont qu'un fragment des mots entendus. Tout le monde sait que beaucoup plus tard l'enfant est à même de répéter, en l'articulant, un mot dont l'image phonétique a été depuis longtemps notée par lui. Alors, il s'établit non seulement un échange de relations entre le centre phonétique et le centre de l'articulation de la parole quel qu'il soit, mais aussi une espèce de pouvoir régulateur exercé par le premier centre sur le second, lequel remplit sa fonction qui est d'émettre des sons articulés, tels qu'ils se reflètent sous la projection de l'image acoustique du mot. S'il manque la représentation de cette image, ou si les ondes nerveuses acoustiques n'atteignent pas le groupe moteur cortical à cause de l'interruption des voies associatives, la parole fera défaut, ou elle sera altérée dans sa forme. L'image phonétique exerce encore un pouvoir régulateur sur l'image visuelle du mot.

L'enfant, par les méthodes scolaires d'aujourd'hui, n'apprend à lire que lorsque l'organe phono-moteur est fonctionnellement perfectionné. Les images visuelles des lettres, des syllabes et des mots se moulent beaucoup plus tard sur les images phonétiques et peut-être aussi sur les images cœnesthésiques ; elles ne seront donc rappelées que par celles-là ou par l'ensemble de ces deux sortes d'images. Cette loi est d'une grande importance, soit dans des questions qui ont trait à l'aphasie, soit dans celles qui ont trait à la psychologie. De là, les variétés individuelles. Il est certain que la cécité verbale est très fréquente à la suite d'une lésion de la zone auditive de la parole même lorsque le champ visuel est épargné.

Le mécanisme du langage, ainsi que nous l'avons déjà dit, est beaucoup plus simple chez ceux qui ne savent ni lire, ni écrire. Dans ce cas les seules images phonétiques suscitent les images motrices lesquelles se résolvent dans les mouvements coordonnés des appareils qui servent à l'articulation de la parole. Chez les hommes cultivés, ce mécanisme devient plus complexe, car d'autres facteurs qui ont une importance et une valeur variables, selon les cas, s'associent aux deux premiers. En suivant les phases éducatives de l'enfant, lorsqu'il apprend à lire et à écrire il est aisé de constater que les symboles graphiques (syllabes et paroles écrites) ont leur équivalent dans les symboles phonétiques que l'enfant connaît déjà. Il s'établit, par conséquent, une relation entre l'image acoustique et l'image visuelle de la parole, avec une prédominance de celle-là sur celle-ci, parce que l'image graphique n'a pas de signification chez l'enfant, sauf parce qu'elle lui rappelle l'image phonétique.

L'association ou les rapports entre les deux images sont si intimes que difficilement l'image visuelle se représente toute seule, et elle détermine à elle seule la prononciation du mot correspondant.

La vue des objets, chez la plupart des hommes plus ou moins exercés à la lecture, ne réveille pas leur symbole graphique, si ce n'est à travers l'image acoustique dont les voies de communication sont plus faciles et plus exercées.

L'hérédité, l'éducation, le métier, l'exercice, ainsi que d'autres circonstances de la vie, peuvent renforcer les images verbales visuelles à ce point qu'elles acquièrent une plus haute importance dans le mécanisme physio-anatomique de la parole.

Le système une fois constitué, et les relations dynamiques une fois établies entre les divers champs, il est clair que la disparition d'un de ceux-ci doit produire un désordre dans la fonction de tous les autres ; il est clair aussi que l'importance de ce désordre sera en proportion directe avec le pouvoir régulateur qu'un champ exerce sur les autres et, par conséquent, sur le mouvement de la pensée. La suppression de l'image acoustique, chez la plupart des hommes, entraîne aussi l'inhibition de la reproduction de l'image visuelle, de la cœnesthésie articulatoire et de la cœnesthésie graphique.

La disparition de l'image visuelle graphique entraîne l'inhibition du centre cœnesthésique graphique de la parole. Souvent elle entraîne aussi une désorientation du centre phonétique de la parole lequel fonctionne habituellement de concert avec le centre visuel, chez les hommes habitués à la lecture ; quelquefois elle peut entraîner un désordre considérable du centre cœnesthésique de l'articulation. Ce trouble est en proportion directe avec le degré d'évolution auquel est parvenu le centre visuel verbal.

Sollier accepte pour le mécanisme du langage l'hypothèse de Flechsig. Les images verbales auditives et visuelles ne résideraient pas dans les centres de réception, mais dans un autre territoire. La destruction de ces centres, — qui d'ailleurs selon cette conception seraient des centres associatifs — produirait la surdité et la cécité verbales, non pas parce qu'il y aurait destruction de l'organe qui forme les images linguistiques, mais plutôt de l'organe qui a la fonction de transmettre les vibrations déterminant un état particulier correspondant à l'excitation extérieure ou intérieure. Nous avons condamné par ailleurs (Chap. 1 et 2), cette hypothèse, qui n'est pas soutenue par des faits pouvant lui donner au moins le caractère de vraisemblance.

Dans le premier chapitre nous avons expliqué que l'évolution des aires sensorielles a eu lieu essentiellement par le développement du langage. Le champ auditif (temporal) s'étend et évolue dans une aire auditive, mais essentiellement constructrice des images verbales acoustiques ou symboles verbaux de toute la pensée élaborée dans les autres aires sensorielles. Cette aire comprend une bonne partie de la région médiane et postérieure des 1re et 2e circonvolutions temporales. L'aire visuelle aussi s'étend en avant de la zone visuo-psychique pour la construction des symboles verbaux graphiques des images des choses et de leurs qualités. Celles-ci sont élaborées et gardées dans toutes les aires sensorielles ainsi que dans l'aire des symboles verbaux acoustiques, de manière que les hommes puissent s'entendre de près en parlant, et de loin en écrivant, et que le patrimoine d'une génération et d'une époque puisse être transmis aux générations futures et devenir matière à transformation dans la machine mentale de l'humanité qui se succède et évolue. Chaque image simple ou complexe ou chaque synthèse de pensées, dans une progression très compliquée, trouve la forme linguistique qui doit la rendre sensible, et susceptible d'être ainsi transmise aux autres êtres.

Le manteau cérébral se perfectionne et évolue avec la transformation des anciens laboratoires et avec l'installation des nouveaux où le travail augmente chaque jour à cause des relations qui augmentent entre les hommes, et à cause du matériel qui y afflue en plus grande abondance. Les aires du langage deviennent ainsi non pas l'organe de transformation de la réalité externe et interne, selon la pensée de FLECHSIG — puisque la réalité se forme dans les aires sensorielles — mais l'organe où la réalité acquiert la forme et l'enchaînement pour les séries logiques, et pour les échanges de la pensée entre les hommes. Toutes les réalités externes et internes traversent les champs auditifs du langage, d'où elles sont transmises à d'autres hommes sous forme sensible et en relation logique avec des symboles verbaux acoustiques-moteurs, et des symboles verbaux visuels-graphiques. Lorsque les organes corticaux de la parole subissent une importante avarie (processus morbides que la pathologie connaît très bien) tout le patrimoine mental reste interdit dans son mouvement naturel. L'ensemble des images qui reflètent la réalité reste intact dans les aires sensorielles, mais il n'est pas utilisable, parce qu'il manque non seulement les noms qui symbolisent ces images, mais encore le moyen matériel de liaison, nécessaire pour formuler des jugements complexes et en séries logiques. L'homme atteint d'aphasie, s'il n'est pas fortement hémiplégique, se lève le matin comme les autres hommes, s'habille, reconnaissant ses vêtements et leur usage, va au lavabo, se lave, se pare, passe dans la salle à manger et prend du café ; si le café est amer il évoque l'image du sucre et va en chercher. Il formule donc des jugements immédiats (le café est amer, le sucre adoucit le café). De tels jugements peuvent être formulés par l'homme, autant que par le chien ; il suffit des images des choses, jointes à la sensation immédiate de doux et d'amer. Mais l'aphasique ne possède plus les symboles verbaux du café, du sucre, et des personnes, et, fait plus intéressant, il ne possède pas non plus les symboles verbaux des relations entre les choses et leurs images (les verbes et leurs déclinaisons) de manière qu'il est dans l'impossibilité absolue de dire : « le café est amer, apportez-moi du sucre ». Si, à une époque de sa vie, il a bu du café, dans une famille à Constantinople, il peut se rappeler l'arome de ce café et le comparer à celui de chez lui (les centres du goût, de l'odorat et de la vue sont à même de fournir ces images et ces souvenirs) ; mais il ne peut entamer une conversation sur ce sujet ; il ne peut formuler la plus simple phrase, comme celle-ci : « le café à Constantinople était très aromatique » parce qu'il lui manque tous les mots pour exprimer les choses et leur qualités, ainsi que les relations des choses entre elles et dans le temps (verbes).

Le matériel intellectuel (les notions concrètes) est conservé, mais il reste inactif. C'est là une variété de démence, dont j'ai tâché, en plusieurs occasions, de définir les caractères différentiels. En 1887 (1) j'écrivais : « Si je ne me suis pas trompé dans l'étude de ce malade, je me crois autorisé à dire que dans la grave surdité verbale l'intellect est potentiellement intact, parce que sa constitution substantielle n'est pas atteinte comme il arrive dans la démence primaire ou par phrénopathie. Les éléments constitutifs de l'intellect, quoique indéfinis, ne réveillent pas de nouveaux états de conscience, mais ils restent enseve-lis dans l'inconscient d'où ils pourront être ramenés dans le champ de la conscience, pourvu que celle-ci retrouve la forme verbale sensible corrélative, avec tous ses rapports associatifs ». Récemment on a avancé des hypothèses peu claires sur les rapports entre l'intellect et le langage. Ainsi DEJERINE (2) affirme que l'action de penser peut s'effectuer de deux manières, par les images des choses et par les images des paroles (langage interne) ; mais ce concept de DEJERINE non plus, ne répond pas à la vérité selon moi ; il faut le compléter. La pensée par les seules images des objets est une pensée rudimentaire, très simple et elle est la seule possible, lorsque les symboles verbaux ne sont pas reproductibles. C'est grâce à ces derniers que la pensée se déroule librement par toutes les voies et suivant toutes les lois de la logique. DUPRÉ est plus précis : « Les deux syndromes, affirme-t-il, démence et aphasie, sont deux *déficits* intellectuels ; tandis que la démence ne porte pas atteinte aux opérations de l'esprit en général (mémoire, association des idées, raisonnements, réactions affectives ou volontaires), l'aphasie intéresse le processus du symbolisme verbal, compromettant l'existence et le jeu des matériaux mnémoniques (3).

Nous avons rappelé ci-dessus, que les images concrètes des

---

(1) *Un caso di sordità verbale. Il metodo pedagogico nella cura della stessa.* « Rivista sperimentale di Freniatria », 1887.

(2) DEJERINE. *Pathologie générale de Bouchard.* Séméiologie, tome V.

(3) E. DUPRÉ. *Revue policlinique des démences.* « Bulletin médical », 1907.

objets se forment dans les sièges respectifs, et indépendamment des images verbales. Ce concept a été excessivement généralisé, et peut-être même d'une manière erronée. SEGLAS (1) et MINGAZZINI affirment que la parole est un auxiliaire de l'image de l'objet (de l'idée, dit SEGLAS). « L'idée, ajoute-t-il, peut exister sans la parole ». On peut être d'accord sur cette thèse dans le cas où on limiterait « les idées » aux images concrètes des objets. Mais les idées abstraites, les idées générales, quoi qu'en disent DEJERINE et SEGLAS, ne peuvent être représentées dans la conscience, si elles ne sont fusionnées avec un symbole verbal. Nous en avons suffisamment parlé dans les pages précédentes, mais il est utile de répéter. Je puis évoquer toutes les images visuelles et auditives (phonétiques) d'une séance au Sénat, les physionomies de mes collègues, leurs attitudes lorsqu'ils parlent, les rappels à l'ordre de la part du Président, et les feuilles écrites contenant les ordres du jour, que je me rappelle, comme choses vues ; mais il m'est impossible d'en évoquer leur contenu de pensée politique lequel est fait d'abstractions verbales, s'il me manque les mots : sénat, politique, gouvernement, présidence, etc., ainsi que les synthèses politiques du débat parlementaire qui est essentiellement constitué de mots, le matériel d'images visuelles reste presque inactif. Et il ne faut pas négliger la grande importance des verbes avec leurs déclinaisons, pour le processus logique de la pensée.

Sans les verbes, on peut former des jugements immédiats, mais non des phrases et des périodes, étroitement reliées au développement logique de la pensée. C'est ce qui arrive à l'aphasique, chez qui la marche de la pensée est arrêtée avant d'atteindre le point focal de la conscience ; la liaison logique entre toutes les pensées est par conséquent empêchée et celles-ci ne peuvent se fondre en idées générales.

Les images des objets se forment avant les images des paroles, ainsi qu'on le remarque chez les enfants ; mais dans le processus évolutif de l'intellect ces images se fusionnent d'abord avec les symboles verbaux, puis ces symboles s'unissent pour la construction des phrases, et c'est le commencement de la conjugaison des mots et de l'emploi des termes de liaison. Lorsque le patrimoine des connaissances a de beaucoup augmenté, et que des relations d'association se sont établies entre les différentes parties dont il est constitué, lorsque l'esprit s'étend dans

---

(1) Leçons cliniques sur les maladies mentales et nerveuses.

de plus vastes domaines, alors commence la formation des périodes, et, plus tard, la formation du discours : c'est-à-dire d'une série de périodes reliées entre elles touchant un sujet qui doit être arrêté dans le point focal de la conscience. Dans ce cas, les images des choses restent au premier plan ; toutes les notions qui se rapportent à ce sujet, toutes les créations intellectuelles dont l'esprit est capable par le travail de la fantaisie affluent autour de ce sujet sous la forme linguistique. Ce sont les mots qui traversent le point focal de la conscience et contribuent à la formation de la pensée.

Revenons à l'exemple précédent d'un parlementaire aphasique ; comme il lui manque la reviviscence des substantifs, des adjectifs et des verbes avec leurs déclinaisons relatives nous pouvons évidemment affirmer qu'il ne pourra évoquer (reproduire) le contenu des discours prononcés par ses collègues dans la salle du Sénat lorsque, n'étant pas encore atteint d'aphasie, il participait aux débats parlementaires qui sont formés de concepts abstraits, de noms de personnes, d'idées concrètes et générales et de verbes. Dans ce cas que reste-t-il de l'intelligence ? le matériel interdit, et les images de choses au moyen desquelles on peut formuler des jugements immédiats. Le chien qui est transporté de joie lorsqu'il voit son maître chausser les bottes et prendre le fusil, évoque le lièvre et les cailles, la campagne, le coup de fusil, la proie, etc., par un processus d'imagination. (ROMANES).

Les jugements que formulent les singes sont beaucoup plus complexes, comme dans le cas de mon singe qui ayant été puni et s'étant caché derrière un sofa, guettait mon éloignement ou ma distraction pour sauter sur la table et s'emparer des cerises dont il était gourmand.

Chez l'homme aphasique la situation du processus intellectuel est plus grave. En effet, tandis que chez les mammifères supérieurs le mécanisme des jugements est très simple, faute d'engrenage linguistique, chez l'homme au contraire, à cause du mécanisme compliqué qui est inséré entre les images des objets et toutes les formes de l'expression et de l'action, celles-ci perdent la fidélité d'expression qu'en des proportions différentes selon les différents hommes (hérédité, éducation), elles tiraient de la plus grande précision des symboles verbaux. A cause de cela les lésions qui intéressent largement l'aire corticale et subcorticale de la parole produisent un désastre mental remarquable.

C'est là la raison de l'habituelle présence de l'amimie et de l'apraxie chez les aphasiques.

Que l'image de la parole soit un auxiliaire de l'image des objets, comme le pense SEGLAS (l. c.) cela peut-être vrai lorsqu'il s'agit de simples idées d'objets ou de réactions immédiates comme celles qui sortent du cerveau des mammifères supérieurs, des enfants, des sauvages et même de l'homme normal. On peut en dire autant de la conception de MINGAZZINI (1) affirmant que le langage intérieur (représentation des images verbales) est d'une grande utilité dans l'élaboration des concepts, et que l'association entre les idées et les images verbales n'est pas indispensable. Cela signifie que les unes autant que les autres peuvent avoir le champ libre, indépendamment les unes des autres, sans que la pensée en souffre, dans son ensemble.

La confusion est évidente entre les images et les réactions, d'un côté, et cet ensemble d'idées coordonnées et disposées l'une auprès de l'autre, constituant l'intellect évolué qui se traduit dans le discours et dans la conduite.

Cette confusion entre la pensée et les images a été, et continue à être, la cause de beaucoup d'euphémismes (v. BRISSOT) (2) qui égarent dans l'interprétation des faits. Sans s'en douter, quelques éminents neurologistes adhèrent à la doctrine platonienne soutenue par les réalistes et par quelques métaphysiciens; doctrine qui veut que les idées soient des réalités existant de toute éternité, qu'elles émanent de Dieu et qu'elles se trouvent dans l'univers, en dehors de nous. Puisque j'ai poussé cette pointe dans l'antiquité, je déclare que je suis un partisan des idées d'ARISTOTE, qui enseignait aux péripatéticiens que la parole est le signe des concepts qui jaillissent de l'expérience. Plus fort, quoique plus original, est le concept de PIERRE-MARIE qui nie l'existence des images du langage, et fait dire, dans l'intéressant ouvrage de son élève MOUTIER (3), qu'il n'existe point d'images verbales, ni auditives, ni visuelles, ni motrices : « les images verbales sont des mots vides de sens, ce sont des réalités métaphysiques, qu'il faut rayer du dictionnaire ». S'il en était ainsi il ne nous resterait qu'à demander la protection des grandes ailes de la pensée de PLATON, ou bien à confier à la physique toutes ces distinctions d'images de choses et d'images verbales ;

---

(1) MINGAZZINI. *Lezioni di anatomia clinica dei centri nervosi* 1913.
(2) BRISSOT. G. *Aphasie dans ses rapports avec la démence.* 1910.
(3) *Aphasie de Broca.* Paris 1908.

BIANCHI. *La Mécanique du Cerveau.*   21.

elle invoquerait le mouvement perpétuel des électrons et leur indestructibilité.

Le simplicisme dans les questions touchant la vie mentale est dangereux et nous transporte dans des régions saturées d'erreurs. Toutefois les schémas que je propose permettent de mieux comprendre le mécanisme de la pensée et de ses réflexes

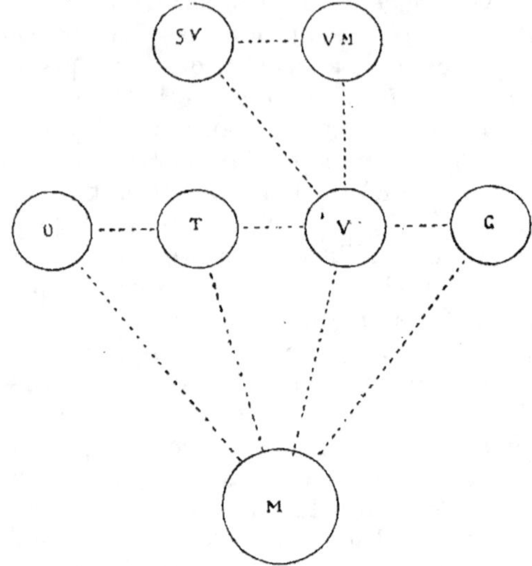

Diagramme *A*.

SV. Image lumineuse. — VM. Eléments sensitivo-moteurs, nécessaires à la formation de l'image visuelle. — V, O, T, G. Images : visuelle, olfactive, tactile, gustative. — M. Champ moteur pour les mouvements d'approche ou de répulsion.

dans l'action et dans la parole. Supposons la représentation de l'image d'un objet : une orange. Cette image est constituée par d'autres qui se sont formées dans les différents champs corticaux : l'image visuelle, reflétant la forme, la grandeur, et la couleur dans le lobe occipital ; les images tactile et thermique, dans la circonvolution postrolandique ; les images olfactive et gustative dans le lobe limbique et dans le pôle temporal. Ces 5 images se réveillent mutuellement dans les zones respectives corticales, au moyen de fibres d'association. L'une prévaudra sur les autres, dans la représentation, selon que les hommes, pour différentes raisons dont ce n'est pas le lieu de parler, auront plus développé un de ces quatre sens ou un des organes

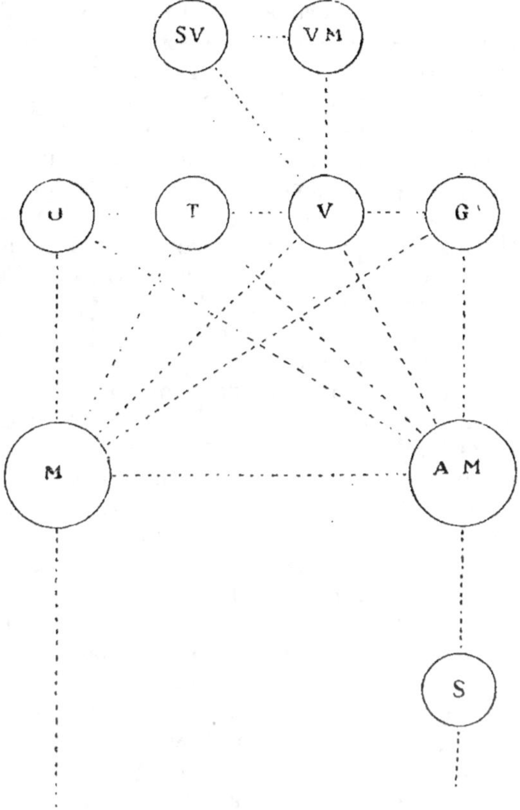

Diagramme *B*.

SV, VM. Comme dans le diagramme précédent. — O, T, V, G. Comme dans le diagramme précédent M. Champ moteur pour les mouvements d'approche, animé par tous les champs de chaque image sensorielle de l'orange O, T, V, G, ou par l'un d'eux. — AM. Représente le champ des images phonétique et motrice du mot orange (réunies dans un seul champ, sur le diagramme, afin de rendre plus facile la compréhension du mécanisme et pour ne pas trop compliquer le diagramme).
S. Champ anatomique cortical et subcortical pour les mouvements nécessaires à l'articulation du mot. Remarquez que les nouveaux champs acquièrent tous des relations associatives entre eux et avec les précédents.

producteurs de ces images. Toutes ensemble, elles donnent l'image concrète de l'orange. Chez l'enfant il n'existe que ces images, avec tendance à l'approchement ou mouvement de préhension. Plus tard, l'image concrète, ou ce groupe d images, se traduit dans le symbole verbal qui est le produit de la fusion ou la synthèse de toutes ces mnémotraces dans le mot *orange*.

Lorsque nous voyons ou que nous évoquons l'orange, les quatre images O, T, V, G, avec les respectifs composants élémentaires SV, VM, se réveillent avec tendance à passer le seuil de la conscience. Comme l'orange plaît, il se produit une décharge dans l'aire motrice, avec tendance à s'approcher de l'orange et à la prendre. Les images O, T, V, G, à travers le mécanisme de l'émotion et du désir dont je ne dois pas parler ici, suscitent l'image du mouvement ou des mouvements nécessaires pour l'approche et la préhension. Pour éviter des complications, je symbolise au moyen du cercle M le double fait physiologique : l'image du mouvement et la décharge motrice qui part du centre moteur et à son tour se moule sur les images des mouvements.

Chez les mammifères supérieurs et chez l'enfant, M est excité directement par O, T, V, G, ou par l'un d'eux, le plus représentatif ou le plus étroitement uni à l'émotion et au désir.

Lorsque le langage s'est développé il faut aussi le symbole verbal pour déterminer le mouvement de locomotion et de préhension.

Le mécanisme se complique (diagramme *B*). Ce n'est pas que la représentation de l'image verbale augmente l'impulsion à l'approchement qui naît plutôt de l'émotion (désir), mais elle est certes un élément positif qui renforce l'image de l'objet et la détermination à l'attraction ou à la répulsion.

Chaque image de l'orange s'associe fatalement avec le symbole verbal, et toutes ensemble elles réveillent la fonction de M. Dans le même temps, ou peu après, chez l'enfant, le symbole verbal acoustique se traduit par la parole articulée puisqu'il s'établit une étroite association entre l'image acoutisque et l'image motrice du mot. Ce nouvel organe qui vient s'insérer dans le mécanisme, est représenté sur le diagramme *B* au moyen de M que j'ai placé, pour simplifier, dans le même cercle avec A. Plus tard, l'homme apprend à lire et à écrire, et il dispose alors non seulement du symbole verbal acoustico-moteur, mais aussi du symbole verbal visuel par lequel il donne un autre organe au mécanisme, dont le diagramme *C* peut donner une pâle idée.

Tout ce travail a lieu dans le manteau sensoriel, qui comprend aussi les champs corticaux du langage, c'est-à-dire toute la partie de l'hémisphère qui se trouve en arrière de la scissure de Rolando.

Graduellement se forme le concept abstrait de « aurantiacée » qui comprend un certain nombre de produits agricoles
ayant une certaine analogie entre eux ; en continuant, on parvient à un concept beaucoup plus général, tel que celui de fruit.
Le mot « aurantiacée » synthétise autant de diagrammes (ana-

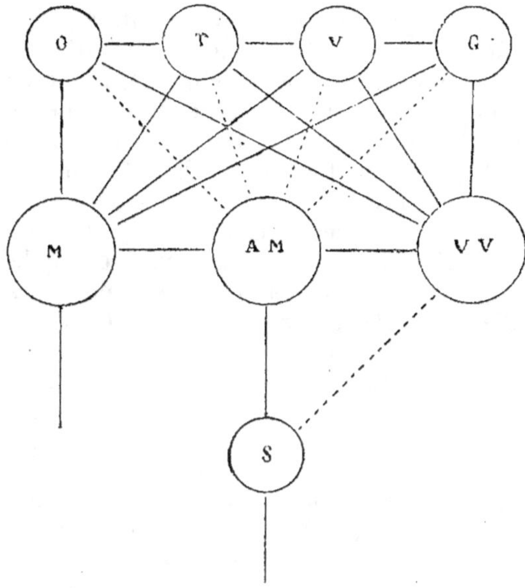

Diagramme *C*.

Ici, j'ai supprimé les champs primitifs SV, VM. Le diagramme dans
sa charpente, est le même que le précédent, sauf l'addition du
champ VV chez ceux qui ont appris à lire. — VV (Champ visuel
graphique) peut agir directement sur S.

logues à celui de l'orange) qu'il existe de variétés d'« auran-
tiacées » et met en vibration tous les champs respectifs dont les
images s'orientent vers le seuil de la conscience, peut-être sans
le dépasser.

Supposons maintenant que l'homme moderne s'efforce d'augmenter le volume et l'arome de l'orange dans un but commer-
cial. Il est obligé de construire une série de jugements de ressemblances, d'analogies, de différences entre les variétés connues de l'orange, d'étudier la constitution chimique des terrains, l'influence du climat, l'orientation des champs de culture,
etc., etc. Il s'informe ensuite des marchés, sur lesquels il a l'in-

tention de placer sa marchandise, et il fixe les conditions nécessaires pour atteindre son but. S'élevant à des calculs de proba-
bilités, il examine les moyens de transport, et perfectionne les
moyens de conservation de ses produits. Tout ce travail comporte : 1° La possession d'une série de connaissances agricoles,
et par conséquent, de physique, de chimie, de botanique, et
encore la faculté d'augmenter ces connaissances par l'expérience
des autres, grâce à la lecture et aux communications verbales ;
2° une autre série de connaissances touchant le commerce des
oranges, les goûts et les coutumes de différents peuples qui ne
peuvent produire ces fruits, et il choisit en conséquence les
meilleurs marchés ; 3° une troisième série de connaissances sur
les méthodes de conservation pour les voyages par terre et par
mer (toutes ces connaissances sont déjà des séries de synthèses
mentales tirées logiquement de l'expérience et de la fantaisie,
disposées, dans la mémoire selon l'expérience personnelle et
l'expérience d'autrui ; 4° un pouvoir détentif de l'argument,
dans la conscience, qui est une volonté attentive ; 5° un pouvoir
d'évocation et de sélection des connaissances accumulées même
en des temps éloignés, lesquelles représentent une longue expérience évoluant suivant des circonstances de temps, de lieux et
de personnes ; 6° un pouvoir de construire les dernières conclusions logiques, la synthèse des synthèses, se traduisant dans la
délibération qui détermine l'action et la conduite. L'issue sera
plus ou moins heureuse, selon le patrimoine des connaissances,
le pouvoir de les évoquer, les facultés d'association et de sélection, lesquels provoquent ensemble une série d'actions susceptibles d'atteindre dans les meilleures conditions, le but préconçu.
Tout cet immense travail se résume dans trois mots : agrumiculture, commerce d'agrumes.

Lorsque nous pensons à l'agrumiculture et au commerce des
agrumes dans le cerveau se meuvent les innombrables idées que
ces trois mots représentent en synthèses, résultant d'autres synthèses moins compliquées et combinées indissolublement avec le
mot.

Cette dernière partie du travail cérébral s'accomplit avec le
concours d'un autre champ cortical étendu : celui des lobes frontaux étroitement relié à tous les autres champs sensoriels et linguistiques. Ces derniers fournissent toutes les images concrètes
et le monde symbolique (linguistique) au moyen duquel il est
possible de formuler le raisonnement, joint à une série complexe de pensées qui demandent un long développement logique.

L'autre champ conçoit le thème dans une synthèse, le fixe dans la conscience, le développe en évoquant les connaissances qui s'y rapportent, utilise, par un pouvoir de sélection, l'immense patri-

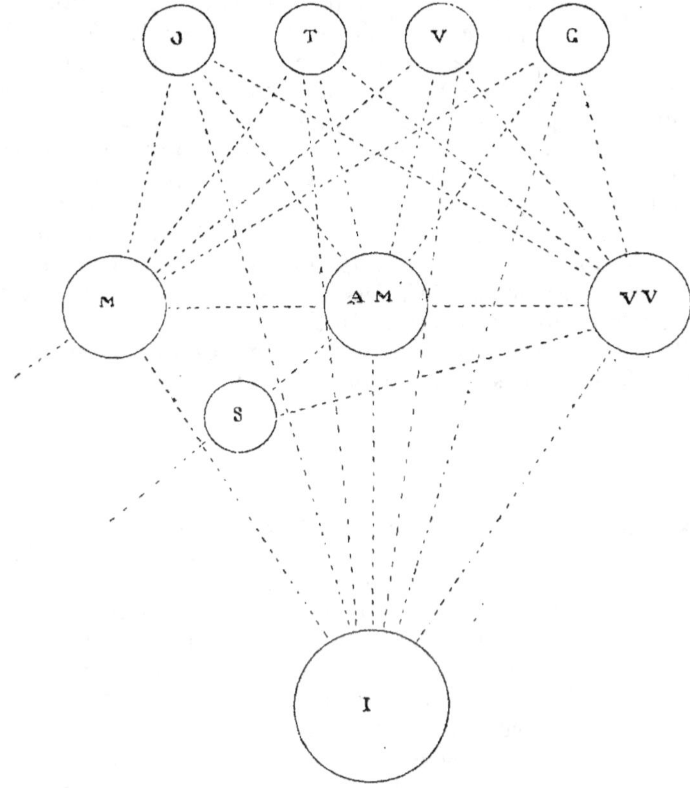

Diagramme *D*.

Ce diagramme présente en plus du précédent le champ des synthèses mentales. I est l'organe où convergent tous les produits des autres champs sensoriels et moteurs pour la construction des synthèses, grâce au pouvoir d'évocation des images séparées ou groupées.

moine d'images concrètes et de mots, maintient la liaison logique entre les différentes parties, composant le vaste dessein, et il parvient à une conclusion qu'il traduit en une série logique d'actions. susceptibles d'atteindre le but préconçu.

Le mécanisme est tellement compliqué qu'il est à peine possible d'en donner une pâle idée dans un diagramme, lequel d'ailleurs n'est qu'un produit de la tendance à schématiser. C'est pourquoi j'ajoute un autre cercle au diagramme précédent ; cela permet de comprendre en un clin d'œil sous forme sensible et limitée, ce qui n'est pas susceptible de forme sensible, c'est-à-dire, le travail contemporain et successif de millions de groupes cellulaires épars sur tout le manteau (diagramme D). Moi aussi je me laisse entraîner par cette tendance, parce que je pense que parmi les lecteurs de ce livre il peut y avoir des hommes qui ne sont pas familiarisés avec la biologie et pour lesquels la difficulté d'entendre la mécanique du cerveau doit être plus grande.

I symbolise les lobes frontaux, organes de l'expérience ontogénique et philogénique de la conscience où vivent les souvenirs des actions précédentes, lesquels subissent d'utiles transformations d'adaptation. Les lobes frontaux, ainsi que nous l'avons déjà dit, sont, par conséquent, des organes évocateurs et directeurs de la pensée et de l'action en rapport avec le but préconçu.

*
* *

Les expériences sur les mammifères supérieurs, et les observations cliniques sur les hommes qui ont subi de larges lésions des lobes frontaux (foyers, blessures, tumeurs) mettent en évidence deux ordres de faits : 1° le fonctionnement normal du champ cortical sensoriel, puisque les perceptions sont normales ainsi que le langage et les réactions simples, c'est-à-dire celles qui n'impliquent pas un long raisonnement ; et 2° le pouvoir de sélection, de coordination et de détention du thème dans le champ visuel de la conscience.

Le cycle de la vie mentale peut se dérouler dans les actions isolées déterminées par chaque impression. L'absence de coordination mentale est évidente, tandis que les représentations sont plus ou moins isolées. Rien qui indique un véritable mouvement de la pensée, un processus coordonné dans la parole et dans l'action, un but préconçu et de sa part un pouvoir de fixation sur la conscience et de sélection sur le patrimoine mental, ce qui s'observe lorsqu'intervient le 2ᵉ facteur.

L'attitude des singes mutilés est une preuve de la suppression de toute manifestation de l'esprit d'initiative et de curiosité. Cela prouve que le pouvoir imaginatif, le pouvoir évocateur et le déterminisme de penser ont été supprimés par la mutilation expérimentale.

Ce syndrome se complique d'une peur irraisonnée, de fautes de jugement, d'indifférence pour les choses ou les êtres vivants, d'une tendance à recueillir des choses inutiles ou des ordures (comme le font quelques idiots et même les déments) et enfin de tics.

L'indifférence perceptive, le manque de toute initiative et de tout but, l'incapacité de former logiquement une pensée, les épisodes émotifs exagérés (peur, emportement, agressivité, d'où réaction émotive) sont des faits communs dans la vie des imbéciles. Toute cette symptomatologie démontre assez clairement qu'elle est, selon moi la fonction des lobes frontaux.

Quiconque a eu l'occasion d'examiner dans toutes les gradations beaucoup d'êtres mutilés par la nature, doit avoir présents les traits les plus caractéristiques de leur intelligence, dans leurs rapports avec le milieu physique et social ; j'entends parler de leur insuffisance perceptive, en ce sens qu'ils sont frappés seulement par les stimuli les plus forts, tandis qu'échappe à leur perception un grand nombre de qualités plus spécifiques, dont la conception est nécessaire pour connaître complètement les objets et pour les différencier les uns des autres. L'idiot, comme le singe mutilé, prend un morceau de craie pour du sucre et le porte à sa bouche ; il ne recrache pas tout de suite la craie en ne percevant point la saveur sucrée, et s'il le fait, c'est à contre-cœur. On peut le tromper aisément, en lui offrant un objet qui ressemble à quelque chose qu'il aime beaucoup ; et souvent il s'obstine dans son erreur.

Non seulement il n'aperçoit pas un grand nombre de qualités qui sont toujours perçues par un sujet normal, mais il est engourdi, lent et indifférent envers les choses et les personnes.

Il ramasse des choses inutiles et souvent même des ordures qu'il trouve à terre, et il les porte à sa bouche.

Il s'arrête longtemps, on ne sait pourquoi, sur une tache sur un chiffon, sur un morceau de papier. Il y a des idiots qui mangent tout ce qu'on leur donne ; ils ne choisissent pas toujours ; ils sont presque tous très peureux, ils ne distinguent pas une menace simulée d'un danger réel, ils ne saisissent ni le ridicule, ni l'ironie. Ils sont insociables et ils ne s'attachent pas toujours à la personne qui leur donne à manger et prend soin d'eux ; ils ne manifestent presque jamais une activité mentale spontanée, ne prennent jamais l'initiative d'un discours ou d'une action, si simple soit-elle, suivant un plan préconçu, pas même lorsque la parole, chez les imbéciles les moins graves, est suffisamment développée. Ils sont égoïstes et impulsifs ; souvent ils présentent des tics.

Leur attention est déficiente ; ils ne s'arrêtent sur rien ; ils touchent divers objets l'un après l'autre ; et ils les brisent souvent sans que ces objets excitent en eux cette curiosité remarquable et si caractéristique chez les enfants normaux.

Leur mémoire est faible, et leur action est inconcluante, de même que le contenu de leur pensée est pauvre et fugace ; ils n'utilisent presque jamais l'expérience passée (même le peu d'entre eux qui sont fournis d'une mémoire partielle et parfois formidable).

L'association est très pauvre en eux ; leurs complexus mentaux sont d'une simplicité surprenante. Ils s'isolent (pour d'autres détails je renvoie au deuxième volume).

Il est donc certain que, comme le degré d'insuffisance mentale des idiots est proportionné au degré de subévolution du stratum des cellules pyramidales (grandes et petites), ainsi dans le cas de lésion des lobes frontaux (pathologiques ou traumatique) et de lésion expérimentale chez les singes le déficit mental est proportionné à l'étendue de la lésion, qui doit être bilatérale.

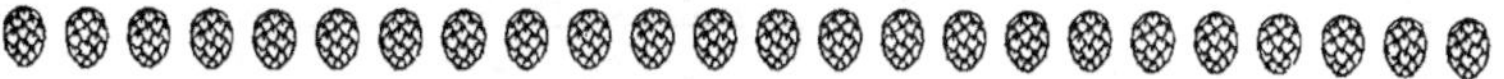

APPENDICE AU CHAPITRE VIII

Logique

J'ai rappelé, dans un des chapitres précédents, que le fait logique est inclus dans le processus perceptif, puisque chaque perception contient les éléments de jugement qui reflètent la réalité perçue. La conclusion sur le résultat d'une perception se complique par les résidus successifs des expériences précédentes de même nature ou de nature analogue ou différente, par l'expérience des réactions provoquées successivement par la série des perceptions semblables ou analogues, et enfin par tous les autres jugements jaillis des notions avec lesquelles le fait perceptif actuel est en rapports associatifs reflétant la réalité intellectuelle externe ou la réalité intellectuelle et émotive. La logique, comme science, ne peut être considérée en dehors des données et du processus naturel de l'expérience, dont la base est la mémoire et l'association. L'expérience individuelle et collective, qui est toute formée de mnémo-résidus, fournit le contenu de la fantaisie. Celle-ci transporte la conscience dans l'avenir, en une situation analogue ou différente, laquelle n'est qu'une conclusion tirée de l'expérience passée, projetée dans le futur et déterminant des attitudes d'intégration et de défense ou de nouvelles relations. La prévoyance est le résultat d'un processus logique à base d'expérience (mémoire, association et fantaisie). Le processus perceptif fournit la réalité objective qui devient pensée ; le processus logique reflète l'association des réalités objectives dans leurs relations de simultanéité, de ressemblance, de contraste et de succession en rapport avec le *moi*, qui sent ces réalités, les catégorise, les classifie et réagit. L'expérience naît de ces relations ; elle est essentiellement formée de séries de réaction du *moi*, des plus simples aux plus complexes d'intégration ou de désintégration, attractives ou répulsives.

La logique, d'après une ancienne conception est la science qui examine, définit et concrétise la condition et le procédé de la connaissance exacte et de la pensée correcte, en fixant les règles et les lois, auxquelles les opérations intellectuelles doivent obéir pour être justes. Ce n'est pas notre tâche de connaître ces lois. Il importe, au contraire , de bien percevoir la réalité et de nous la représenter telle qu'elle s'est révélée dans l'expérience.

La psychologie actuelle tâche de surprendre et de connaître les lois de la pensée et l'origine de la liaison entre les parties du discours, non pas de dicter les lois aprioristiques du raisonnement concret. Nous sommes portés à examiner le processus logique de la pensée et de la conduite par rapport à l'évolution de la connaissance avec l'expérience perceptive et réactive de la vie, et avec le développement du patrimoine du langage, qui est la condition essentielle du processus logique du discours.

Sous ce dernier rapport, l'évolution de la logique coïncide avec le processus évolutif du langage. Nous devons reconnaître une logique immédiate, correspondant aux jugements immédiats, laquelle se traduit dans les actions directes de la loi hédonistique de la vie. La cohérence biophilactique de la conduite, qui est logique, n'exige pas nécessairement le langage. Mon chien qui assiste au dîner, a appris par expérience que le même commensal ne lui offre pas deux morceaux de viande immédiatement l'un après l'autre, et par conséquent, dès qu'il a reçu le premier morceau il s'éloigne, et va faire des avances à un autre commensal, de qui il obtient encore un morceau de viande ou un autre aliment, et ce n'est que plus tard, s'il en a le temps, qu'il revient près du commensal qui, le premier, lui avait donné de la viande. Dans cette conduite on doit reconnaître un jugement immédiat, un raisonnement qui résume et qui se résout dans une série d'actions rigoureusement logiques. Mais le raisonnement, dans le domaine de la connaissance successive, dont les synthèses sont reliées entre elles et avec l'objet autour duquel le raisonnement se développe, n'est concevable qu'avec la parole.

Même en suivant la doctrine évolutionniste inaugurée par Darwin et Spencer, ce n'est pas le cas de s'arrêter ici sur les types de la logique formelle, en dialectique, en génétique, etc. Nous n'approuvons pas les différences d'objets logiques classifiés par Baldwin, par exemple : les objets hyperlogiques (esthétiques) et les objets extralogiques (moraux). Les objets moraux de la connaissance sont rigoureusement logiques, par une série de faits expérimentaux de l'individu et de l'ambiance, strictement liés entre eux dans la philogénèse et dans l'ontogénèse. On s'éloigne de cette loi lorsque à cause des réflexes respectifs (conduite) chaque acte est soustrait au point focal de la conscience, ou à l'effort qui est nécessaire quelquefois pour vaincre les impulsions égoïstes vis-à-vis des engagements sociaux. On comprend pourquoi les objets esthétiques sont considérés comme hyperlogiques : parce que le sens du beau se soustrait à des lois fixes. Mais pour ce qui concerne le sentiment moral, celui-ci rentre dans l'expérience, et appartient, au même titre, à toute une collectivité humaine. La logique, comme objet d'étude, révèle les lois que la pensée et la conduite observent dans leur évolution et dans leur explication individuelle et collective. Les règles logiques immuables ne sont qu'une création scientifique, dérivée de la réalité de la pensée, comme le pathologiste crée le type d'une maladie d'après l'observation d'une série de cas de la même maladie.

Mais, si la vie est en continuelle évolution et si les éléments de la pensée sont changeants, les lois fondamentales par lesquelles la pensée se forme et se manifeste ne changent pas.

Ce sont la perception, la mémoire et l'association qui sont les bases de la logique comme science. Celle-ci tire sa raison d'être de la réalité extérieure de la réalité anatomo-physiologique.

La logique ne crée pas les règles et les conditions de la connaissance exacte, de manière que l'exactitude et la correction de la pensée ne seraient pas possibles sans la connaissance de ces règles. On peut dire de la logique ce que Bacon dit de la morale. On peut être professeur de morale et ne pas suivre, dans la vie, les lois de la morale ; tandis qu'un rustre qui ignore peut-être le mot « *morale* » se jette dans la mer en tempête pour sauver un naufragé.

Elle ne crée pas, elle cherche les lois d'après lesquelles la pensée se forme et se traduit dans le mot écrit ou parlé, et dans la conduite. Le mode réel de penser est intimement lié à la structure mentale de chaque homme et de chaque groupe social, de même que celle-ci tire son essence et sa forme de la structure du cerveau et du milieu physique et social, dans lequel l'organe de la pensée s'est développé. La logique peut donc être considérée comme une technique ayant pour fonction de perfectionner la structure de la pensée dans sa forme linguistique (discipline normative de WUNDT) ; mais la pensée tire toujours de la perception objective, directement ou indirectement, les éléments dont elle se compose. Ces éléments se recomposent avec ceux de l'expérience (mémoire) et avec ceux de la fantaisie basée sur l'hérédité et sur l'expérience projetée dans le futur.

Une revue des opinions autour du concept scientifique de la logique ne rentre pas dans le cadre de cet ouvrage ; je ne peux pas suivre les intellectualistes purs ; mais je n'hésite pas à accueillir la pensée des évolutionnistes puisque la vérité ne jaillit pas du raisonnement même le plus correct, mais de l'expérience conçue dans son sens le plus large.

Le trouble cérébral met à jour des défauts logiques au moyen d'un mécanisme de caractère purement biologique.

Toutes les erreurs de logique dans la pensée et dans la conduite, n'existent que par défaut d'évolution cérébrale ou par processus dissolutif (morbide) de l'organe de la pensée et de la conduite. La pathologie mentale fournit de nouveaux éléments, qui dans leur ensemble démontrent d'une manière irréfutable que la pensée est le résultat d'une fonction biologique, et que la logique relative aux manières réelles de penser, est un phénomène biologique résultant d'une série de phénomènes plus élémentaires reliés entre eux et ayant une base anatomique.

Ces phénomènes, dans leur ensemble, sont du ressort de la Psychologie, laquelle ne peut être considérée que comme un chapitre de la Physiologie et de la Biologie.

La logique, au bout du compte, est une fonction biophilactique. Lorsque le processus logique perd sa puissance l'individu ou un groupe social manque de l'arme la plus sûre pour sa protection, dans la lutte pour la vie, dans l'ambiance physique et humaine. Dans mon discours d'inauguration de l'année académique de l'Université de Naples (1) et dans mes leçons sur les idées fixes (2) j'avais suivi le principe d'appliquer les lois de la biologie à la vie mentale et sociale. Ce concept a été mieux développé par D'ORS (3), lequel dans une étude sur la logique conclut en affirmant que la raison est une diastase et que la logique est une immunité.

En effet, le processus logique repose sur le pouvoir d'assimila-

---

(1) *Cervello e società. Annuario della Università.* Napoli, 1891.

(2) « La clinica moderna », anno IV° 1899

(3) Congresso internazionale di Psicologia (riportato da Ingenieros. L. c.).

tion et de désassimilation des produits mentaux. Un organisme
vit, évolue et s'adapte, en tant qu'il a le pouvoir d'assimiler, de
désassimiler, et d'éliminer rapidement, suivant les lois qui
règlent toutes espèces d'organismes vivants. Bien assimiler, signifie s'emparer des éléments organiques et inorganiques utiles
ou indispensables à la vie ; bien éliminer signifie se débarrasser
des éléments produits par la désassimilation et qui sont nuisibles
à l'être vivant. Si ces conditions n'étaient pas rigoureusement observées, la vie ne serait pas possible, ou elle serait pauvre, anormale, abrégée. Il existe tout un groupe de maladies organiques
dans lesquelles cette fondamentale fonction biologique est transformée. La doctrine qui s'y rapporte a acquis une grande importance par le développement et le progrès de la pathologie
humaine.

Il en est de même pour la vie mentale. Un esprit bien organisé doit choisir et assimiler, parmi les nombreux produits sensoriels, ceux qui peuvent servir à son développement, se combiner à d'autres éléments psychiques (assimilation), et constituer
des constellations mentales plus complexes dans lesquelles se résume le concept de l'évolution et du progrès de l'individu,
comme unité en harmonie avec son milieu.

Un tel pouvoir est le facteur essentiel du processus logique.
L'esprit, par une force intrinsèque à son organisation, élimine
tout ce qui ne sert pas aux fins du raisonnement, et, en général,
au processus intégrant, hédonistique de la personnalité.

Rien ne se perd des millions de stimuli et des sensations que
reçoivent les sens et les centres perceptifs d'un homme, et qui
rejoignent et dépassent le seuil de la conscience ; et si une seule
partie d'entre eux, relativement petite, devient patrimoine utilisable, et évoquable suivant les différentes situations psychiques
se succédant continuellement, c'est parce que le reste est éliminé
ou se trouve enseveli au fond de l'océan de l'inconscient d'où il
peut remonter à la surface en des circonstances particulières de
troubles anormaux de l'esprit. Il peut arriver dans les esprits
mal organisés (par hérédité morbide ou par d'autres influences
dégénératives) que l'échange psychique soit troublé, et qu'un
composant psychique, destiné à passer momentanément à travers le champ de la conscience et à tomber dans l'oubli, reste, au
contraire, fixé et ne puisse être éliminé, comme il arrive pour
certains poisons créés dans l'organisme avec des substances
introduites du dehors et qui ne pouvant être expulsées s'accumulent dans l'organisme. Ces éléments psychiques non éliminés, ce

sont les obsessions. L'obsession est illogique. Cela est démontré par le fait que la personnalité psychique perçoit avec peine la présence de l'obsession et sa source irrationnelle ; elle en ressent le travail douloureux, reconnaît son infériorité vis-à-vis de cette étrangère, et même si elle réagit pour s'en délivrer elle n'arrive souvent qu'à en favoriser le droit de conquête.

Dans les conditions normales,une idée peut avoir la puissance de développement et la force de tourner vers un but l'activité d'un homme. Elle prend alors la direction de l'intelligence, s'étend, flatte l'âme, éclaire le patrimoine intellectuel d'un peuple, et, transmise de génération en génération, elle incarne le principe animateur d'une époque historique. De telles idées sont biophilactiques ; elles sont comme le centre régulateur de tout un système sidéral, elles sont la conséquence de certaines conditions sociales et historiques, et en même temps un point lumineux qui guide un homme ou un pays dans le chemin d'une existence plus heureuse. Elles possèdent au plus haut degré un pouvoir nutritif,elles assimilent une bonne partie du patrimoine mental, asservissent les puissances de l'esprit, et elles sont à leur tour assimilées à la personnalité, lui donnant la chaleur et imprimant le mouvement intrinsèque à leur nature. Elles possèdent un grand pouvoir logique et déterminatif, grâce au sentiment dont elles sont animées. Elles sont les astres qui guident l'humanité dans les sombres voies du progrès. Tout ce travail est à base de logique.

La faiblesse congénitale ou acquise de l'organisme mental est le substratum des obsessions, et coopère par un double mécanisme à la production des alogies ou des dislogies ; elle oppose de rares idées, ou émotions de défense, aux émotions illogiques, tandis que les idées normales, chez ces malades, sont moins actives et ne peuvent éliminer de la conscience les produits inutiles et anormaux, en quoi se résume le concept de l'obsession. En outre, il manque à ces déshérités de la vie le pouvoir de détenir dans le point focal de la conscience, l'objet de la perception pour réunir le plus grand nombre possible de qualités intégrantes de la plus parfaite connaissance, laquelle dépend aussi du pouvoir d'évoquer toutes les autres qualités semblables, analogues ou de contraste, d'où résulte la différenciation perceptive de ce que le monde extérieur nous offre. Voilà la raison fondamentale de la multiplication des champs de la connaissance, et par là, de la ramification des sciences et de leur extension.

Ce pouvoir de détenir dans le point focal de la conscience et d'évoquer les qualités spécifiques pour reconnaître un objet par ses caractères différentiels, constitue essentiellement le fait psychique que nous appelons attention. Il manque ou il est défectueux chez les idiots, et chez les singes privés des lobes frontaux et c'est de ce défaut que jaillissent les alogies et les dislogies qui caractérisent la vie de ces êtres.

La pathologie confirme donc ce que nous avons démontré en suivant une autre voie. Les alogies et les dislogies sont l'effet de processus bien définis et bien connus par leur mécanisme. Au point de vue dynamique et fonctionnel elles dépendent aussi du manque de perception, du défaut de mémoire, de fantaisie, et d'association, de l'intervention d'éléments étrangers dans le raisonnement (émotions, délires, hallucinations). L'homme sera d'autant plus logique, dans le sens que nous avons exposé, autrement dit, il sera d'autant plus fourni de pouvoir biophilactique que plus pénétrante sera en lui la perception des choses et des situations d'où dérive la connaissance précise. Le travail perceptif est fondamental pour la connaissance et pour la logique. Quand celui-ci n'est que partiel ou superficiel, les conclusions sont insuffisantes et s'éloignent de cette forme du raisonnement ou de cette logique dans la conduite et dans la parole qui assure la réalité et les effets utiles à l'existence et au progrès. Tous les imbéciles, et les idiots encore plus, tombent dans une quantité d'erreurs, et ils sont improductifs et indécis parce qu'il leur a manqué le moyen de pénétrer une réalité et de développer une action adéquate, dans le sens biophilactique.

Le processus perceptif est donc étroitement joint à l'attention. Le défaut de l'un produit le défaut de l'autre ; les arcs psychiques en ce cas sont brefs, et se résolvent en actions disproportionnées, ou en phrases, lesquelles, si elles ne sont point illogiques, considérées en elles-mêmes, le sont du moins par leur insuffisance et par leur inadaptabilité au besoin de la vie. Dans tous ces cas, il s'agit de processus pathologiques généraux ou partiels qui ont arrêté, au moment de la croissance (enfance), la maturité du cerveau ; ou bien il s'agit d'impuissance biologique de l'organe de la pensée à rejoindre le degré normal de développement. Presque tout le cerveau se ressent du défaut évolutif, qu'elle qu'en soit la cause, mais de préférence c'est le lobe frontal qui s'en ressent avec sa couche de cellules pyramidales grandes et petites (externes ou internes). (Voir chap. 3). De même que le défaut d'évolution, les processus dégénératifs des cellules du manteau cérébral, et surtout du lobe frontal, produisent les mêmes effets chez les adultes, en tenant compte de la structure mentale de chaque individu.

Pour chaque cellule qui dégénère ou qui tend à la dégénérescence, c'est de l'énergie qui va manquer à la dynamique du cerveau. Ainsi qu'une batterie électrique qui produit un nombre moindre de *volts* par défaut de sels dans quelques piles, ce qui altère le rapport entre la résistance et la force électromotrice, ainsi la puissance des facultés intellectuelles se trouve endommagée, avec la relative disposition logique de la pensée, lorsqu'un certain nombre d'éléments nerveux dégénèrent à cause d'intoxication, d'infection, d'auto-intoxication, de surmenage, d'altération des parois vasculaires, d'insuffisance des glandes.

Ces mêmes causes produisent des défauts de la mémoire et de l'association surtout quand les cellules dégénèrent, ou lorsque les voies associatives sont interrompues par un mécanisme quelconque. Mais, en dehors de cela, il existe un groupe d'alogies et d'hypologies qui dépendent de la faiblesse du pouvoir de retenir un thème dans le point focal du raisonnement. Lorsque ce pouvoir d'évocation et de sélection, par cela même régulateur du fonctionnement du manteau sensoriel, est faible, les aires sensorielles ne fournissent point les composants nécessaires à la construction et au cours logique de l'idée ; ou bien elles fonctionnent seulement sous l'impulsion des excitations internes et externes ; ou bien, dans certains cas, les produits sensoriels se soulèvent sans règle, ce qui donne de la confusion mentale. Ce pouvoir détenteur est toujours affaibli dans tous les processus de dégénérescence et de subévolution du lobe frontal.

Les éléments étrangers qui interviennent dans le raisonnement sont : les délires, les hallucinations, les fortes émotions. Les délires primitifs, c'est-à-dire ceux qui ne sont pas le produit direct des hallucinations, sont des conceptions qui germent sur un fond anormalement émotif (peur, religion, vanité, orgueil), et ces conceptions, bien qu'elles ne soient pas vraisemblables, sont soutenues par des arguments, qui ont parfois, grâce à la force dialectique, une apparente liaison logique. La fausse conception, comme une présupposition sans réalité, assujettit les pouvoirs cérébraux, et tous les arguments qui, suivant la mentalité et la culture du délirant, sont susceptibles de soutenir la thèse, sont fournis par la cérébration inconsciente, avec une apparente liaison logique à laquelle il manque cependant toute base et souvent même la vraisemblance des prémisses.

Dans ce cas, le pouvoir de l'attention est subjugué par une force supérieure (préconception passionnelle) qui envahit tous les mécanismes mentaux, ne se laissant abattre par aucun des arguments que pourrait fournir le processus perceptif, assujetti lui-même au délire qui triomphe dans le monde fantasmagorique.

Les alogies par hallucination sont l'effet d'une condition anormale (processus d'inflammation, intoxication, congestion) de ces mêmes aires que nous considérons comme des organes pour la construction des images. Le pouvoir créateur du cerveau reflète non seulement la pensée dans sa plus ample et plus complète structure mais aussi la construction des images. Celles-ci apparaissent à la conscience comme des réalités projetées dans le monde extérieur, mais en grand ou en petit nombre, elles ne reflètent ni ne représentent la réalité.

Ces images forment tout un monde de rêves mêlés à quelques notes de réalités objectives, en partie, perçues par le sujet. De là dérive la confusion, car l'halluciné perçoit les choses réelles mélangées aux images du songe, avec la circonstance aggravante de l'imparfaite conception du réel, tandis que dans la conscience les fantasmes succèdent à la réalité, la désorientent, la décomposent, provoquant d'immédiates réactions, car les hallucinations possèdent un pouvoir déterminatif, aussi bien en actions qu'en paroles.

Le même fait pathologique, qui est la cause des hallucinations, trouble considérablement le processus perceptif qui est fonction du même organe et brise les relations du *moi* avec la réalité préconçue puisque les hallucinations, comme le rêve, transportent la conscience troublée dans un règne fantastique qui n'obéit à aucune des lois qui règlent les relations, existant entre la conscience et la réalité. Par conséquent le discours est dénué de conclusion et la conduite est alogique.

L'alogie dérivant des ablations expérimentales chez le singe et des graves et bilatérales lésions des lobes frontaux chez l'homme, diffère notablement de toutes ces variétés d'alogies, d'hypologies, de dislogies et de toutes celles dont il a été déjà question, dépendant des lésions de la zone du langage.

Dans le cas du singe mutilé, le pouvoir d'évoquer fait défaut, ce qui supprime ou réduit de beaucoup, voire à sa plus simple expression, l'activité de l'imagination, qui n'est plus éveillée que par le désir et les appétits. La reconnaissance perceptive de l'objet existe, mais la perception, comme chez l'imbécile, n'est point achevée par les éléments de l'aperception, puisque l'évocation est simple. Les comparaisons ne peuvent s'effectuer par manque d'associations ; c'est pourquoi le singe percevant le blanc et la forme d'un morceau de craie le prend pour du sucre, le saisit pour le mordre, et alors même qu'il n'en sent point la saveur il ne se résigne pas à le rejeter. C'est une variété de dislogie. Les relations sont simples, déliées, variées, isolées et pourtant, chez l'homme, le raisonnement est pauvre et la conduite alogique. L'expérience n'est pas utilisée, de sorte qu'un singe trompé à plusieurs reprises, ne se lasse pas, insiste et répète stupidement les mêmes actes illogiques qui ne lui ont pas réussi. La ressemblance avec la mentalité de l'imbécile est frappante.

Les grands imbéciles non seulement ne parviennent pas à se former des idées générales et catégoriques mais ils sont incapables de retenir un thème dans le point focal de la conscience. Le pouvoir logique des hommes régulièrement développés leur est donc interdit, et si, parfois, les phrases qu'ils prononcent ont un caractère logique, elles ne représentent que des réflexes immédiats, des réponses à des stimuli. Leur conduite est dénuée de faits enchaînés les uns aux autres.

La psychopathologie intervient donc pour accomplir une fonction intégrante de l'idée que nous nous formons de la logique, d'après la fonction du manteau cérébral. Le phénomène des alogies et des dislogies dans les diverses éventualités pathologiques, fournit la preuve la plus certaine de la base physio-anatomique de la logique et du mécanisme qui préside au développement de la pensée et de la conduite chez l'homme.

CHAPITRE IX

Emotions et sentiments

Deux ordres de faits se développent de la sensation, qui les contient en germe. L'un reflète l'intellect et ses degrés d'évolution, l'autre la faculté de sentir, les degrés et la variété de l'émotion. L'un regarde les choses du monde extérieur et leurs relations transformées en images, avec les associations respectives ; l'autre, les modifications du *moi*, provoquées non seulement par les stimuli externes, mais aussi par les processus chimiques et vitaux qui se développent dans l'organisme sous leur action et sous celle des produits mentaux simples et complexes qui en dérivent, en intime relation avec les connaissances du monde extérieur. L'un se développe toujours, et, par des apports successifs du monde extérieur, rejoint le sommet de la connaissance qui s'élève de plus en plus. L'autre, des élémentaires sensations du plaisir et de la douleur, qui ont leur origine dans les changements chimiques, se répand et embrasse en synthèse les émotions et les sentiments des êtres semblables, répandus dans le monde. L'intellect vise à la connaissance de l'univers ; les sentiments avec les expériences du *moi*, dans les rapports climatiques et sociaux, tendent à l'entente des consciences humaines, dans l'aspiration à une vie plus heureuse et dans la lutte contre la douleur.

L'émotion naît strictement des modifications de l'être organique, sous l'action des stimuli. Cette modification chez les premiers représentants de la vie animale est de nature chimique, physique ou mécanique. Les faits de tropisme, dont nous avons parlé, contiennent, à l'état embryonnaire l'élément émotif qui se

développe par degrés, se compliquant de phénomènes psychiques
dans le développement successif du système nerveux. L'attitude
de l'amibe en présence d'une acinie en est un exemple caractéristique. L'électricité, la lumière, la chaleur, le froid sont de puissants modificateurs des processus organiques et ils agissent
directement, ou au moyen des produits chimiques, sur le système nerveux, aussitôt que celui-ci apparaît ; et, ils introduisent
des conditions fondamentales pour l'émotion. La pression atmosphérique et la charge électrique de l'atmosphère sont ressenties
par certains animaux, qui à l'approche d'une tempête cherchent
un abri alors qu'ils n'en sont point encore avertis par les
organes des sens (1).

Que les agents physiques déploient une forte action sur les
processus nutritifs et ces derniers sur les fonctions psychiques,
cela est attesté par des observations très anciennes. La statis-
tique du suicide plus fréquent en certaines saisons, nous démontre l'influence du climat et des saisons sur les fonctions
organiques (Montesquieu, Bourbousson, Delaroche, Morselli,
Massarotti). Ce sont d'anciennes et de récentes observations. A
celles-ci correspondent celles que nous devons à Lombroso (2) à
Enrico Ferri (3) et à Penta (4) concernant l'influence de la sai-
son sur la folie et sur la fréquence des crimes.

Le climat est la synthèse de tout un ensemble de conditions
physiques, telles que la lumière, la température, l'électricité
atmosphérique, l'orientation et la prédominance de quelques
vents, le voisinage de la mer (indépendamment de la pression
atmosphérique) la constitution chimique et physique du terrain.
On sait que les échanges matériels subissent des changements
notables dans les différents climats, de façon à modifier l'humeur de l'âme et la disposition au travail mental chez ceux qui
sont habitués à d'autres climats. Ceci a été constaté spécialement chez les personnes douées d'un exquis tempérament
nerveux. Dans certains climats, les névropathes souffrent d'insomnie, ils sont plus irascibles, plus inquiets, et les épileptiques,
dans des conditions de vie identiques (alimentation, exercices
musculaires) et avec les mêmes soins sont sujets à un plus grand

---

(1) Hunter. Y. *Œuvres complètes*. 1841.
(2) Lombroso. — *L'uomo delinquente*. 1884. C. Lombroso e G. Ferrero. *La donna delinquente*, 1915.
(3) Ferri. — *Atlante antropologico dell' omicidio*. 1895.
(4) I pervertimenti sessuali nell'uomo. 1893.

nombre de crises d'épilepsie. Il est certain qu'une semblable action est sinon de même nature, du moins analogue aux phénomènes de tropisme.

En pensant à l'influence qu'exercent les effets de la nutrition sur le système nerveux, il nous est évident que les émotions sont étroitement unies aux processus organiques, qui se développent dans l'organisme.

Le fait affirmé par Claude Bernard et confirmé définitivement par Canalis et Morpurgo que les animaux mal nourris sont beaucoup plus prédisposés aux infections, est une preuve de l'intime relation entre tous les phénomènes vitaux, y compris les émotions, sous l'action des agents extérieurs dans de variables conditions d'existence.

Le silence imposé par la nuit à certains animaux ; le retard de pensée, la difficulté, ou l'inhibition que nous ressentons lorsque la lumière s'éteint pendant que nous causons, comme si nous étions envahis par une peur vague ou une préoccupation ; la gaieté que nous donne la gloire du soleil après plusieurs jours pluvieux ou brumeux, sont des équivalents psychiques dans le domaine des émotions, intimement joints à toutes les fonctions vitales, et, par conséquent, aux processus organiques. Moleschott, Fubini et Benedicenti ont démontré que la quantité d'acide carbonique émise dans l'obscurité et à la lumière du soleil est dans la proportion de 3 à 5 (1).

L'ampleur des mouvements respiratoires varie sous l'influence de la lumière blanche et des rayons colorés.

Tous les neuropathologistes qui ont soigné ou tenu en expérimentation des sujets hystériques ou neurasthéniques ou névropathes n'ignorent point les changements que subissent l'humeur de l'esprit et les attitudes de ces malades, dans les rapports familiers et sociaux, coïncidant avec les changements atmosphériques. Les modifications de la circulation, à la suite des divers stimuli extérieurs sur les différents sens, mises en lumière par l'introduction du pléthysmographe de Mosso dans la pratique des recherches physiologiques (voyez Mosso : la Peur) sont désormais du domaine de la physiologie et de la psychologie.

Les cliniciens aliénistes connaissent les angoisses nocturnes de quelques mélancoliques et neurasthéniques, lesquelles subis-

____

(1) *Influence de la lumière sur le chimisme de la respiration* « Archives It. de Biologie », 1891.

sent l'influence des modifications que l'obscurité produit sur la circulation et sur la respiration. Ils n'ignorent pas non plus la réitération des hallucinations dans la nuit, et à l'aube, accompagnées d'une délirante anxiété, qui parfois pousse le malade au suicide. Ces phénomènes ne sont que le réflexe des changements chimiques qui se produisent dans l'organisme, sur l'humeur et sur les processus psychiques, dans le domaine des émotions ; tout comme les tropismes des organismes inférieurs, mais d'un degré plus élevé et dans un ordre de faits d'une plus grande complexité. Cette complication a pour cause l'intervention du système nerveux et sa structure compliquée, qui ressent toutes les modifications chimiques et physiques endorganiques. Beaucoup de ces modifications se révèlent à la conscience sous forme de malaise quand elles sont anormales, et sont accompagnées d'un changement d'humeur et d'une excessive excitation, avec un sentiment d'ennui, de chagrin et parfois avec des idées noires.

Ces modifications se révèlent quelquefois par une irritabilité insolite, ou bien par un sentiment de malaise ou par une gaieté sans raison.

L'humeur de l'esprit, gaie ou triste, et l'activité psychique sont étroitement liées, à conditions égales, aux changements chimiques et physiques de l'organisme. Nous sommes plus disposés à faire ou à ne pas faire une chose, nous sommes durs ou généreux, confiants ou méfiants, pessimistes ou gais souvent par suite de la modification du sens cœnesthésique qui à son tour subit l'action des changements chimiques ou physiques, se succédant dans l'organisme. La faim, la soif, l'appétit sexuel, les substances agréables, les boissons aromatiques, les parfums, les contacts provoquent des émotions de plaisir ou de dégoût, de là le désir ou la répulsion. Un bon dîner, suivi d'une digestion facile, rend l'homme généreux ; tandis que la faim et la mauvaise digestion le rendent maussade, pessimiste et intraitable.

Les émotions fondamentales peuvent donc être ramenées à leur origine, ce qui revient à dire aux changements chimiques qui se produisent dans l'organisme lesquels se réflètent sur le sens cœnesthésique, base psychique de l'émotion.

Les deux émotions fondamentales, le plaisir et la douleur sont intimement liées, chez l'homme, aux phénomènes somatiques. Au fur et à mesure que les organes se perfectionnent, que des rapports plus intimes s'établissent entre eux et que la machine de l'organisme se perfectionne, les émotions s'accompagnent, ainsi que nous le verrons, de phénomènes particuliers qui sont l'expression la plus authentique des modifications chimiques du protoplasme sous l'action des agents extérieurs (phénomènes de tropisme).

Dans cette idée se résume la doctrine moderne de l'énergétisme.

Les processus chimico-dynamiques continuels, l'action constante des stimuli du monde extérieur, engendrent, chez l'homme, qui est la plus complexe et la plus parfaite machine morphologique, le sens de la vie et de la propre existence, associé au sentiment de force réactive qui est cœnesthésie. Celle-ci est un reflet, au seuil de la conscience, de tout le travail interne des actifs laboratoires organiques et des incessants stimuli par lesquels le monde extérieur se révèle à nous. J'écrivais en 1889 (1) :

« Le sens cœnesthésique est la synthèse de toutes les sensations dans lesquelles se résume la personnalité organique, le *moi* psycho-physique. On y compte les sensations spécifiques, par lesquelles le sujet fait l'expérience d'une série infinie de relations immédiates avec le monde extérieur dont la dernière résultante est la successive compréhension du propre organisme, distinct dans l'ambiance où il vit, avec la reproduction mnémonique de sa qualité physique ou organique, incessamment animée par les courants qui établissent des rapports ininterrompus entre les organes innervés et les centres nerveux supérieurs. Ces dernières ne réveillent pas des états de conscience, en sorte qu'on ne peut les considérer comme des sensations, dans le vrai sens psychologique, mais elles constituent une chambre de résonance harmonique avec les impressions du dehors, où se forme le sens de la propre existence.

« C'est ce sens, que l'on nomme sens cœnesthésique, qui est l'élément fondamental constitutif de la conscience, quoiqu'il soit un des moins représentatifs.

« Une note dissonante, qui se produit dans un organe quelconque de façon à troubler l'harmonie des ondes, est cause d'un conflit dans la caisse de résonance, ce qui est ressenti comme un malaise ».

Le sens cœnesthésique est le principal instrument des émo-

---

(1) *Semiotica delle malattie del sistema nervoso*. Milano. 1889

tions, il représente le terrain sur lequel elles germent, fournit les phénomènes somatiques des émotions mêmes, et prédispose aux représentations qui sont l'autre élément constitutif des émotions.

De tous les points de l'organisme qui sont les laboratoires organiques, arrive un flux continuel d'ondes nerveuses lesquelles ont un rapport établi entre les organes et les centres nerveux supérieurs. A celles-ci se joignent toutes les sensations spécifiques au moyen desquelles le sujet expérimente une série de changements par les contacts immédiats avec le monde extérieur, dont la dernière résultante est l'expérience totale du propre organisme, toujours plus distinct de l'ambiance où il vit.

Nous avons dit que le sens cœnesthésique, s'il n'est pas un élément vigilant de la conscience et nettement représenté, se réveille dans toutes les plus fortes vicissitudes du *moi*, dans son ambiance externe et interne ; il devient plus clair par une difficulté fonctionnelle et en tous les cas de conflit, soit par l'intensité des stimuli externes désintégrants, soit par leur absence (anesthésie, hypoesthésie, paralysie), soit par une augmentation de la tonalité générale, soit par une note dissonante qui provenant d'un organe quelconque trouble l'harmonie dans la chambre de résonance organique où se forme la conscience organique.

En ce dernier cas on éprouve un sentiment de malaise et un abaissement du ton, d'où il dérive une nouvelle attitude de la conscience. Le sens cœnesthésique est ainsi le régulateur de la susceptibilité émotive du *moi*.

Une intime connexion existe entre la cœnesthésie et le monde des images, de sorte que les variations de ton de la cœnesthésie tendent à rappeler dans le point focal de la conscience, par loi associative, des catégories déterminées d'idées, d'aspirations et de tendances. C'est de là que prennent naissance les inclinations particulières, les orientations et les intonations émotives qui impriment aux caractères des notes particulières.

La plus grande partie du manteau cérébral fournit des éléments pour la cœnesthésie, car les aires sensorielles spécialisées possèdent leurs centres moteurs et, peut-être même, leur représentation tactile.

*
* *

L'écorce cérébrale est non seulement l'organe de la formation des images, des mouvements et des plus hautes fonctions psychiques, mais elle est aussi le champ anatomique dont l'excitation expérimentale modifie les fonctions organiques. La respiration, la circulation, la sécrétion, les mouvements des organes internes, sont représentés sur l'écorce du cerveau. On a démontré par de nombreuses expériences, que le manteau cérébral assure ses relations avec tous les viscères, c'est-à-dire avec les artisans de la vie, et le travail de ceux-ci, il le traduit en une synthèse psychique qu'il recompose dans la conscience avec tous les autres produits intellectuels et émotifs.

La littérature de ces expériences est fort riche, mais je rappellerai seulement les faits les mieux attestés et les plus importants.

La respiration s'accomplit et se modifie dans un mécanisme qui est en apparence étranger au champ focal de la conscience ; mais elle est aussi modifiée par la volonté et par les stimuli qui franchissent le seuil de la conscience, ainsi que par les représentations que fournit la mémoire. En correspondance avec ce dernier fait (mettant de côté l'examen de l'arc inférieur insconscient de la respiration) on a certifié l'existence d'un champ cortical dont l'excitation expérimentale cause de remarquables modifications dans la respiration. Sans m'arrêter sur les recherches de LÉPINE, BOCHEFONTAINE, de MUNCK et de DANILEWSKI, les plus récentes études, spécialement celles du laboratoire de physiologie de BECHTEREW (1) et tant d'autres, ont démontré les modifications de la respiration par l'excitation d'une aire très circonscrite, sur la 3ᵐᵉ circonvolution primaire du chien à proximité de l'aire excitable de l'orbiculaire des paupières.

L'excitation électrique de ce point produit un ralentissement de la respiration et même un arrêt.

PROBRAZENSKI (2) avait obtenu les mêmes résultats sur les chiens.

HORSLEY et SEMON (3) ont trouvé des modifications de la respiration en excitant le centre cortical du larynx (la respiration est étroitement liée à la voix et aux cris). On obtenait l'accélération et le renforcement de la respiration, en excitant un point dans le voisinage des extrémités inférieures du sillon crucial.

GIANNELLI (4) dans ses recherches a trouvé deux points dont

---

(1) *Ueber der Epilepsia* « Sammlung Klinischer Vorträge », 1897.

(2) *Ueber das Atmungscentrum in der Hirnrinde.* « Wiener Klinische Wochenschrift » 1890.

(3) *An experimental investigation of the centr. motor innervation of the larinx* « Proc. of the Royal Society of London », 1890.

(4) *L'influenza della corteccia cerebrale, ecc.* « Annali di Nevrologia », 1900.

l'excitation entraîne l'altération de la respiration : un point pour les mouvements expirateurs placé sur le girus sigmoïdal en haut et en avant du sillon crucial à côté de la scissure intrahémisphérique ; le second point placé plus en avant sur l'extrémité supérieure de la scissure présylvienne.

Un centre analogue sur le girus sigmoïdal a été trouvé par LANGELAAN et BEYERMANN (1) lesquels en excitant une petite aire à côté du sillon crucial ont obtenu une respiration accélérée et très profonde avec tendance à l'arrêt en inspiration, et après l'ablation de ce centre ont noté une respiration irrégulière et suspiricuse.

Il me semble que BECHTEREW a mieux précisé par d'ultérieures recherches, sur le manteau du chien les points dont l'excitation cause des modifications respiratoires. Un point serait situé à l'extrémité inférieure du sillon crucial, sur le rameau antérieur du girus sigmoïdal, pour l'accélération de la respiration ; un second point à l'extrémité antérieure du sillon qui sépare la seconde circonvolution de la troisième externe, à côté du rameau postérieur du girus sigmoïdal, pour le ralentissement de la respiration, jusqu'à l'arrêt en expiration ; un troisième point pour la profondeur de la respiration et pour son ralentissement jusqu'à l'arrêt en inspiration, situé à l'extrémité supérieure du sillon présylvien (2).

Il a été objecté que plusieurs sont les points du manteau dont l'excitation produit des changements de la respiration d'après les expériences de plusieurs expérimentateurs.

Ces diverses localisations sont dues au mécanisme compliqué de la respiration, et aux rapports de la respiration avec toutes les fonctions du manteau ; BOCHEFONTAINE et FRANÇOIS FRANK affirment cependant que l'excitation d'un point quelconque de l'écorce a pour effet une modification de la respiration mais cela ne paraît pas vraisemblable.

Je dois en dire autant de cette affirmation que l'épilepsie peut être provoquée par l'excitation d'une aire quelconque du manteau cérébral. Pour les modifications de la respiration et de la circulation, provoquées par l'excitation électrique des aires du manteau éloignées du girus sigmoïdal (ou des circonvolutions rolandiques chez le singe) on peut aussi invoquer la haute inten-

---

(1) *On the localization of a respiratory*, ecc. « Brain » 1903.
(2) BECHTEREW: *Die Functionen der Nervencentra*. 1911.

sité du courant employé dans les expériences. L'hypothèse, en tout cas, reste sujette à caution.

Mais quand même on voudrait exclure l'action de l'intensité de l'excitation électrique, on peut admettre qu'une excitation, même médiocre, des aires sensorielles, réveille des images (hallucinatoires) lesquelles déterminent des modifications de la respiration, variables suivant les animaux sur lesquels on fait l'expérience et suivant leur susceptibilité émotive.

Les rapports entre la musculature destinée aux actions respiratoires, et celle de la mimique, de la phonation, de la déglutition et des muscles du tronc ne peuvent être mis en doute. Ces centres moteurs sont subordonnés d'une part à la volonté, et de l'autre indépendamment de la volonté, aux états des aires sensorielles d'où naissent les réflexes associatifs (PAULOW, BECHTEREW) et les attitudes affectives qui sont presque toujours accompagnées des modifications du rythme respiratoire, de la circulation, de la secrétion.

En vérité par l'excitation électrique de certains points de l'aire motrice on a obtenu en outre de notables modifications de la fonction du cœur, du pouls et de la pression sanguine, Il est évident que l'écorce influe non seulement sur la respiration, mais aussi sur l'activité du cœur.

Les recherches faites pendant quelque temps par TOMASINI, dans ma clinique, ont confirmé ces résultats.

Les anciennes et récentes recherches parmi lesquelles on cite celles des SCHIFF, de DANILEVSKI, de BOCHEFONTAINE, de ECKARD, de FR. FRANK, de BECHTEREW et MISLAVSKI, et surtout celles de CEREVKOV (1), ont fourni une remarquable moisson de faits, pour légitimer la conviction que l'écorce cérébrale et la respective substance blanche exercent une action décisive sur la fonction du cœur et des vaisseaux : la région désignée est le girus sigmoïdal (chez les chiens), peut-être bien plus la partie précruciale que la partie postcruciale.

La constatation de ces faits a une grande importance pour la psychologie. Dans les émotions, la respiration et la circulation aussi sont modifiées. Les impressions émotigènes du dehors, ou les représentations, les souvenirs (ceux-ci moins que celles-là) sont accompagnés de modifications de la circulation allant jusqu'à la pâleur ou à la congestion (constriction ou dilatation des vases)

---

(1) *Ueber den Einfluss des Gefassystem.* Karkov. 1892.

avec accélération ou ralentissement de l'activité cardiaque. L'activité du cœur et les phénomènes vaso-moteurs, d'autre part, sont étroitement liés aux mouvements musculaires. Dans les états émotifs, les attitudes physionomiques, l'excitation de la parole, l'incohérence des gestes et les troubles circulatoires constituent un tout expressif ; de même les champs corticaux respectifs sont très voisins et se pénétrent réciproquement dans la même aire.

Outre la respiration et la circulation, tous les viscères (les organes de la vie) sont représentés sur le manteau cérébral. Le centre pour la déglutition est lui aussi en étroit rapport avec le centre de la respiration (1).

Les contractions de la rate furent mises en lumière par BOCHE-FONTAINE, par VULPIAN, et par FR. FRANK, et spécialement par les recherches, très démonstratives, de BECHTEREW. Les mouvements de l'estomac et de l'intestin peuvent être provoqués par l'excitation d'une petite aire corticale. Comme on le sait, les mouvements du cardia sont opposés à ceux du pylore, de sorte que l'ouverture du cardia coïncide avec la contraction du pylore dont l'activité dépend de la plénitude de l'estomac, tandis que le cardia demeure inactif. Sur l'écorce cérébrale existe un centre, près du sillon crucial dont l'excitation en ouvrant le cardia, détermine la contraction du pylore. Cette aire est située sur le côté postérieur et externe du girus sigmoïdal. L'excitation de la partie antéro-externe du girus sigmoïdal détermine au contraire des contractions du cardia, pendant que la région pylorique se repose.

BECHTEREW et MISLAVSKI (2) ont trouvé sur le girus sigmoïdal (surface médiane) des points d'excitation pour les mouvements du vagin, pour l'inhibition de tels mouvements, et pour les mouvements de l'utérus (partie moyenne de la zone motrice). BECHTEREW a aussi défini, sur la partie postérieure du girus sigmoïdal, une petite aire dont l'excitation produit une augmentation de volume du pénis.

On ne peut nier la grande importance de ces recherches, en pensant que la fonction sexuelle, outre qu'elle dépend directement des centres inférieurs, a sa représentation sur le manteau cérébral. Le fait anatomo-expérimental peut expliquer l'influence qu'exercent l'imagination et les sens (vue, ouïe et particulière-

---

(1) BECHTEREW und OSTANKOW. *Ueber den Einfluss der Gehirnrinde auf die Function des Schluckens und Atmens.* « Neurolog. Centralblatt », 1894.

(2) Loc. cit.

ment le toucher chez l'homme, lequel est l'équivalent de l'odorat chez beaucoup d'animaux) sur l'excitation de l'appétit sexuel. Cela explique les phénomènes que j'ai observés chez quelques animaux opérés (l'érection prolongée, chez un chien, et les tentatives pour l'accouplement chez plusieurs singes opérés).

Ces observations prouvent : 1° que la lésion tombée dans le voisinage de l'aire pour l'érection dut être la cause d'une irritation de ladite aire, ce qui produisait l'érection ; 2° que la représentation corticale des organes sexuels et de la fonction sexuelle se trouve en arrière du champ expérimental des lobes frontaux. La fonction sexuelle n'est pas un instinct aveugle chez l'homme et chez les mammifères supérieurs, mais elle est soumise aussi à la volonté et à l'inhibition consciente, comme la fonction vésicale, dont la représentation sur le manteau cérébral est affirmée d'une façon spéciale par Mosso et PELLACANI.

Il en est des mouvements de la vessie comme de ceux du sphincter de l'anus (pour les mouvements coordonnés de la défécation) : tous possèdent leur centre cortical. Celui-ci a été placé, par SHERRINGTON, sur la partie postérieure du lobule paracentral chez les singes, dans un point circonscrit, dont l'excitation provoque des mouvements du sphincter. D'autres ont localisé ce centre, chez les mammifères supérieurs, sur la circonvolution postérieure du girus sigmoïdal, loin du sillon crucial.

L'écorce cérébrale possède en outre des points dont l'excitation produit de notables changements dans les principales sécrétions. Nous avons déjà parlé des recherches de PAULOW, lesquelles démontrent que la vue, l'ouïe et bien plus encore le goût d'une substance nutritive augmentent la sécrétion de la salive. On sait aussi que la peur sèche la bouche, plusieurs orateurs, au début de leur discours, sentent cette sécheresse de la bouche ; et d'autre part nous connaissons la sialhorrée que présentent quelques déments.

Ces faits peuvent être interprétés grâce aux résultats de l'expérience, car la faradisation du girus sigmoïdal provoque une augmentation de sécrétion de toutes les glandes salivaires, surtout dans le côté opposé (BOCHEFONTAINE et LÉPINE).

Cette constatation n'est pas infirmée par les expériences de BECHTEREW et MISLASVKI qui donnent, comme centre de majeure intensité fonctionnelle pour la sécrétion des glandes salivaires, une petite aire sur la 4ᵉ circonvolution externe, chez le chien, au-dessus et en avant de la scissure de SYLVIUS. L'influence de l'excitation psychique sur la sécrétion de la salive est certaine. MALLOIZEL (1) nous en a fourni d'intéressantes données.

L'excitation des deux branches du gyrus sigmoïdal est aussitôt suivie de l'écoulement abondant de larmes par les deux yeux, mais bien plus par celui opposé à l'hémisphère excité.

Nous en savons moins sur ce qui a trait aux autres sécrétions, cependant les recherches de BOCHEFONTAINE, de PAULOW, de GERVER, de SOLLIER, et surtout celles qui ont été faites, depuis plusieurs années, par une foule de savants dans le laboratoire de BECHTEREW ont fourni des données intéressantes sur la modification du foie, du pancréas, de l'estomac, de l'intestin, des reins et de la prostate grâce à la faradisation des divers points du girus sigmoïdal.

La sécrétion des glandes mammaires est représentée sur le girus sigmoïdal, et cette découverte confirme la conviction populaire accréditée par les observations cliniques, qu'une vive émotion chez la femme arrête la sécrétion lactée ou modifie le chimisme du lait, jusqu'à produire chez le nourrisson des phénomènes d'intoxication. Les recherches les meilleures sur l'aire de l'excitation de la sécrétion susdite, sont celles de NIKITIN (2).

On peut prévoir que toutes les glandes doivent avoir des relations avec le manteau cérébral, et par conséquent les relatives sécrétions doivent avoir une haute signification dans les rapports avec les autres fonctions du manteau, puisque le travail des glandes subit l'influence des états affectifs et concourt d'autre part au maintien de la cœnesthésie et à la modification de ce qu'on appelle « humeur de l'esprit » (STIMMUNG des Allemands). Que le champ d'excitation de toutes les glandes soit presque entièrement circonscrit sur la zone tactile de FLECHSIG, cela est un fait de la plus grande importance ; or la zone tactile comprend les deux circonvolutions du girus sigmoïdal chez le chien, ou les deux rolandiques chez les singes et chez l'homme, avec leur voisinage immédiat ; c'est la même zone qui contient les points d'excitation de la respiration et de la circulation, celle de la sensibilité et de toute la musculature du corps.

Elle constitue une région du manteau cérébral d'une extrême complication fonctionnelle, qui est celle de la réaction motrice émotive sur le monde extérieur.

---

(1) Comptes rendus de la Société de Biologie, 1902.
(2) *Ueber den Einfluss des Gehirn auf die Milchsekretion.* « Verhandl. des Wissens. Versamml. des Psych. u. Nervenk. ». S. Petersbourg. 1906.

Le lobe frontal ne participe pas directement à cette fonction si fondamentale de la vie. L'émotion est l'équivalent psychique des modifications (physiques, chimiques, mécaniques) induites par les stimuli externes, directement sur les organismes, ou indirectement à travers le *moi* psychique, ballotté dans les plus différentes vicissitudes de l'ambiance physique et sociale. Toutes les expériences permettent d'exclure le lobe frontal du mécanisme si compliqué des manifestations émotives intimement liées à la cœnesthésie. De sorte que si les émotions fondamentales, telles que celles de la conservation et de la défense, étroitement associées à toutes les représentations du *moi* physique, ont leur mécanisme expressif dans la zone tactile et motrice (somesthésique de FLECHSIG), les sentiments qui surgissent des rapports entre les hommes émanent d'un autre champ cortical. Les pages suivantes éclairciront ce point.

Les émotions fondamentales sont la faim, la soif, le besoin sexuel, le besoin de dormir, le besoin de se mouvoir, le besoin d'éviter les hautes et basses températures. La faim et la soif sont intimement liées à l'échange matériel et aux conditions chimiques des divers groupes cellulaires qui constituent l'organisme. Selon toute probabilité l'appétit sexuel aussi a une origine chimique, si la maturation de l'ovule et la sécrétion de la semence sont des faits chimiques. La grande chaleur et le froid excessif sont désintégrants, d'où une série de prévoyances dans le cours des civilisations diverses pour se préserver de l'une et de l'autre ; quelques émigrations même, dans les temps préhistoriques, peuvent avoir été déterminées par les conditions climatiques inaptes à la vie. Toutes les sensations, avec leurs respectifs appétits ou avec leurs répulsions, et la détermination à une série d'actions aptes à les satisfaire, peuvent être comprises dans ce que plusieurs appellent : instinct de préservation, plaisir de vivre, volonté de vivre. En effet, si on analyse de semblables attitudes, on trouve dans toutes le plaisir de satisfaire les besoins organiques, surtout si le retard ou l'insuffisance dans leur satisfaction nous transportent au seuil de la douleur, qui est l'expression des changements chimiques se vérifiant dans l'organisme par l'insuffisance de l'alimentation, par la déshydratation, etc.

Nous ignorons quelles sont les modifications chimiques de l'organisme, spécialement de la cellule nerveuse, après un repos prolongé, d'où naît l'impulsion à se remuer, mais il est presque certain que ce besoin même, avec le plaisir relatif de le satisfaire, a une origine chimique.

Aux émotions fondamentales susmentionnées, j'ajoute le besoin de sommeil qui a, lui aussi, une origine chimique (les modifications chimiques produites par le travail des sens, des muscles, par la suppression de la lumière, etc.). La satisfaction que l'on éprouve au réveil d'un sommeil réparateur est le réflexe conscient de l'équilibre chimique, rétabli dans tout l'organisme, spécialement dans les centres nerveux. La douleur qui prend le caractère d'un malaise indéfini et de mauvaise humeur après quelques nuits d'insomnie, l'exaspération jusqu'à l'émotion qui mène au suicide les individus qui souffrent de grave agrypnie, sont les preuves les plus significatives que tout l'organisme (le cerveau en prévalence) prend une part active au sommeil et que celui-ci est un fait d'intégration organique et un besoin identique à celui de la faim et de la soif.

A ce premier groupe d'émotions fondamentales fait suite un second groupe d'émotions ayant un caractère plus élevé, comme la peur, la joie, l'emportement, qui ont un contenu plus considérable d'images extra organiques. Elles intéressent le *moi* dans ses rapports avec le monde extérieur, avec un plus riche contenu d'images, et un champ d'actions et de réactions plus large et plus changeant. Ce sont ces actions et ces réactions qui sont en dehors des besoins organiques fondamentaux et reflètent le *moi* dans ses attitudes, dans ses impulsions hédonistiques parmi lesquelles la fuite de la douleur.

Un fait constant dans les plus forts états du plaisir et de la douleur est l'altération considérable de la circulation, de la respiration et des secrétions. Du moment que ces fonctions sont représentées sur une aire aussi circonscrite, si nous ne sommes pas autorisés à retenir cette aire comme organe cortical des émotions, nous pouvons du moins présumer qu'elle est le champ anatomique des réflexes organiques des émotions. FLECHSIG affirme que toutes les émotions et les passions, accompagnées de troubles de la circulation et de la respiration, doivent avoir leur origine et leur centre dans la zone tactile, laquelle serait aussi le centre cortical des sentiments qui deviennent conscients.

KIRCHHOFF (1) souscrit aussi à cette hypothèse, en y apportant une légère modification. Il limite l'aire pour les sensations douloureuses au trait du girus fornicatus, (de l'ourlet) lequel se trouve à la face interne de l'hémisphère et est compris par FLECHSIG dans le champ de la zone somesthésique.

---

(1) *Neure Ansichten über örtlichen Grundlagen geistiger Störungen.* Halle, 1896.

D'après Flechsig, la zone somesthésique comprend la zone mo·trice et la zone tactile, et contient même des cellules dont les prolongements axiles, directement ou indirectement, rejoignent les muscles de la respiration, l'appareil de la circulation et celui des autres fonctions de l'organisme. De cette manière, les troubles fonctionnels qui sont étroitement unis aux émotions et aux instincts, comme la faim, la soif, le besoin sexuel, etc., deviennent conscients. Cependant il faut noter que le mécanisme des émotions et leur contenu ne sont pas renfermés dans le cycle anatomo-physiologique de la zone tactile.

L'émotion évoluée est un état de conscience concomitant aux ·phénomènes réflexes et coordonnés, qui naissent de la perception ou représentation des objets définis, lesquels contiennent les éléments de l'intégration et de la désintégration de l'organisme dans le sens le plus étendu du mot : physique et psychique. Les deux formes primordiales de l'émotion sont : celle du plaisir joint à tout ce qui intègre ou accroît l'organisme physique ou mental, et celle de la douleur jointe à tout ce qui tend à sa désintégration et à sa diminution dans les conditions normales de la vie. La loi fondamentale est celle-ci ; chaque stimulus opérant sur nous modifie le *moi*, aussi bien dans le sens agréable que désagréable, selon qu'il fournit des éléments assimilables et favorables à l'existence ou des éléments nuisibles à l'unité psycho-organique.

De cela il faut conclure que *le manteau sensoriel fournit le contenu psychique des émotions, et la zone tactile les organes de leurs réflexes corticaux.*

En général, la douleur peut être interprétée comme une interférence avec le processus de la nutrition dans l'organe (1) ; ce qui correspond en général au fait que l'harmonie et la bonne adaptation sont sur la ligne du plaisir, tandis que le désaccord et la mauvaise adaptation sont sur la ligne de la douleur. L'adaptation est une forme de compénétration de l'organisme dans son milieu et partant favorable à son épanouissement.

D'autre part, le plaisir et la douleur sont aussi en intime relation avec la facilité ou avec la difficulté des processus biologiques. L'indifférence que produit la fatigue et que nous avons tous subie, prend son origine d'après Hermann et Funke dans la difficulté des processus psychiques et réactifs. Féré avait noté

---

(1) Mead. *A theory of emotions from the Physiological Standpoint.* « The Amer. Journal of Psych. », 1893-95.

que le sens mystérieux, mystique des choses surgissait en relation avec la dépression du pouvoir musculaire (1). Le succès du fonctionnement psychique (MEYNERT, GILMANN), ou la rapide représentation des choses, le mouvement interne qui s'extériorise pour les besoins de la vie, coïncident avec le plaisir ; l'obstacle, le retard, la résistance sont au seuil de la douleur. Un besoin, une inclination ou une tendance impliquent toujours une innervation motrice à un degré quelconque (RIBOT). Cette innervation motrice est agréable ou désagréable selon que le mouvement est accompli ou empêché.

La faim, qui représente un besoin organique, est une sensation agréable si elle peut être satisfaite ; aussi plusieurs sont-ils peinés d'éprouver de l'inappétence ayant de quoi satisfaire leur appétit ; mais s'il y a un empêchement quelconque à la satisfaction de la faim, la sensation devient douloureuse.

Le même processus psychologique résonne péniblement dans la conscience, selon les circonstances favorables ou défavorables qui l'accompagnent.

La douleur engendre l'inquiétude ; et, lorsque la nature des choses le permet, nous cherchons à éviter les causes de la douleur ou à éloigner tout ce qui nous est sujet d'obstacles ou d'affliction. Dans ce fait (aversion de MILLER) réside le mécanisme moteur réflexe, ou, autrement dit, la réaction qui assume bon nombre de formes et de degrés, autant qu'en compte l'aversion.

Certains auteurs prétendent que la douleur et le plaisir sont liés à un ordre plus élevé de phénomènes psychiques, et sont interprétés par WUNDT et WARD dans le sens de l'attention au propre objet. Tout stimulus qui ne réveille aucun degré d'attention est indifférent. Lorsque l'attention est réveillée et s'exerce avec liberté, sans empêchement, on en ressent du plaisir ; ou elle est troublée avec conscience d'inhibition comme par exemple dans le cas d'idées obsédantes, et on éprouve alors un sentiment douloureux. En d'autres termes, *l'attention sans obstruction ou difficulté* est au seuil du plaisir, tandis que l'attention avec obstruction accompagne la douleur (SIDNEY, E. MEZES). Tous les états d'attention intense qui se résolvent dans la pensée sûre et, dans le labeur efficace sont agréables ; tandis que tous les états de conflit interne, avec hésitation ou difficulté pratique sont inefficaces ou désagréables.

---

(1) *Pessimisme et impuissance.* « Revue Philosoph. », 1886.

L'activité physique ou psychique qui implique l'usage d'un excès de force accumulée dont le potentiel résolu en énergie actuelle est supérieur à celui que le stimulus requiert habituellement, est une cause de plaisir, selon l'hypothèse de Marshall. Par contre, l'état psychique joint à la douleur se produit lorsque le potentiel d'énergie, à cause de l'insuffisante capacité des organes d'où il émane, est inférieur à celui que le stimulus requiert.

La douleur et le plaisir, donc, seraient des qualités primitives ou des états psychiques déterminés par les relations entre l'activité et la capacité des organes de la conscience, dans les rapports avec le monde.

H. Spencer fait cette hypothèse : que le plaisir doit être concomitant avec toutes les activités moyennes. Wundt même dit que dans tous les domaines sensoriels les excitations d'intensité modérée sont accompagnées d'un sentiment de plaisir, ce qui est confirmé par le fait déjà mis en évidence par Ribot, que le plaisir excessif et trop prolongé peut se transformer souvent en douleur. L'éminent physiologiste Richet dit que ce qui convient au nerf, c'est une excitation modérée qui met en jeu son activité sans l'excéder (1). Il y a en outre des sensations qui ne sont pas de la vraie douleur, et qui sont disposées dans une gamme qui va de l'indifférence au détachement complet de tout et se différencient des vrais états douloureux qui naissent du désir non satisfait autant que le corrélatif psychique qui est l'expérience pré-formée dans un état antérieur porté à un haut degré de tension par des tentatives répétées, se traduit par un trouble du fonctionnement psyco-physique.

J'ai parlé de sensation indifférente, avec naissante orientation au détachement ou au rapprochement, avec absence totale d'émotion, agréable ou non.

En vérité, il s'agit plutôt de degrés infimes ou minimes de plaisir ou de douleur, lesquels simulent l'indifférence ; mais de mon côté je pense que dans tous les faits psychiques, perceptifs ou représentatifs, il existe toujours un ton émotif agréable ou désagréable. La loi générale sur l'origine de la douleur se résume dans tous les rapports avec le monde, lesquels tendent à désintégrer l'élément nerveux plus qu'il n'est nécessaire pour vaincre les obstacles.

---

(1) « Revue scientifique », 1906.

Cette loi s'adapte, avec la plus grande vraisemblance à toutes les formes de douleur.

Mes expériences sont en contradiction avec la thèse de KALKINS (1) faisant des lobes frontaux les organes principaux des émotions fondamentales du plaisir et de la douleur. D'après ce psychologue si les cellules des lobes frontaux sont bien nourries et délassées (état d'anabolisme) elles réagissent plus qu'il ne faut à l'excitation qui part de la zone rolandique, ce qui donne du plaisir ; par contre, si les cellules des lobes frontaux sont mal nourries et épuisées (état de catabolisme) elles réagissent insuffisamment à l'excitation provenant de la zone rolandique, et on éprouve de la douleur.

D'après les souvenirs qui intéressent seulement les deux tons fondamentaux des émotions, il semble qu'on ne soit pas autorisé à localiser les émotions dans une partie définie du manteau cérébral, comme par exemple dans la zone tactile à laquelle nous pouvons cependant attribuer la seule signification de champ cortical des réflexes somatiques ou réactifs de l'émotion. Celle-ci émane de tout le champ sensoriel pour ce qui concerne le contenu représentatif, et de la zone somesthésique pour ce qui concerne les respectifs réflexes organiques.

Nous avons vu que l'humeur de l'âme a ses racines dans le sens cœnesthésique, et qu'elle est bonne ou mauvaise selon l'harmonie ou la désharmonie de toutes les parties de l'organisme. On peut affirmer que l'émotion naît de n'importe quel fait interne ou externe qui rompt l'équilibre cœnesthésique et tend à diminuer ou à augmenter la personnalité psychique, à contrarier, ou à seconder ses tendances ou orientations, dans les domaines organiques intellectuels ou affectifs.

Les concomitants somatiques du plaisir sont : l'augmentation de la circulation cérébrale, la dilatation volumétrique des organes phériphériques (2), l'élévation du pouls, l'accélération du cœur, le visage rayonnant (on dit : bouffi de joie), l'augmentation des sensations, la rapidité, l'énergie et l'extension des mouvements, l'augmentation de la profondeur des inspirations, le rythme respiratoire. accéléré, l'augmentation de la puissance musculaire. Le plaisir est dynamogène (3).

Les concomitants somatiques de la douleur sont : la diminu-

---

(1) *A introduction to Psychology*. New-York, 1901.
(2) LEHMANN. *Die Hauptgesetze des menschlichen Gefühlslebens*. Leipzig, 1892.
(3) FÉRÉ. *Sensation et mouvement*. Paris, 1887.

tion du calibre des vases par la contraction des parois vasales, la pâleur de la peau par ischémie, la diminution de quelques sécrétions (la bouche sèche, la disparition du lait) et l'augmentation de quelques autres sécrétions (larmes), la constriction des vaisseaux pulmonaires, qui cause ce sentiment d'oppression qu'éprouvent tous ceux qui sont sous le coup de la douleur ou de l'angoisse, la sensation de froid, l'atonie des muscles volontaires, d'où inclinaison de la tête (courbée sous le poids de la tristesse, dit LANGE), la figure allongée, la mâchoire inférieure légèrement abaissée, la voix faible, les yeux agrandis, une plus grande ouverture des fentes palpébrales. La douleur paralyse.

L'impossibilité de séparer les représentations mentales des concomitants somatiques des émotions a donné lieu à deux théories opposées sur la nature et le siège des émotions.

D'après une de ces théories, l'émotion serait un fait psychique déterminé par des perceptions ou par des idées accompagnées d'un cortège de phénomènes réflexes somatiques : vasomoteurs, musculaires, sécréteurs, respiratoires, qui seraient consécutifs et réflexes. Selon l'autre théorie, l'émotion serait constituée essentiellement par des phénomènes vaso-moteurs, respiratoires (somatiques) qui ont immédiatement succédé à la perception ou à la représentation, de manière que les changements en toutes ces fonctions, s'ils sont transmis à la conscience, donneraient l'émotion, laquelle ne serait que la conscience des variations musculaires et viscérales qui se passent dans l'organisme.

Selon JAMES : « les modifications physiques font suite directement à la perception du fait excitant ; la sensation que nous avons de ces modifications pendant qu'elles se produisent constitue l'émotion. Le sens commun dit : nous essuyons des revers de fortune, nous en sommes affligés et nous versons des larmes : nous rencontrons un ours, nous sommes épouvantés et nous fuyons ; un rival nous insulte, nous en sommes furieux et nous réagissons. L'hypothèse que nous défendrons ici, affirme qu'un tel ordre de conséquences est incorrect ; qu'un état mental n'est pas amené immédiatement par l'autre, mais que l'on doit d'abord y voir l'interposition des modifications organiques.

L'affirmation la plus rationnelle est que nous sommes tristes parce que nous pleurons, nous sommes effrayés parce que nous fuyons, nous réagissons parce que nous sommes tristes, effrayés ou furieux selon le cas. Si les modifications organiques ne suivaient pas immédiatement la perception, celle-ci serait seulement enregistrée, pâle et froide, dépourvue de couleurs émotives. Nous pourrions, dans ce cas, voir l'ours et juger qu'il vaudrait mieux fuir, recevoir une insulte et décider de réagir ; mais nous ne saurions effectivement ressentir de l'épouvante ou de la rage ».

Et plus loin :

« Je ne puis imaginer à quoi se réduirait l'émotion de la peur si la perception de la palpitation accélérée du cœur manquait, si la respiration superficielle manquait ainsi que le tremblement des lèvres, le dérobement des jambes, la chair de poule, et le tressaillement des viscères. Quelqu'un de vous peut-il se représenter un état de colère, sans penser à l'agitation de la poitrine, à la rougeur du visage, à la dilatation des narines, au grincement de dents, à l'impulsion vers l'action vigoureuse, plutôt qu'à l'immobilité et au relâchement de tous les muscles, à la respiration tranquille avec un visage calme ? »

Si l'on pouvait démontrer que des phénomènes moteurs, vasomoteurs, sécrétoires, comme ceux qui sont la caractéristique de l'émotion, existent disjoints de cet état psychique particulier aux émotions de plaisir et de douleur, la théorie organique des émotions n'aurait plus de base. Lorsque nous considérons l'état d'âme dans une quantité de troubles vaso-moteurs plus ou moins prolongés, sans y rencontrer quoi que ce soit des vrais états émotifs nous ressentons aussitôt de la méfiance pour la théorie somatique. Dans l'hystérie les faits les plus communs sont l'ischémie cutanée, la cardiopathie, l'anxiété respiratoire, unies à la plus grande indifférence du sujet.

Dans la maladie de Basedow, nous rencontrons des troubles considérables de la circulation cutanée avec rougeur de la peau, avec les yeux luisants et scintillants et avec une intonation apeurée de l'âme. Les hystériques avec peau anesthésiée, avec ischémie et paralysie d'une grande partie de leurs muscles sont loin de présenter l'apparence de la tristesse.

L'ischémie cutanée et le frisson jusqu'au tremblement, dans la fièvre paludéenne ne produisent aucune émotion, excepté le malaise intrinsèque à la maladie. Les hommes affectés de polynévrite, avec paralysie complète et faiblesse musculaire, parfois avec disparition de toutes les masses musculaires ont des jours de bonne humeur, pourvu qu'on leur laisse l'espoir d'une guérison.

On peut simuler la douleur et la joie avec les attitudes physionomiques respectives volontaires, avec les modifications de la respiration et du pouls, avec l'absence du fait psychique relatif, voire avec un contenu tout à fait différent. Nous savons des hommes ayant un fort pouvoir inhibiteur qui peuvent supprimer les manifestations réflexes (organiques) d'une grande joie ou d'une profonde douleur.

La théorie organique séduit, parce qu'on est porté par l'habitude expérimentale à favoriser toute doctrine basée sur les faits objectifs et susceptibles de démonstration.

Il est positif qu'entre le premier et le dernier fait psychique de l'émotion existent des anneaux qui se succèdent l'un à l'autre dans la conscience sous forme de raisonnements rapides et de représentations fantastiques, où l'on finit par voir toujours le propre *moi* compromis ou exalté.

A mon avis le point faible de la doctrine somatique est que l'on veut attribuer au phénomène somatique, une valeur substantielle dans le mécanisme de l'émotion, tandis que dans la conscience émue coexistent toujours deux faits, à savoir : la représentation avec participation interne du propre *moi*, et le fait somatique. La douleur même du mélancolique demande à la fantaisie la raison de son origine. Les deux faits sont inséparables.

On doit d'ailleurs se rappeler, dans l'étude des émotions, le ton vital de l'individu. Il est certain que l'homme normal, jouissant d'une parfaite santé, ne s'émeut pas à la pensée de la mort. L'incertitude de l'époque de cet événement ne réveille pas en lui un sentiment d'angoisse ; c'est pourquoi les mineurs et les marins ne craignent pas la mort quoiqu'ils en soient parfois menacés, tandis que les vieux et les faibles y pensent toujours avec crainte, parce que la sensation organique de la faiblesse du propre corps est en harmonie avec l'idée de la mort. Le succès des hypothèses de JAMES et de LANGE dérive de ce que l'on ne peut démontrer un état subjectif d'émotion dissocié des phénomènes somatiques : tandis que ces derniers seulement sont susceptibles de preuve expérimentale. Mosso, LOMBROSO et PATRIZI, en Italie, ont excellé en cela. L'esprit scientifique actuel ne donne de la valeur qu'aux faits qu'il peut objectivement contrôler, évaluer et mesurer.

J'ai la ferme conviction de l'équivalente et même prépondérante valeur des composants psychiques de l'émotion, laquelle est joyeuse ou triste à cause de l'information directe de la conscience du fait émotif, qui d'ailleurs induit les réflexes organiques.

La surprise a aussi, à mon avis, beaucoup de valeur, dans bon nombre d'émotions.

Si un soldat en marche, à la vue de l'ennemi, est assailli par la peur de la mort et de la douleur que causent les blessures qu'il imagine rapidement ; si un enfant, folâtrant dans les champs, est prise de terreur en apercevant un serpent à ses pieds, la peur et l'effroi sont l'effet d'un facteur psychique, qui, par surprise, brise le cours normal des représentations et des sentiments pour en substituer d'autres, dans la conscience, avec une puissance désintégrative. C'est la menace imminente à l'intégrité de la propre personnalité physique et psychique, qui détermine cet état complexe psycho-physique que nous appelons : peur.

Si l'enfant aperçoit de loin le serpent et n'en redoute pas la menace, si le soldat a vu à plusieurs reprises l'ennemi de manière que la surprise manque et que le danger apparaisse moins imminent, ou, tout en étant imminent, que la conscience soit précédemment pleine de ces images et de ces dangers auxquels la personnalité est désormais habituée ; si la conscience s'est adaptée au nouvel ordre d'images, comme il en est du mineur et du marin que l'adaptation rend tranquilles, alors l'émotion « peur » est insignifiante ou elle est la reviviscence de ce qu'elle a été la première fois.

Entre la perception ou la représentation, et les phénomènes organiques des émotions existe un facteur psychique qui dans son essence peut être réduit à la menace de la désintégration (douleur) ou à l'interdiction, ou, vice-versa, à l'exaltation instantanée de la personnalité. Si un homme brigue une fortune et graduellement la réalise par les moyens ordinaires, il n'aura pas l'émotion de la joie. La conscience s'intègre graduellement avec la réalité des millions ; la satisfaction devient alors une qualité, un attribut permanent de l'adaptation progressive de sa personnalité aux nouvelles conditions de son existence. Cette satisfaction interne n'est pas une émotion mais un état. Au contraire, s'il était mis fortuitement en possession d'une fortune inattendue (comme s'il gagnait un gros lot par exemple) l'intensité de sa joie serait telle qu'il courrait risque d'une attaque de congestion ou d'apoplexie cérébrale. Dans ce cas, c'est la surprise qui rompt l'habitude de la conscience, et détermine l'émotion. Les deux mêmes termes demeurent : la personne et la fortune ; le 3e terme est variable, c'est la durée de la représentation, qui, si elle est brève, donne la surprise, et si elle est longue et répétée, crée l'habitude de la conscience. Dans plusieurs cas, je puis me représenter le phénomène comme un rebroussement brusque des ondes cérébrales, lesquelles auraient déjà pris leur cours et auraient été orientées vers un autre but. Je pense que la haute tension nerveuse, produite par la surprise qui interrompt le cours normal de la pensée, tout en interdisant les centres supérieurs (raisonnement, attention) se décharge sur les centres organiques et détermine les phénomènes réflexes de l'émotion.

Eliminons la surprise, donnons cours aux processus psychiques, reportons notre pensée à la sensation qui a produit l'émotion (ainsi que STRATTON l'a noté), et l'émotion cesse, ou elle est de beaucoup atténuée. Dans d'autres cas comme dans celui de l'émotion de l'orateur qui est préparé, ou du passant qui traverse la nuit des rues désertes, c'est le *moi* compromis en conflit avec d'autres sentiments et impulsions qui détermine l'orateur à parler ou le passant à continuer son chemin quand le *moi* se met dans les conditions volontaires de l'émotion.

Si l'orateur était sûr de lui-même et du jugement que les autres porteront sur lui, s'il ne voyait pas la possibilité de la compromission de quelques-uns des composants de sa personnalité (estime, ambition) il ne s'attendrirait pas, et il en serait de même pour le passant s'il ne se savait point exposé au danger d'être dévalisé. Dans ce cas, la douleur ou la peur naît du contraste entre le penchant du moi à s'affermir et le péril d'un effet opposé. L'anxiété respiratoire et le tumulte du cœur sont les réflexes de ces représentations qui compromettent le *moi* ; et il semble que ce ne soient pas ces réflexes qui puissent constituer l'état de conscience peureuse.

Dans l'érytrophobie ou peur de rougir, l'élément principal, prépondérant est l'idée de rougir ; c'est elle qui détermine et provoque l'émotion. C'est la présomption peureuse que d'autres aperçoivent, dans la rougeur de la figure du jeune homme, une cause cachée, et qu'ils en tirent un jugement qui pourrait le compromettre. Cette situation est si désespérante que ceux qui sont affectés de cette maladie, finissent par ne plus sortir que la nuit, afin que leur rougeur ne soit pas aperçue. Combien de fois les flux sanguins à la figure et à la tête trouvent et laissent la conscience tranquille.

Le fait est que des phénomènes de vaso-constriction et de vaso-dilatation unis à des troubles de la respiration s'observent chez les faibles et chez les jeunes filles sans que pour cela elles remarquent les modifications que l'émotion induit dans la conscience. Les jeunes gens qui souffrent d'érytrophobie sont sujets depuis longtemps aux rougeurs du visage et aux flux à la tête. Ils n'ont cependant pas l'émotion peureuse de rougir, à moins que dans une occasion quelconque, ils n'en soient informés par d'autres, ou qu'ils s'aperçoivent ou supposent que d'autres remarquent leur rougeur et qu'ils craignent que celle-ci les fasse juger de façon à amoindrir leur respectabilité.

Les hémiplégiques dont le foyer siège en un point tel qu'il soustrait le thalamus optique à l'influence inhibitrice de quelques parties du manteau cérébral, ou qui fait qu'il est anormalement stimulé, présentent les caractères d'une grande émotivité ; ils pleurent, rient, crient pour la plus petite impression. Mais il est clair qu'il n'existe pas de vrais états émotifs : ce n'est que le masque de l'émotion. Les pleurs et le rire (1) de ces malades ne sont que l'apparence des émotions respectives, ou s'ils ont un retentissement émotif dans la conscience, on doit l'attribuer aux associations anciennes et répétées entre les phénomènes somatiques et les états émotifs corrélatifs.

Dans la chorée vulgaire de Sydenham, si elle est assez grave pour que la musculature de la face participe à l'anarchie des muscles du tronc et des membres la physionomie présente les mimiques les plus étranges de haine, de colère, de menace, de douleur, de joie, sans que l'âme suive, avec une émotion proportionnée, l'expression de la physionomie. On sait qu'avec la douleur coïncident parfois l'abondante secrétion des larmes, le visage rouge et bouffi, les yeux rougis, la secrétion plus abondante de la muqueuse nasale : symptômes qui dénotent une forte dilatation vasale de la peau du visage et des muqueuses voisines. Mais Lange suppose que ces phénomènes sont consécutifs, comme réaction à la constriction primitive (relâchement des muscles des artérioles après un fort rétrécissement). Il reste un doute cependant : la douleur et l'angoisse sont-elles toujours accompagnées de la constriction vasale, même de brève durée ? ou bien n'est-il pas plus exact que la réaction vasale est différente chez les divers sujets? D'après mon expérience, je dois conclure que la douleur n'est pas constamment liée à la constriction vasale.

Rehmke (2) a récemment soutenu avec nombreuses preuves à l'appui que le sentiment est un fait suggestif, tandis que la re-

---

(1) T. Senise *Il riso*. Napoli, 1914.
(2) *Zur Lehre vom Gemut*. Leipzig, 1911.

présentation est objective. Le sentiment est déterminé par un groupe d'images, claires ou obscures, qui constituent l'objectivité d'une conscience particulière.

La façon de sentir, agréable ou désagréable, dépend donc de l'image qui arrive dans le point focal de l'attention.

MANTEGAZZA, auquel il faut reconnaître un esprit aigu d'observation, fait noter dans son œuvre (1) que les stimuli douloureux quand ils sont forts produisent tantôt du ralentissement du cœur, tantôt une plus grande activité ; la respiration parfois est plus fréquente et plus superficielle, parfois plus profonde et plus rare. Cela tient aux mouvements que l'animal fait dans certaines positions douloureuses (par exemple la fuite). Il est bien vrai que ces mouvements sont comme spasmodiques, dans une seule direction, ainsi que RIBOT (2) l'a fait remarquer, et qu'en dernière analyse, la douleur s'accompagne d'une diminution de l'énergie musculaire ; mais il reste indiscutable que le fait conscient de la douleur et de la peur coïncide parfois avec des phénomènes opposés à ceux dont on les a fait dépendre.

L'assertion de MÜNSTERBERG, que les excitations agréables produisent des mouvements d'extension et les excitations désagréables des mouvements de flexion, a été seulement en partie confirmée par les expériences de DEARBORN et SPINDLER (3). Ces auteurs ont trouvé que la réaction varie selon la nature des individus et de leur tempérament, de sorte que quelques-uns abondent en mouvement d'extension, d'autres en mouvement de flexion, que l'excitation soit agréable ou désagréable.

Sous l'influence des excitations pénibles, la flexion s'est produite dans 66.6 o/o des cas et l'extension dans 33.3 o/o des cas, vice-versa sous les excitations agréables l'extension s'est produite dans 67.8 o/o et la flexion dans 32.2 o/o des cas.

Le langage objectif est le composant physique de la pensée, comme les phénomènes somatiques dont on a parlé sont le composant physique de l'émotion. Si un individu, rendu aphasique par une lésion du centre moteur cortical (je parle, ici, de la vraie aphasie motrice dans laquelle l'individu évoque les images des choses et les paroles respectives, mais ne peut les traduire en images motrices, et par là en mouvements coordonnés pour

---

(1) *Fisiologia del dolore el del piacere.* 1879.
(2) *Psychologie des sentiments.* 1896.
(3) *Involuntary motor reaction to pleasant and unpleasant stimuli.* « Psychol. Rev », 1897

l'articulation des mots) n'exprime pas la pensée à laquelle manque le composant physique indispensable à sa manifestation, personne ne pensera que la pensée réside dans ce composant du langage, et que la base anatomique du langage, dans son composant moteur, soit celle de la pensée. Ce concept peut être affirmé pour l'image sensorielle de la parole, ainsi que je l'ai dit dans les précédents chapitres.

Selon la formule préférée par ceux qui soutiennent la théorie somatique des émotions, nous devrions dire : « Je vois telle chose, je la nomme, donc je la perçois » ; « J'évoque quelques images, celles-ci se reflètent sur les centres de la parole, laquelle me fournit la notion des choses ». Je pense qu'aucun psychologue n'acceptera un semblable raisonnement.

Dans certains cas (de dégénérés) les émotions de joie sont exprimées par la mimique des larmes.

La femme dont parle SYKORSKY, souriait de telle manière qu'on doutait toujours si elle pleurait ou si elle riait. Elle n'avait pas d'autre mimique. Dans la paralysie progressive, dans la paranoïa hallucinatoire (la démence précoce ?) on remarque souvent cette mimique dite indifférente avec différents états émotifs, ou bien le rire et les pleurs, sans contenu émotif.

FERRARI (1) remarque opportunément que la connaissance des modifications organiques (vasculaires, glandulaires) telles qu'elles sont apprises par la conscience, ne donne pas naissance à l'émotion, ainsi que le soutient JAMES. En adoptant la doctrine de LANGLEY sur le sympathique dans ses trois divisions, le système autonome cérébral, le système autonome sacré, et le système spinal (viscéral) il attribue au système sympathique la propriété de la réaction émotive. Le réflexe émotif est corrigé par le progressif développement cérébral avec ses pouvoirs inhibiteurs (la connaissance)

Les manifestations organiques des émotions et la conscience sont deux faits étroitement liés ; mais les manifestations des émotions peuvent exister sans la conscience des émotions.

*
* *

A ce point une autre question se présente : les émotions fondamentales diffèrent-elles des sentiments ? Dans l'affirmative, en quoi consiste la différence entre ces deux faits, si essentiels de la vie mentale ?

---

(1) *Le emozioni et la vita del subcosciente.* « Rivista di Psicologia », 1912.

LANGE distingue le groupe des émotions de celui des sentiments, par le fait que les sentiments n'accompagnent pas les phénomènes organiques des émotions. On ne peut accepter la distinction de LANGE pour ce qui a trait à l'essence même des deux groupes qu'il a séparés, si l'on considère qu'il est poussé à cela par la nécessité de soutenir sa doctrine des émotions. Il dit : « Incontestablement la tristesse, la joie, la peur et d'autres états analogues constituent un groupe de phénomènes distincts de l'amour, de la haine, du dépit, de l'admiration, qui doivent être séparés au point de vue psychologique. C'est seulement au premier groupe que j'attribue le terme d'émotion, tandis que les autres états ne sont que des passions, des sentiments selon qu'on voudra les appeler. C'est en effet une nécessité irrésistible pour quiconque s'occupe de la physiologie de ces phénomènes de bien les distinguer autant qu'il est possible. Nous ne pouvons assimiler des choses aussi différentes que l'épouvante, la fureur, la joie, l'envie, l'amour, la passion de la liberté. » (1)

Une distinction de nature des deux groupes n'est pas aisée.

Tout fait croire, au contraire, que les états du second groupe ne représentent qu'un degré plus élevé de ceux du premier groupe. L'évolution plus avancée comporte l'intervention de nouveaux composants, lesquels se seraient unis et assimilés aux premiers, mais cela ne change pas leur nature intime et leur origine. Il arrive pour l'émotion ce qui arrive pour l'idée. Si, partant des images simples des herbes, des fruits, de la viande, avec lesquelles nous satisfaisons le sens de la faim et nous nous conservons, nous sommes arrivés à nous former le concept de l'aliment associé à celui de la conservation, encore qu'il y ait l'intervention de la réflexion, ce qui est discutable, cela n'établit pas de différences essentielles entre chaque aliment et l'aliment en général.

Il en est ainsi de la satisfaction primitive de la faim : elle est pénétrée graduellement de la joie du travail, associée au sentiment du devoir de travailler qui a comme composants tous les plaisirs, naissant des victoires de l'activité humaine sur les difficultés, tous les plaisirs dérivant soit du travail d'autrui, soit des courants bienfaiteurs de la solidarité.

Ces nouveaux composants, par lesquels les mouvements primitifs de la prise de l'aliment ont été transformés en d'autres

---

(1) Lange. Les émotions. *Etude psycho-physiologique*. Traduzione di Dumas.

plus complexes, ne changent pas l'intime nature émotive de ces états. Le plaisir et la douleur sont toujours les vigilantes sentinelles qui déterminent l'action humaine et la coordonnent.

De plus complexes représentations, de nouveaux désirs, de nouvelles tendances motrices, de nouvelles aspirations qui correspondent au patrimoine toujours croissant des idées et des notions du monde et des relations des hommes avec ce monde extérieur, ne changent pas la nature de la lutte pour le plaisir et contre la douleur. D'autre part, avec la suppression de beaucoup d'anciennes tendances motrices, on a compliqué la façon de satisfaire les appétits, mais leur nature n'est pas essentiellement changée. Ainsi avec les continuelles associations émotives et intellectuelles l'ancienne émotion de la faim qui suscitait des réflexes simples, a donné lieu au haut sentiment du devoir, du travail, lequel, à son tour, produit des réflexes d'une complication extrême pour réaliser les plus grandes commodités de la vie.

Le sentiment religieux, le sentiment patriotique, le sentiment moral, et l'amour même dans son sens le plus étendu, comme l'amour de la liberté, de l'art et de la science présentent les mêmes caractères fondamentaux.

Leur analyse conduit à la preuve irréfutable de la tendance du *moi psychique* vers son progressif développement, vers son intégration, et ses aspirations ; parfois il se soulève vers la divinité, parfois il pénètre l'esprit de la collectivité ethnique à laquelle il appartient, et dans l'illusion de la représenter il en résume le flux d'émotions et de sentiments, se prodigue pour son bonheur, assimile parfois l'âme d'un autre être, dont les vibrations centuplent peut-être sa joie de vivre et son activité dans n'importe quelle direction ou forme de travail. C'est toujours le *moi* dans son hédonistique orientation qui excerce consciemment ou inconsciemment un grand pouvoir d'assimilation aussi bien dans le monde physique (la connaissance) que dans le monde social.

Les sentiments les plus élevés ne touchent pas le champ des réflexes organiques des émotions dont nous avons parlé ; ils reflètent plus spécialement le *moi* psychique, tirent leurs éléments du milieu cosmique et social, et stimulent les actions humaines, qui doivent être considérées comme un plus ample réflexe équivalent aux réflexes organiques des émotions primitives. Leur analyse révèle, dans leur structure, la présence de nombreux éléments intellectuels avec une liaison logique. Ces

composants intellectuels associés aux dispositions affectives du
moi (respectives et différentes) ne mettent en mouvement
qu'une partie minime, peut-être imperceptible des centres
d'innervation organique, qui sont en jeu dans les émotions
primitives, plus étroitement jointes avec le *moi* organique,
ils se reflètent au contraire directement ou indirectement (à
travers d'autres séries logiques de la pensée) sur la conduite
humaine.

Tout comme les émotions primitives, les sentiments ont leur
racine dans la cœnesthésie car celle-ci est le noyau essentiel de
la personnalité. Il n'y a pas de sentiment qui ne soit préparé
dans son tréfond. C'est elle qui donne la sensibilité émotive individuelle ; c'est elle qui participe peut-être au mécanisme de
l'expression et qui donne le coloris et l'orientation émotive aux
représentations intellectuelles.

Emotions et sentiments en réalité ne sont que des degrés
d'états de conscience avec des réflexes plus ou moins conscients.
Le premier est celui de la sensation fondamentale de plaisir ou
de douleur que les stimuli simples, en compénétrant le sens
cœnesthésique, produisent en contact avec le corps ; les derniers, les sentiments les plus élevés, sont ceux qui dans le champ
moral et intellectuel accompagnent la vie dans ses épreuves.
Cette évolution se produit par la fusion progressive de nouveaux
composants, lesquels sont fournis par les rapports des
individus entre eux et par l'expérience qui naît de ces rapports.

Aussi bien pour l'intelligence que pour les sentiments nous
pouvons suivre le même processus évolutif.

Dans les natures bien faites, pensée et sentiment sont en combinaison harmonique. On peut affirmer cela pour les hommes
aussi bien que pour les races. En quelques-uns il y a prédominance de la force déterminative du sentiment, en d'autres de la
force qui règle la pensée calculatrice.

Quand la froide pensée prévaut sur le sentiment, la conduite
est plus souvent égoïste ; il en est ainsi aussi bien pour un
homme que pour une collectivité. BERGSON, peut-être par impulsion protestative contre la mentalité germanique, affirme que la
vie n'est pas seulement dans la pensée (Kultur), mais dans quelque chose de plus profond : le sentiment. C'est dans l'évolution
du sentiment que l'élément altruiste s'accentue.

La vie mentale normale, à son plus haut degré, n'est que de
l'harmonie entre la pensée et le sentiment. REGNAULT symbolise

la vie par une ligne droite, dont les extrêmes représentent la pensée et les sentiments : le centre de la ligne coïncide avec l'équilibre entre la première et les seconds (1).

Lorsque le sentiment prévaut et qu'il assume le gouvernement et la direction de la conduite, le pouvoir régulateur de la pensée est asservi ; au contraire lorsque la pensée ou le calcul sans aucun ton sentimental, excepté le ton égoïste, dirige ou règle les actes humains, la conduite est tournée vers la satisfaction et la réalisation des fins égoïstes, sans égards pour les intérêts d'autrui ; et elle va alors jusqu'à la criminalité individuelle ou collective.

Et pourtant, l'émotion, ou le sentiment, accompagne toujours les processus intellectuels, les suscite, les sollicite, les réchauffe et les anime avec le souffle d'un intérêt.

La plus austère recherche scientifique elle-même est animée par le plaisir de la vérité, comme une situation sociale et politique est animée par un haut intérêt national qui remplit le *moi* et le met avec intrépidité en face des difficultés. C'est de ce choc que jaillissent les nouvelles pensées et cette active inquiétude qui est le sentiment. Celui-ci sollicite ou crée l'intérêt, exalte ou déprime. Par lui nous sommes ballottés sur toute la gamme du plaisir ou de la douleur ; c'est lui qui réveille toutes les énergies cachées de l'esprit humain ; c'est par lui que scintille parfois sur l'enclume du travail, la flamme du génie. L'artiste, le savant, le héros, l'homme politique, le commerçant, l'industriel, l'agriculteur sont inspirés dans les œuvres civiles et du progrès par les idées, mais ils sont déterminés par le sentiment, aiguillon excitateur *du moi* qui se mesure dans la lutte pour la vie et pour la victoire. L'émotion évoluée est comme la corde d'un instrument dont les vibrations les plus amples, ainsi que les plus brèves, produisent tous les tons et symbolisent les états infiniment variés de l'âme humaine qui pense, sent et agit. Tous les états qui vont de la timidité à l'effronterie, du doute à la certitude, de l'indifférence timorée au désir audacieux, du plaisir esthétique au plaisir moral, de l'amour qui est pénétration des âmes, à la haine mortelle, de la crainte qui désarme, au courage qui affronte, de la méfiance qui déprime, à la foi qui encourage, de la vanité à l'ambition, de l'indigence qui aiguillonne à la jouissance de la fortune accumulée qui cache le besoin du travail et marque le

---

(1) *Origine et philosophie du langage*. 1888.

commencement de la décadence, de l'amour d'autrui à la tyrannie d'un *moi* exigeant et rapace : tous ces états d'âme, et d'autres états multiformes, impriment à la vie un ton spécial et une directive particulière.

Pour quelques psychologues, le désir est la clef de voûte de la vie psychique ; il est un fait fondamental, il stimule la pensée qui fournit les plans pour le satisfaire.

Il est vrai d'ailleurs, que bien souvent c'est l'intelligence qui découvre de nouveaux horizons et de nouveaux champs au désir et à l'activité humaine. Spinoza écrivait : « L'appétit est la véritable essence de l'homme, d'où jaillit tout ce qui semble le préserver ».

C'est l'intelligence qui offre des motifs à l'action, et non le déterminisme ou l'impulsion. Le désir est émotion, et c'est lui qui nous pousse à agir. La raison est une énergie plutôt inhibitrice que propulsive ; et ce serait une absurdité psychologique, comme Ribot le dit, de supposer qu'une idée aride, qu'un concept dépouillé de toute nuance émotive, et ressemblant à une notion géométrique, pût avoir la moindre influence sur la conduite humaine. D'ordinaire ce n'est pas la raison qui se sert des passions, mais ce sont celles-ci qui se servent de la raison pour atteindre leurs buts (Schopenhauer).

La connaissance (la culture) élève l'homme dans une sphère plus haute, où il a l'intuition d'une forme de domaine par rapport aux autres (ambition). (Sherrington).

Ce n'est point ici le lieu de discuter s'il existe des idées dépouillées de toute nuance émotive ; mais je pense que toutes les fois qu'il y a un ordre d'idées se résolvant en actions, toutes les fois que le *Moi* est pris dans le mouvement et dans le conflit des choses et des intérêts individuels, sociaux, scientifiques, religieux, et esthétiques, l'émotion est toujours le grand multiplicateur des énergies ; elle est l'élément qui vivifie la pensée ; elle représente la force propulsive qui incite et engendre les actions.

Ce n'est pas la pensée qui contrôle le sentiment ; mais c'est celui-ci qui dirige la pensée. Il nous semble parfois, que la raison exerce une action d'inhibition ou de contrôle ; mais bien souvent on trouve que c'est un deuxième sentiment, contrôlant le premier qui est en apparence plus propulsif. C'est l'intérêt qui donne de la valeur au patrimoine intellectuel d'un homme ou d'une nation.

L'exercice de l'intelligence et de la mémoire élargit le champ des émotions, et des sentiments (désir), et par conséquent, celui de l'action : mais ce sont les sentiments qui ont contribué le plus à l'histoire de l'humanité (en effet toutes les guerres furent préparées soit par le désir de dominer, par le besoin de la richesse, de la liberté, soit par le sentiment religieux, soit enfin par les femmes).

Lorsque l'émotion dépasse certaines bornes, son intensité augmente aux dépens de l'intelligence ; en ce cas le champ mental, avec ses différents aspects, se rétrécit, les horizons s'obscurcissent, le pouvoir d'association décroît, le mouvement des idées se ralentit. Et si l'émotion atteint le degré de la passion, elle opprime le pouvoir logique, assiège le patrimoine mental, paralyse le pouvoir de la mémoire et celui de l'association, qui sont les éléments composants de la logique.

L'âme ainsi désarmée *est usée par la condition statique dans laquelle* elle reste. Dans le point focal de la conscience, la passion garde seulement les idées et les images qui l'enflamment : elles représentent son but. Les autres idées et les autres images, même si elles passent à travers le champ de la conscience, sont pâles et dépourvues de tout pouvoir déterminatif : et comme aucun intérêt ne les vivifie, elles succombent à la domination des idées que la puissance de la passion anime et protège. La passion n'est au fond qu'une émotion aiguë ou chronique, qui, par différents degrés, trouble l'intelligence, en amoindrit la vigueur, la domine, l'asservit ; ou tout au plus, lui demande des arguments pour pallier d'une façon illusoire à l'abaissement de la conscience, pourvu que celle-ci ne soit pas entièrement assombrie. Avec l'affaiblissement du pouvoir prophylactique de la logique, les intérêts moraux et économiques se ternissent ; l'harmonie de l'homme dans son milieu social est profondément troublée ; car l'action (conduite) de l'homme passionné, ne résulte pas des énergies (propulsives et inhibitrices) s'entrechoquant, mais elle est déterminée seulement par le groupe des idées émotives. Celles-ci, étant données les conditions particulières de développement et de fonctionnement du système cérébral, ont assuré leur domaine sur la conscience. La passion fait descendre l'esprit des sphères supérieures de la vie, et le fait rentrer dans le domaine des émotions inférieures. C'est ainsi que lorsque la noble ambition goûte au venin de l'envie, elle abandonne l'homme à son ivresse illusoire, qui lui enlève une partie de l'énergie réservée à la logique ; d'autant plus que le vaniteux n'en possède jamais suffisamment pour réaliser ses rêves. C'est ainsi que l'amour passionnel, devenu tyran, rend esclave l'intelligence qui dépose sur son autel ses pouvoirs dirigeants. L'activité cérébrale est interdite par le suspect et par la méfiance dépassant certaines bornes ; elle est usée aussi par la jalousie qui la resserre dans une sphère ayant pour base une seule idée. La religion tempérée par l'intelligence de la vie, est amour, et moule les figures majestueuses de S. FRANÇOIS D'ASSISE, de SAINTE CATHERINE DE SIENNE, de CALVIN, de BRUNO : aussi elle est biophylactique. Mais lorsqu'elle est pervertie par la frayeur d'un démon libre de tendre des pièges aux âmes, elle répand l'épidémie des obsédés, des hystériques, des lycanthropes, des flagellants, et la terrifiante criminalité politique de différentes époques.

Le sentiment moral est l'expression la plus élevée de la sentimentalité ; il est essentiellement constitué par des idées et des expériences réglées par les lois biophylactiques ; et il est, parmi les sentiments, celui qui s'éloigne le plus de la sphère des phénomènes organiques émotifs.

Mes expériences ont prouvé que chez le singe les émotions fondamentales et celles intermédiaires se conservent (quelques-unes plus ou moins modifiées) même après l'ablation des lobes frontaux ; et qu'au contraire, les sentiments et les émotions supérieures (qui ne sont qu'ébauchés chez le singe) n'existent plus, ou sont profondément altérés. Et cela correspond à ce qu'on observe chez les imbéciles ou chez l'homme, dont les lobes frontaux ont subi de graves lésions. La conduite des singes mutilés est réduite à des réflexes incohérents, n'ayant aucun rapport entre eux et qui, pour cela même, sont dépourvus de tout pouvoir biophylactique, tandis que chez ces animaux prévalent les réflexes organiques des émotions primitives (la peur, la colère). Chez les singes non mutilés, au contraire, prévaut une conduite plus protectrice ayant un ton évidemment affectif ; c'est pourquoi elle est plus logique et a pour base la perception, l'expérience et le jugement. Dans ce cas les réflexes organiques des émotions primitives sont proportionnellement beaucoup plus réduits. Cette constatation est surtout manifeste dans le sentiment de la sociabilité qui, chez les singes, est anéanti après l'ablation des lobes frontaux. Donc, la sentimentalité se révèle plus particulièrement comme une fonction des lobes frontaux. Cette fonction, à base d'émotions, d'idées différemment associées, d'impulsions et d'inhibitions, nous permet de supposer l'existence d'organes différents de ceux qui sont mis en jeu par les émotions primitives. Les résultats des recherches à propos de la phylogénie et de l'ontogénie, relativement à l'évolution du cerveau, et plus particulièrement à celle des lobes frontaux, et les observations cliniques et expérimentales, s'accordent sur ce sujet et sont assez convaincants.

APPENDICE AU CHAPITRE IX

La Sociabilité

Entre tous les faits qui caractérisent la conscience supérieure, il faut remarquer l'intervention de l'expérience historique : celle ci concourt avec des impulsions déterminées par les
sensations actuelles, et par le soi-disant instinct, à la direction
de la conduite. — Grâce à l'élément du contraste, la conduite
sera la résultante des forces propulsives et inhibitrices. Cette
résultante représente la synthèse intuitive des énergies tournées
vers la plus sûre conservation de la vie, et vers l'évolution du
plaisir de vivre dans une sphère supérieure. C'est là que nous
trouvons toujours l'utile, jaillissant de la vie en commun, même
lorsque la communauté nous entrave par des éléments inhibiteurs.

De nombreux éléments contribuent à développer (de différentes façons et en mesures diverses) la faculté de la sociabilité. La
plus grande contribution est donnée :

1º Par le développement du manteau postérieur et sensoriel
comprenant cette partie qui s'étend de la scissure de Rolando,
jusqu'au pôle occipital, et de la face inter-hémisphérique jusqu'à
la face inférieure de l'hémisphère cérébral. Ce développement
engendre le perfectionnement progressif de la faculté perceptive
et émotive. De là dérive le processus progressif d'assimilation
de la pensée, des émotions, de la conduite du milieu où l'on vit,
et du langage que la nature adresse à la conscience individuelle.

2º Par le développement de l'activité mnémonique, qui concerne l'expérience individuelle et collective, et qui imprime une
orientation et une direction à la conduite. Celle-ci, d'un côté

transmet les habitudes de la vie en commun, suivant les lois de l'imitation et de l'adaptation basée sur l'hédonisme (conservation et développement) ; de l'autre côté exprime la faculté créatrice du cerveau humain, par rapport à l'association : fantaisie, imagination.

3° Par l'évolution des sentiments sociaux, qui sont des synthèses intellectuelles-émotives, d'ordre expérimental et historique. On peut représenter ces sentiments, comme le retentissement qu'ont dans notre conscience, les émotions éprouvées par les êtres avec lesquels nous vivons (reproduction-réflexe) eu égard aux obligations sociales que les croyances, les sentiments et les besoins de chaque individu imposent. Ces derniers sont en rapport avec le milieu social et avec ses habitudes (1) qui tendent à défendre l'homme contre tout ce qui peut lui nuire, et à contribuer à l'amélioration de son bien-être.

Dans le processus mnémonique les expériences deviennent toujours plus riches, et le contenu en devient plus dense. Ce phénomène à cause d'un plus fort coefficient, auquel pourvoit la mémoire de l'expérience de la vie en commun (la défense et la protection réciproques ; une plus grande efficacité de la lutte pour la vie dans la communauté ; les croyances, les mœurs, etc.), intensifie la valeur de la direction que l'individu imprime à sa conduite.

Mais en comparaison des traditions transmises par la parole orale et par les mœurs, l'écriture donne avec sa faculté accéléra-

---

(1) Parmi les phénomènes constamment remarqués chez les singes privés des lobes frontaux, il est important de rappeler encore une fois, leur complète indifférence pour les hommes auxquels ils étaient attachés et qui avaient pris soin d'eux. Cette indifférence ils l'ont même envers leurs semblables, qui non mutilés et normaux présentent dans la vie en commun d'évidentes manifestations de sentimentalité sociale. C'est pour cela qu'il m'a semblé à-propos d'ajouter ce supplément qui complète le tableau des fonctions du lobe frontal. Ce n'est ni un travail d'analyse de la société, ni un travail de compilation des doctrines qui se sont succédé sur ce sujet ; c'est plutôt un simple exposé de quelques réflexions qui pourront mettre au clair le problème physio-psychologique de la sociabilité : problème qui doit trouver son interprétation la plus légitime, dans les recherches d'anatomie, de physiologie expérimentale et de pathologie humaine. C'est une question qui intéresse les méthodes de recherches en psychologie, et sur laquelle je crois nécessaire d'insister. A l'encontre de ceux qui ont toute liberté d'imagination pour interpréter les phénomènes sociaux au sujet des sciences sociales, nous devons contribuer au progrès de cette science au moyen des résultats de la recherche positive. Ces résultats rapprochent, autant qu'il est possible, les phénomènes sociaux, et en général tous les phénomènes psychiques (ceux qui sont fondamentaux au moins) de la Biologie et particulièrement de la Morphologie, de la Psychologie et de l'Histo-physiologie des cellules cérébrales. Ces sciences sont contrôlées par la Psycho-pathologie et par l'expérience.

trice, une poussée bien plus énergique au sentiment de la sociabilité.

C'est au développement de l'imprimerie que nous devons l'énorme progrès de l'humanité.

Les émotions et la pensée du milieu social, assimilées par un individu, forment une partie éminente dans la structure de sa conscience et dans le déterminisme de sa conduite, qui est la résultante des impulsions déterminées par la visée de certains buts qui, pour être atteints, ont besoin de la coopération des propres désirs, des propres sentiments, des propres aspirations, tempérés par les désirs, les sentiments et les aspirations d'autrui.

Ce n'est que dans les rapports sociaux qu'on peut concevoir un état de conscience imprimant sa direction à la conduite de l'homme. Ces rapports nous dessinent l'aspect du sentiment moral.

Le sentiment social, ou ce que j'appelle *sociabilité*, s'est développé lentement, et chez l'homme a fatalement étendu les limites de son domaine depuis les formations successives de la caverne à la tribu ; des groupes d'habitations aux communes et aux régions ; de la nation, à la race et fatalement à l'internationalisme. L'accord général entre les hommes, est le sceau imprimé sur un des aspects du progrès humain, quoiqu'il soit interrompu par des périodes d'une férocité inconcevable, cu qu'il soit voilé par l'égoïsme (aujourd'hui, en effet, nous le voyons s'arrêter devant l'inébranlable sentiment d'une race contre les autres). En tout cas, ce sentiment de l'accord s'élève comme une aurore qui salue l'internationalisme et qui atteindra son faîte avec l'existence, désormais assurée, des groupes humains les plus avancés : il constitue un fait dont aujourd'hui personne ne peut douter. (1)

La sociabilité subit une longue et lente évolution : on la trouve sous les formes les plus différentes chez les insectes, les oiseaux, et les mammifères : elle prend des apparences humaines,

---

(1) J'avais déjà écrit un chapitre sur ce sujet (« Rivista Psicologica applicata ecc. » de FERRARI. 1917), lorsqu'allait se concréter l'idée de la Ligue des nations, si longuement et si vaillament soutenue par WILSON. Celui-ci qui semblait ne pas concevoir les préjugés diplomatiques de la vieille Europe, a montré une incohérence remarquable. WILSON, quoiqu'il eût prouvé qu'il possédait un profond sentiment de sociabilité, ainsi que les psychologues et les sociologues naturalistes le conçoivent, s'est laissé saisir en réalité, par les étreintes de la pratique et des vieilles formules de la politique internationale.

quoique rudimentaires, chez les singes d'ordre moyen, le cébus et même chez ceux d'ordre inférieur (le cercopithèque) dont les manifestations ne laissent aucun doute sur l'existence de cette sociabilité. La sociabilité est un élément intégrant de l'esprit et n'existe que lorsque celui-ci fonctionne bien, elle disparaît entièrement avec la mutilation des lobes frontaux, et dans presque toutes les maladies mentales humaines.

Le phénomène que j'ai constamment observé, soit chez les singes mutilés des lobes frontaux, soit chez les imbéciles que j'ai eus en observation pendant de longues années, est le défaut ou le manque total de sociabilité. Tous ceux qui ont connaissance de la psychologie des phrénasthéniques auront observé, particulièrement dans les états graves, l'isolement dans lequel vivent ces êtres déshérités par la nature.

Chez ceux qui sont moins dégradés on peut remarquer un certain attachement à quelques personnes, conditionné par le profit immédiat qu'ils en retirent ; de même que les singes, les chiens, voire les oiseaux, montrent de la joie lorsqu'ils voient s'approcher les personnes qui les nourrissent, ou qui en quelque façon, s'occupent d'eux. Parfois cet air d'attachement n'est que le correctif de la peur, qui, chez les imbéciles et chez bien d'autres êtres inférieurs, domine toutes les émotions : ainsi, naît ce sentiment de protection chez les personnes qui les soignent.

Quelquefois cet attachement est l'imitation de certaines attitudes simulant une affection, ou un sentiment qui n'existe pas ; il en est ainsi pour le sentiment de la pudeur et de la religion, qui n'existe pas dans l'âme des imbéciles. Ces êtres vivent éloignés des hommes et de la divinité ; leur âme ne prend part ni aux douleurs, ni aux joies des personnes parmi lesquelles ils vivent. Si le malheur accable sa famille, l'imbécile demeure indifférent ; s'il pleure, il le fait par imitation ; s'il rit, son rire est un réflexe mécanique et en tout cas ce n'est pas la participation à la joie de la communauté, mais un simple fait individuel. Les imbéciles étant égoïstes ou égo-centriques, ne sont jamais capables d'un acte généreux ou de prononcer une parole de commisération (pas même les moins dégénérés). S'ils échangent quelques mots avec les autres élèves de leur école, ou s'ils semblent vouloir se mêler aux autres, c'est par simple mécanisme imitatif, sans que la joie de la réunion y prenne aucune part. Si les imbéciles se frappent la poitrine chez eux ou dans l'église, ce n'est pas à cause du sentiment religieux, ils imitent ou ils se souviennent de ce qu'ils ont vu faire. Leur âme n'a pas la vibration de vrais sentiments (1).

Chez les singes nous avons remarqué un certain nombre d'expressions qui sont l'embryon de la sociabilité humaine.

Les singes que j'ai longtemps gardés pour mes observations ont présenté (soit avant, soit après l'ablation des lobes frontaux) des phénomènes de quelqu'intérêt pour l'étude de la psycho-anatomie. Toutes ces recherches ont pour but le progrès de cette science.

Je rapporte ici quelques faits à propos d'un cercopithèque dont je me souviens : Un jour il rencontra dans le jardin un chien noir auquel on avait ôté un lobe frontal ; d'abord, ayant peur du chien, il se réfugia sur un arbre ; ensuite il descendit plusieurs fois de son abri, pour s'approcher avec précaution de l'animal ; mais chaque fois que le chien venait à sa rencontre, il fuyait encore sur l'arbre. Enfin, après avoir répété plusieurs fois cette épreuve, s'étant aperçu de la douceur du chien, il s'approcha très lentement de lui, en reculant et en avançant alternativement, jusqu'à ce qu'il fut tout près : alors il tendit une main et le caressa. Encouragé par son succès il se plaça vis-à-vis du chien, et de l'autre main lui flatta la joue, lui caressa la tête et la mâchoire inférieure. Enfin, s'étant approché davantage toucha tout son corps d'un air empressé et curieux, comme s'il voulait se lier d'amitié avec le chien.

Pour mieux observer cet intéressant cercopithèque, je l'emmenai chez moi. Ma femme gardait toujours, pour lui, dans une bourse suspendue à sa ceinture, quelques morceaux de sucre et quelques marrons rôtis et épluchés. Dès lors chaque fois qu'elle passait près de lui, le singe lui sautait au cou, lui faisait mille caresses, et enfin s'emparait de sa bourse qu'il avait appris à ouvrir. Cet animal était très jaloux : un jour ma femme entra dans la chambre où il demeurait, serrant dans ses bras la petite fille d'une de ses amies. A peine le singe vit-il paraître ma femme portant le bébé, qu'il devint furieux, s'agita comme il ne l'avait jamais fait auparavant, grinça les dents, tâcha de saisir l'enfant : heureusement cet animal était attaché par une chaînette. Lorsque ensuite ma femme rentra toute seule dans la chambre, il redevint calme.

Dans un journal réservé aux expériences, on trouve exposés des faits que j'ai rapportés dans le chapitre V.

____

(1) Maschka, L. Bianchi. *Trattato di Psichiatria.* 2 edizione 1915.

De ceux-ci on peut tirer assez d'appréciations (sans compter la riche littérature sur la vie et les habitudes des singes (GAR-NIER, THORNDIKE, BREHM) sur le degré évolutif des émotions ; et plus particulièrement de ces émotions qui chez les singes assument les caractères des sentiments. Ces sentiments quoiqu'ils aient une base alimentaire et sexuelle, dépassent les limites de l'intérêt immédiat et s'étendent jusqu'à l'amitié, à la reconnaissance et à la protection, qui sont les éléments fondamentaux de la sociabilité.

Dans tous les cas, sans exception, le sentiment qui disparaissait après l'ablation des lobes frontaux, était ce sentiment d'affection pour les semblables, que nous appelons *sociabilité*. Ce phénomène observé chez les singes qui servaient aux expériences, fait pendant au phénomène qu'on vérifie chez les hommes, soit qu'ils aient supporté une grave mutilation bilatérale, soit que la partie frontale de leur cerveau ne soit pas développée. On peut observer le même fait chez la plupart des fous. La sociabilité est donc une manifestation psychique susceptible d'évolution ; elle varie selon les individus, et selon les races, et disparaît avec la maladie mentale ou avec les lésions frontales très étendues.

G. PELLACANI (1) soutient que la conduite sociale des animaux est instinctive. Cela serait vrai, si l'instinct était considéré comme une aptitude à la sociabilité, comme une émanation s'élevant d'une structure psycho-anatomique, en train de se perfectionner.

Car, à personne ne peut échapper le passage graduel du soi-disant instinct, propre aux animaux inférieurs, à la sociabilité des singes. De l'instinct d'agrégation des fourmis et des abeilles, à celui des oiseaux (tels que les pigeons, les hirondelles, les grues et une quantité d'autres oiseaux migrateurs), de l'instinct d'agrégation du castor et de quelques mammifères supérieurs (plus spécialement l'éléphant) à celui des singes, on monte toute l'échelle zoologique, sur laquelle on voit paraître peu à peu les éléments intellectuels et sentimentaux qui avec leur intervention effacent par degrés les caractères du soi-disant instinct. Un des caractères de l'instinct (*) c'est l'immuabilité : l'échelle zoologi-

---

(1) *I problemi della istintività nella condotta umana.* Bologna 1915.

(*) La discussion sur l'instinct n'entre pas dans le plan de cette œuvre. En tout cas je garderai dans la nomenclature le mot « *instinct* » pourvu qu'on lui donne un sens bien différent ; c'est-à-dire celui de « *aptitude* » qui tire son origine d'une structure anatomique particulière héritée. Cette structure peut évoluer ; et c'est pour cela que les aptitudes varient.

que dont nous avons parlé, montre, au contraire, qu'il y a des variations et des changements individuels, déterminés par l'adaptation à un degré plus évolué (plus sûr) de l'existence. Ces variations (concernant le plan de l'instinct, que nous avons établi) se mettent en évidence par l'analyse des individus les plus progressés appartenant à chaque groupe zoologique. L'adaptation est due à une perception perfectionnée du milieu social, propre à faire naître l'éclaircissement de la conscience. Ce progrès (et cette complication) de l'instinct primitif a pour base la mémoire associative et semble avoir grandi par la lutte pour la vie. La vie est, à son tour, liée à la source de l'hédonisme, qui chez l'homme, atteint son plus haut degré d'évolution.

Bien des personnes remarquent qu'il y a conflit entre l'individu et le milieu social. Dans les sociétés plus parfaites il est difficile de trouver trace de cette lutte entre l'individu et le groupe social. La raison en est évidente : c'est du groupe social que jaillit ce courant d'hédonisme, moulant, dès l'enfance, la vie de l'individu conformément au milieu. JAMES affirme que « toute notre vie est formée d'abord d'une longue période sensorielle qui nous donne la connaissance des objets : ensuite elle s'élance vers la curiosité inquiète, les récits féeriques, les rêves de plaisirs, la poésie multiforme et imaginative de l'enfance qui aime les joyeuses compagnies, les chansons, les relations d'amitié, etc... » C'est ainsi que se forme l'esprit social de l'enfant. Il faut pourtant considérer bien d'autres coefficients, tels que : l'allaitement, les sourires, les caresses, les baisers de la mère ou des autres membres de la famille, l'empressement de l'entourage à satisfaire les besoins de la vie, les soins qu'on reçoit pour le développement du sens esthétique du *moi,* qui commence à germer et à faire différencier le soi-même des autres, ne fût-ce que par un habit propre et par une chevelure bouclée, enfin les flatteries des sens, les louanges à la beauté et à l'intelligence de l'enfant, les joujoux, le chant qui l'endort doucement, etc... Il y a aussi des coefficients bien différents de ceux-ci : ainsi, l'expérience de la douleur, sur laquelle prévaut l'influence consolatrice et protectrice de la famille, et ensuite celle de la société.

Ce sont les sensations hédonistiques qui prévalent toujours dans le contraste entre les expériences du plaisir, et l'inhibition de la satisfaction des désirs ; entre l'attente et les impulsions enfin dans la somme des complaisances et des inhibitions expérimentées, même lorsque celles-ci dérivent d'une coercition (éducation). Chez les individus normaux, on trouve greffées sur le

tronc des sensations hédonistiques les autres sensations agré-
gées, qui y poussent, soit conséquemment à des perceptions sensorielles, soit à cause des éléments mentaux formés par association.
Le contraste et la lutte existent seulement dans les natures
inférieures ; et ils dérivent, tantôt des méthodes violentes et
coercitives, incapables d'adapter l'hédonisme naissant à la rude
réalité, tantôt de la misère qui dépouille le milieu social de tout
sourire bienfaisant.

Dans les conditions normales de la moderne civilisation, dès
l'enfance on observe la progressive adaptation au milieu social :
de celui-ci se dégage un flux d'éléments intégrants, tandis que
le reflux des actions qui forment la naissante personnalité humaine, retourne à la conscience sociale comme un hommage inconscient de l'individu. La plus grande jouissance de la vie est
celle qui jaillit des rapports sociaux, quelle que soit leur nature. Cette joie est plus grande lorsque l'homme se trouve à son
aise dans le milieu social, et surtout lorsque le milieu exerce
une action bienfaisante. Il n'appartient qu'aux natures faibles
et malades de trouver des difficultés à l'adaptation et de ressentir péniblement le flux des sensations humaines ; parce que ces
êtres faibles sont incapables d'assimiler les vibrations des courants sociaux, et incapables d'une réaction du propre *moi* pour
le conformer à l'harmonie du milieu.

Dans l'évolution de la psycho-genèse humaine disparut ce
que par euphémisme on appelle *instinct* social. Ce n'est pas là
l'effet de la suppression du contenu philogénétique. Cela est
arrivé, soit par une lente transformation de tous les éléments,
qui dans la structure de la personnalité composent la forme et
la substance de la vie précédente, soit par l'assimilation des
courants qui émanent de la Société actuelle. Les impulsions et
les influences innées qui font paraître l'homme un individu instinctif, ne sont que les réflexes compliqués des stimulations infinies. Celles-ci tirent leur origine du milieu social, et sont progressivement assimilées à la conscience.

Waxweiler (1), après avoir rappelé que la question des instincts est soumise désormais aux méthodes expérimentales du
laboratoire, ajoute qu'on peut entrevoir l'heure où le mot *instinct* aura disparu de la terminologie scientifique.

---

(1) *Sur la modification des instincts sociaux.* « Société d'Anthropologie de
Bruxelles ». 1907.

On ne doit pas considérer la liberté comme une qualité invariable appartenant à l'individu, mais comme un compromis social dont la tendance existe dans la conscience de chaque homme. La liberté est le réflexe (au sens biologique) du contenu social : elle est la transformation des éléments réceptifs ; la fusion de ces éléments avec les éléments expérimentaux de notre existence, et de l'existence du groupe social, se résolvant par la conduite. Le mécanisme devient plus compliqué avec la dignité graduellement croissante du réflexe et avec le substratum héréditaire (de la famille et de la race) qui se transforme et devient une prédisposition (biologique) qu'on a à sentir différemment le milieu social, et à réagir sous les formes les plus variées.

C'est le langage qui concourt le plus au développement rapide de la sociabilité. A l'expérience sensorielle individuelle, s'ajoute par degrés, celle des émotions et celle des connaissances des autres hommes, traduites par les symboles phono-articulés. Ceux-ci donnent une connaissance plus parfaite des états psychiques de chaque homme dont est composé le groupe social. L'intensité avec laquelle on prend part aux émotions du milieu social, est proportionnelle à l'intensité des courants interhumains. L'intensité de ces courants est proportionnelle à leur nombre et aux moyens de communications qui les unissent aux états psychiques des individus avec lesquels on vit. Les éléments intellectuels et émotifs du milieu social, constituent le matériel le plus riche pour la formation de la mentalité humaine. Celle-ci, étant une activité changeante par son contenu, par les méthodes, par l'intensité et par les résultats, ne peut avoir rien de commun avec l'instinct. A la pensée de BALDWIN (1) il me semble qu'on peut en opposer une autre et la voici : chez l'homme il n'y a rien d'inné, excepté la prédisposition biologique à une réaction favorable, s'effectuant dans un milieu hédonigène.

Mais puisque la réaction est variable, elle n'a pas un caractère instinctif, même si cette variabilité réactive est causée par des impulsions intérieures. C'est le milieu social surtout, qui vivifie le sentiment et les habitudes sociales, au moyen de ses nombreux et variés courants de sentiments, de toutes ses forces coactives, de ses habitudes, de son travail, de ses joies, de ses malheurs, enfin au moyen des mécanismes les plus différents,

---

(1) *Mental development in the child and in the race* New-York, 1906.

tels que : la sujétion, la subordination, la contrainte, l'imitation, la suggestion, la foi, la sympathie. Celle-ci est en elle-même un fait psychologique très complexe qui détermine plusieurs formes d'adaptation.

Boccardo (2) pensait que les biens sont la substance intercellulaire du corps social. L'élément économique exerce, sans doute, un grand pouvoir de cohésion entre les membres de la société ; mais ce n'est pas le seul élément, et il faut tenir compte de beaucoup d'autres.

Quelques-unes des forces, dont nous avons parlé, comme par exemple, la sujétion et la contrainte, exercent leur pouvoir surtout pendant l'enfance, et sur les êtres faibles : tandis que l'imitation, la suggestion, la sympathie, l'intérêt (même s'il se présente sous forme de richesse) sont les grandes énergies qui agissent sur les différentes attitudes de l'humanité, et sur ses différents groupes.

Chez les mammifères les plus évolués, tels que les singes, nous pouvons remarquer un plan très rudimentaire de toutes ces forces qui agissent sur leur sociabilité à base hédonistique : protection du plus fort, et sujétion du plus faible ; plus grande sûreté émanant du nombre et désespoir causé par la solitude, atténué par la voix lointaine de leurs semblables. On y remarque encore la sympathie, basée sur les émotions fondamentales, jointes à un haut degré de pénétration perceptive, et à un certain patrimoine de représentations mnémoniques entre lesquelles prévalent celles qui concernent la satisfaction des besoins matériels et le désir de protection.

Ce complexus donne lieu à des attitudes qui décèlent un certain degré de conscience dans la variété de ses adaptations : conscience, qui peut nous donner les éléments et la mesure nécessaires à l'évaluation des effets causés par l'ablation des lobes frontaux. Cela arrive, quoique les attitudes dont nous avons parlé obéissent encore, en général, aux lois du détachement vital ou au contraire, du besoin de conservation. Dans tout ce procédé de manifestations vitales et réactives, on ne trouve ni un programme invariable, ni de règles fixes et nettes, mais des variations momentanées, auxquelles correspondent une perception plus ample du milieu social et des façons plus complexes de s'y adapter.

---

(2) *Raccolta delle piu pregiate opere moderne di economia politica.* Vol. VII, 1881.

*
* *

C'est, d'abord au langage articulé, et plus tard à l'écriture, qu'on doit le développement mental et social de l'homme pendant les derniers millénaires ; développement merveilleux et rapide, comparativement à la lente et pénible évolution des périodes paléolithique et néolithique. Le langage est un océan dans lequel se plongent toutes les consciences, en y laissant les derniers restes des préformations instinctives, pour s'élever ensuite jusqu'à la noblesse de la conscience humaine avec ses variétés infinies dans les individus et dans les groupes. La mentalité prélogique à laquelle LEVY-BRUHLE (1) fait allusion, correspond, probablement, à l'aurore du développement du langage : car ce n'est que grâce au langage, qu'on peut rendre possible le procédé logique d'un long raisonnement.

L'écriture d'ailleurs, rassemble, dans les archives de l'intelligence universelle, un énorme matériel de pensées et d'expériences humaines dans lequel on peut puiser continuellement pour de nouvelles sensations sociales et des règles qui répondent mieux aux nouveaux aspects de la vie en commun sous la poussée des pressantes nécessités de la conscience hédonistique individuelle et sociale. De là dérive la merveilleuse activité humaine dans le champ économique, toujours plus fortement soutenue par la vérité scientifique autour de laquelle l'intelligence s'essaie tandis qu'elle dirige l'activité humaine que les sanctions sociales disciplinent toujours davantage. Les hommes civilisés tirent parti de leur intelligence pour s'entr'aider. Dans les sociétés primitives, au contraire, les hommes étant moins différenciés, l'intelligence évolue plus lentement et est moins utilisée.

Si l'on ne peut pas admettre l'existence d'un instinct social, c'est parce que les tendances de chaque homme, considéré dans son milieu, varient sous l'influence d'innombrables stimulations et de nouvelles circonstances. Ces manifestations ou tendances changent aussi à cause de l'incalculable variété des perceptions émanées du milieu ambiant, et qui sont l'effet des expériences individuelles et collectives. Elles varient enfin, selon la grandeur variable du pouvoir réceptif des stimulations, chez chaque individu, c'est-à-dire selon son degré d'excitabilité. Mais il y a

---

(1) *Sur la fonction mentale dans les sociétés inférieures.* Paris, 1910.

quelque chose d'immuable qui n'est pas l'instinct, et qui n'est pas même caractérisé par une façon fixe de réagir : c'est la prédisposition à sentir l'influence sociale, qui, à son tour, détermine la conduite humaine.

Sur ce point on peut s'accorder avec Baldwin, lorsqu'il affirme qu'on reçoit héréditairement les variations physiques de la plasticité cérébrale, qui, de son côté, se conforme à l'expérience du milieu social.

Il est inutile de savoir si les agrégats humains, constituant les groupes sociaux, doivent être considérés comme des organismes régis par les lois biologiques (de la vie des individus) ainsi que Spencer, Worms, Schaffle, Novikow, et d'autres savants le soutiennent, ou si au contraire, ces groupes sont régis par l'intuition et le déterminisme économique comme l'affirment Marx, Loria, De Molinari. Dans le premier, comme dans le second cas, la règle est donnée par les lois inconscientes de l'adaptation et de la sélection naturelle. Le rapide mouvement évolutif des activités psychiques concourt aussi à l'établissement de cette règle, à cause des manifestations apportées par la collectivité. Comte, suivant la pensée de Saint-Simon, croyait à l'existence d'une loi unique selon laquelle se développeraient les sociétés humaines.

Cette idée fut largement exposée par Spencer qui aboutit à la conclusion suivante : les sociétés humaines sont des aspects particuliers d'existences, conformes aux mêmes lois qui régissent l'évolution cosmique.

Le mouvement évolutif de l'esprit représente la somme des stimulations ; car toute acquisition et toute variation visant à l'adaptation plus parfaite de chaque individu, devient aussi patrimoine du groupe social, et correspond à la division du travail. Celui-ci donne lieu à la différenciation de l'intelligence et des actions. Pour Tarde (1) tous les faits sociaux sont dus à des inventions individuelles propagées par l'imitation. L'invention est, pour cet auteur, l'accident suprême, impossible à prévoir d'où dérive le caractère constant de chaque fait social : le bien-être imitatif.

L'organisation économique est l'effet d'une situation biologique ; elle peut nous pousser vers les plus hauts degrés de l'économie évolutive, laquelle est dirigée par une quantité de faits

____

(1) *Les Lois Sociales,* 1898.

psychiques, individuels et collectifs et principalement par ceux-ci : la diversité du pouvoir évolutif des différents individus d'un groupe dans le même moyen, les variations secondaires du milieu social et la différenciation du travail, d'où dérivent les variations biologiques et psychologiques, la façon différente de percevoir et de sentir ; enfin la quantité variable de patrimoine mental et les diverses aptitudes à l'utiliser et à agir.

S'il est vrai qu'aux variations fonctionnelles correspondent les modifications de la structure et qu'à la morphogénie corresponde la psychogénie nous apercevrons la coexistence des caractères généraux et des diversités individuelles dans le même groupe social.

Les caractères généraux se résument par les mœurs et par les croyances ; les diversités individuelles tirent leur source d'un nombre considérable de facteurs, parmi lesquels il faut rappeler : la structure mentale complexe et variée des individus et de leurs parents, les émotions prédominantes, la morphogénie qui varie, selon les états psychiques qui lui impriment leurs caractères, les différentes circonstances dans lesquelles a lieu la fécondation, et dans lesquelles se développe la gestation ; les intoxications des spermatozoïdes et de l'ovule (un produit de la civilisation), les croisements ; la variété du travail qui, à son tour, donne lieu à de nouvelles variations morphologiques, à de nouveaux développements fonctionnels, et qui dévoile de nouveaux horizons aux idées et aux aspirations.

Le phénomène de la sociabilité est très complexe, et sur ce sujet, on peut trouver une partie de la vérité dans toutes les doctrines. Les éléments les plus importants sur lesquels cette vérité repose sont : la structure de la famille, les religions, les croyances et l'organisation du travail, qui par sa différenciation crée de nouveaux liens sociaux.

Aujourd'hui dans les organisations ouvrières nous n'avons plus les formes simples et élémentaires de l'existence sociale, comme disait Le Play (1) ; elles sont devenues des organismes complexes dont les groupes sont liés par la perfection des produits, par les intérêts économiques, sanitaires, etc...

De plus, il existe un sentiment social qui est amour et haine, foi et méfiance, coopération et individualisme, peur et assurance, aide et piège, exaltation et humiliation, victoire et dé-

---

(1) *Les Ouvriers Européens.* 2ᵉ Edit. 1855.

faite, orgueil et humilité, qui en somme renferme le plaisir et la douleur morale, avec toutes leurs variétés, avec toute leur gamme résumée par la loi fondamentale du contraste, d'où jaillit la vie avec la victoire de l'hédonisme sur le négativisme. L'hédonisme est le produit du collectivisme, dans l'accord social, de la confiance, de la coopération, de la protection, et aussi de la conscience qu'on a de ses propres forces et de la contribution qu'on apporte à la prospérité du groupe. Le sentiment de coopération nous explique la coordination de l'hétérogénéité et des identités dans le même groupe social. Ceci dérive de tout un ensemble de sentiments et d'idées (éléments intellectuels du sentiment social) ; mais plutôt des secondes que des premiers. Et cet ensemble formant une fonction très compliquée, sous l'impulsion des victoires de l'hédonisme (vers lequel la vie est inévitablement orientée) a déterminé, lui aussi, le développement du cerveau et la différenciation de ses parties.

Le langage et la sociabilité progressent ensemble. Toutes les émotions renferment un élément expressif qui se transforme en passant par des phases graduées ; c'est ainsi que de la palpitation, du frémissement, de la pâleur, de la peur, on monte jusqu'au cri, à la voix, au regard, à la caresse, aux premiers babillages, et enfin, dans les émotions les plus évoluées, jusqu'à la parole.

C'est là une transformation progressive qu'on peut observer à travers toutes ses phases d'évolution, dans la croissance de l'enfant. Les émotions primitives de la douleur et du plaisir, selon la doctrine que nous avons rappelée, sont intimement unies aux variations des fonctions organiques. A celles-ci s'ajoutent ensuite les douleurs et les plaisirs plus complexes dans leurs rapports interhumains, et qui trouvent leur route et leur champ expressif dans la parole et dans la conduite. Le patriotisme, l'esprit de sacrifice, l'offre de sa propre vie donnée en holocauste sur l'autel de la Patrie, l'amour et la religion considérés dans la plus pure expression de l'art et de la parole, et dans l'abstinence des plaisirs organiques représentent tout simplement la sublimation des émotions primitives.

Par le développement des communications et des relations, toutes les sociétés qui ont atteint le plus haut degré du progrès, tendent à se ressembler. C'est ainsi que la législation, le droit, la prévoyance, les institutions scolaires, la production de la terre et celle de l'industrie, se ressemblent toujours davantage. La politique démocratique étend ses domaines, et fait toujours de nouvelles conquêtes ; le sentiment humanitaire se glisse et s'affermit dans la conscience des peuples, quoiqu'il soit encore trop faible pour tenir tête aux anciennes tendances et aux idées de conquête et de domination plus propres à certaines races. La lutte pour la vie et pour le bonheur, entre les groupes sociaux, prend un autre caractère : c'est une lutte basée sur l'intelligence, sur le travail, sur le courage.

Parmi les groupes sociaux on voit diminuer continuellement les différences dues au milieu physique, au lieu d'origine de chaque race, à l'expérience sociale, à l'organisation, à la différenciation du travail et même à l'organisation politique. Les sciences découvrent chaque jour des nouvelles sources des forces naturelles et les soumettent, avec un progrès vertigineux, aux exigences de la vie individuelle et collective.

Et à mesure que la civilisation avance à grands pas dans les sciences, le mysticisme pâlit ; il traversera ainsi une longue période d'indifférence, unie aux habitudes spirituelles et aux croyances populaires ; tandis que la liberté humaine, individuelle et collective, s'élèvera de plus en plus dans la libre concurrence de tous les peuples civilisés, qui par le travail visent au bonheur.

Aux croisades religieuses, qui représentent pourtant une grande étape remarquable de la civilisation, font suite à présent les croisades pour le bien-être, contre l'oppression et la tendance à la domination, quelle qu'elle soit, qui sous l'apparence du libre développement de l'activité pour l'existence des peuples, et du respect pour leur patrimoine, cachent le piège d'une domination tyrannique et conspirent contre l'existence des autres. Les contacts et les échanges nous conduisent vers l'uniformité de vie et de mœurs, et vers un accord plus intime, se résolvant dans le sentiment de la solidarité humaine.

Un tel sentiment d'humanité et de solidarité intègre toujours davantage la conscience par de nouveaux éléments constitutifs, et conduit à l'observation de la loi fondamentale de l'hédonisme.

Ce sentiment assure des sources nouvelles de plaisir et d'énergies dans la lutte pour la vie et une protection plus large et plus solide de la vie particulière et collective.

L'évolution du sentiment humanitaire et de liberté a supprimé, à travers de longues et sanglantes luttes, la tyrannie des castes, des rois, des religions : l'humanité marche vers l'équilibre que l'égalité lui donnera, avec la libre manifestation des énergies particulières, aboutissant au travail et à l'adaptation, sauf les diversités des forces intellectuelles et physiques. Ces diversités sont d'inéluctables prérogatives individuelles qui apportent leurs légitimes conséquences sur les conditions économiques ; et celles-ci représentent, soit pour l'individu, soit pour la collectivité, un corollaire fatal et irréductible des diversités humaines. De là naît la religion nouvelle de la culture et de la santé.

Le processus évolutif de la société consiste en un mutuel consentement qui permet à tous les individus d'un groupe social, d'exercer la plus grande liberté de développement et d'utilisation de leurs énergies. Cette liberté est réglée par des lois morales et juridiques parfaitement égales pour tous les individus du groupe, et par la protection du travail (quel qu'il soit) de la part du groupe. La liberté (qui est discipline) et la protection, donnent la mesure de la solidarité. Celle-ci pourvoit aux éléments formant ce profond sentiment social et humanitaire qui se dirige vers son évolution, mais qui est déjà assez fort, pour pouvoir contribuer à la structure de la personnalité évoluée. Cet élément est essentiellement formé par l'expérience individuelle s'exerçant dans le milieu social et par l'expérience historique du groupe (ontogénie et phylogénie sociale).

*
* *

Le processus évolutif n'est pas le même pour tous les peuples, et il n'est pas également progressif. Il est souvent interrompu par des arrêts, par des révolutions, par des régressions. La liberté, avec la coopération des individus et avec la discipline morale, est un des astres qui dirigent l'humanité le long de son chemin triomphal. Il se peut que la liberté soit entravée ou insuffisante ; que le travail soit imposé ou non protégé ; qu'enfin les éléments les plus et les moins avancés d'un peuple, soient trop éloignés les uns des autres à cause des raisons les plus diverses climatiques, historiques (institutions politiques, religions, éducation populaire, etc.). Il arrive alors que les individus les moins avancés se trouvent dans des conditions défavorables à l'existence et à la lutte. De cette trop grande différence entre les éléments d'un peuple peuvent naître deux phénomènes : 1). Si le peuple ne ressent pas le courant de progrès des autres peuples qui se propage irrésistiblement, il subit la domination des classes riches et cultivées ; et en ce cas, la masse populaire, sourde et daltonienne, imprime un caractère d'infériorité à tout le groupe social ; 2) Si le peuple sent l'influence des temps nouveaux qui se répand des régions lointaines pour le féconder comme du pollen, on a la révolution qui tend à combler les différences trop profondes avec tous les excès et parfois même avec des phénomènes subversifs, qui prouvent que le sentiment humanitaire, trop récent encore, se tait parfois pendant le processus évolutif de l'esprit humain afin de résister aux impulsions réactives des masses qui veulent faire reconnaître leurs droits.

On ne peut souscrire complètement à cette affirmation que la hiérarchie qui va des classes inférieures d'un peuple aux classes supérieures, soit comparable à celle qui va des peuples sauvages aux peuples civilisés. J'ai dit qu'il serait une erreur de se rallier *complètement* à cette opinion ; car lorsqu'un peuple produit une hiérarchie supérieure, il donne, par cela même, une preuve de son pouvoir d'évolution très rapide. Il lui suffira pour la réaliser de se trouver dans des conditions plus favorables à son développement (éducation, protection du travail). C'est là la tâche impérieuse de la hiérarchie supérieure, tâche souvent incomprise par nos gouvernants, par exemple. Si par une déviation ou une déformation du sens civil, la hiérarchie supérieure ne comprend pas son devoir social et politique, et si elle opprime la classe inférieure, celle-ci réagira sous forme de révolution. Car la révolution n'est autre chose que l'impulsion réactive de la conscience populaire, (qui aspire même confusément à la justice et à des conditions plus favorables à son existence), contre la tyrannie autocratique ou de caste, et contre la présomption sotte et ignorante, soit des hommes qui gouvernent la chose publique, soit de leurs instruments principaux et immédiats. Il n'en est pas de même des peuples sauvages et primitifs, car ils ne sentent pas cette influence. En ce cas le sentiment de la sociabilité est rudimentaire et limité, ordinairement, à un petit groupe de personnes.

Dans ce cas la société est dirigée par les traditions qui fixent des mœurs et des croyances déterminées, comme une hérédité sociale à laquelle ne s'oppose aucun élément qui lui soit étranger et qui appartiennent à une civilisation avancée.

Les nouveaux éléments qui contrastent avec les anciennes habitudes et qui prennent graduellement leur place, sont le produit d'un très grand pouvoir perceptif du milieu social ; et par conséquent, le produit de nouvelles acquisitions et d'un déterminisme renouvelé. De là dérivent les innovations et les variations. L'ancienne expérience est remplacée par l'expérience d'adaptations nouvelles qui sont plus conformes au développement des personnalités individuelles et collectives, et qui promettent de plus grandes victoires dans la lutte pour la vie.

Il est évident que le phénomène fondamental est représenté par l'intelligence parmi les membres composant le groupe social ; par le retentissement des manifestations et des événements de la vie de tous qui se produit dans l'âme de chaque individu ; par la douleur d'un homme qui se reflète dans l'âme de tous ; par le péril qui menace une personne et qui est senti comme le péril de toute la communauté ; par le sentiment et l'imagination qui transportent le groupe dans la même situation (atténuée) où se trouve un membre du groupe ; enfin par la part prise par tous aux événements particuliers ou communs de toutes les consciences : c'est comme une chambre de résonnance basée sur la protection et sur la coosération données aux aspirations et à la défense de chacun. Tout cela c'est de l'hédonisme.

Il est impossible que tous les membres du groupe perçoivent et sentent, de la même façon, la force qui les pousse à de nouvelles situations ; et cela est facile à comprendre.

Le nombre des personnes qui possèdent une conscience sociale vraiment évoluée, est très limité (Novicow) ; mais deux éléments interviennent pour la rendre universelle, et ce sont : la suggestion et l'imitation. Le progrès, qui se développe par évolution, est lent ; et lorsqu'il se fait par poussées, il est la conséquence de la révolution. Comme les changements sont utiles, la nouvelle expérience remplace l'ancienne, et les liens sociaux se resserrent toujours davantage, parce que les bienfaits qui ont été réalisés et qui jaillissent de l'invention de peu de personnes et de la coopération d'un grand nombre d'individus, sont utilisés par la communauté, et parfois par l'humanité tout entière (Baldwin, Romanes, Tarde, Sergi, M. Nardau, E. Meyer, Lindner).

Cette condition crée et suscite un sentiment qui, comme je l'ai déjà dit, continue à évoluer, il a sa racine dans les communautés préhumaines et sauvages ; il se développe sous l'influence de certaines religions ; il reçoit du christianisme une extraordinaire impulsion évolutive ; il se transforme enfin sous nos yeux, sous la poussée du travail et de la coopération.

Tout nous pousse à croire que le développement de ce sentiment correspond au développement du lobe frontal et à l'assimilation proportionnelle d'un plus grand nombre d'éléments : Ce sont des synthèses intellectuelles s'unissant essentiellement aux émotions qui ont un potentiel très élevé.

SCIAMANNA dit, et nous l'avons rappelé dans le chapitre II, que les lobes frontaux sont les organes centraux des émotions, et la preuve en est, selon lui, que l'excitation électrique des lobes frontaux, modifie le rythme et la fréquence du pouls, la pression du sang dans les artères, la respiration, etc., tous phénomènes qui sont les éléments organiques des émotions. Or, rien n'est plus controversé que cette affirmation, soit par les expériences sur les singes, soit par les lésions très étendues des lobes frontaux de l'homme. Nous l'avons démontré. Le phénomène constant observé chez les singes mutilés et même chez les chiens, c'est la peur, c'est-à-dire le prototype des émotions.

Des chiens et des singes ont même présenté de l'incontinence d'urine émotive pour une cause qui, alors qu'ils étaient normaux, ne les avait pas émus. Ce phénomène correspond à ce fait que l'on connaît déjà, que les centres des symptômes organiques des émotions fondamentales chez le chien sont localisés sur le girus sigmoïde et, chez le singe et chez l'homme, sur les circonvolutions rolandiques. Or, si les émotions (il s'agit des émotions primitives) persistent après l'ablation des lobes frontaux, et si par suite des lésions graves des lobes frontaux, l'homme devient plus excitable, plus émotif, plus coléreux, c'est que le siège des phénomènes organiques des émotions ne se trouve pas sur les lobes frontaux, mais sur les aires du girus sigmoïde et des circonvolutions rolandiques que les lésions expérimentales n'ont pas atteintes, ainsi qu'il résulte de l'expérimentation confirmant la clinique.

L'excitabilité émotive est, au contraire, augmentée ; parce que l'ablation des lobes frontaux, amoindrit la puissance intellectuelle sentimentale résumée sous le nom de perception associative et d'inhibition.

Si l'excitation expérimentale des lobes frontaux a provoqué parfois les phénomènes organiques des émotions, il est facile d'en donner d'autres explications, dont la plus vraisemblable est *l'intensité du courant employé ; d'où diffusion de la stimulation électrique sur la zone corticale tout à fait proche. L'excitation de celle-ci seule produit précisément ces modifications de la circulation, de la respiration et du sphincter vésical qui accompagnent la peur.*

Les graves lésions des lobes frontaux chez l'homme coïncident avec la suppression de la sentimentalité sociale, de l'amitié, de l'accord social, du sens des obligations sociales et par conséquent du sens moral, du sentiment du devoir, de l'élévation de l'amour, du courage, et du pouvoir d'inhibition qui régit la conduite. Et chez les singes qui servent aux expériences, on peut noter la suppression des manifestations rudimentaires de quelques-uns des attributs dont nous avons parlé.

La critique de la doctrine des lobes frontaux ne fut pas assez impartiale ; on voulut croire, et faire croire à une localisation fonctionnelle absolue et renfermée dans d'étroites limites, malgré l'affirmation très claire et très nette, que le lobe frontal, pour sa fonction particulière, utilise tous les produits intellectuels et émotifs du travail cérébral. On laissa un trop libre champ aux questions préalables, indépendamment de l'immense difficulté de saisir les phénomènes, de les reconnaître, de les rassembler, de les interpréter à la lumière de la Psychologie, soutenue, à son tour, par la Psycho-Pathologie.

La sociabilité a été constamment supprimée par les mutilations frontales. Cette apparence d'amitié et d'amour qui paraît, sous une forme, chez le chien, et sous une autre chez le singe, n'est chez ces animaux qu'un germe qui devient plante solide, chez l'homme civil moderne. On trouve cette même sentimentalité rudimentaire chez l'homme, lorsqu'il a subi de graves lésions des deux lobes frontaux, ou que ces organes ne sont pas développés (comme chez les imbéciles et chez les idiots). L'amour et l'amitié (sentiments fondamentaux de la sociabilité) basés sur la protection réciproque, sur la coopération etc., ce ne sont pas des émotions directement produites par les changements organiques propres aux émotions ou accompagnées nécessairement de ces changements qui forment l'élément organique des émotions primitives. Mais ce sont sans doute les sentiments, qui, tout en naissant de ces émotions primitives, s'élèvent ensuite dans la sphère pure de l'esprit, où ils prennent leur place à jamais, et ils représentent la lumière et la chaleur de la conscience supérieure.

Admettons pour un instant que l'excitation du lobe frontal produise ces phénomènes organiques, dont nous avons parlé (nous avons vu au chapitre des émotions que cette hypothèse est contredite par les faits), et rappelons que sur la zone frontale existent des points dont l'excitation produit des mouvements des yeux, de l'iris et de l'oreille, semblables à ceux qui sont causés par l'excitation des centres cortico-sensoriels, ce qui nous autorise à admettre qu'ils représentent des centres de l'attention, de l'inhibition et de l'évocation, dont le lobe frontal est le siège (1). Si, pour un instant nous tenons pour vraie cette hypothèse étant donné que ces centres d'excitations existent, il serait tout aussi légitime de l'expliquer ainsi : l'aire excitable des phénomènes organiques des émotions, peut avoir un doublet qui pourvoit au contenu de la cœnesthésie dans une sphère supérieure d'émotions, telle que celle des sentiments, et surtout du sentiment de la sociabilité. Celui-ci, étant le plus synthétique, doit être considéré avec tout son entourage de synthèses intellectuelles, incorporé dans les émotions et formé de renoncements, d'inhibitions, d'obligations sociales, de protection et d'autres bienfaits, dont les racines profondes absorbent leur sede vitale de la cœnesthésie.

Après l'ablation des lobes frontaux, on observe constamment la suppression de l'intérêt et de la curiosité ; et comme conséquence l'isolement de la collectivité ; l'effacement de la sociabilité, l'indifférence envers le milieu social, la disparition de toute expression d'amitié, d'affection et de cette floraison sentimentale qui accompagne l'instinct sexuel. Les émotions primitives, les convoitises, les instincts, au contraire, survivent à l'ablation des lobes frontaux.

Cette situation expérimentale trouve son équivalent dans la psycho-pathologie humaine.

S'il est vrai que l'imbécillité et l'idiotie dérivent du manque de l'évolution des lobes frontaux, et particulièrement des couches pyramidales (plus que de tout autre partie de cerveau), nous pouvons former un parallèle parfait, entre la mentalité du singe mutilé, dans son milieu, et celle de l'idiot dans le milieu humain. La timidité, l'insociabilité, l'égoïsme, le manque de sentiment d'amitié, l'oisiveté, la fainéantise, les tics, la brutalité de l'instinct sexuel (lorsqu'il existe) voilà les traits les plus caractéristiques de l'idiotie considérée au point de vue de la sentimentalité.

Une telle manière d'être est strictement liée à une manière d'être analogue de la conscience et surtout de la conscience morale.

---

(1) L. BIANCHI. *Sul significato dell' area corticale la cui eccitazione produce dilatazione della pupilla.* « Annali di nevrologia », 1916 et « Archives de Biologie « année 1917.

CHAPITRE X

La Conscience

« Pour les positivistes comme nous, dit Morselli, la conscience est une abstraction. En réalité il n'existe que des phénomènes et des faits de l'activité vitale qui nous donnent la conscience ; c'est-à-dire que nous sommes conscients de ces phénomènes parce que nous les percevons dans notre intérieur » (1). La conscience est un aspect de la vie psychique, auquel impriment leur caractère, soit les connaissances qui se sont greffées sur le tronc cœnesthésique, soit les sentiments qui en dérivent et qui se manifestent par des actions dont on rédige l'histoire. Le *Moi* est la synthèse de la vie et des connaissances, c'est l'activité unificatrice, qui sous l'action des éléments extérieurs, se renouvelle continuellement, dans les rapports avec les consciences des êtres formant notre communauté (conscience sociale).

La recherche anxieuse que beaucoup de naturalistes et de psychologues font, pour saisir les premières lueurs de la conscience dans l'échelle animale, ou bien la zone qui marque les limites entre : l'*Umbewusste Denken* et la pensée consciente, est vaine, et même elle est superflue : de la même façon qu'il est vain et superflu de rechercher une ligne de séparation entre l'instinct et la raison. Depuis les phénomènes du tropisme jusqu'à la raison, les processus nerveux d'où ces phénomènes tirent leur origine, paraissent être les mêmes. Le système nerveux formé d'organes récepteurs, de courants centripètes, d'organes transformateurs (les ganglions) et de voies centrifuges ou neuro-musculaires, est constitué sur le même plan chez tous les êtres qui en sont dotés.

---

(1) *I limite della coscienza.* « Rivista di Filosofia » 1913.

La complication des réactions ou des adaptations, chez tous les animaux, est proportionnelle à la perfectibilité et à la différenciation des organes récepteurs, au nombre progressivement croissant des organes centraux transformateurs et multiplicateurs, et à la possibilité d'une plus large coordination des organes moteurs avec lesquels les êtres vivants réagissent sur le monde. Je répète que le procédé est de la même nature. *L'invariabilité relative* de ce qu'on appelle instinct, se rapporte à la simplicité de l'appareil nerveux duquel émane la vie de relation. Cependant est possible la variabilité des réactions instinctives, au moyen des variations du milieu ; et chez les êtres les plus évolués, au moyen des méthodes d'éducation qui peuvent imprimer un mouvement rapide à l'évolution (néanmoins toujours lente) du système nerveux de la même espèce. L'instinct n'est pas invariable, ainsi que le mécanisme nerveux d'où il tire son origine n'est probablement pas immuable.

Ce que nous appelons la pensée inconsciente, ou le commencement d'un schéma rationnel « The beginnings of a rational scheme » de Lloyd Morgan, ne représente, dans les séries zoologiques, qu'une longue aube, dont la lumière pâle et insuffisante ne nous permet pas une profonde observation aboutissant à un résultat positif. À l'aube succède l'aurore claire de l'intelligence des mammifères supérieurs, et spécialement des primates ; on atteint enfin l'éclatante lumière solaire de l'intelligence consciente propre à l'homme moderne civilisé : cependant cette lumière est passée, elle aussi, à travers la phase de l'obscurité et de la pénombre. La lumière est donnée par la quantité toujours croissante des éléments nerveux, par leur développement progressif et par leur différenciation ; et elle est d'autant plus intense, que le nombre des éléments nerveux est plus grand, et que leur accord dans une coopération est plus intime. Je comprends parfaitement que c'est là une formule sensible, une création provisoire, une tentative d'interprétation qui nous permet, peut-être, de mieux entendre le phénomène « conscience ». Néanmoins celui-ci reste plongé par son essence, dans l'obscurité la plus profonde. Il faut encore remarquer que nous connaissons fort peu la vie de relation des êtres inférieurs.

Le fait observé par Jeannette Power (rapporté par Maccabe) qui dans un aquarium vit un octopus portant une espèce d'huître (*Oyster tipe*) avec un tentacule, et une pierre avec l'autre, introduire sitôt que l'huître ouvrait les valves, la pierre de manière à pouvoir dévorer le mollusque, aurait, si le fait était vrai, tous les caractères de la raison On peut bien dire que c'est une adaptation ; mais la préparation, l'attente, le complexe de la réaction, nous permettent d'attribuer à ce fait les caractères de la raison, quoique de la raison inconsciente (nous employons provisoirement cette formule). En tout cas, il faut convenir qu'on se trouve devant un mécanisme nerveux dressé par l'expérience et d'où jaillit un effet utile à la vie. Il est incontestable que certaines stimulations mécaniques ou visuelles donnent lieu à des actes qui semblent dérivés du raisonnement comme par ex. le choix des substances digérables effectué par le *limulus*, auquel Loeb avait enlevé le ganglion principal (sus-œsophagien). Nous n'avons aucune règle, ni aucun moyen, pour mesurer l'étendue et la lucidité, plus ou moins nette, de la conscience des autres êtres ; car nous ne possédons que le contrôle de notre conscience, qui varie selon le temps et les circonstances ; aussi se soustrait-elle à tout moyen de mesure. Ceci seulement est évident : la conduite, qu'elle renferme plus de réflexes, ou plus de psychisme, est toujours logique. Le lien de cohérence entre les actes de la vie est une des expressions les plus universelles ; et il s'étend depuis les affinités chimiques (tropismes), en passant par les adaptations s'effectuant par des pensées inconscientes, jusqu'à la logique consciente, qu'on observe dans le monde mental évolué.

La conscience n'est pas une faculté ; et pourtant elle est en évolution continuelle. La conscience est une manière d'être des processus psychiques, dans un cerveau évolué : elle est très variable et très muable. Son siège n'est pas représenté par une partie déterminée du manteau, mais par le cerveau tout entier, peut-être même par tout l'organisme. Elle évolue avec la vie, d'où elle tire sa source unique ; son évolution est sans fin et sans limites. Les éléments qui la composent sont : les traces des mouvements organiques de l'être, les sensations, les émotions, les notions, les sentiments et les réactions dans les plus différentes formes d'adaptation. La conscience peut être enfermée dans une très petite sphère de connaissances, mais elle s'étend avec les nouvelles perceptions du milieu physique, dont elle assimile les énergies qui servent à son développement dans le milieu social : elle absorbe les activités sociales et s'intensifie par l'accord entre humains. Tous les processus biologiques, chimiques, physiques et mécaniques, contribuent à son développement, car ils représentent le mouvement perpétuel de la matière dont les ions se transforment, par l'évolution de la vie, en ondes nerveuses, dès que le système nerveux apparaît. La conscience progresse avec le développement et la complexité des organismes vivants, et particulièrement avec le développement et la complexité du système nerveux.

La conscience évoluée est orientée dans le temps et dans l'espace ; ce sont là les deux éléments fort importants dont elle s'intègre. La conception du temps ne peut avoir lieu que par des processus perceptifs infiniment nombreux (dans le temps), et celle de l'espace peut s'effectuer seulement par la somme de petits espaces mesurés avec d'innombrables mouvements que fait notre corps en général, et nos membres et nos yeux en particulier. La conscience du *Moi* dans le temps et dans l'espace, n'est qu'un instant renfermée dans un espace déterminé. Elle est susceptible d'analyse lorsque dans son point focal, elle rappelle tous les temps qui se sont succédé, en association avec les points de repère de la vie individuelle, qui intéressèrent le *Moi*. Il est impossible que tous les temps et tous les espaces soient représentés individuellement dans le même instant ; mais la conscience a le pouvoir d'évoquer tous les temps et tous les espaces infiniment variés, et de les faire passer par son point focal, fixés comme dans un film. Tout ce qui n'est pas représenté dans le point focal et dans l'unité de temps est le subconscient ; et c'est là la partie de l'intelligence la plus grande, en comparaison du champ illuminé.

Je disais qu'il est vain de rechercher l'instant où la conscience naît, en suivant le développement de la vie et du système nerveux. Nous poursuivons un fantôme qui disparaît à chaque effort de notre pensée. Un grand nombre de psychologues et de naturalistes ont fait, de ce sujet, une sorte d'arène pour exercer l'intelligence aux subtilités les plus difficiles et les plus délicates ; mais ce sujet est étranger à notre programme. Pourtant les naturalistes et les psychologues ont profité des instruments plus récents et plus ingénieux que les recherches de l'Anatomie, de la Physiologie, et de la Psychologie comparées leur ont donnés : ils ont profité même des recherches de la Géologie et de la Paléontologie qui nous donnent les moyens de reconstruire l'histoire naturelle de notre planète et de la vie. Mais il ne nous semble pas que ce problème soit sur le chemin d'une solution.

Il est nécessaire de s'entendre sur la portée qu'il faut donner au concept de conscience. Nous pourrions suivre deux courants d'opinions : selon le premier, la conscience est considérée comme une lumière qui au moyen des connaissances apprises du monde extérieur et de leur utilisation, jaillit de l'expérience du *Moi*. Par cette supposition on apercevrait l'aube de la conscience dans les changeantes adaptations de la vie. Celle-ci, suivant le guide qui lui est donné soit par les expériences de l'individu et de l'espèce, soit par les connaissances, limitées ou nombreuses, que les êtres inclus dans cette catégorie rassemblent (grâce aux instruments perceptifs perfectionnés), réagit aux circonstances du milieu qui se renouvellent continuellement. Selon l'autre courant on admettrait (et peut-être avec raison dans le concept de conscience), l'inconscient qui s'organise par l'expérience vitale des êtres subissant l'action des forces naturelles, et qui lentement et fatalement les modifie et les pousse vers la lumière de la conscience. Dans ce cas les limites de la conscience se confondraient avec les limites de la vie animale, c'est-à-dire avec toutes ces manifestations qui sous l'apparence de phénomènes conscients et volitifs, ne sont que l'effet d'une action physio-chimique exercée par les stimulations extérieures sur le protoplasme (Voir Chapitre premier).

C'est dans l'ensemble des modifications physio-chimiques que la conscience puise les éléments qui formeront son premier noyau ; et de l'ensemble de ces éléments elle tire sa raison d'être. Chez l'homme la conscience tire plus directement ses éléments de l'inconscient. La conscience des êtres supérieurs paraît la suite des réactions physio-chimiques des êtres inférieurs : il arrive pour elle ce qui arrive dans l'histoire de la vie.

Dans une publication qui vient de paraître, MACCABE (1) dit, en parlant d'une possibilité (qu'il affirme) de l'existence du sens du plaisir et de la douleur chez les protozoaires :

« Nous pouvons parler d'un phénomène organique analogue au sentiment chez les protozoaires, mais on ne peut dire qu'il ne provienne pas d'un processus physio-chimique ». MAX VERWORN et LŒB refusent de reconnaître une vraie manifestation psychique dans les différents phénomènes de la vie des protozoaires, et même dans celle des cœlentérés et de vers (2). D'une étude très soignée des échinodermes, R. S. SEMON (3) déduit que chez ces êtres il n'y a pas trace de véritable activité psychique.

(1) *The Evolution of the Mind.* London, 1910.
(2) *Loc. cit.*
(3) *Beitrage zur Naturgeschichte der Synaptiden des Mittelmeers.* Mittheilungen, Bd. 7.

Pourtant le choix des aliments digérables de ceux qui ne le sont pas, représente plutôt une réponse mécanique aux stimulations chimiques ou physiques, qu'un phénomène d'expérience.

Il est bien certain que chez ces êtres on ne peut parler ni de conscience ni de volonté ; mais dans leurs phénomènes de réaction, on doit reconnaître une lente transformation des processus physio-chimiques en processus mentaux inconscients.

Selon LOEB, même le vol du papillon autour de la lampe, parfois jusqu'à ce que l'animal soit brûlé, est un phénomène d'héliotropisme : et le phénomène présenté par les *palaemonetes* qui se dirigent vers l'anode d'un courant électrique est considéré comme un phénomène de galvanotropisme, ainsi que l'on considère le mouvement de direction et d'inclinaison de certaines plantes vers la lumière. Donc, il n'y aurait pas dans ces phénomènes l'instinct ou la curiosité du papillon pour la lumière, mais une action chimique de la lumière sur le protoplasme, avec un effet mécanique (1).

Les effets que les agents physiques produisent sur différents organismes démontrent que ceux-ci doivent avoir des propriétés communes. Une condition nécessaire serait la présence d'une substance commune à tous les agents, et qui sous l'action de la lumière subit une altération chimique ; d'où découleraient les changements de tension des tissus contractiles.

Ce que l'on dit de l'instinct de quelques insectes femelles, déposant leurs œufs sur des substances qui fournissent un aliment aux larves, serait, au fond, un phénomène de chimio-tropisme ; c'est-à-dire que ce seraient les effets chimiques produits par certaines molécules qui en se propageant agissent sur les éléments cutanés et sur la tension de muscles, comme ceux qui se produisent sur les organes génitaux dans la ponte des œufs.

Le passage à une réaction plus éclairée et plus protectrice s'effectue graduellement. Ainsi on peut comparer les mouvements rythmiques de l'ombrelle qui sert à la locomotion de la méduse, aux mouvements du cœur et des muscles de la respiration, dans lesquels personne ne voit des éléments de conscience. Tandis que les mouvements réactifs que le manche de l'ombrelle exécute, lorsqu'on le touche sur un point avec des pinces, paraissent notablement plus complexes et plus protecteurs.

---

(1) LOEB. *Physiologie comparée du cerveau.* Edition italienne, 1901.

BIANCHI. *La Mécanique du Cerveau.*   26.

Même si on veut admettre la nature chimique de ces mouvements (hypothèse plus probable qu'on ne le croit, bien que la réaction chimique ne soit pas encore définie) une fois encore apparaît la transition lente et confuse du pur processus physiochimique de la vie, au processus psychique, et de celui-ci, graduellement, aux faits de conscience. Si dans ces réactions on voulait voir une aube de conscience, à la rigueur on ne pourrait pas l'exclure. Lloyd Morgan exprime l'opinion qu'une conscience obscure accompagne probablement ces phénomènes essentiellement physio-chimiques.

Chez les mollusques, par exemple, nous remarquons une évidente variété et complexité de mouvements ; particulièrement dans la poursuite de la proie, dans l'habileté avec laquelle ils esquivent la capture, dans la façon de suivre la femelle ; et nous trouvons qu'à tout cela correspond un plus avancé développement et perfectionnement des organes des sens, avec des ganglions nerveux plus gros et plus rapprochés. Ainsi dans l'*Octopus*, l'œil est très développé, et l'appareil ganglionnaire et neuro-musculaire nous signale la cause des manifestations très complexes, même des émotions observées chez l'octopus et qui ont déjà les caractères des manifestations intelligentes. Je ne dis pas que cette sorte d'intelligence doive correspondre à la conscience, considérée dans le sens humain, ni qu'elle doive être considérée comme un simple réflexe, mais en me servant d'une phrase de Principal Lloyd Morgan, je dirai qu'elle est le commencement de « l'utilisation de l'expérience à travers l'exercice de l'intelligence ».

L'utilisation de l'expérience coïncide avec l'accroissement de la masse nerveuse, et avec la possibilité de plus nombreuses associations, c'est-à-dire avec la mémoire combinée.

Dans le chapitre 3e nous avons rappelé que chez les premiers vertébrés pisciformes (par ex. la lamproie) le cerveau se présente comme une petite expansion bulbeuse placée au-devant et au-dessus de la moelle épinière. Chez le requin, au contraire, le cerveau est un organe très développé et très complexe. Nous avons vu aussi qu'il y a un puissant organe olfactif qui communique directement avec le cerveau antérieur : celui-ci est à peine représenté par une partie très mince qui est le précurseur de ce qui deviendra le manteau des vertébrés supérieurs (1).

Or nous pouvons, à peu près, reconnaître un parallélisme entre

---

(1) Johnston. *Nervous systeme of vertebrates.* 1907.

le développement du système nerveux et celui de l'intelligence,
et par conséquent de la conscience ; car nous avons considéré
celle-ci comme une qualité de l'intelligence.

Un grand nombre d'auteurs (ROMANES, BREHM, ZELL, PREYER,
HOBHAUSE, P. MORGAN) discutent sur la forme et sur le degré de
l'intelligence des poissons, et ils emploient des mots tels que
ceux-ci « intelligence et conscience »,« d'obscurs processus physiologiques », « mémoire organique, » « mémoire inconsciente »
ou « intelligence inconsciente », etc.

Toute cette nomenclature, si incohérente, montre la grande
incertitude que les psychologues et les naturalistes ont dans
l'interprétation du véritable état psychologique de ces êtres inférieurs. Cela arrive parce qu'il est impossible que l'observateur
fasse abstraction des états de sa propre conscience, lorsqu'il
juge les attitudes et les réactions des êtres inférieurs subissant
l'action des stimuli extérieurs.

Mais s'il nous était possible de faire abstraction de notre
Moi, qui pense et qui est conscient, et si nous pouvions nous
représenter les complexus psychiques appartenant à la vie des
différentes espèces d'animaux, comme projetés sur un écran,
nous verrions (parmi des oscillations que jusqu'à présent on ne
peut pas régulièrement expliquer) une ascension progressive de
la ligne perceptive et de la ligne réactive, parallèlement à l'augmentation et au perfectionnement des organes sensoriels et du
système nerveux central.

Dans cette succession d'individus en train de se développer,
nous pouvons apercevoir, d'une certaine façon, deux anneaux
d'une longue chaîne, qui va du monde physique à la conscience, comme dit LUGARO (1) dans sa critique subtile des systèmes philosophiques (*).

Chez les poissons supérieurs lorsque le manteau se développe,
et que les cellules nerveuses deviennent plus nombreuses et plus
évoluées, et établissent beaucoup de rapports entre elles, la vie
psychique fait de tout cela son organe : nous avons alors
des manifestations   émotives qui par leur intensité et par

____

(1) *I problemi odierni della psichiatria*, 1907
(*) Lorsqu'on passe des invertébrés les plus développés aux premiers vertébrés
ayant le manteau cérébral, la ligne subit une interruption et même une inversion
avec une diminution des valeurs mentales. En effet, l'intelligence de certains insectes est fort supérieure à l'intelligence des poissons cartilagineux et même à
celle de quelques espèces supérieures. J'en ai donné l'explication dans le chapitre
troisième, et il est inutile de s'arrêter encore sur ce sujet.

quelques caractères se rapprochent des émotions des mammifères.

J'ai assisté, il y a longtemps, à la pêche du thon, près de Pa-
lerme. A mesure que les pêcheurs retiraient leurs filets de l'endroit appelé la « chambre de la mort » où ce jour-là étaient tombés plus de sept cents thons, à la tranquillité des poissons que
j'avais observée avant que l'opération fût commencée, fit place un
état d'agitation toujours croissante et qui émouvait l'observateur. Les thons plongeaient au hasard dans toutes les directions,
s'entre-choquaient, montaient à la surface, replongeaient dans
l'eau, s'agitaient convulsivement. Parmi les thons il y avait un
espadon (poisson-épée) d'abord très calme, mais qui ensuite fut
saisi par la même agitation : dans un excès de peur et d'exaltation on le vit enfoncer son arme terrible dans le corps d'un gros
thon.

D'où vient cette forte agitation émotive ? Admettons si l'on
veut qu'il y ait eu une action chimique due à la difficulté de la
respiration (l'espace étroit du filet noueux), ou un phénomène
physique qui dérive du contact de ces corps trop serrés entre
eux ; mais étant donnée la condition tout à fait étrange et nouvelle dans laquelle se trouvait cette collectivité, je ne peux pas
exclure l'intuition épouvantable du péril. Est-ce là l'intelligence
dans le sens humain ? Non, puisqu'il manque la preuve d'une
claire perception de la situation ; et ce n'est pas même conscience, car dans la conscience sont comprises la perception et
la mémoire : mais c'est quelque chose qui tout en subissant
en core l'élément chimique, physique ou mécanique (tel qu'on
l'observe dans la vie mentale des êtres, dont le système nerveux
est plus rudimentaire) peut être représentée sur un degré de
l'échelle ascendante qui marque le développement de l'intelligence et de la conscience.

Avec le développement progressif du système nerveux, la mémoire organique devient mémoire *associative*.

On ne peut pas concevoir l'intelligence sans la mémoire des
images associées, parce que le processus perceptif (la reconnaissance) aussi est basé sur la mémoire : ceci étant donné, on peut
considérer la conscience comme la synthèse des mémoires et
de leurs combinaisons.

Si la mémoire des modifications organiques causées par les
stimulations qui se succèdent soit à la surface du corps, soit
sur les différents sens est une condition indispensable à l'intelligence, il est clair que la mémoire associative est aussi la base

de la conscience. Au degré de l'instinct la mémoire associative est statique et presque uniforme ; c'est pourquoi on exclut la conscience qui représente le mouvement multiforme, la lutte, le choix.

La multiplication des organes de la vie, leur différenciation qui augmente toujours sur l'échelle zoologique, et leur perfectionnement, préparent les éléments constituant la conscience. A ces éléments chez l'homme s'ajoutent les images de son corps, tel qu'il nous paraît dans le champ visuel, tel que nous l'apprêtent les sensations tactiles, fréquemment répétées, le son de notre voix, et les mouvements que nous faisons, dont naissent l'expérience de notre force contre les résistances, le sentiment du bien-être, ou celui de malaise, etc. Chez l'homme il faut encore rappeler des éléments obscurs parmi lesquels il y a les processus chimiques des modifications organiques, les mouvements sécréteurs, les mouvements intestinaux, ceux de l'estomac, de la circulation, de la respiration, etc.

Toutes ces fonctions fondamentales de la vie, et les mouvements qui les accompagnent donnent aussi (chez les organismes évolués) des éléments qui concourent à la formation de la conscience, et bien que ces éléments ne soient pas représentés clairement, ils ont une grande importance.

Le noyau du *Moi* organique s'étend soit par l'intuition différenciée du *Moi* physique et de ses caractères particuliers, soit par toutes les modifications organiques causées par les stimulations extérieures qui en même temps pourvoient la mémoire associative de son matériel objectif.

Il faut remarquer qu'on ne peut pas réduire les phénomènes de la conscience à un dénominateur quantitatif, donnant la règle pour la mesure, comme on peut le faire pour les autres forces naturelles. Les ressemblances qu'on a imaginées, au moyen de recherches introspectives, ne nous donnent que quelques réflexes du fait objectif sur le fait subjectif, qui se soustrait à tout processus de fixation et de mesure.

Je suppose que la conscience évoluée (constituée d'une manière différente dans chaque individu par rapport à son noyau de sensations et mouvements organiques) est engendrée par la rencontre de la perception actuelle, ou de sa représentation, avec les perceptions confirmatives ou de contraste fournies par la mémoire des précédents états de conscience (gardés dans l'inconscient).

En d'autres termes, ce serait comme la lumière qui étincelle par le contact des images actuelles avec des images-souvenirs semblables, qui confirment le déterminisme réactif.

Cette lumière pourrait aussi jaillir de la lutte entre ce déterminisme engendré par les sensations et par les images actuelles, et le déterminisme qui lui est opposé par les images commémoratives qui s'entre-choquent. Ces dernières seraient exhumées du patrimoine des expériences personnelles, suivant les lois de la ressemblance et du contraste (associations). La lutte et l'attrition, qui sont les exposants de la richesse du patrimoine mental qu'on peut utiliser, se présentent comme les véritables signes caractérisant une conscience illuminée.

Aussi, ce serait une erreur que de comparer la conscience des animaux, même les plus évolués, à la conscience des hommes, et de croire que celle-ci est la même chez tous les hommes. Le patrimoine des connaissances et des expériences, la faculté de nous les représenter dans les vicissitudes de la vie, la *quantité* d'émotion qui accompagne la sensation ou la représentation, les effets causés par les réactions plus ou moins vigoureuses ou par l'abstention (qui parfois est l'effet de l'interférence), donne une particulière tonalité à la conscience ; car elle est l'expression de beaucoup de facteurs qui s'additionnent ou qui luttent entre eux ; et de la quantité de lumière et de chaleur qui découle de tout ce processus.

Une grande partie de la vie psychique se développe hors du champ d'irradiation de cette lumière, car la plupart des connaissances et des expériences sont gardées dans le vaste domaine de la mémoire inconsciente. On peut bien admettre que chez la plupart des animaux inférieurs la conduite se développe sans qu'il y ait aucune lutte intérieure, et qu'elle soit engendrée par les sensations, les représentations et les émotions actuelles : celles-ci correspondent à des instruments nerveux très simples en comparaison du système nerveux humain. Il est donc évident que par le perfectionnement des sens et par l'accroissement de la masse nerveuse, la conduite (réaction dans le milieu) des êtres vivants devient toujours plus variée et plus différente, toujours plus défensive, étant soutenue par une plus robuste charpente de logique. Comme celle-ci se développe par un rigide processus d'assimilation, de désassimilation et d'élimination des éléments de la pensée, la conscience atteint son apogée par la *délibération* ; et la délibération à son tour découle du jugement qui est la résultante des *impulsions* et des *inhibitions* (lutte). Si je défends à mon chien, qui est très intelligent, de toucher à un morceau de

viande, et si ensuite je m'en vais d'un air très sévère en laissant
la viande tout près de lui, le chien obéit. Voilà une inhibition
qui dérive de la lutte intérieure entre la faim, le désir, l'impulsion qui pousse l'animal à manger la viande, et la défense qu'on
lui a faite. Une telle conduite est consciente ; à cet état de
conscience concourent un grand nombre de représentations qui
se basent sur le sentiment de l'obéissance, basée, à son tour, sur
la peur. Celle-ci est un produit expérimental de biophylaxie
dans les rapports avec le maître. Mais si le désir et la faim
l'emportent, le chien saisit la viande, se cache ensuite, repentant
et tremblant, ou il s'éloigne de la maison. Il y revient ensuite
d'un air affligé et humble, sachant devoir affronter la colère de
son maître. Tout cela est conscience, formée de souvenirs, d'associations, d'imaginations et de sentiments (des cas analogues
à celui-ci sont rapportés par ROMANES).

Un éléphant (fait rapporté par ROMANES) tout prêt à partir
pour le voyage, fut attaché à un arbre par l'homme qui le con-
duisait : celui-ci avait préparé une grande marmite de riz cuit
qui lui devait servir de provision pendant le voyage. L'éléphant
défait le nœud de la corde qui le liait à l'arbre, s'approche de
la marmite, ôte le couvercle, mange le riz et enfin pour tromper
son maître, refait le nœud de la corde et se lie de nouveau au
tronc. Toute cette opération est consciente, car elle renferme des
perceptions, des émotions, du désir, de l'imagination et des éléments de contraste tirés des expériences passées, des rapports
avec le maître, des moyens et des méthodes que celui-ci employait dans la période du dressage de l'éléphant. L'éléphant
avait prévu (représentation) la sévérité du châtiment qui l'attendait, mais il avait jugé pouvoir prévenir la correction en
trompant son maître : aussi, avait-il relié la corde à l'arbre.

De telle façon nous réussissons à nous former une conception plus vraisemblable de la conscience. Si du concept du déterminisme réactif on supprime l'élément *somme* et l'élément
lutte, on doit accepter la doctrine de ROMANES, de PREYER et de
tous ceux qui affirment que la conscience coïncide avec les manifestations psychiques, de quelque degré et de quelque étendue
qu'elles soient.

S'il nous répugne de reconnaître le phénomène *conscience*
dans ces actes psychiques dérivant des mécanismes nerveux
simples et presque immuables (quoiqu'ils soient bien adaptés et
empruntent les apparences de la raison) nous pourrions nous
entendre avec l'hypothèse de deux consciences : l'une primaire

qui dans toutes ses phases évolutives se confond avec le psychisme, l'autre qu'on peut définir « conscience supérieure » dont l'aube coïncide avec celle du conflit entre les images actuelles et les images fournies par la mémoire de l'expérience passée.

Il est clair qu'il n'existe pas une ligne nette de division entre la première forme de conscience, qui comprend toutes les manifestations mentales inférieures (même celles que jusqu'à présent on appelle « instinct » et « tropisme ») et la conscience supérieure qui se trouve sur la même ligne symbolisant l'évolution de la vie animale.

Parallèlement à cette ligne, nous pouvons en imaginer une autre dont les segments représentent les structures nerveuses disposées en échelon, qui vont depuis les plus simples jusqu'aux plus complexes et aux plus riches en éléments nerveux, et qui représentent l'organe de l'autre forme de conscience (supérieure). Cette autre forme de conscience émane de la somme des expériences passées (évoquées et représentées) qui se trouvent en face de situations actuelles. Celle-ci renferme ordinairement aussi l'élément affirmatif (le début au moins) ou l'élément de contraste au regard des perceptions actuelles et des impulsions relatives.

Les images commémoratives de contraste et des états émotifs qui s'y rapportent, représentent, dans leur ensemble, l'expérience individuelle et collective. C'est là la véritable règle d'adaptation de l'individu à son milieu, laquelle a pour but la défense, la conservation intégrale, et l'évolution ultérieure de l'individu. C'est pour cela que je ne suis pas d'accord avec Exner, lorsqu'il affirme que la conscience est un groupe de représentations préexistantes dans l'écorce cérébrale, et parmi lesquelles se glisse une nouvelle représentation (perception). Les animaux inférieurs (insectes, oiseaux) nous donnent aussi la preuve de l'existence d'images et de souvenirs auxquels s'ajoutent les images actuelles. Cependant un grand nombre de naturalistes et de psychologues définissent les réactions (dérivant de cette sommation) comme l'effet des processus instinctifs dépendant de ces appareils nerveux relativement simples, qui ne se prêtent à aucune variation.

Après toutes les considérations que nous avons faites, nous pouvons dire que la conscience (au sens strict) évolue progressivement avec le cerveau, c'est-à-dire avec un nombre progressivement augmenté d'images-souvenirs ; celles-ci accompagnées par les nouvelles perceptions et par les modifications émotives, constituent une expérience organique. Cette expérience est presque systématique, lorsque les centres nerveux sont encore relativement simples et incapables de donner des éléments pour des coordinations nouvelles.

Lorsque les centres nerveux se compliquent, les perceptions sont plus parfaites et plus nombreuses, la mémoire plus fidèle et plus sûre, les associations plus complexes et plus nombreuses, l'expérience plus étendue et plus prévoyante. Dans ce cas outre les images impulsives et les associations confirmatives (qui sont plus vastes et plus variées) on voit apparaître les images inhibitrices qui dérivent de l'expérience douloureuse et désintégrante en contraste avec les expériences heureuses servant à l'intégration de l'organisme.

Il est bien clair que dans ce cas la conscience prend un autre caractère, les processus mentaux s'éclairent d'une autre lumière, et la conduite qui est un réflexe de la conscience, se présente comme la résultante des forces impulsives et inhibitrices.

Les réactions qui sont le résultat des poussées impulsives et des contrastes inhibitifs (comme celles que nous remarquons même chez les mammifères supérieurs) nous autorisent à parler d'une aube de la conscience supérieure. Ces réactions coïncident avec l'apparition des lobes frontaux dans l'évolution du cerveau. Toutes les observations qu'on a recueillies et les expériences qu'on a faites, concourent, en pleine harmonie, à établir la conviction que le développement progressif du cerveau postérieur ne suffit pas aux manifestations de la conscience supérieure. Mais la présence et la collaboration d'un autre organe cérébral récemment développé, qui résume, qui fond, qui transforme et règle l'immense patrimoine mental préparé par le cerveau postérieur paraissent évidentes. Cet organe, ainsi qu'il résulte de tout ce que nous avons affirmé jusqu'ici, est le lobe frontal.

Maccabe (1) nous rappelle quelques anecdotes de nouvelles manifestations intellectuelles des chiens, des chats et des autres mammifères qui sont très connus soit par leur ruse, soit par leurs actions dépassant les bornes de l'instinct : mais après cela, l'auteur ne se prononce pas carrément sur la formule commune qui dit « Les animaux inférieurs ne raisonnent pas ». Evidemment on répète pour la *raison* la même question que les psychologues ont posée pour la *conscience* : Où commence-t-elle ? On

____

(1) *Loc. cit.*

ne peut pas se soustraire au fait qui s'impose et qui est éclairé par la lumière que lui donne l'histoire évolutive des êtres ; et ce fait est que la raison se développe en se dégageant des simples processus physio-chimiques, et qu'elle se base sur les mêmes lois de l'affinité. Les réactions sont le réflexe des stimulations. Dans ce réflexe est contenu l'embryon de la raison.

Les associations et la mémoire associative deviennent plus compliquées par l'évolution du système nerveux ; et il en est de même pour les raisonnements et pour les réponses de la vie dans le monde.

Toutes les spéculations qu'à ce sujet ont faites les savants, anglais et américains pour la plupart, comme P. Lloyd Morgan, Hobhause, Thorndike, ne sont que des exercices intellectuels subtiles et pénibles, un champ sans bornes, sur lequel aucun obstacle ne s'oppose ni à l'imagination, ni aux artifices linguistiques, ni à l'arbitraire.

De la conscience du chien à celle du Tasmanien (qui désormais a disparu comme le Sussex-man), du Tasmanien à l'Hottentot, de celui-ci à l'Européen actuel dépourvu de toute culture et progressivement jusqu'à l'Européen cultivé appartenant à la moyenne civilisée et enfin jusqu'à l'homme d'une intelligence extraordinaire, ce n'est qu'une gradation de la conscience, dans le sens le plus large du mot.

Comme l'on voit, la conscience apparaît au premier abord comme une unité fictive. Elle varie, au contraire, ainsi que le contenu intellectuel et les sentiments propres à chaque individu, à chaque groupe social dans les différentes époques. Dans le renouvellement du contenu de la conscience on doit reconnaître l'inégalité existante dans l'être qui pense.

L'homme dans les sensations, dans les émotions et les images qui traversent son esprit, se reconnaît en soi-même et en son histoire.

Dans chaque groupe social évolué, la conscience tend à la sublimation. Cette affirmation renferme la preuve de son évolution.

Pendant cette terrible période de l'histoire, quelques peuples nous ont donné un témoignage de ce que j'ai affirmé ; mais je ne hasarde pas un pas au delà de ce qui est humain. Je peux imaginer l'esprit inventif, celui de sacrifice, d'héroïsme, toutes les vertus enfin, conçues comme l'effet d'une heureuse évolution intellectuelle (cérébrale) de l'homme qui avance en dépassant les limites et les domaines de ses propres intérêts pour entrer dans le domaine des intérêts sociaux, qui sont aussi le but idéal de la science, qui devrait être le but même de la politique (*). Il est évident que ces organisations constituent des consciences ultra-supérieures. Mais ni mon imagination, ni ma conception positiviste de la conscience ne me permettent d'être d'accord avec MYERS (1) et JAMES (2) sur l'existence d'une conscience supérieure, ayant le sens d'un *moi* sublime qui se trouve près du moi actuel, mais en dehors de l'organisme humain.

Nous entrons avec cela dans le champ du subjectivisme et des croyances ; et c'est là le domaine réservé aux spéculations philosophiques.

*
* *

Les arrêts que subit l'évolution cérébrale de l'homme dans la classe nombreuse des imbéciles et des idiots font à rebours le chemin historique de l'évolution de la conscience, et elles décèlent régressivement les phases du développement jusqu'à celui des singes inférieurs. Il est même facile de saisir un rapport approximatif entre les qualités de la conscience, et l'étendue de la conscience d'une part et le développement numérique des cellules cérébrales, d'autre part, ces cellules, étant plus ou moins arrêtées dans leur évolution, et dans le nombre de leurs relations fibrillaires.

La Pathologie et particulièrement la Tératologie humaine, achèvent l'œuvre de la Géologie et de la Paléontologie. Celles-là découvrent la stratification des anciennes formations morpho-

---

(*) Dans une conversation que je tins avec un grand homme politique qui fut peu aimé pendant sa vie et très regretté après sa mort, j'entendis ces paroles prononcées par ses lèvres : « Ne recourez aux causes morales, ni dans cette question, ni dans d'autres La politique ne peut pas obéir aux lois de la moralité ». Je pense au contraire, que la politique résumant la pensée, les sentiments et les aptitudes d'un peuple. et étant la lumière qui éclaire la vie du pays, ne doit, pour aucune raison, se desintéresser des devoirs moraux et juridiques. Si dans la réalité, il arrive le contraire, c'est que les idées, les tendances et l'œuvre créatrice de la politique sont bien souvent détournées par les intérêts et par les ambitions personnelles.
Considérez l'agrégat social (qui pour moi est représenté par l'Etat avant tout) « comme une somme arithmétique et indifférente d'individus » (et s'ils sont égoïstes c'est encore pis) « auxquels d'autres individus succéderont, et il arrivera que l'héroïsme et le sacrifice absolu, sans aucune récompense possible ou assignable, n'auront plus de raison d'être » F. Orestano. « *Un tragico experimento di verità morali* » « *Nuovo Convito* » *1918*.
(1) *The human personality, and its survival to bodily death, 1902.*
(2) *Filosofia dell'esperienza.* Résumé par *Masci* à la Soc. Reale. Napoli. 1911.

logiques et psychiques de l'homme ; celles-ci décèlent les phases
de la formation terrestre, et de la vie qui pendant des millions
d'années se développa sur notre globe, sous les plus différentes
formes d'organismes désormais disparus.

L'étude de l'imbécile reproduit l'histoire naturelle de l'évolution humaine et préhumaine, à travers les phases de la dissolution causée par la maladie. En analysant psychologiquement
les individus qui représentent les différents degrés de l'imbécillité et de l'idiotie, et en analysant l'évolution histo-morphologi-
que incomplète ou manquante du cerveau (et il faut distinguer
ce manque d'évolution de celui qui est causé par les processus
inflammatoires et destructifs des différents points cérébraux) on
peut se former une connaissance naturaliste de la conscience. En
ce cas la conscience serait considérée comme une manière d'être
de la mentalité évoluée, éclairée par les conditions histo-morpho-
logiques du cerveau. On remarque aussi l'arrêt de l'évolution
dans toutes les phases du développement du langage (jusqu'aux
plus simples manifestations monosyllabiques et vocales) et de la
pensée, dont on considère la qualité, la quantité, la structure et
même les réflexes réactifs très simples, n'amenant point de conclusion et illogiques.

Suivant ce que nous avons dit, la conscience, chez les êtres
bien formés, varie autour d'un noyau permanent et immuable
dans les heureuses constructions humaines. Ce noyau est caractérisé, par une façon particulière de sentir et de s'orienter vers
certains buts, et par une plus grande résistance que les éléments psychiques opposent à l'action désagrégeante des vicissitudes de la vie. Ce noyau de la conscience imprime à la
vie une direction plus sévère dans les rapports entre humains (*).

C'est là le schéma du caractère. La grande richesse des connaissances des images et des états émotifs respectifs peut ren-

____

(*) Dans ce sens seulement on peut imaginer l'unité et la continuité de la conscience. « Chacun de nous » dit DE SARLO (1) « s'accroche à ce noyau comme à
quelque chose qui renferme toute l'expérience, comme à une unité qui se manifeste même à travers la pluralité des fonctions, comme à quelque chose qui reste
immuable à travers le flux des phénomènes ».

Avec cela nous ne concevons rien de transcendental. La continuité est historique
puisque le *Moi* peut suivre et résumer toutes les variations de son existence multiforme à travers les vicissitudes infinies, soit dans le sens cœnesthésique des
graves changements intérieurs, soit dans le milieu extérieur, varié, muable, dis-
continu.

(1) *Psicologia e Filosofia*, Firenze, 1918.

dre instable la conscience, mais non pas son noyau. Comme le protoplasme se renouvelle dans la cellule, sans que celle-ci perde ses caractères chimiques, morphologiques et fonctionnels, ainsi le renouvellement des idées qui se pressent dans la conscience, ne trouble ni sa structure, ni sa tonalité, ni la fonction qu'elle exerce comme élément de l'organisme social. Plus les consciences sont résistantes et conformes aux principes généraux, plus riche est le pays qui les produit.

Le mouvement des idées et des images simples dans le champ focal de la conscience est une condition de vie mentale normale. La ressemblance entrevue par quelque psychologue, entre le mouvement des idées, dans le champ éclairé de la conscience et celui des systèmes planétaires est assez heureuse.

Les systèmes des idées se meuvent à travers le champ éclairé de la conscience de la même façon que les astres décrivent leur orbite. Les rapports de tous les astres sont réglés constamment par les lois de la gravitation, ainsi que les systèmes d'idéation sont régis par les lois constantes de l'association. Et comme les systèmes planétaires semblent se lever et se coucher dans l'infinité de l'espace, ainsi les idées se lèvent à la lumière de la conscience, et après avoir décrit leur orbite disparaissent dans l'inconscient. Les étoiles les plus resplendissantes et les plus grandes ont bien souvent leurs satellites ; les idées les plus claires attirent autour d'elles un nombre plus ou moins grand d'autres idées : aussi constituent-elles des systèmes ou des champs associatifs qui donnent une tonalité particulière à la vie mentale, et qui impriment une direction différente à la route suivie par chaque homme dans son existence, ou par la collectivité humaine.

Donc dans la conscience il y a un dynamisme perpétuel : le mouvement renouvelle continuellement les idées et parfois même les attitudes de l'âme. Nous ne pouvons concevoir la statique mentale que pendant les périodes d'abandon ou pendant l'extase, ou encore dans certaines conditions morbides, comme la stupeur, la catotonie, le somnambulisme, etc. Il est bien sûr que souvent une pensée se présente à l'horizon de la conscience, d'une façon imprécise ; ensuite peu à peu, elle assume des formes concrètes, s'éclaire toujours davantage, attire autour de soi un nombre plus ou moins grand d'idées et de notions, et pendant un certain temps, elle remplit la conscience. Cette idée ensuite vient à son déclin ; et tandis que des systèmes nouveaux sont déjà au zénith et que d'autres paraissent à l'horizon opposé, les premiers s'effacent dans l'océan de l'oubli. Ils pourront reparaître plus tard, les uns avec un rythme constant, les autres systèmes à distances irrégulières. Parfois ces systèmes sont comme les comètes ; ils apparaissent seulement dans les grands cataclysmes de l'âme, ou bien ils restent derrière les replis de la conscience prêts à se présenter de nouveau, ou même demeurent dans l'inconscient, et peuvent conspirer et déterminer des actions corrélatives.

L'image qui nous flatte, la pensée qui nous absorbe et nous transporte dans l'infini de l'inconnu, dans les replis impénétrables de la conscience, dans les abîmes de la terre, ou dans les profondeurs de l'océan puise son dynamisme dans la conscience.

Celle-ci est instable et doit son instabilité même aux états émotifs qui se succèdent et qui évoluent eux aussi par l'expérience de la vie et particulièrement par les rapports entre humains. Grâce au sentiment d'entente entre les âmes, nombreuses ou non, rapprochées ou éloignées les unes des autres, se développent les émotions et les sentiments selon la constitution de chacune, suivant l'intelligence, le degré de culture, la capacité affective de chaque homme et le genre du produit de son travail.

Ces émotions et ces sentiments entourent, fécondent et utilisent le sentiment fondamental de la sociabilité qui est la clef de voûte de la conduite de l'homme civilisé d'aujourd'hui, et impriment une tonalité particulière à la conscience.

Le désir qui, avec les images des objets nous pousse et parfois nous fait frémir ; les affections qui enflamment et élèvent le potentiel de l'esprit ; la passion qui brûle et subjugue, en déréglant le système individuel et collectif de la vie ; la peur qui avec son contenu fantastique glace le courage, comme une rafale de neige sur le printemps fleuri ; la douleur qui courbe l'âme ; le plaisir qui rit hardi et léger au spectacle des scènes qui accompagnent l'existence ; la haine qui conspire et ronge ; l'envie qui se consume dans son impuissance ou tend des pièges avec l'arme sombre de la calomnie ; l'amour qui transporte dans les champs fleuris du plaisir, des enthousiasmes, des hardiesses ou qui s'élève dans les sphères sublimes de l'esprit où se forme cette musique suave de la gloire de la vie, qu'il n'est pas donné à tout le monde de comprendre, ou qui entraîne dans les bas fonds de l'esprit où poussent les colonies des bactéries et des ferments du crime, la joie du travail qui progresse et se répand triomphant et toutes les émotions associées aux vicissitudes surprenant ou assiégeant l'âme humaine, ne sont dans la conscience, que comme le mouvement perpétuel des astres du firmament.

Le dynamisme et le mouvement des idées ne troublent pas l'unité intime de la personnalité. Celle-ci étant empruntée à la tonalité de la cœnesthésie reste avec ses caractères individuels, à la formation desquels concourent dans la période évolutive de l'homme, l'hérédité et l'éducation (outre les éléments que nous avons rappelés).

Nous avons dit que la conscience de chaque individu garde ses caractères parce qu'elle assimile le monde extérieur pour le fondre avec sa structure ; il en est de même pour les différentes cellules de l'organisme, qui, de la lymphe circulant, reçoivent les éléments nécessaires à leur entretien matériel, quoiqu'elles gardent leurs caractères morphologiques et chimiques originaires. Les molécules sont pour les cellules ce que les images sont pour la conscience. Celles-ci quoiqu'elles soient pourvues d'un pouvoir dynamique, après leur passage à travers le champ focal, vont dans l'inconscient. C'est là le plus grand domaine de la conscience, c'est là son patrimoine plus ou moins riche.

L'inconscient est comme la profondeur de la mer, à la surface de laquelle la vie s'épanouit, ou s'agite convulsivement dans les larmes ; comme les entrailles de la terre qui alimentent notre existence avec l'or et le charbon ; comme l'immensité de l'espace, dans lequel nos yeux, quoique pourvus de télescope, ne voient qu'un nombre relativement petit d'étoiles séparées par des milliers de kilomètres et qui pourtant s'influencent réciproquement par les lois mécaniques ; comme la richesse fastueuse d'un pays préparée par la *bêche* inconsciente qui *retourne* le profond sillon de la terre, ou par les limes stridentes qui travaillent avec la fièvre musculaire des usines. Ce qu'on voit de la vie mentale n'est qu'une petite partie de ce qui existe : la partie éclairée de l'intelligence est beaucoup plus limitée que celle qui reste cachée dans les ténèbres. La lumière de la conscience émane du travail continuel qui s'effectue dans les ténèbres du subconscient, ainsi que l'électricité provient du *travail* s'effectuant dans les ténèbres de la matière ; ainsi que la richesse du pays est préparée par des milliers de bras qui travaillent ou par le génie de quelques individus. C'est le subconscient qui garde et organise en grande partie le patrimoine mental, ainsi que le monde extérieur a été spiritualisé par le procédé du temps.

Le travail de composition des produits mentaux n'est pas une vertu localisée seulement dans le champ éclairé de la conscience, mais il appartient aux grands domaines du *subconscient*. MOR-SELLI (1) affirme que « auprès de ce peu de fruits exceptionnels de quelque utilité, le *subconscient* ne nous donne que des produits de *rebut*, par nous continuellement repoussés de notre vie mentale ». En cela il a raison si l'on considère les rêves, le somnambulisme, les automatismes, toutes les maladies mentales, etc., c'est-à-dire le subconscient des natures faibles ou malades ou encore qui souffrent de paroxysmes morbides (ex. : état de transe, hypnotique, hystérique, etc.). Mais s'il en est ainsi, nous devons reconnaître que le *Moi* illuminé possède un haut pouvoir d'évocation et de sélection auquel le subconscient, qui en dépend, fournit tout le matériel requis par les constructions mentales, qu'elles soient médiocres et banales, qu'elles soient somptueuses et originales.

Avec cela on pourrait même justifier l'hypothèse suivant laquelle chez les êtres qui sont au faîte de la pyramide de la vie, le sommeil se trouve être particulièrement ce pouvoir de sélection qui règle et crée. Aussi les stimulations organiques, tactiles et auditives, pendant le sommeil ou la maladie, c'est-à-dire lorsque la lumière de la conscience vigilante est éteinte, éveillent des représentations isolées, décousues, extravagantes (*).

---

(1) *Loc. cit.*

(*) J'ai employé les mots : *inconscient, subconscient*, sans établir de distinction délibérée entre eux ; on pourrait même y ajouter le mot *conconscient* introduit pour la première fois par MORTON PRINCE. Dans cette note je résumerai brièvement l'idée qu'à ce sujet ont formulée la plupart des savants. Je préviens que je ne dois pas, de parti-pris, m'occuper de l'inconscient, et que pour le but de ce livre, je ne dois pas non plus m'arrêter sur l'examen expositoire et critique du sujet de l'inconscient et du subconscient

L'inconscient est une partie intégrante de l'intelligence, dont la conscience est le champ éclairé dans une unité de temps : et selon moi, il n'est pas exact que l'inconscient ne soit pas susceptible d'analyse.

Toutes les recherches sur l'hypnotisme, l'hystérie, le somnambulisme, les rêves, sont des tentatives parfois fructueuses d'analyse du subconscient. Toutes les œuvres de FREUD (1) sauf les exagérations critiquables de sa production efflorescente, parlent de la possibilité de pénétrer l'inconscient par les méthodes de la psycho-analyse, qui en quelques pays ont éveillé un véritable enthousiasme (voir, par exemple, le livre de E. JONES (2).

L'inconscient est formé du même matériel, sur le même plan, et selon les mêmes lois qui *régissent* l'évolution, la structure et la fonction mentales normales ; et il émane du même substratum que celle-ci. Nous ne pouvons y reconnaître rien

---

(1) *Studien über Hysterie*, 2e Edit. *1909*. — *Die Traumdeutung*, 3e Edit 1912. — *Zur psychopatologie des Alltagplebens*, 4e Edit. 1914.
(2) *Papers en Psycho-analysis*. 1913.

L'apparition de la conscience supérieure coïncide soit avec l'intégration des complexes psychiques précédemment formés, grâce aux images d'une formation nouvelle, soit avec le conflit

d'abstrait ni aucun pouvoir extra physiologique, ni aucune activité spontanée, comme le croit Dwelshauvers (1)

L'inconscient comprend toute la partie de la nature que chaque homme a réussi à spiritualiser, jointe soit à toutes les constructions mentales dont chaque homme est capable, soit aux traces mnémoniques de toutes les réactions (expérience individuelle et collective) déterminées par l'action d'un nombre incalculable de stimulations. Celles-ci ont excité le système nerveux de l'individu, et pendant des millénaires, celui de l'espèce.

Le travail psychique se résolvant par la construction des synthèses mentales est déterminé par les stimulus extérieurs, et par les traces mnémoniques, qu'elles soient récentes ou anciennes, qui atteignent le degré de la conscience éclairée. Celle-ci arrête un thème dans son point focal et donne une direction à l'afflux sélectionné dans le contenu du subconscient Le subconscient est utilisé par la conscience de même qu'un artiste utilise le matériel de construction Lorsqu'on supprime le pouvoir d'évocation, celui de sélection et cette manière d'être toute particulière de la volonté, qui dans la conscience retient un sujet sur lequel est dirigé le travail du subconscient. celui-ci ne peut créer aucune synthèse d'une réelle valeur intellectuelle et sociale.

Les expériences sur l'hypnotisme depuis Espinas jusqu'à Azam, à Binet, à Janet, à Bernheim, à Bourgeois, à Sidis, à Morselli et à Belfiore en Italie, ont toutes démontré la pauvreté du produit de l'inconscient lorsqu'il n'est ni dirigé ni sélectionné par la conscience supérieure. Ni les études sur l'hystérie, qui ont une grande importance psychologique, car l'hystérique présente bien souvent le phénomène d'obscurcissement de la conscience supérieure, d'où l'apparition libre du contenu de l'inconscient et du subconscient (on trouve une courte synthèse de ceci dans mon ouvrage : *Contributo alla conoscenza dell'Isterismo* « Annali di Nevrologia » 1911) ; les recherches et les polémiques sur le spiritisme, dont on trouve la synthèse la plus puissante dans les deux volumes de Morselli; la subtile pénétration de l'inconscient effectuée par les méthodes de la psychoanalyse (introduite par Faeud et par Bleuler et continuée avec succès, par Freud et Jung) ne nous ont révélé de construction mentale biologiquement utilisable L'inconscient s'il se *soustrait* au pouvoir évocateur et constructeur de la conscience supérieure ne nous offre que des banalités. Freud n'y a trouvé que les traces des faits sensoriels (même de l'enfance, et des complexes psychiques isolés, parfois cohérants (dès l'adolescence), mais qui étaient maîtrisés par la conscience exerçant le droit de censure. Il n'y a trouvé aucune de ces constructions mentales, qui puissent tenir une place dans l'histoire de l'architecture intellectuelle de l'humanité, ou qui puissent représenter des réactions logiques (et pour cela même sensorielles) pour la vie de l'individu ou de la communauté. L'artiste n'est pas saisi par le motif musical qui ravira ses auditeurs; car depuis longtemps il a dirigé toute son intelligence, et son sentiment vers la création de ce motif ou de toute l'œuvre artistique ; et elle est bien souvent le résultat d'années entières de travail conscient, fait par une volonté qui choisit son thème et le détient dans la conscience.

Le savant crée (s'il crée, et lorsqu'il crée) après des recherches longues et pénibles pendant lesquelles son intelligence est orientée vers la solution d'un problème, qui s'est présenté depuis longtemps à son esprit; sauf le cas où sa faculté perceptive, très exercée, lui donne l'occasion d'observer un fait nouveau qui éclaire le problème. Et c'est là la fonction de la conscience supérieure.

____

(1) *L'inconscient*. Paris. 1916

Bianchi. *La Mécanique du Cerveau.*   27.

entre le pouvoir dynamogénétique des sensations et des idées, et le pouvoir d'arrêt exercé par d'autres images-souvenirs. Le développement du pouvoir inhibiteur dans le domaine psychique coïncide avec l'apparition des lobes frontaux.

C'est à la conscience supérieure qu'il faut attribuer la faculté d'orienter l'inconscient vers le champ focal de la conscience. Là est retenu le thème qui s'achemine vers son développement, auquel le subconscient fournit les éléments nécessaires à la construction des synthèses intellectuelles sentimentales. Il me semble que l'existence de cette propriété n'est pas douteuse.

La pathologie mentale offre des preuves très favorables à la thèse que nous soutenons. Le paranoïaque religieux (ou, comme on le croit aujourd'hui, une variété de la démence précoce) pendant des mois entiers dirige son intelligence vers la divinité : si, ensuite il relève des signes ou des mouvements sur l'image d'un Crucifix accroché à une paroi de sa chambre, s'il entend la voix du Christ (hallucination) c'est que son attention, qui depuis longtemps vit dans l'évocation et dans l'attente, a produit une charge extraordinaire dans les champs corticaux visuels et auditifs, se résolvant par des hallucinations correspondantes. Je reçus dans ma clinique, il y a six ans, une dame souffrant de l'obsession des paroles qu'elle craignait d'oublier. Et c'était une angoisse perpétuelle et pénible pour évoquer les mots. Après de longues années passées sous cette idée obsédante, elle commença à avoir des hallucinations acoustiques de mots dissociés et de phrases. En ce cas aussi, une charge excessive devait s'être produite dans le champ acoustique cérébral, avec altération histo-chimique correspondante : de là naquit l'hallucination.

Je doute beaucoup de l'automatisme de l'inconscient. S'il m'arrive de ne pouvoir me rappeler un nom, et qu'ensuite celui-ci se présente spontanément à mon esprit, plus tard, parfois le lendemain à mon réveil, je n'aperçois en cela aucun automatisme. J'y vois plutôt l'effet de l'orientation de l'inconscient sous l'action évocatrice de ma volonté consciente. Je ne nie pas que l'inconscient soit dépourvu de tout pouvoir constructeur ; mais à mon avis, il est plus juste de supposer que ce pouvoir est dirigé et qu'il aboutit par l'action de la volonté consciente. Celle-ci peut même avoir une durée très courte. Les recherches (souvent banales) sur l'état hypnotique, et sur l'état de *transe* des médiums, ont érigé à l'inconscient tout un édifice, qui a l'air d'être une falsification de ce qu'on doit considérer comme *inconscient* et *subconscient*. (J'emploie ces deux mots comme représentant deux degrés différents d'obscurité ; car le subconscient est plus près des limites de la conscience).

Le *soi* secondaire, selon Sidis (1) ou le subconscient ne serait pas une formation homogène : il est une forme de la vie mentale, dans laquelle il faut considérer la coordination d'un grand nombre de séries de moments-conscience. Cela est facile à comprendre si l'on se rappelle qu'une partie (la plus grande, peut-être) du contenu du subconscient a passé par le champ focal de la conscience ; par conséquent il a gardé quelques rapports avec les éléments de la conscience vigilante, quoiqu'il paraisse complètement isolé. Et il est clair aussi, que quelques éléments du subconscient, beaucoup peut-être, sont attirés du fond de l'inconscient ; ensuite ils sont isolés et presque moulés (constellations préformées) pour former la structure consciente des synthèses mentales. Cela arrive sans le vouloir, ou sans que la conscience vigilante s'en aperçoive. Tantôt ces éléments tirés de l'inconscient sont reconnus, tantôt ils ne le sont pas. Le contenu de l'activité des sens, gardé dans l'inconscient est indestructible ; aussi un grand nombre de réactions peuvent-elles être ramenées à l'activité des impressions éprouvées pendant l'enfance. Cela arrive quoiqu'elles aient été complètement oubliées et qu'elles

____

(1) *The Psychology of Suggestion.1899.*

Il représente dans le champ psychique ce que la résistance représente dans le champ physiologique.

A la suite des recherches de quelques physiologistes, et particulièrement de C. RICHET, on sait que le temps qu'un courant

---

ne soient capables d'atteindre le point focal de la conscience, que dans des conditions déterminées. Pendant l'état de somnambulisme on peut évoquer des pensées et des souvenirs, que la conscience n'avait jamais pu se représenter en conditions normales. Dans l'état d'exaltation maniaque il peut arriver qu'une quantité de souvenirs complètement affaiblis par le temps remontent à la surface. Beaucoup de délires ne sont que des complexes psychiques préformés, (même depuis l'enfance) et éloignés du champ de la conscience vigilante, par son pouvoir éliminateur (censeur) ; car ils contrastent ouvertement avec la réalité qui est encore normalement conçue.

FREUD affirme que toute la vie mentale représente une continuité ; la discontinuité apparente n'est qu'une illusion due à l'ignorance des précédents. Selon l'auteur, cette amnésie assume un caractère très important dont la cause serait (en certains cas) la répression psychique due à l'éducation (pendant les premières années) ou à l'adaptation hédonistique et à l'action exercée par les nouvelles conquêtes sensorielles et intellectuelles de la vie qui se développe Pendant ce temps les images réprimées et oubliées parfois, ne perdent pas leur dynamisme.

On ne peut confirmer toutes ces affirmations par des moyens expérimentaux ; mais on ne peut nier non plus que les faits sur lesquels ces affirmations se basent, montrent la grande complexité et la grande richesse du subconscient et les rapports qu'il a avec la conscience illuminée.

Bien des attitudes de la vie de chaque homme ont leur origine dans les données de l'inconscient, sans que la conscience supérieure s'en aperçoive. J'ai eu moi-même l'exemple de ce phénomène. Je fus élevé dans un milieu naturaliste par mon père qui était chimiste et botaniste. Ayant obtenu le diplôme de sortie du lycée, il m'imposa de prendre mes inscriptions à la Faculté de Jurisprudence je fus rebelle à mon père, quelque grande que fut mon affection pour lui. Je ne m'étais jamais opposé à sa volonté, mais en cette occasion il s'agissait de l'étude des Sciences naturelles et de la Médecine qui m'attiraient d'une façon irrésistible. Cela me causa une grande douleur parce que mes rapports avec mon père (qui était très sévère) devinrent momentanément moins cordiaux. Je m'expliquai ensuite la raison de mon choix dû, sans doute, aux connaissances des phénomènes naturels que mon père me faisait observer continuellement, et à la satisfaction que j'éprouvais, lorsque j'étais enfant, en connaissant quelque peu les aspects de la nature. De tout cela je n'eus aucune conscience lorsque je choisis mon chemin.

Les rêves aussi offrent un riche matériel à la question du subconscient : leur origine est très complexe et d'une nature variée. On peut accorder une certaine importance à la doctrine que FREUD a formulée sur l'origine des rêves. Il les rallie à un contenu latent qui donnerait lieu à la satisfaction imaginaire d'un désir réprimé pendant l'enfance. C'est là le caractère particulier du rêve des enfants L'envie réprimée par la conscience qui censure ne peut pas pénétrer la conscience ; mais pendant le sommeil lorsque le pouvoir de la conscience vigilante se détend, le contenu latent se révèlerait. Selon FREUD la présence de la pensée du désir réprimé est confirmée par ceci : un désir récent et conscient est insuffisant à produire le rêve, sauf le cas où il serait associé à un autre désir réprimé et inconscient, qui deviendrait l'instigateur du rêve Or si cela est vrai pour quelques rêves, il est vrai aussi qu'il y a bien d'autres causes qui les déterminent. Parmi celles-ci il faut rappeler les impressions corporelles, intérieures et extérieures qui, par association inconsciente, donnent lieu à une quantité de complexes imaginaires (songes) dissociés et étranges. Cela arrive parce que le som-

nerveux emploie pour atteindre un point central et pour produire un réflexe, est proportionnel à la longueur du nerf, c'est-à-dire que la longueur du temps est en raison directe des distances ou des résistances. La réponse à cela est donnée par la

---

meil s'empare particulièrement du pouvoir de direction et de sélection propre à la conscience (Voir aussi : DE SANCTIS I SOGNI 1899).

Le subconscient nous est révélé aussi par un grand nombre d'actions faites par la généralité des hommes apparemment dépourvues de toute signification psychique, tandis que de la psycho analyse il résulte qu'elles sont déterminées par des motifs inconscients

Il y a beaucoup de fautes qui échappent à certaines personnes, même à celles qui sont très habituées à parler ; ainsi il y a quelques *lapsus linguae* ou *lapsus calami* qu'on peut ramener au subconscient pour leur génèse. Il ne s'agit pas toujours d'inattention.

En d'autres cas l'action des traces mnémoniques gardées dans l'inconscient est évidente. Par exemple si l'on invite un enfant à dire un numéro, celui qu'il choisit, est parfois le souvenir confus d'un numéro identique ou analogue qui a été oublié. Le cas de ADLER sur ce sujet (Drei Psychoanalysen von Zahleneinfallen, ect. « Psychiatr. Neurot. Woch » 1905) est très suggestif.

Nous oublions bien des choses dont le souvenir est douloureux. L'homme prend une attitude défensive contre les réminiscences douloureuses. Nous nous trouvons en face de la loi hédonistique de la vie : Pik en a donné un essai très important (Zur Psychologie des Vergessen, etc. » (Archiv. F. Kriminal-Anthropologie, etc. 1905).

Dans le *lapsus* nous pouvons découvrir l'influence d'un autre courant d'idées qui ne dépassent pas les limites de la conscience. Quelques-unes de ces fautes ont évidemment une nature mixte. Je connais un homme très intelligent qui fait souvent des fautes d'orthographe ; car il interpose dans la structure d'un mot, une syllabe ou une lettre du mot qui suit. En ce cas le phénomène a une double origine. On ne peut pas nier l'influence due à l'inattention, mais évidemment il s'agit aussi de l'influence exercée par une représentation préformée qui s'avance pour son compte. Ce phénomène rentre dans l'influence que les pensées, ou les images, ou les désirs, exercent sur le déterminisme moteur, indépendamment de la conscience vigilante.

Donc il existe une conscience ou un *soi* vigilant et une conscience sub-vigilante (SIDIS) (1). La plume placée entre les doigts anesthésiés d'une hystérique détermine des mouvements d'écriture adaptés : une lettre dessinée sur le dos d'un doigt anesthésié d'une hystérique, peut être reproduite par la main avec des mouvements adaptés. L'hystérique amaurotique peut voir l'objet complètement ignoré par la conscience vigilante (expérience de BINET) (2). La mémoire des choses parfaitement oubliées ou qui ne furent jamais apprises par la conscience vigilante ayant touché seulement les sens sans avoir rappelé l'attention volitive, le réveil de la mémoire des choses vues pendant l'enfance, avec la reconnaissance des lieux et des circonstances, ce sont là des faits qui révèlent l'existence des processus psychiques se développant au dehors du champ illuminé de la conscience. Il faut reconnaître que dans les domaines obscurs de l'intelligence peuvent rester ensevelies ou cachées beaucoup de traces mnémoniques et que beaucoup de réactions s'effectuent hors du champ illuminé de la conscience qui n'est pas atteint par ces souvenirs. Ce n'est pas ici le lieu de discuter s'il s'agit de conscience secondaire ou si (comme je le pense) on peut donner une autre

---

(1) *The Psychology of Suggestion*. New-York 1889 et *Psychopathological Researches in mental dissociation*. 1902.

(2) *Sur les altérations de la conscience*. Revue Philosophique 1884.

loi universelle qui dit que : la vélocité est en raison inverse des résistances. A ce temps connu, il faut ajouter un temps latent, nécessité par le métabolisme dans les centres nerveux : celui-ci dans les cellules de la moelle épinière (par les réflexes spinaux)

interprétation à ces faits. Dans ce court résumé de la doctrine de la conscience, il est intéressant de fixer cette pensée : ce que nous appelons conscience vigilante, n'est qu'une partie de l'esprit ; il y a une grande partie qui reste dans la pénombre, et une, plus grande encore qui est dans l'obscurité : Mais tout cela forme une organisation qui provient du même substratum anatomique et qui peut s'élever avec le même dynamisme.

S'il nous fallait encore une preuve pour nous persuader du fait que tout le *corpus mensis* est une seule fonction, quoiqu'elle soit différenciée en un champ illuminé (conscience vigilante) et en un autre champ plus ou moins sombre (inconscient et subconscient) cette preuve nous serait donnée par le phénomène hallucinatoire. Je ne m'arrête pas sur le mécanisme intérieur de l'hallucination, ni ensuite sur les différentes interprétations, comme par exemple celle de TAMBURINI et de TANZI (1) ; mais je dois rappeler celle de BALLET (2) dans le point où elle traite les rapports entre l'hallucination et la personnalité.

BALLET pense que l'hallucination est un effet de la désagrégation ou dissociation de la personnalité. L'analyse impartiale des faits dans leur succession démontre que l'hallucination est l'effet d'un état morbide des champs sensoriels : les hallucinations qui sont le produit morbide de cet état, surprennent la conscience et dissocient ou décomposent la personnalité. La conscience supérieure élabore le matériel apprêté et fourni par les champs sensoriels. Si ceux-ci traduisent non pas la réalité présente, ou une réalité telle qu'elle fut conçue auparavant, mais un produit morbide qui ne correspond à aucune réalité extérieure ou intérieure, la personnalité est désagrégée ; car la conscience est normale. Si les champs sensoriels collaborent en tirant la réalité actuelle et passée du monde extérieur.Chez l'individu halluciné la conscience supérieure perd son pouvoir d'évocation et de direction ; elle se dissocie. Pourtant les produits hallucinatoires forment soit des jugements brefs et isolés, comme il arrive dans la confusion, soit des systèmes qui n'ont aucun équivalent dans la réalité ; cela arrive dans les paranoïas, ou dans la démence paranoïaque où la personnalité est dissociée, ou mieux encore, transformée selon le matériel fourni par le champ sensoriel.

Dans les états médianiques et dans le somnambulisme provoqué, les processus sont bien différents. En ce cas la conscience vigilante est anéantie, et au contraire est exaltée la fonction sensorielle déterminée par les pratiques hypnotiques ou spiritiques.Pendant l'action exercée par les spiritistes sur le médium, la phase de somnambulisme et celle de *transe* sont toujours accompagnées par l'obscurcissement de la conscience supérieure (« conscience dépassant les limites » selon MYERS) qui est une espèce de sommeil, et en même temps, par l'exaltation du champ sensoriel. Lorsque je m'occupais d'hypnotisme, j'observais toujours ces deux phénomènes : le moindre stimulant produisait un mouvement bref de la pensée et une réaction ordinairement isolée ou en groupes isolés. On doit suggérer à l'hypnotisé des actes plus complexes ou un mouvement de pensées plus large. Dans la fonction intellectuelle de ces sujets il n'y a aucune trace d'un pouvoir évocateur et directif ; et il n'y a non plus aucun pouvoir leur permettant d'utiliser le patrimoine formé par le travail cérébral sur la réalité objective et

(1) *Trattato di Psichiatria*. TANZI e LUGARO « *Malattie mentali* » 2e édizione.
(2) BALLET et MALLET. *Hallucinations et dissociations de la personnalité* « L'encéphale » 1913. BALLET. *La Psychose hallucinatoire chronique et dissociation de la personnalité*. « L'encéphale » 1913.

change les ondes nerveuses des sensations en ondes nerveuses de mouvement, ou centrifuges.

Aujourd'hui, après les progrès réalisés par l'histologie de la cellule nerveuse, grâce surtout à l'œuvre de GOLGI, RAMON Y CAJAL, V. GEHUCHTEN, DONAGGIO, LUGARO, FRAGNITO et d'autres nombreux observateurs, on peut expliquer la perte d'un temps plus long dans le centre nerveux (groupe de cellules) par l'énorme résistance qu'oppose le nœud des neurofibrilles intérieures et extérieures ou péricellulaires. Ce phénomène se produit dans un champ cellulaire plus ou moins étendu, avant que le courant prenne le caractère centrifuge dans les voies motrices.

Puisque personne ne peut penser que l'inhibition est un pouvoir vigilant et régulateur et qu'on puisse l'exercer à distance ; d'autant moins pensera-t-on qu'il soit une force cachée. Aussi est-il nécessaire de ramener le phénomène à son mécanisme physique, objectif. Je ne vois aucune autre façon de le considérer·

Dans ce but, et pour rendre plus facile la compréhension du phénomène nous pouvons nous reporter par la pensée à ce fait qui est très clair : tous les organes nerveux forment un système circulatoire d'ondes nerveuses beaucoup plus compliqué que celui de la circulation du sang. A aucun observateur il n'a échappé que la circulation des ondes nerveuses est régie par les mêmes lois que celles qui président aux mouvements des liquides dans des tubes fermés, et que celles qui règlent la circulation des courants électriques dans les fils conducteurs. Quelques recherches de la psycho-physique confirment cette hypothèse. Si dans le processus évolutif se développent de nouveaux organes, et s'établissent d'intimes relations anatomiques entre ceux-ci et les organes préexistants, il arrive que le champ de circulation des on-

---

subjective : aussi ce patrimoine reste-il inerte dans les archives cérébrales. On peut éveiller au contraire, avec une grande facilité, même par les stimulants les plus légers, des images, ou des groupes d'images et même des hallucinations, au moyen du commandement ou tout simplement de la suggestion.

Le phénomène du dédoublement de la conscience ou de la personnalité est beaucoup plus complexe. Ce sont les cas de CAMUSET, de MORTON PRINCE, et ceux observés par moi-même (1) et par d'autres. Quelle valeur prend en ces cas la conduite du moi secondaire se traduisant par des actes logiques avec un certain mouvement de la pensée, mais avec une orientation affective complètement différente ; comment s'établit et quelle valeur prend le *diaphragme symbolique* de MEYERS (2), voilà des champs de discussions qui dépassent les limites et le but de ce volume.

---

(1) *Trattato di Psichiatria*, 2ᵉ édit., 1915.
(2) *The human personality, and its survival to bodily death*. 1902.

des nerveuses est plus étendu, et que le potentiel requis pour vaincre les résistances (devenues plus fortes) opposées par les voies nouvelles, doit être plus élevé, et ceci proportionnellement à l'extension du champ nouveau.

Il est aisé de comprendre que si un champ reçoit une charge plus forte pour les causes les plus variées (irritation artificielle, processus morbide, hyperactivité fonctionnelle, etc.) c'est au détriment des autres champs où la charge diminue en raison directe de l'augmentation produite dans les parties excitées du système nerveux. Celles-là sont inhibées par l'excessive activité fonctionnelle de celles-ci. Selon cette hypothèse un organe nerveux central quelconque peut être inhibé ou inhibiteur, selon les circonstances.

Si dans le cerveau, on supprime un champ de propagation, ou si par l'interruption des voies de communication, celui-ci est séparé des autres organes, il y a déséquilibre de la circulation nerveuse et accumulation de la charge dans certaines autres parties des centres nerveux. Les courants nerveux circulent librement à travers tous les domaines centraux du système, qui sont reliés aux champs périphériques par les voies centripètes et centrifuges (fils conducteurs). Cela étant donné, on a une charge plus forte dans les organes cérébraux inférieurs, lorsqu'ils sont séparés des organes supérieurs : ce phénomène produit en eux l'augmentation de l'excitabilité se résolvant par une augmentation de la réaction réflexe. La surexcitation réactive des réflexes ou la diminution du temps de la réaction, sont dues tout simplement à cette raison physique : la diminution du champ de propagation ; aussi, les ondes nerveuses refluantes, se rassemblent-elles sur un champ de distribution plus limité. La contraction tonique de certains groupes musculaires, qui suit immédiatement l'ablation de l'hémisphère cérébral (du côté opposé) ou des deux hémisphères cérébraux (des deux côtés), comme l'a remarqué SHERRINGTON (1) est causée aussi par la suppression d'un champ très étendu des ondes nerveuses, continuellement animées par les excitants extérieurs et transmises par les voies centripètes. Ces ondes nerveuses trouvant leur chemin obstrué, se répandent sur les centres inférieurs dont elles augmentent le potentiel. Celui-ci se décharge sur les voies motrices ; d'où résultent d'abord la contraction tonique des muscles, et ensuite

---

(1) *Decerebrate rigidity* « Journal of Physiology » Cambridge and London 1898.

l'augmentation des réflexes. Dans le manteau cérébral existent des aires d'innervation distinctes pour les groupes de muscles qui doivent se contracter et d'autres où résident les centres des muscles antagonistes qui se détendent. Or, on sait qu'en excitant l'aire du premier groupe, les muscles correspondants se contractent en même temps que les antagonistes se détendent. Selon moi ceci est dû au fait que pendant l'excitation des premiers, le potentiel propre à l'aire du second groupe, (des antagonistes) diminue.

C'est là la manière la plus vraisemblable d'interpréter les expériences de SHERRINGTON, de HERRING and SHERRINGTON (1) de TOPOLANSKI (2) de LIBERTINI, de ODDI et de FANO (3). Ce dernier physiologiste après avoir enlevé tout le lobe frontal y compris le girus sigmoïde, remarqua que le temps de la réaction était moins long, tandis qu'il était prolongé par la stimulation électrique des lobes frontaux.

Une telle prolongation du temps de la réaction, nous l'appelons inhibition ; mais il est clair que ce n'est que l'effet physiologique d'une condition physique expérimentale ; ce n'est que l'augmentation de la quantité des ondes nerveuses dans les lobes frontaux, due à l'action de la stimulation électrique qui les fait affluer à ces points : aussi y a-t-il diminution de la charge dans les autres parties de l'axe cérébro-spinal. Or, je ne sais pas si pour la question que nous sommes en train de traiter les recherches qui démontrent que les lobes frontaux soient un centre d'inhibition peuvent avoir quelque valeur. Tous les points du manteau cérébral peuvent être des organes inhibiteurs et inhibés, selon que les excitants s'exercent sur eux-mêmes ou sur les parties (voisines ou éloignées) avec lesquelles ils ont des rapports fonctionnels et anatomiques.

Le pouvoir inhibiteur est plus ou moins grand, selon le degré de dignité fonctionnelle de la région cérébrale ; on pourrait aussi affirmer qu'il est variable : selon le nombre des rapports associatifs de cette région avec les autres parties du système nerveux central.

Comme le lobe frontal n'envoie pas directement ses fibres à la moelle épinière et n'en reçoit pas (voir chap. VII de cette œuvre) le pouvoir inhibiteur qu'il a sur la moelle épinière ne peut être

---

(1) « Arch, f. die gesels. Physiologie ». *Journal of Physiology*. 1898.

(2) « Arch. f. Ophtalm » Leipzig. 1898.

(3) *Archives italiennes de Biologie*. 1895 (Voir aussi le chap. II).

exercé qu'indirectement. Il suffit de voir quelle quantité de fibres
associatives existent entre le lobe frontal et la zone rolandique,
pour se persuader (sans l'aide de la fantaisie) qu'une excitation
des lobes frontaux doit rappeler un flux si abondant d'ondes
nerveuses, particulièrement de la zone rolandique, qu'il y a
dépression de la charge sur tout l'axe cérébro-spinal. Celui-ci se
trouve dans une condition d'infériorité fonctionnelle. Au contraire, après ablation des lobes frontaux, les ondes nerveuses
dont une partie était destinée à passer dans les lobes frontaux
ainsi détruits ou obstrués, s'accumulent dans les autres centres.
Voilà la cause de leur plus fort degré d'excitabilité.

Je trouve dans LOEB une conception psycho-physique analogue
à celle-ci de l'inhibition. Les physiologistes en général (et nous
en avons parlé dans le Chap. IV de cette œuvre) se sont limités à
la recherche du phénomène avec l'excitation ou avec la destruction de certains segments du système nerveux central. Je me
permets de rappeler ce que j'avais clairement soutenu dans un
article de sémiologie du chemin (1).

Voici comment je m'exprimais :

« Cette action inhibitive ou action d'arrêt, est en physiologie
« un des faits les plus difficiles à interpréter. Pour l'évaluer on
« peut partir d'une donnée d'observation très commune. Tous
« les hommes possèdent, de par leur organisation innée, un
« coefficient de force nerveuse qui est la résultante des acti-
« vités nutritives propres aux centres nerveux, de la différente
« aptitude d'assimilation et de désassimilation, de la différente
« disposition moléculaire innée et héréditaire de ceux-ci. Le
« *quid* que dans chaque individu nous appelons force nerveuse,
« se manifeste par des qualités particulières inhérentes aux par-
« ticularités de structure et de rapports centraux et périphéri-
« ques, existant parmi les organes dans lesquels cette force se
« développe, se modifie, et d'où elle émane. De telle façon cette
« force nerveuse assume le caractère de sensations variées,
« d'émotions, de sentiment, de conscience, d'attention (avec la
« perception), de désir, de volonté, de mouvement, etc. Les
« différentes facultés qui sont nées de la même source, et qui
« sont la modification d'une même force, s'équivalent et se com-
« pensent. Si une d'entre elles, pour des circonstances propres à

____

(1) *Le andature* « Giornale internazionale di scienze mediche ». 1885 et dans
mon œuvre de *Semiotica delle malattie nervose*. 1889.

« l'organisme dont elle émane, se trouvant dans les mêmes con-
« ditions que les autres, se développe davantage, les autres fa-
« cultés seront d'autant plus déprimées, que la première est plus
« exaltée. Ce fait qui semble être régi par une loi, n'est pas dé-
« menti par les différentes façons dont se manifestent toutes les
« propriétés nerveuses, depuis la plus infime, jusqu'à la plus
« élevée.

« Si avec un corps esthésiogène on augmente la sensibilité
« d'une certaine aire de la peau, sur un côté, on a une diminu-
« tion proportionnelle de sensibilité dans l'aire correspondante
« et homonyme de l'autre côté. Et au contraire, si avec le pôle
« d'un aimant on amortit la sensibilité d'une certaine aire du
« corps, on augmente par là même la sensibilité dans l'aire homo-
« nyme du côté opposé. Toutes les sensations très vives de plai-
« sir ou de douleur arrêtent ou ralentissent les autres manifesta-
« tions de l'énergie nerveuse car toute vive sensation fait une
« grande dépense d'énergie ; aussi les autres fonctions suppor-
« tent-elles le retentissement de ce phénomène. Si un individu
« qui médite profondément se décide volontairement à faire un
« mouvement énergique, ou mieux un effort, il disperse une partie
« de son intensité de réflexion. Un homme dont la volonté et
« le désir sont très puissants, ressent très peu des circonstances
« intérieures ou extérieures : cela signifie que les organes qui
« devraient recevoir et élaborer les nouvelles impressions, sont
« au-dessous de leur tâche, à cause du défaut de cette force qui
« est reversée sur un autre territoire. Si, pendant qu'on sup-
« porte une douleur intense on en provoque une autre, l'inten-
« sité de la première est amoindrie proportionnellement à l'inten-
« sité de la seconde. Les réflexes, intenses parfois, déterminés
« par la douleur, ne sont pas une exception à cette loi. Tous les
« réflexes depuis le simple mouvement d'une main appliquée
« sur le point où est localisée la douleur (douleur somatique)
« jusqu'au *raptus melancholicus* du lypémaniaque, sont des ma-
« nières d'être et des manifestations différentes de l'énergie ner-
« veuse : dans ce dernier cas il y a même abolition de la cons-
« cience. Les exemples pourraient se multiplier à l'infini. Une
« organisation nerveuse normale doit posséder une quantité
« donnée de force nerveuse, qui ne soit pas au-dessous de cer-
« taines limites ; mais ce n'est pas là la seule marque d'un bon
« organisme nerveux : il faut encore considérer le développe-
« ment harmonique de l'énergie sous l'influence éducative et
« sous l'action des différents éléments qui agissent sur nous ; la

« distribution proportionnée de cette énergie ; l'harmonie de
« l'action fonctionnelle parmi la grande variété d'organisation
« du système nerveux ; la relative fixité ou la mobilité non
« excessive de l'énergie elle-même, qui se répand tantôt sur un
« champ fonctionnel, tantôt sur un autre, selon qu'elle est exci-
« tée par des agents plus ou moins conformes. Ces deux dernières
« conditions sont en psychologie la base de la tonalité de l'intel-
« ligence et du caractère. Si l'énergie nerveuse sus-nommée
« s'écoule avec une rapidité excessive (par une voie quelconque),
« toutes les conditions étant égales d'ailleurs ce sera aux dépens
« de la conscience et de la mémoire : comme par exemple cela
« se produit pour les mouvements de certains aliénés, et pour
« ceux de certains individus irréfléchis. La psychologie suit les
« lois de la physique.

« On sait qu'entre toutes les fonctions du système nerveux
« central, la douleur et l'attention, étant celles qui intéressent le
« plus la conscience, emploient une plus grande quantité de
« force nerveuse. Celle-ci est soustraite à d'autres organes, qui
« par conséquent, restent dans une condition inférieure d'acti-
« vité. Aussi, tout individu concentrant son attention sur un point
« (sauf pour l'objet qui arrête son attention, ou qui éveille sa
« douleur) ressent-il très peu les attraits du monde extérieur,
« et ne réagit-il que faiblement ou pas du tout à leur action. On
« comprend ainsi pourquoi ils ne bougent pas, ou ils marchent
« lentement. Le plaisir, au contraire, considéré au point de vue
« psycho-physique, consiste essentiellement dans la facilité
« qu'ont les tensions psychiques à se résoudre : on ne conçoit
« pas le plaisir avec l'obstacle. Cette facilité de couler qu'ont les
« courants nerveux influence la sensation de plaisir, de façon
« qu'elle ne s'imprime pas profondément sur la conscience et se
« répand sur toutes les voies comme un courant centrifuge.
« Lorsque l'homme se trouve dans une disposition psychique
« joyeuse, il agit généralement avec légèreté, facilité et rapi-
« dité. La dispersion de la force nerveuse par les voies centri-
« fuges sera faite aux dépens du réservoir de la conscience et
« de la réflexion : et tout cela arrive avec une gradation inin-
« terrompue, depuis les conditions les plus normales, jusqu'à
« l'agitation immodérée du maniaque ».

D'un autre côté cette constatation confirme l'hypothèse
suivante, très fondée, qu'on ne peut pas concevoir un phénomène conscient avec l'excitation d'un nombre limité de
cellules nerveuses appartenant à l'écorce cérébrale. Tous les

phénomènes conscients présupposent l'action d'un stimulus extérieur ou intérieur se propageant sur un grand nombre de cellules nerveuses du manteau. C'est ainsi que pensent aussi Tanzi et Lugaro (1).

La structure cellulaire non modifiable du système nerveux ne s'oppose pas à la conception que nous avons exposée (pour ce que l'on en sait jusqu'à présent) parce que ce pouvoir qui semble devoir être attribué aux lobes frontaux, et qui consiste dans l'orientation, la direction, l'évocation et le choix des courants nerveux, semble être, une propriété (en proportions réduites) de tous les groupes cellulaires du manteau qu'on appelle les *pléiades isodynamiques* de Cajal.

Les actes humains sont la résultante des impulsions et des inhibitions. A parité de conditions, le pouvoir inhibitif est plus actif lorsqu'il y a un pouvoir mental plus étendu et un patrimoine de conscience plus riche ; c'est-à-dire lorsqu'un nombre plus grand de pléiades isodynamiques prennent part aux processus mentaux. Lorsque le champ mental est plus limité et la conscience moins ouverte on a moins d'inhibitions.

Donc, dans la vie mentale on peut considérer les phénomènes d'inhibition réglés par des lois physiques analogues à celles qui règlent les courants hydrauliques dans les tubes fermés, ou les courants galvaniques dans les fils conducteurs.

Un excitant A, intérieur ou extérieur qui rejoint la conscience, éveille une intuition de mouvement produisant une charge de potentiel pour le mouvement X. Si en même temps, ou successivement, un autre stimulus B atteint la conscience, ou si le premier (A) par association éveille des souvenirs ou des images, X peut être modifié de deux façons : le stimulus B et le résidu mnémonique évoqué (de l'expérience passée) convergent vers le même point que A, et s'additionnent avec lui ; en ce cas A est renforcé par le pouvoir déterminatif de B, et on aura X = A + B. Cette somme de potentiel intensifie l'effort ou accélère le mouvement provoqué par A ; ou bien elle transforme la simple tendance ou l'intuition du mouvement, en mouvement effectif.

L'autre hypothèse est que la seconde excitation B soit en contraste ou en opposition avec A. Il est évident qu'en ce cas le mouvement initial X deviendra X = A — B. Selon que B est plus

---

(1) *Malattie mentali* 2ᵉ éd. 1914.

ou moins efficace, on aura la diminution proportionnelle du potentiel ou de la charge qui lui aurait été nécessaire pour se résoudre dans le mouvement initial provoqué par A. Cette situation dynamique est ce que nous appelons inhibition. Si B qui est en contraste avec A est très fort, A perd toute son efficacité déterminative ; car on observe une autre charge et une orientation de mouvement différente et parfois opposée. Aussi le premier mouvement n'aura plus lieu, même pourra-t-il être remplacé par un autre ayant une direction complètement opposée et un but différent. Ce que j'appelle stimuli, dans le champ mental, sont des perceptions actuelles ou des résidus mnémoniques des expériences passées, des complexes psychiques dérivés et des conditions émotives correspondantes, (champs mentaux ou associatifs, plus ou moins étendus, utilisables et prêts à leur activité dans une unité de temps donnée). C'est ainsi qu'il y a des intuitions motrices arrêtées ou inhibées. De délicates expériences particulières confirment ce concept.

Des recherches faites dans le laboratoire de PAULOW, avec la méthode de la sécrétion salivaire, qui est très sensible aux excitations extérieures, il résulte que ces excitations agissent et réagissent en excitant, en inhibant, en se remplaçant l'une par l'autre.

Chez les mammifères supérieurs et chez l'homme toutes ces actions se compliquent, soit par la mémoire des actions et des réactions précédentes, soit par toutes les réserves expérimentales de la vie de chaque individu et du groupe social. Le système nerveux n'est pas un réflecteur des agents extérieurs, mais il enregistre, garde, reproduit les images des stimulations extérieures et il les combine. Il est aussi un multiplicateur, un réservoir, un accumulateur d'énergies, un organe capable de nouvelles formes de réaction, sous l'influence de l'éducation. (PAULOW, CATHCART) (1).

WASSILIEW et MICHTOVTE mentionnés par G. BOHN (2) ont démontré que n'importe quelle excitation du monde extérieur, et même un phénomène par lui-même indifférent peut devenir la cause inhibitive d'une action préexistante. Selon PAULOW cette action inhibitrice serait un frein conditionnel. ORBELI fixe clairement les deux éléments fondamentaux de la physiologie du

---

(1) *Psychic Secretion : The influence of the environment* « The Journal of mental Science » 1919.
(2) *La nouvelle psychologie animale,* 1911.

système nerveux, les éléments qui nous donnent la raison de la complexité propre aux fonctions générales de ce système, l'activité psychique incluse. Ces deux éléments sont : l'excitation et l'inhibition. A propos de cette dernière énergie, GEORGE BOHN exprime une pensée analogue à celle que je formulais pour la première fois en 1885, et ensuite, sous une forme plus nette au Congrès des Sciences réuni à Naples en 1910. BOHN écrivait en 1911 : « Il apparaît déjà qu'on peut ramener les activités psychiques supérieures à des lois strictement déterminées ». Il est aussi nécessaire de considérer tout ce que nous héritons des générations qui nous ont précédés. « Nous sommes les esclaves de nos morts » écrivait A. COMTE.

Si avec ce schéma devant notre esprit nous imaginons le mouvement continuel des idées et des excitations intérieures, des désirs, des sentiments divers qui poussent sans trêve notre conscience, et le travail continuel, exercé par une infinité de stimuli extérieurs sur nos nerfs qui en sont continuellement frappés, et les catégories dérivantes de ces excitants qui se forment dans les laboratoires toujours actifs des centres sensoriels (et émotifs), chacun pourra juger de la complexité du mécanisme propre à la conduite de chaque homme, ou de la collectivité, dont les actions sont toujours le résultat de forces impulsives et contrastantes ; c'est-à-dire d'intuitions, de jugements, de désirs, d'impulsions motrices, d'inhibitions.

Si par un processus d'introspection nous interrogeons notre conscience en refaisant notre histoire et celle des personnes connues, nous sentons qu'à chaque jour, à chaque heure, peut-être, notre conscience fut le champ ouvert au duel des choses existantes autour de nous Celles-ci en éveillant des désirs et des aspirations et en s'unissant aux résidus des éléments intrinsèques de notre esprit, tendent à devenir substance de notre âme. Si ces résidus sont en opposition avec les intérêts sociaux, ils pourront résister parce qu'ils sont les gardes vigilantes d'une organisation mentale, que les grands orages de la vie seulement pourront anéantir. C'est ainsi que les allèchements insidieux du mirage qui nous fait voir des fortunes rapides et louches, et les caresses passionnelles auront la force de briser leur unité. Au milieu de cette lutte qui se renouvelle dans les circonstances les plus variées, parmi les attraits trompeurs parfois, et les difficultés les plus rudes, le *Moi* bien organisé avance avec son vigilant pouvoir de sélection ; il se maintient dans une harmonie constante et adaptée au milieu où il vit (conscience sociale) et à la nature qui lui donna les éléments primordiaux de son être.

La volonté n'est qu'un compromis dans la conscience, qu'une résultante d'impulsions et d'inhibitions.

Que de désirs provoqués par le mouvement des choses autour de nous, dont la flamme fut éteinte par le souffle glacé de l'éducation, ou par le péril perçu à temps !

Que d'aspirations, que de tendances inhibées, attendent comme dans une aube brumeuse à travers laquelle on n'aperçoit encore ni l'instant convenable, ni l'opportunité, ni les moyens pour les satisfaire !

Que de tentatives timides et prudentes rebroussent chemin à cause des difficultés insurmontables ou du *veto* opposé par la possibilité de risquer son *Moi* ! Les impulsions repoussées au fond de la conscience, frémissent sous la coercition du sentiment du devoir ; le dépit ronge son frein dans la profondeur de l'âme, tenu en respect par cet inexorable pouvoir qui gouverne le *Moi* évolué respectueux des obligations sociales, celles-ci représentant la menace à l'intégrité du *Moi* qui ne peut se soustraire à la loi biophylactique.

Toutes ces représentations tirées de la réalité actuelle, de l'expérience individuelle et familiale, et du milieu, forment le fond réel de ce que nous appelons : inhibition. L'inhibition a ses bases dans une vaste association comprenant la logique. la mémoire, et les sentiments les plus évolués, nourris, eux-mêmes, par les connaissances, et toute la structure complexe du manteau cérébral.

Laissons de côté les inhibitions des centres inférieurs sur lesquels se sont exercés les physiologistes, et aussi l'inhibition réciproque des aires sensorielles, qu'on peut réduire à la loi de déplacement du potentiel ; arrêtons-nous sur cette autre forme d'inhibition consciente dont le contenu est formé de représentations, de contrastes, d'associations, de mémoire, de logique. Elle est l'élément intégrant essentiel de la conduite humaine.

Les forces impulsives et inhibitrices se dirigent vers le champ moteur du manteau cérébral, où toutes les représentations sensorielles et intellectuelles se résolvent en intuitions motrices d'abord, puis en mouvements.

Les représentations, les intuitions et les mouvements forment ainsi tout un ensemble qui donne lieu à la conduite. Les impulsions motrices sont aussi liées intimement à la fonction sensorielle et, pour cela même, aux aires qui donnent lieu à ces fonctions.

Toute perception renferme en soi l'embryon d'une intuition motrice. L'aire motrice, où toutes les sensations et leurs produits intellectuels se traduisent en mouvements correspondants (suivant la loi psychologique fondamentale d'attraction pour tout ce qui nous plaît et nous fait du bien, et de répulsion pour tout ce qui nuit à la personnalité ou provoque une douleur) l'aire motrice se trouve, comme nous l'avons démontré auparavant, non pas au milieu du cerveau humain, mais en avant de la ligne qui divise en deux moitiés égales chaque hémisphère cérébral (circonvolution *prérolandique* et aire motrice intermédiaire) (v. chap. I et III).

La grande étendue du manteau qui reste derrière cette circonvolution constitue le champ sensoriel, divisé en un nombre d'aires égal à celui des sens. Ces aires représentent de véritables usines destinées à la transformation des énergies cosmiques émanant du monde qui nous environne ; et elles représentent aussi le champ des émotions qui se forment continuellement, et de la cœnesthésie, c'est-à-dire le noyau fondamental de la conscience.

Ce qui se trouve en avant du champ moteur, sauf un résidu des anciens organes centraux de l'odorat (dans la partie orbitaire et à la face interne de l'hémisphère) est, comme j'ai tâché de le démontrer dans les chapitres précédents, l'organe où se forment les conceptions nouvelles et fortes, avec le matériel qu'apprêtent les organes sensoriels et l'expérience de la vie (expérience individuelle et collective formée d'histoire, de tradition, de culture). Cet organe est aussi la chambre de résonance du *moi* somatique, qui prend part à tous les processus mentaux ; aussi il est le champ où affluent les produits du travail des aires sensorielles différemment associés et coordonnés : il est le siège où trône la logique. Celle-ci tire ses matériaux de l'histoire, se sert des archives des connaissances, évalue les émotions et les impulsions dont les effets sont jugés d'après l'expérience individuelle et sociale. C'est de cet organe cérébral qu'émanent la force et la dignité du *moi* avançant plus ou moins heureusement parmi les houles, les écueils et les difficultés de la vie. Il est tantôt le vainqueur, tantôt le naufragé ; soit qu'il remplisse les rangs des humbles travailleurs dont le produit concourt à donner la mesure de l'activité d'un pays, soit qu'il élève l'humanité dans une région nouvelle et plus haute de la science, en accélérant le mouvement du progrès qui n'a aucune limite.

A cette disposition anatomique du cerveau, (à laquelle correspondent les faits certains et contrôlables de l'embryologie, de l'anatomie comparée, de la physiologie expérimentale, de l'anatomie clinique) correspondent deux degrés de conscience : une conscience supérieure et l'autre inférieure. La conscience inférieure se meut dans les circuits plus limités des champs sensoriels, où prévalent les sensations, les images, les constructions mentales relativement simples, les émotions, les désirs, les actes de protection individuelle, et les instincts qui parfois éclatent en passions. La conscience supérieure se meut dans les circuits plus larges, formant avec les premiers un vaste réseau de connaissances et d'expériences, ouvert aux courants, qui partent de tout le manteau cérébral. La partie préfrontale du manteau concourt à cette formation avec les éléments puissants de la raison et des sentiments plus élevés et plus évolués, qui sont résumés par celui de la sociabilité. La conscience sensorielle tend, de préférence, à la satisfaction immédiate des besoins individuels, l'autre tend à tempérer les impulsions de la première, par les tendances et les instincts sociaux.

La prédominance excessive de l'une imprime à l'homme le caractère égoïste plus ou moins brutal, qui aboutit parfois à la criminalité, sous ses différentes formes. La prédominance de l'autre, élève l'égoïsme à la hauteur de la solidarité humaine, et aboutit parfois au génie qui synthétise l'histoire et la puissance de la race, tandis qu'elle ouvre de nouveaux horizons à la pensée et de nouveaux champs à l'activité humaine.

On peut suivre tous les degrés de cette double modalité de la conscience, à travers l'histoire de l'évolution et de la dégénérescence humaine.

La maladie nous donne des éléments pour confirmer l'une et l'autre. En refaisant l'histoire phylogénétique des deux consciences comparée à celle des deux champs du manteau, on aboutit à des conclusions que jusqu'à présent il est difficile de démentir. Le champ sensoriel se développe le premier. Avec lui se développent le pouvoir perceptif et les réactions motrices. Quoique celles-ci empruntent généralement le caractère des réactions les plus simples, leur évolution et leur complexité augmentent, en nombre et en quantité, parallèlement à la masse du manteau cérébral. Peu à peu les manifestations psychiques, parmi lesquelles prennent place les inhibitions raisonnées, paraissent plus variées et plus coordonnées (de l'enfance à l'adolescence puis à la maturité).

Dans l'échelle zoologique, les inhibitions raisonnées coïncident avec le développement du lobe frontal, et dans le développement ontogénique avec la maturité de ce lobe.

Lorsque les lobes frontaux atteignent leur plus grand développement chez l'homme évolué des races les plus progressées, ces inhibitions prennent les rênes du gouvernement de la vie.

Une grande partie de l'hémisphère cérébral est représentée par le lobe frontal, qui n'a aucun rapport direct avec les organes périphériques des sens, et qui par cela même ne peut pas remplir de fonctions sensorielles.

Il ne faudrait pas croire qu'avec le développement de cette nouvelle partie du néopallium, le champ sensoriel reste forcément stationnaire.

Il se fait en même temps, au contraire, un développement merveilleux de ce champ. Nous avons rapporté plus haut des exemples pour le prouver.

Du côté fonctionnel, on remarque qu'avec la civilisation, tous les sens deviennent plus raffinés et plus développés ; la sensibilité tactile est plus délicate et se différencie en un nombre de modalités, la sensibilité tactile des aveugles nous montre quel développement elle peut atteindre. Une jeune fille difforme, et dont les quatre membres étaient à peine ébauchés, possédait un développement si raffiné du tact, sur la langue et dans la bouche, qu'avec un fil de coton elle faisait une petite dentelle dans la bouche, se servant de la langue et des lèvres !

Pour l'ouïe, nous savons que le chant des sauvages est simple et monotone, et qu'il résulte essentiellement d'un nombre limité de notes et de mesures formant un accord assourdissant de rumeurs grinçantes dans lesquelles, tout au plus, est respectée la loi du rythme.

Quelle différence dans le chant mélancolique de la *Traviata*, voluptueux et excitant de *Carmen*, dans celui d'*Otello* qui retentit de désespoir et de vengeance, dans le chœur de *Falstaff*, cette mélodie semblable à un chant d'oiseaux. Quelle variété d'accents ! Quelle richesse d'inflexions dans les notes et dans les motifs !

Les compositions de Rossini, de Verdi, et de Wagner n'ont été possibles qu'avec le merveilleux développement du sens auditif et des sentiments qui en dérivent. La musique primitive est à la musique de Pergolesi, de Rossini, de Verdi, de Beethoven, ou de Chopin, en ce qui regarde le développement et le perfectionnement du champ auditif, ce que la distinction des couleurs par les peuples primitifs est à cette capacité chez les peuples civilisés et les personnes les plus exercées à distinguer toutes les nuances des couleurs.

Cette capacité a augmenté avec les progrès de la civilisation.

Les premiers hommes ne distinguaient que les couleurs lesplus vives, comme le rouge et l'orangé ! Les autres couleurs aux nuances plus rapprochées et plus faibles, n'ont été distinguées que longtemps après (GEIGER). Donc on ne peut douter que l'évolution sensorielle progresse en suivant sa route infinie, avec son substratum anatomique, dans la moitié postérieure du cerveau.

Mais il semble évident que la vie de relation inter-humaine la tendance à l'accord réciproque des âmes, les grandes constructions intellectuelles, la règle logique de la pensée et de la conduite basée sur l'attention, c'est-à-dire la valeur acquise par les produits merveilleux du travail effectué par la nature et par ses forces sur le cerveau sensoriel, que tout cela enfin dépend des lobes frontaux. Les lobes frontaux évoquent et utilisent tous ces produits, dans leurs grandes synthèses, tandis qu'ils en modèrent les activités intrinsèques, impulsives ou réflexes.

Avec cela, d'un côté l'homme s'avance dans la perception de la nature et des voix infinies dont retentit le milieu social, de l'autre, il s'élève vers les synthèses intellectuelles les plus complexes et vers une croissante activité d'invention pour vaincre les difficultés et rendre la vie plus facile et plus sûre.

En même temps, l'homme, en conformant ses instincts individuels aux instincts sociaux, devient plus capable de s'adapter au milieu. De cette façon l'impulsion primordiale de chaque homme, évoluant en contraste avec les impulsions des autres hommes, atteint graduellement (suivant la loi fondamentale biophylactique) cette conduite qui caractérise l'homme vraiment évolué et qui est la résultante des impulsions et des inhibitions.

Il est évident que la conduite humaine peut se traduire par une équation, dont font partie, en différentes proportions, les deux consciences desquelles j'ai déjà parlé.

Si l'on suppose la conduite représentée par C, la conscience sensorielle et émotive représentée par S, et la conscience supérieure (logique et sentimentale) par I, on aura l'équation suivante : $C = S : I$. Les deux termes S et I peuvent varier à l'infini d'un individu à l'autre et d'un groupe ethnique à l'autre. Il peut arriver que S soit excessivement développé (sensibilité avec une forte émotivité) alors le numérateur sera représenté par $S + ne$ tandis que I sera proportionnellement moins fort, et réciproquement.

Aux différentes combinaisons du numérateur et du dénominateur, correspondent de nombreuses variétés et les diversités
les plus saillantes des caractères individuels et ethniques. A la
structure du caractère prennent part bien d'autres facteurs, mais
ils peuvent être réduits, tous, à la formule présentée qui renferme : les facultés de perception, d'émotion, de combinaison,
d'impulsion, d'inhibition, de travail, de sociabilité. La valeur
de la vie est proportionnelle au développement de I et de S en
parfait équilibre.

On connaît encore très peu le travail obscur de milliards de
cellules appartenant au manteau, et qui sont reliées entre elles
pour former une admirable collectivité.

Cependant on peut affirmer que l'action du cerveau humain est la résultante de ces deux énergies : impulsion et inhibition. Les produits d'un tel contraste se multiplient et se renouvellent ; et le travail exigé par le milieu physique et social
sans cesse renouvelé et par les changeantes circonstances de
la vie organique, requiert continuellement de nouvelles coordinations et de nouvelles coopérations (*).

Il est donc de notre devoir d'entraîner notre cerveau. Le mouvement évolutif de cet organe supérieur, d'une part coïncide
avec un perfectionnement des pouvoirs sensoriels, grâce auxquels chaque jour nous connaissons plus profondément le
monde dans lequel nous vivons, et d'autre part cette évolution
se réalise par une transformation progressive des produits donnés par le travail appréhensif ou perceptif plus intimement lié
aux réflexes et aux instincts, en un pouvoir intellectuel, senti-

---

(*) Cette formule resume l'audierne conception des localisations cérébrales.
Et il me semble que l'introduction de l'élément linguistique *chronogénétique*
qui exprime un phénomène tout à fait facile à comprendre, n'ajoute rien à sa
compréhension. C'est MONAKOW qui insiste sur ce mot (*Les localisations cérébrales.*
Wiesbaden, 1914). Le temps se rapporte au processus évolutif du cerveau et il a
fort peu de relations avec la fonction actuelle du cerveau évolué. Pour comprendre la fonction cérébrale l'élément de l'espace est nécessaire ; et j'ai tâché
de le démontrer dans les chap. I et VIII. Le fait *chronogénétique* suppose le
processus évolutif du système nerveux et de l'esprit, dans le sens historique.
Sur la question des localisations cérébrales on ne peut pas même se rapporter au
temps des processus psychiques. Le territoire d'où tirent leur source les
phénomènes de la vie du système nerveux, représenta et représente encore
l'objet de recherches difficiles faites par les physiologistes, par les cliniciens
et par les histologistes. Tout nous démontre, sauf les résultats de la cytotectonique, qui sont vagues et discordants, que l'apparition d'un organe nouveau
dans le développement du cerveau, est marquée par l'utilisation qu'il fait des
produits rassemblés par le travail des organes préexistants. Avec cela on a l'ex
tension dans le champ de la localisation, des produits élémentaires servant à
l'intégration des produits psychiques plus complexes.

mental et inhibitif, qui est essentiellement d'associations et de coopérations à base plus étendue.

Pendant toute la période de l'éducation scolaire il est nécessaire de développer d'un côté les facultés perceptives et mnémoniques, et de l'autre les facultés d'association, d'attention, d'inhibition. L'éducation d'aujourd'hui doit essentiellement aider et diriger le développement continuel des fonctions générales et particulières du cerveau ; elle doit conduire vers les domaines des relations plus étendues et plus véritables qui nous lient au milieu physique, social et éthique. Ainsi on arrivera au développement maximum de toutes les capacités fonctionnelles qui amèneront l'homme à la conquête des connaissances du monde, de la nature aussi bien qu'à la compréhension des responsabilités familiale, sociale et nationale (1).

En d'autres termes, il est nécessaire de transformer graduellement le *moi primaire* (MEYNERT) surtout instinctif et égoïste, en un *moi secondaire*, caractérisé par le développement de la moralité et de la conscience supérieure qui prend les rênes du gouvernement de la vie.

Le bonheur d'un individu ou d'un groupe ethnique est strictement lié au pouvoir de pénétrer les situations (aperception) qui est le résultat d'une association plus large et d'un pouvoir d'attention plus fort. La pénétration du sens intime des choses est la clef de voûte de l'efficacité d'une action particulière ou de toute la conduite, soit de l'individu, soit du groupe ethnique. Créer l'habitude de la superficialité du savoir (comme l'on fait dans un grand nombre de nos écoles) équivaut à ouvrir le champ aux transactions : car la superficialité du savoir aboutit à l'inconsistance du caractère, à l'hypo-moralité, et se rattache à l'émotivité, souvent égoïste, éclatant en applaudissements (même dans les assemblées) aux oraisons qui par leur artifice oratoire sont plus ou moins touchantes, mais qui ne renferment aucun contenu de politique active.

De l'école à la famille, aux usines, aux emplois publics, aux plus hautes charges de l'État et du pouvoir législatif, le caractère de la nation porte partout l'empreinte moulée par l'école. L'ignorance, et par conséquent la facilité avec laquelle les masses se suggestionnent, les consciences branlantes de certains meneurs, l'imprévoyance (inattention et superficialité de jugement), la pré-

---

(1) L. ANDRIZEN. « *On the bases and possibilities of a scientific Psychology* etc » « The Journal of mental sciences », 1899.

dominance des émotions basses (la vanité et la superbe de certains individus, la peur, l'indifférence, la négligence du devoir, l'injustice (mensonge, cruauté, faiblesse morale) etc., purent momentanément interdire les vertus hautes et pures de notre race. Ces vertus, qui s'étaient révélées par les héroïsmes de nos soldats qui, le sourire sur les lèvres, offrirent leur vie sur l'autel votif de leur patrie ; ces vertus qui s'étaient manifestées par la résistance noble, fière, patiente de tout un peuple dont le cœur, quoique étreint par des douleurs infinies, frémissait du plus pur et du plus haut sentiment patriotique : ces vertus, dis-je, en reprenant leur domaine, nous assurèrent la victoire.

La conception égoïste de la vie, propre à d'autres gens, l'exclusivisme orgueilleux de leur race, la superbe aggressive, féroce, insensible, poursuivie dans l'exercice du droit du plus fort, ne furent certainement pas étrangers au renversement de la fortune d'un peuple, qui avait réussi, par son travail persévérant, à envahir le monde avec tous les produits de son activité. Aujourd'hui où nous pouvons nous expliquer, par la Psychologie, les phénomènes de l'histoire, c'est notre devoir de diriger avec empressement notre pensée vers les méthodes scolastiques. Celles-ci doivent se proposer surtout la tâche de créer des consciences solides, ayant une plus large conception de la vie qui est la somme des valeurs humaines associées, coordonnées et coopérantes. Et c'est là un problème très pressant à résoudre, car il intéresse de très près la vie de la nation.

Il est nécessaire de nous écarter de notre route ; et de toute utilité il faut éliminer, à quelque degré de l'école que ce soit, les méthodes, les systèmes et même les hommes, peut-être, qui favorisent le ravaudage, qui sollicitent seulement la *quantité* nécessaire à l'examen, qui tarissent les nobles sentiments de l'âme, en formant les engins et les poulies de l'arrivisme, qui arrêtent ou dépriment le travail pénible, mais plein d'enthousiasme fécond et favorable au développement de la conscience supérieure.

La dépression de celle-ci produit l'amoindrissement des pouvoirs d'attention qui, au contraire, doivent être développés, fertilisés et élevés à un potentiel plus haut, car leur source est la source même d'où découle le bonheur d'un homme et les destinées d'une race.

SYSTÈME NERVEUX — PSYCHIATRIE
PSYCHOLOGIE

Cerveau — Méninges — Moelle — Psychonévroses — Neurasthénie —
Nerfs — Hystérie — Paralysies — Sympathique — Aliénés

ABRICOSSOFF. — L'Hystérie au xviie et xviiie siècles. (Etude historique et bibliographique) . . . . 5 fr.

AGNEL-BILLOUD. — Un cas de délire mystique et politique au xixe siècle (Eugène Vintras) 2 50

ALAMARTINE. — Différentes modalités du début et de la fin de l'encéphalite épidémique 3 50

ARNAUDON. — L'actinomycose cérébrale (figures et 2 planches). . . . . 4 » »

ASTRAUD. — Petits et grands accidents nerveux de la maladie de Reckling-hausen. . . . . 4 » »

AUBRY — Le syndrome de coagulation massive du liquide céphalo-rachidien. . . . . 4 » »

AUSCHER. — Deux cas de tabès combiné, suivis d'autopsie. . . . . . 3 » »

BAILLET. — Les paralysies urémiques 4 50

BAKRADZÉ. — Contribution à l'étude du traitement chirurgical du pied bot paralytique . . . . 3 » »

BARISIEN. — Paralysies et polypes des cordes vocales. 2 50

BARRÉ. — Les ostéoarthropathies du tabès ; étude critique et conception nouvelle . . . . 7 » »

BARRIÉ. — Contribution à l'étude de la méningo myélite blennorragique. 4 » »

BARUK. — Les hallucinations dans la paralysie générale. . . . . . 4 » »

BÉHAGUE. — L'épilepsie traumatique (avec figures). . . . . 14 » »

BELÈTRE. — La ponction lombaire chez les syphilitiques. Cytologie du liquide céphalo-rachidien. . . . . 3 » »

BELLANGER. — Traitement du spina bifida. . . . . 4 » »

BERNARD. — Tentatives chirurgicales dans le traitement de la méningite tuberculeuse. . . . . 5 » »

BERTRAND. — Sur un cas de compression non douloureuse de la moelle par noyaux méningés cancéreux secondaires à un cancer du sein 2 50

BERTRAND. — Paralysies douloureuses de jeunes enfants (Description et pathogénie . . . . 3 » »

BESSON. — Etude sur les déviations de la taille d'origine reflexe. . . . 3 » »

BIANCHI (Professeur) — La mécanique du cerveau et la fonction des lobes frontaux (traduit par les Drs André Collin et Sanguineti). Préface de M. le Professeur Charles Richet) in-8e raisin de 454 pages avec 62 figures dans le texte 1921) . . . . 35 » »

BICHON. — Des troubles de la miction chez l'enfant 2 50

BIOCHE. — Contribution à l'étude de la céphalématome 2 50

BITOT. — Da Hémiplégia syphilitica. 2 50

BLACQUE. — Meningite cérébro-spinale suppurée à bacille de Pfeiffer. . 3 50

BLAINVILLE. — Contribution à l'étude clinique et thérapeutique de l'hypnal (mono-chloral antipyrine) 2 50

BLANC. — Le traitement de la sciatique par les agents physiques. . . . 3 50

BLANC CHAMPAGNAC.—Etude pathogénique et thérapeutique sur la dilatation de l'estomac et sur son influence dans la neurasthénie (Deséquilibrés du ventre) avec figures . . . . 4 » »

BLANDIN. — Epilepsie traumatique consécutive aux plaies du crâne par armes à feu . . . . 4 » »

BLANLUET. — De la leptomeningite purulente otogène . . . . 4 » »

BLOT. — Les fibromes des nerfs (Etude anatomo-pathologique et clinique . 3 » »

BODIN. — Les paralysies ascendantes aiguës. (Etude clinique et anatomique) 4 » »

BOETEAU. — Des troubles psychiques dans le goître exophtalmique. . . 4 » »

BOISSIER. — Essai sur la neurasthénie et la milaneslie dépressives considérées dans leurs rapports réciproques. . . . . 4 » »

BOISVERT. — Etude clinique des formes atténuées de la paralysie alcoolique avec figures. 4 50

OUVRAGES
pouvant être procurés par la Librairie Arnette

POUR TOUTES LES EXPÉDITIONS 10 0/0 EN SUS
CHÈQUES POSTAUX : 194-53

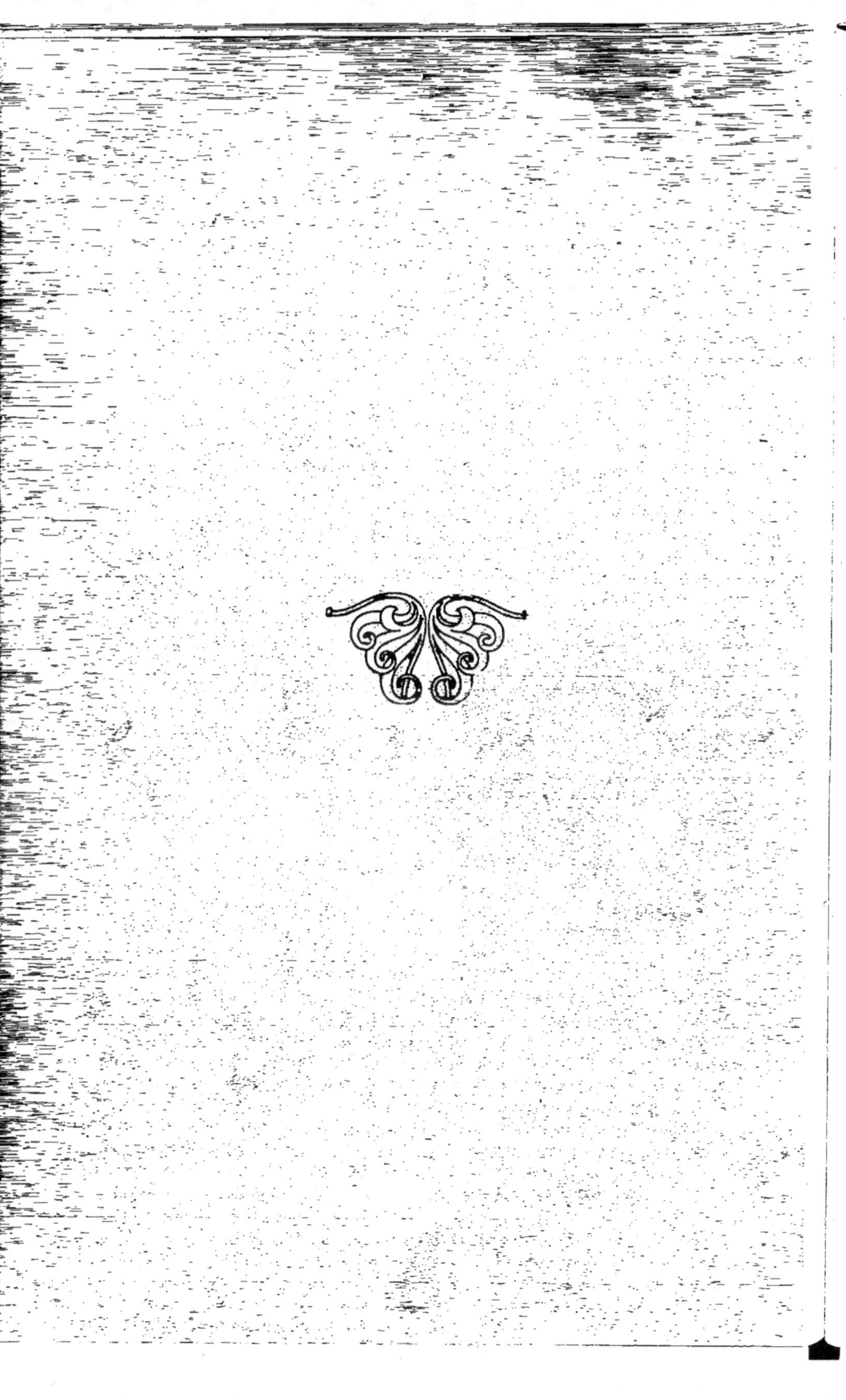